普通高等教育案例版系列教材

案例版

供临床、预防、基础、口腔、麻醉、影像、药学、检验、护理、法医等专业使用

医学微生物学

第 2 版

主　　编	黄　敏　张　佩	
副主编	佘菲菲　宝福凯　王　和　李咏梅	
编　者	（以姓氏笔画为序）	
	王　丽（吉林大学）	李咏梅（北华大学）
	王　和（贵阳医学院）	佘菲菲（福建医科大学）
	王　琦（宁夏医科大学）	张　佩（辽宁医学院）
	卢　颖（辽宁医学院）	岳启安（潍坊医学院）
	刘　新（沈阳医学院）	宝福凯（昆明医学院）
	汤　华（天津医科大学）	孟　玮（滨州医学院）
	孙文长（大连医科大学）	黄　敏（大连医科大学）
	孙剑刚（咸宁学院）	廖　芳（华中科技大学同济医学院）
	孙　艳（齐齐哈尔医学院）	
编写秘书	钟民涛（大连医科大学）	

科学出版社

北　京

·版权所有　侵权必究·

举报电话：010-64030229；010-64034315；13501151303（打假办）

郑　重　声　明

　　为顺应教学改革潮流和改进现有的教学模式，适应目前高等医学院校的教育现状，提高医学教学质量，培养具有创新精神和创新能力的医学人才，科学出版社在充分调研的基础上，首创案例与教学内容相结合的编写形式，组织编写了案例版系列教材。案例教学在医学教育中，是培养高素质、创新型和实用型医学人才的有效途径。

　　案例版教材版权所有，其内容和引用案例的编写模式受法律保护，一切抄袭、模仿和盗版等侵权行为及不正当竞争行为，将被追究法律责任。

图书在版编目（CIP）数据

医学微生物学：案例版／黄敏，张佩主编．—2版．—北京：科学出版社，2010.8
ISBN 978-7-03-028639-0

Ⅰ．医… Ⅱ．①黄…②张… Ⅲ．医药学：微生物学-医学院校-教材 Ⅳ．①R37

中国版本图书馆 CIP 数据核字（2010）第 158409 号

策划编辑：王　颖　周万灏　李国红／责任编辑：周万灏／责任校对：张凤琴
责任印制：徐晓晨／封面设计：陈　敬

版权所有，违者必究。未经本社许可，数字图书馆不得使用

科 学 出 版 社 出版
北京东黄城根北街 16 号
邮政编码：100717
http://www.sciencep.com

北京建宏印刷有限公司 印刷
科学出版社发行　各地新华书店经销

*

2007 年 2 月第 一 版　　开本：850×1168　1/16
2010 年 8 月第 二 版　　印张：16 1/4
2022 年 6 月第十六次印刷　　字数：530 000
定价：60.00 元
（如有印装质量问题，我社负责调换）

前 言

为了培养 21 世纪创新型医学人才,深化教学改革,进一步提高高等医学教育教学质量,加大教材建设与改革力度,本书是由科学出版社组织出版的一套创新性高等医学院校本科案例版教材之一。

本书是在第 1 版的基础上,更加强调学生学习的主动性、实践性和互动性,特别是在教材中增加了真实事件和标准的案例,提高学生的学习兴趣,促进学生主动思考,通过思考题,学生可以主动分析案例,鼓励学生自己寻找问题的答案,使学生早接触医学、早接触临床。

本书共设 38 章,共有插图 134 幅;本教材有别于其他教材的特点有:

1. 本书将真实事件和标准化案例融汇于教材之中,丰富教材内容,有利于课堂互动式教学。

2. 本书在每章节后,设有英文小结,有利于提高学生专业英语的阅读能力。

3. 本书在重要章节后,增设"进一步阅读文献",使学有余力的学生能进一步阅读相关文献,有利于个性化培养。

在教材出版之际,首先感谢科学出版社领导和编辑对本书出版付出的心血!对参加本书编写的各位编委所付出的辛勤劳动表示深深的谢意;对大连医科大学微生物学教研室钟民涛和孙文长老师为本书图稿作了大量的基础性工作,特此表示感谢!

在编写本教材过程中,虽然各编委都尽了最大的努力,但由于编写案例版教材经验不足,加之时间和水平有限,难免存在着不当和错误,敬请使用和关心本教材的广大师生和读者批评指正。

黄　敏
2010 年 6 月,大连

目 录

绪论 …………………………………………… (1)
 第一节 微生物与病原微生物 ………………… (1)
 第二节 医学微生物学及其发展简史 ………… (2)

第一篇 细 菌 学

第一章 细菌的形态与结构 ……………………… (5)
 第一节 细菌的大小与形态 ………………… (5)
 第二节 细菌的结构 ………………………… (6)
 第三节 细菌形态与结构检查法 …………… (14)
第二章 细菌的生理 ……………………………… (17)
 第一节 细菌的理化性状 …………………… (17)
 第二节 细菌的营养与生长繁殖 …………… (17)
 第三节 细菌的新陈代谢和能量代谢 ……… (21)
 第四节 细菌的人工培养 …………………… (23)
 第五节 细菌的分类 ………………………… (24)
第三章 消毒灭菌与病原微生物实验室生物安全
     …………………………………………… (26)
 第一节 消毒灭菌的常用术语 ……………… (26)
 第二节 消毒灭菌的方法 …………………… (26)
 第三节 影响消毒灭菌的因素 ……………… (30)
 第四节 病原微生物实验室生物安全 …… (30)
第四章 噬菌体 …………………………………… (32)
 第一节 噬菌体的生物学性状 ……………… (32)
 第二节 毒性噬菌体 ………………………… (32)
 第三节 温和噬菌体 ………………………… (33)
 第四节 噬菌体的应用 ……………………… (33)
第五章 细菌的遗传与变异 …………………… (35)
 第一节 细菌的变异现象 …………………… (35)
 第二节 细菌的遗传物质 …………………… (36)
 第三节 细菌变异的机制 …………………… (37)
 第四节 细菌遗传变异在医学中的意义 … (42)
第六章 细菌的耐药性及防治 ………………… (45)
 第一节 抗菌药物的种类及其作用机制 … (45)
 第二节 细菌的耐药机制 …………………… (46)
 第三节 细菌耐药性的防治 ……………… (48)
第七章 细菌的感染与免疫 …………………… (49)
 第一节 正常菌群与机会致病菌 …………… (49)
 第二节 细菌的致病性 ……………………… (50)
 第三节 抗细菌感染免疫 ………………… (53)
 第四节 感染的发生与发展 ………………… (56)
 第五节 医院感染 …………………………… (57)
第八章 细菌感染的检查方法与防治原则 …… (60)
 第一节 细菌感染的诊断 …………………… (60)
 第二节 细菌感染的特异性预防 …………… (61)
 第三节 细菌感染的治疗 …………………… (63)
第九章 球菌 ……………………………………… (64)
 第一节 葡萄球菌属 ………………………… (64)
 第二节 链球菌属 …………………………… (68)
 第三节 奈瑟菌属 …………………………… (72)
第十章 肠杆菌科 ………………………………… (77)
 第一节 概述 ………………………………… (77)
 第二节 埃希菌属 …………………………… (77)
 第三节 志贺菌属 …………………………… (81)
 第四节 沙门菌属 …………………………… (83)
 第五节 其他菌属 …………………………… (88)
第十一章 弧菌属 ………………………………… (90)
 第一节 霍乱弧菌 …………………………… (90)
 第二节 副溶血性弧菌 ……………………… (93)
第十二章 螺杆菌属 幽门螺杆菌 …………… (94)
第十三章 厌氧性细菌 …………………………… (96)
 第一节 厌氧芽胞梭菌属 …………………… (96)
 第二节 无芽胞厌氧菌 ……………………… (100)
第十四章 分枝杆菌属 ………………………… (102)
 第一节 结核分枝杆菌 ……………………… (102)
 第二节 牛分枝杆菌 ………………………… (105)
 第三节 麻风分枝杆菌 ……………………… (105)
 第四节 非结核分枝杆菌 …………………… (106)
第十五章 嗜血杆菌属 ………………………… (108)
第十六章 动物源性细菌 ………………………… (110)
 第一节 布鲁菌属 …………………………… (110)
 第二节 耶尔森菌属 ………………………… (111)
 第三节 芽胞杆菌属 ………………………… (114)
 第四节 其他菌属 …………………………… (116)
第十七章 棒状杆菌属 ………………………… (119)
第十八章 与医学相关的其他细菌 …………… (122)
 第一节 军团菌属 …………………………… (122)
 第二节 假单胞菌属 ………………………… (123)
 第三节 鲍特菌属 …………………………… (124)
 第四节 弯曲菌属 …………………………… (126)
 第五节 不动杆菌属 ………………………… (127)

第六节　莫拉菌属 (127)
第七节　气单胞菌属 (127)
第八节　李斯特菌属 (128)

第十九章　放线菌属与诺卡菌属 (129)
第一节　放线菌属 (129)
第二节　诺卡菌属 (130)

第二十章　支原体 (133)
第一节　肺炎支原体 (133)
第二节　解脲脲原体 (134)
第三节　其他致病性支原体 (135)

第二十一章　立克次体 (136)
第一节　立克次体属 (137)
第二节　东方体属 (138)
第三节　埃立克体属 (139)

第二十二章　衣原体 (140)
第一节　沙眼衣原体 (140)
第二节　肺炎嗜衣原体 (142)
第三节　鹦鹉热嗜衣原体 (143)

第二十三章　螺旋体 (144)
第一节　梅毒螺旋体 (144)
第二节　伯氏疏螺旋体 (147)
第三节　钩端螺旋体 (148)
第四节　回归热疏螺旋体 (150)

第二篇　真菌学

第二十四章　真菌学总论 (151)
第一节　真菌的生物学性状 (151)
第二节　真菌的致病性与免疫性 (154)
第三节　真菌感染的微生物学检查 (155)
第四节　真菌感染的防治原则 (155)

第二十五章　主要的病原性真菌 (157)
第一节　表面感染真菌 (157)
第二节　皮下感染真菌 (158)
第三节　机会致病性真菌 (159)

第三篇　病毒学

第二十六章　病毒的基本性状 (164)
第一节　病毒的形态与结构 (164)
第二节　病毒的增殖 (168)
第三节　病毒的遗传与变异 (170)
第四节　理化因素对病毒的影响 (171)
第五节　病毒的分类 (172)

第二十七章　病毒的感染与免疫 (174)
第一节　病毒的致病作用 (174)
第二节　抗病毒感染免疫 (177)

第二十八章　病毒感染的检查方法与防治原则 (180)
第一节　病毒感染的检查方法 (180)
第二节　病毒感染的预防 (182)
第三节　病毒感染的治疗 (182)

第二十九章　呼吸道病毒 (185)
第一节　正黏病毒 (185)
第二节　副黏病毒 (188)
第三节　冠状病毒 (190)
第四节　其他呼吸道病毒 (192)

第三十章　肠道病毒 (194)
第一节　脊髓灰质炎病毒 (194)
第二节　柯萨奇病毒、埃可病毒与新肠道病毒 (196)

第三十一章　急性胃肠炎病毒 (198)
第一节　轮状病毒 (198)
第二节　肠道腺病毒 (200)
第三节　杯状病毒 (200)
第四节　星状病毒 (201)

第三十二章　肝炎病毒 (202)
第一节　甲型肝炎病毒 (202)
第二节　乙型肝炎病毒 (203)
第三节　丙型肝炎病毒 (208)
第四节　丁型肝炎病毒 (210)
第五节　戊型肝炎病毒 (210)
第六节　新发现的感染肝脏的病毒 (211)

第三十三章　虫媒病毒 (213)
第一节　流行性乙型脑炎病毒 (213)
第二节　登革病毒 (214)
第三节　森林脑炎病毒 (216)
第四节　西尼罗病毒 (216)

第三十四章　出血热病毒 (217)
第一节　汉坦病毒 (217)
第二节　克里米亚-刚果出血热病毒 (219)
第三节　其他出血热病毒 (220)

第三十五章　疱疹病毒 (222)
第一节　单纯疱疹病毒 (222)
第二节　水痘-带状疱疹病毒 (223)
第三节　EB病毒 (224)
第四节　人巨细胞病毒 (225)
第五节　其他感染人类的疱疹病毒 (226)

第三十六章　逆转录病毒 (227)
第一节　人类免疫缺陷病毒 (227)
第二节　人类嗜T细胞病毒 (232)

第三十七章　其他病毒 (234)
第一节　狂犬病毒 (234)
第二节　人乳头瘤病毒 (236)
第三节　人类细小病毒B19 (238)
第四节　痘病毒 (238)
第五节　博尔纳病病毒 (239)

第三十八章　朊粒 (241)

主要参考文献及重要医学网址 (244)

索引 (246)

绪 论

第一节 微生物与病原微生物

微生物（microorganism）是广泛存在于自然界中的一群肉眼不能直接看见，必须借助光学显微镜或电子显微镜放大数百倍、数千倍甚至数万倍才能观察到的微小生物的总称。它们具有体形微小、结构简单、繁殖迅速、种类繁多、容易变异及适应环境能力强等特点。

一、微生物的种类和分布

自然界存在的微生物至少有十万种以上，按其有无细胞结构、分化程度、化学组成等差异可分成三大类。微生物的种类及主要特性见绪表-1。

1. 非细胞型微生物（acellular microbe） 没有典型的细胞结构，亦无产生能量的酶系统，由单一核酸（DNA 或 RNA）和蛋白质组成，只能在活细胞内增殖。病毒属于此类微生物。

2. 原核细胞型微生物（prokaryotic microbe） 细胞核分化程度低，只有 DNA 盘绕而成的拟核（nucleoid），没有核膜与核仁；细胞器不完善，只有核糖体，DNA 与 RNA 可同时存在。依据 16SrDNA 序列分析，这类微生物可分为古细菌（Archaebacterium）和细菌（bacterium）。古细菌是一类细胞结构更原始，其 16SrRNA 与其他原核细胞型微生物和真核细胞型微生物截然不同的微生物，包括产甲烷细菌（Methanogen）、极端嗜盐菌（Exterme halophile）和嗜热嗜酸菌（Thermoacidophile）。目前尚未发现具有肯定致病性的古细菌。细菌种类繁多，包括细菌、螺旋体、支原体、立克次体、衣原体和放线菌等，后五类的结构和组成与细菌接近，故从分类学的观点将它们列入广义的细菌的范畴。

3. 真核细胞型微生物（eukaryotic microbe） 细胞核的分化程度较高，有核膜、核仁和染色体；胞质内有完整的细胞器（如内质网、高尔基体及线粒体等）。真菌属于此类。

二、微生物与人类的关系

微生物在自然界中的分布极为广泛，空气、土壤、江河、湖泊、海洋等都有数量不等、种类不一的微生物存在。在人类和动、植物的体表及其与外界相通的腔道中也有多种微生物存在。

绝大多数微生物对人类和动、植物的生存是有益且必需的，只有一小部分微生物可引起人或动、植物的疾病。

自然界中氮、碳、硫等多种元素的循环是靠微生物的代谢活动进行的。例如，空气中的氮气只有依靠微生物的作用才能被植物吸收，土壤中的微生物能将动、植物蛋白质转化为无机含氮化合物，以供植物生长的需要，而植物又为人类和动物所利用。因此，没有微生物，植物就不能进行新陈代谢，而人类和动物也将无法生存。

绪表-1 微生物的种类及主要特性

	非细胞型微生物	原核细胞型微生物	真核细胞型微生物
结构	非细胞	原核细胞	真核细胞
大小	最小 0.02~0.3μm	介于两者之间 0.2~20μm	最大 5.0~30μm
细胞壁	-	+/-	+
细胞器	-	+	高度发达
核酸	DNA 或 RNA	DNA+RNA	DNA+RNA
繁殖方式	复制	二分裂	无性/有性
人工培养基	-	+/-	+
抗生素敏感	-	+	+/-

在农业方面，人类广泛利用一些微生物的特性，开辟了以菌造肥、以菌催长、以菌防病、以菌治病等农业增产新途径。在工业方面，微生物在食品、制革、纺织、石油、化工、环保等领域的应用越来越广泛。特别

是在医药工业方面，几乎所有的抗生素都是微生物的代谢产物，另外还可利用微生物来生产维生素、辅酶等药物。

即使是许多寄生在人类和动物腔道中的微生物，在正常情况下也是无害的，而且有的还具有拮抗外来菌的侵袭和定居，以及提供人类必需的营养物质（如多种维生素和氨基酸等）的作用。部分微生物能引起人类或动、植物的病害，这些具有致病性的微生物称为病原微生物（pathogenic microbe）。如有些微生物可引起人类的伤寒、痢疾、结核、肝炎、艾滋病（AIDS）、禽流感等；有些微生物能使工、农业产品和生活用品腐蚀和霉烂等。有些微生物在正常情况下不致病，而在特定条件下可引起疾病，称为条件致病性微生物（conditioned pathogen）。

第二节 医学微生物学及其发展简史

微生物学（microbiology）是生物学的一个分支，主要研究微生物的基本结构、代谢、遗传变异及其与人类、动物、植物、自然界的相互关系。随着研究范围的日益扩大和深入，微生物学又逐渐形成了许多分支学科，着重研究微生物学基本问题的有普通微生物学、微生物分类学、微生物生理学、微生物生态学、微生物遗传学、分子微生物学等。按研究对象可分为细菌学、真菌学、病毒学等。按研究和应用领域可分为农业微生物学、工业微生物学、医学微生物学、兽医微生物学、食品微生物学、海洋微生物学、土壤微生物学等。

医学微生物学（medical microbiology）主要研究与人类疾病有关的病原微生物的生物学性状、致病与免疫机制、特异性诊断及防治措施等，是基础医学的一门重要学科。掌握了医学微生物学的基础理论、基本知识和基本技能，可为学习基础医学及临床医学各科的感染性疾病、超敏反应性疾病等打下基础，并可运用所学知识为控制和消灭感染性疾病，保障人民健康服务。

医学微生物学是人类在探讨传染性疾病的病因、流行规律以及防治措施的过程中，通过长期反复实践、认识，并随着科学的进步逐渐发展和完善起来的科学。医学微生物学发展过程大致可分为三个时期。

一、微生物学的经验时期

古代人类虽未观察到具体的微生物，但早已将微生物知识用于工农业生产和传染病病因的推论和防治中。民间应用盐腌、糖渍、烟熏、风干等方法保存食物，实际上是防止微生物生长繁殖导致食物腐烂变质的有效措施。11世纪初，北宋末年刘真人就曾提出肺痨病是由小虫引起的。意大利Fracastoro（1483~1553）认为传染病的传播有直接、间接和通过空气等多种途径。清乾隆年间，我国师道南在《天愚集》鼠死行篇中生动描述了当时鼠疫猖獗流行的景况，同时也正确地指出了鼠疫的流行环节。

在预防医学方面，明隆庆年间（1567~1572年）我国率先开创了用人痘接种预防天花的方法，并先后传至俄国、朝鲜、日本、土耳其、英国等国家。人痘接种预防天花是我国对预防医学的一大贡献。

二、实验微生物学时期

最早发现微生物的是荷兰人列文·虎克（Antony van Leeuwenhoek, 1632~1723），他于1674年用自制的原始显微镜从雨水、牙垢、粪便等标本中第一次观察和描述了各种形态的微生物，为微生物的存在提供了有力证据，亦为微生物形态学的建立奠定了基础。此后法国科学家巴斯德（Louis Pasteur, 1822~1895）实验证明有机物质的发酵与腐败是由微生物所引起，而酒类变质是因污染了杂菌。他创用的加温处理以防酒类变质的消毒法，就是至今仍沿用于酒类和乳类的巴氏消毒法。巴斯德的研究开创了微生物的生理学时代。人们认识到不同微生物间不仅有形态学上的差异，在生理学特性上亦有所不同，进一步肯定了微生物在自然界中所起的重要作用。在巴斯德的影响下，英国外科医生李斯德（Joseph Lister, 1827~1912）创用苯酚（石炭酸）喷洒手术室和煮沸手术用具，为防腐、消毒以及无菌操作打下基础。微生物学的另一奠基人是德国学者郭霍（Robert Koch, 1843~1910），他创用固体培养基，可将细菌从环境或患者排泄物等标本中分离成单一菌落，便于对各种细菌分别研究。同时又创用了染色方法和实验性动物感染，为发现各种传染病的病原体提供了实验手段。他提出了确定病原微生物的标准，即著名的郭霍法则（Koch's postulates, 1884）。该法则在当时对鉴定病原菌起了重要指导作用，也奠定了研究微生物致病性的基础。在19世纪的最后20年中，大多数细菌性传染病的病原体由郭霍和在他带动下的一大批学者发现并分离培养成功，如炭疽芽胞杆菌、伤寒沙门菌、结核分枝杆菌、霍乱弧菌、白喉棒状杆菌、葡萄球菌、鼠疫耶尔森菌、肉毒梭菌等。1892年俄国学者伊凡诺夫斯基（Ивановский）发现了第一种病毒即烟草花叶病病毒，开创了人类对病毒的认识。1901年美国学者Walter-Reed首先分离出对人类致病的黄热病毒。以后相继分离出人类和动、植物的许多病毒。

随着病原微生物学的发展，人们也在不断探索防治传染性疾病的方法。18世纪末，英国医生琴纳(Edward Jenner,1749~1823)创用牛痘预防天花,是近代抗感染免疫的开端。随后巴斯德研制鸡霍乱、炭疽和狂犬病疫苗成功;德国学者Behring在1891年用含白喉抗毒素的动物免疫血清成功地治愈一个白喉患儿,推动了预防医学和抗感染免疫的发展。

在研制抗病原菌的药物方面,1910年德国化学家欧立希(Ehrlich)首先合成治疗梅毒的砷剂,开创了微生物传染性疾病的化学治疗途径。以后又有一系列磺胺药相继合成,在治疗传染性疾病中广泛应用。1929年英国细菌学家弗莱明(Alexander Fleming)发现青霉菌产生的青霉素能抑制金黄色葡萄球菌的生长。1940年弗洛瑞(H. W. Florey)等将青霉菌培养液加以提纯,获得青霉素纯品,并用于治疗感染性疾病,取得了惊人的效果。青霉素的发现和应用极大地鼓舞了微生物学家,随后链霉素、氯霉素、金霉素、土霉素、四环素、红霉素等抗生素不断被发现并广泛应用于临床,为人类健康做出了重大贡献。

三、现代微生物学时期

近几十年来,由于生物化学、遗传学、细胞生物学、分子生物学等学科的发展,以及电子显微镜、免疫学技术、单克隆抗体技术、分子生物学技术的进步,促进了医学微生物学的发展。相继发现了一些新的病原微生物,如军团菌、幽门螺杆菌、弯曲菌、埃博拉病毒、马堡病毒及人类免疫缺陷病毒、SARS冠状病毒、高致病性禽流感病毒(H5N1)、新型流感病毒(H1N1)等以及一种只含蛋白质,无核酸组分的传染性蛋白因子,称为朊粒(Prion)(绪表-2)。

随人类基因组计划的启动,病原微生物基因组的研究已取得了重要成果,已完成多种微生物全基因组测序,其中包括与人类有关的近百种病毒和30多种细菌,如流感嗜血杆菌、结核分枝杆菌、幽门螺杆菌等。这些研究具有的理论和实用价值,将对微生物致病性的探讨、病原体的诊断及防治措施的改进或更新等产生深刻影响。如利用转基因动物、基因剔除动物研究微生物致病机制;PCR、DNA芯片技术在感染性疾病诊断上的运用;通过对全基因组序列分析,选择药物作用的新靶点,预测病原体保护性抗原,开发抗微生物新药和新疫苗等。此外,微生物基因组学的成就还将很快体现在微生物产业中,通过构建更多的高效基因工程菌,可以生产出各种有意义基因表达的产物。

新型疫苗的研制进展也很快,从过去的死菌苗,经历了减毒活疫苗、亚单位疫苗、基因工程疫苗,到1993年Ulmer等开创了核酸疫苗被誉为疫苗学的新纪元。近10几年来,病原微生物检验方法发展很快。免疫荧光、放射核素和酶联三大标记技术,为临床微生物学检验的快速、微量和自动化的发展奠定了基础。多种抗生素的发现对细菌性感染的防治起着极大作用。通过对现有药的修饰改造和新的抗菌药物的研制,在很大程度上改善了耐药菌株给治疗带来的困难。

在医学微生物学及其相关学科的发展中,全球有近60位科学家因有突出贡献而荣获诺贝尔奖,我国学者也为此作出了重大贡献。20世纪30年代,学者黄祯祥发现并首创了病毒体外培养技术,为现代病毒学奠定了基础。1955年,我国第一代病毒学家汤非凡首先发现了沙眼衣原体,是世界上发现重要病原体的第一个中国人。病毒学家朱既明在国际上首次将流感病毒裂解为亚单位,提出了流感病毒结构图像,为以后研究亚单位疫苗提供了原理和方法。我国在病原微生物研究和预防医学方面也取得了公认的重大成就,有关流行性出血热的病因、EB病毒和鼻咽癌的发病机制、肝炎病毒以及SARS冠状病毒的研究已进入世界前列。

虽然人类在医学微生物学领域及控制传染病方面已取得巨大成就,但距离控制和消灭传染病的目标还有很大差距。目前,由病原微生物引起的多种传染病仍严重威胁着人类的健康。新病原体的不断出现造成新现(emerging)传染病;原流行的病原体因变异、耐药等原因重新流行,导致再现(re-emerging)传染病。至今仍有一些传染病的病原体尚未完全认识,某些疾病还缺乏有效的防治方法。因此,医学微生物学今后要继续加强以下研究:

(1)加强传染性疾病和感染性疾病的病原学的研究,及时发现新的病原体及其变异情况,为及时诊治疾病提供病原学依据。

(2)加强对病原微生物的生物学性状及致病机制的研究,为开发新的抗微生物新药提供理论基础。

(3)加强抗感染免疫的研究,研制更多的免疫原性好、副作用小的新型疫苗,以提高防治效果。

(4)建立特异的快速、早期诊断方法,为临床和流行病学诊断提供依据。

随着社会的进步和医学的发展,我们相信大部分传染病将被控制在较低的发病率,少数传染病将被消灭。但微生物将永远伴随人类而存在,新的病原微生物还将不断出现,人类同传染病的斗争永远也不会停止。因此,医学微生物学工作者任重而道远,要为保障人民健康,提高民族素质作出更大的贡献。

绪表-2　1973年以来发现的重要病原微生物

病原微生物	所致疾病	发现年代
轮状病毒（Rotavirus）	婴儿腹泻	1973
细小病毒B19（Parvovirus）	慢性溶血性贫血（fifth disease）	1975
埃博拉病毒（Ebola virus）	出血热	1977
嗜肺军团菌（Legionella pneumophila）	军团菌病（Legionnairs disease）	1977
空肠弯曲菌（Campylobacter jejuni）	肠炎（enteritis）	1977
汉坦病毒（Hantaan virus）	肾综合征出血热（HFRS）	1978
嗜人T淋巴细胞白血病毒Ⅰ型（human T Lymphotropic virus, HTLV-Ⅰ）	成人T淋巴细胞白血病（adult T cell leukaemia）	1980
大肠埃希菌O157（Escherichia coli O157）	肠出血性综合征（Haemolytic uraemic syndrome）	1982
嗜人T淋巴细胞白血病毒Ⅱ型（HTLV-Ⅱ）	毛细胞白血病（hairy cell leukaemia）	1982
伯氏疏螺旋体（Borrelia burgdorferi）	莱姆病（Lyme disease）	1982
人免疫缺陷病毒（human immunodeficiency virus, HIV）	艾滋病（AIDS）	1983
肺炎衣原体（Chlamydia pneumoniae）	肺炎衣原体病（pneumoniae）	1983
幽门螺杆菌（Helicobacter pylora）	胃炎（gastritis）	1983
牛海绵状脑病朊粒（Prion）	变异性克-雅病（疯牛病）	1986
人疱疹病毒-6型（human herpesvirus 6, HHV-6）	猝发蔷薇病（exanthem subitum）	1986
戊型肝炎病毒（hepatitis E virus）	戊型肝炎（hepatitis E）	1988
丙型肝炎病毒（hepatitis C virus）	丙型肝炎（hepatitis C）	1989
霍乱弧菌O139（Vibrio cholerae O139）	流行性霍乱（epidemic cholera）	1992
汉塞巴尔通体（Bartonella henselae）	猫抓病（cat scratch disease）	1992
辛诺柏病毒（Sinnombre virus）	呼吸窘迫综合征（hantavirus pulmonary syndrome）	1993
人疱疹病毒-8型（HHV-8）	卡波西肉瘤（Kaposi sarcoma）	1994
Sabia病毒	巴西出血热	1994
庚型肝炎病毒（hepatitis G virus）	庚型肝炎（hepatitis G）	1995
西尼罗病毒（West Nile Virus, WNV）	西尼罗热	1999
尼派病毒（Nipah virus）	病毒性脑炎	1999
SARS冠状病毒（SARS coronavirus）	严重急性呼吸综合征（SARS）	2003

（黄　敏　张　佩）

第一篇 细 菌 学

第一章 细菌的形态与结构

细菌属于原核生物界(prokaryote)中的单细胞型微生物。其特点是体积微小,结构简单,无核膜、核仁及典型的细胞核,不进行有丝分裂,缺少核糖体以外的细胞器。掌握和了解细菌的形态与结构对于鉴别细菌、诊断疾病、防治细菌性感染及研究细菌等方面的工作,具有重要的理论和实践意义。

第一节 细菌的大小与形态

细菌具有相对恒定的形态与结构,而且细菌的结构与其生理活动、抵抗力、致病性和免疫性有着密切的关系。

一、细菌的大小

细菌个体微小,须经光学显微镜放大数百倍至上千倍以上方能看到。一般以微米(micrometer,μm,1μm=1/1000mm)作为测量其大小的单位。各种细菌大小不一,同种细菌也可因环境影响和菌龄的不同而有差异。

二、细菌的形态

细菌是无色半透明的,只有经过染色后才能清楚地观察到细菌的轮廓及其结构。在细菌学中,经典的染色方法是革兰染色法(Gram stain)。经此法染色后,可将细菌分成革兰阳性(G^+)菌和革兰阴性(G^-)菌两大类。依据细菌的外形可分成球菌、杆菌、螺形菌三大类。

(一)球菌

多数球菌(coccus)的直径在0.8~1.2μm之间,外观呈球形或近似球形。由于细菌繁殖时细胞分裂平面不同,以及分裂后菌体间相互黏附程度不一,可以形成不同的排列方式。据此可将球菌分为双球菌、链球菌和葡萄球菌等(图1-1)。

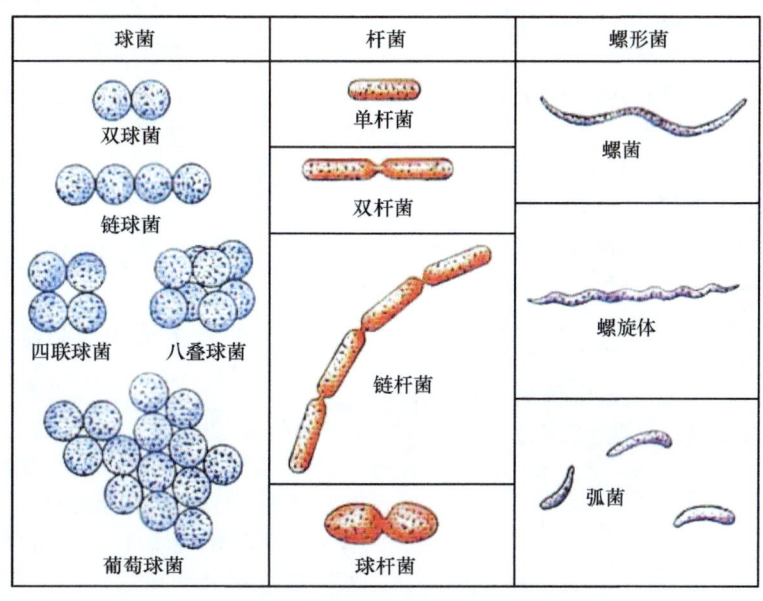

图1-1 细菌形态模式图

1. 双球菌(diplococcus) 细菌在一个平面上分裂,分裂后两个菌体成双排列。如脑膜炎奈瑟菌、肺炎链球菌等。

2. 链球菌(streptococcus) 细菌在一个平面上分裂,分裂后多个菌体粘连,呈链状排列。如溶血性链球菌。

3. 四联球菌(tetrads) 细菌在两个垂直的平面上分裂,分裂后四个菌体黏附在一起呈正方形。如四联加夫基菌。

4. 八叠球菌（sarcina） 细菌在三个相互垂直的平面上分裂，分裂后八个菌体重叠在一起。如藤黄八叠球菌。

5. 葡萄球菌（staphylococcus） 细菌在多个不规则的平面上分裂，分裂后多个菌体杂乱无章地堆积成葡萄串状。如金黄色葡萄球菌。

各类球菌在标本或培养物中除上述的典型排列方式外，均还可有分散的单个菌体存在。

（二）杆菌

不同杆菌（bacillus）的大小、长短、粗细和弯曲度差异较大。大杆菌如炭疽芽胞杆菌长约 3~10μm，宽 1.0~1.5μm；中等大小的杆菌如大肠埃希菌长 2~3μm，宽 0.5~0.7μm；小杆菌如流感嗜血杆菌长仅有 0.3~1.4μm，宽 0.5~0.7μm。杆菌中同一种细菌的粗细相对稳定，而长短常因环境条件不同而有变化。杆菌多数外形呈杆状。杆菌菌体两端多数为钝圆，少数为平齐（如炭疽芽胞杆菌）、两端尖细（如梭杆菌）或末端膨大成棒状（如白喉棒状杆菌）。有些杆菌菌体短小，近似椭圆形，称为**球杆菌**（coccobacillus），如大肠埃希菌；有的杆菌呈分枝生长趋势，称为**分枝杆菌**（mycobacterium）。多数杆菌分裂后分散无特殊排列，少数呈链状、分枝状、八字或栅栏状排列（图1-1）。

（三）螺形菌

螺形菌（spiral bacterium）菌体弯曲或扭转，根据菌体的弯曲数量可分为两类：

1. 弧菌（vibrio） 菌体长 2~3μm，只有一个弯曲，呈弧形或逗点状，如霍乱弧菌。

2. 螺菌（spirillum） 菌体较长，3~6μm，有多个弯曲，如鼠咬热螺菌。

也有的菌体细长弯曲呈弧形或螺旋形，称为**螺杆菌**（helicobacterium），如幽门螺杆菌（图1-1）。

上述各种典型形态是细菌在幼龄和适宜条件下表现出的固定状态。一般细菌在适宜的生长条件下培养 8~18 小时时形态比较典型。当环境条件改变或菌龄长时常出现梨形、气球形和丝变等不规则多形性，称为**衰退型**（involution form）。因此，观察细菌的大小和形态时，应选择其最适生长繁殖的对数生长期为宜。

第二节 细菌的结构

> **案例 1-1**
> 细菌完整的细胞结构对维持细菌致病作用及代谢活动具有重要的作用，当细菌受到物理、化学、生物因素影响时，细菌的某些基本结构（如细胞壁）和特殊结构（如荚膜）会受到影响而形成细胞壁缺陷型和无荚膜细菌等，从而影响细菌致病能力和实验室检验。

> **思考题：**
> 1. 细菌细胞壁缺陷型（L型细菌）形成条件有哪些？有何特点？
> 2. 细菌特殊结构与其致病作用相关性如何？

随着细菌染色技术的改进和电子显微镜及超薄切片技术的应用，对细菌细胞的结构和功能有了比较清楚的了解。各种细菌都具有的结构称为细菌的基本结构，由外向内依次为细胞壁、细胞膜、细胞质和核质（图1-2）；仅某些细菌在一定条件下所具有的结构称为**细菌的特殊结构**，如荚膜、鞭毛、菌毛和芽胞。

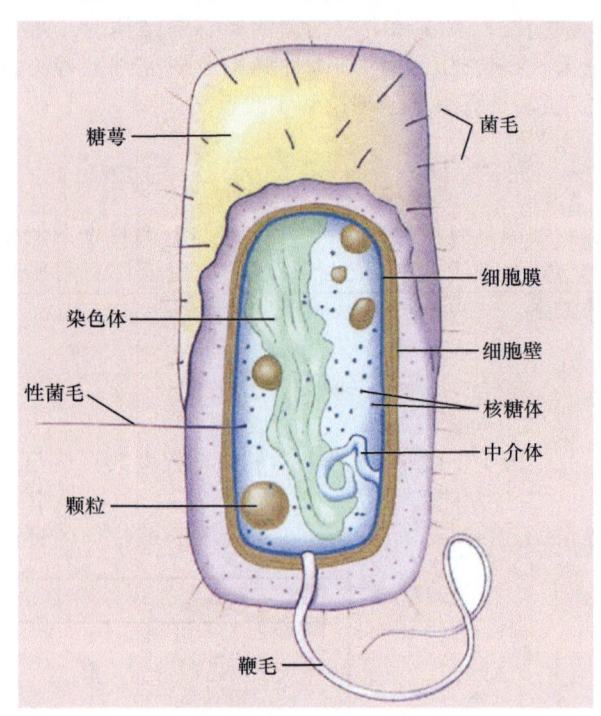

图 1-2 细菌细胞结构模式图

一、细菌的基本结构

细菌的基本结构包括细胞壁、细胞膜、细胞质（浆）和核质。

（一）细胞壁

细胞壁（cell wall）位于细菌细胞最外层，紧贴细胞膜之外，无色透明，坚韧而有弹性，因其折光性强在普通光学显微镜下不易看到，可通过膜壁分离法、特殊染色法及电子显微镜等进行观察。其厚度因菌种不同而异，平均为 15~30nm，占菌体干重的 10%~25%。

1. 共同化学组分 细菌细胞壁的化学组成较复杂，而且革兰阳性菌和革兰阴性菌也不完全相同。其共同的主要成分是**肽聚糖**（peptidoglycan），又称黏肽（mucopeptide）、**糖肽**（glycopeptide）或**胞壁质**（murein）、而且肽聚糖是原核生物细胞所特有的物质。革兰阳性菌的肽聚糖由聚糖骨架（carbohydrate backbone）、四肽侧链（tetrapeptide side chains）和五肽交联桥（pentapeptide cross bridge）三部分组成，革兰阴性菌的肽聚糖由聚糖骨架和四肽侧链两部分组成。

各种细菌细胞壁的聚糖骨架均相同，是由 N-乙酰葡萄糖胺（N-acetylglucosamine，G）和 N-乙酰胞壁酸（N-acetylmuramic acid，M）经 β-1,4 糖苷键连接，交替排列形成。但四肽侧链的组成及其联结方式随菌种而异。如金黄色葡萄球菌（G^+）细胞壁四肽侧链的氨基酸依次为 L-丙氨酸、D-谷氨酸（或 D-异谷氨酰胺）、L-赖氨酸、D-丙氨酸。第 3 位的 L-赖氨酸通过一个由 5 个甘氨酸组成的交联桥连接于相邻聚糖骨架上四肽侧链第 4 位的 D-丙氨酸上，构成机械强度十分坚韧的三维立体框架结构；而在大肠埃希菌（G^-）的四肽侧链中，第 3 位的氨基酸为二-氨基-庚二酸（diaminopimelic acid，DAP），因无五肽交联桥，其中多数侧链呈游离状态，只有部分由 DAP 与相邻四肽侧链第 4 位的 D-丙氨酸直接连接，形成二维结构，为单层平面较疏松的网络，不如金黄色葡萄球菌的肽聚糖坚固（图 1-4）。

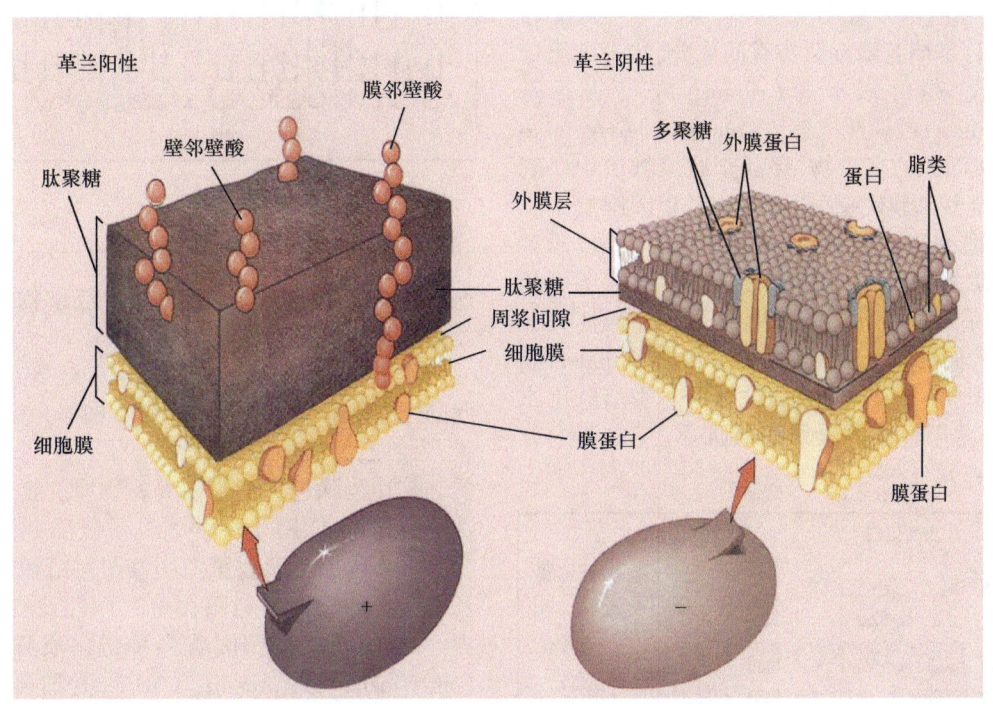

图 1-3　细菌细胞壁肽聚糖结构模式图

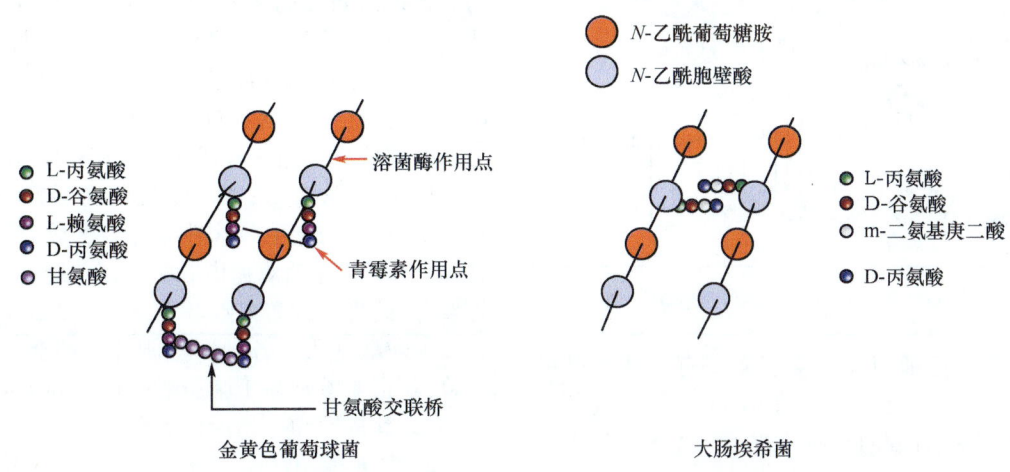

图 1-4　革兰阳性菌和革兰阴性菌细胞壁结构模式图

案例 1-1 提示：
细胞壁肽聚糖合成环节可被环境因素所破坏或抑制。

肽聚糖是保证细菌细胞壁机械强度十分坚韧的化学成分，凡能破坏肽聚糖结构或抑制其合成的物质，均能损伤细胞壁而使细菌变形或裂解。例如溶菌酶（lysozyme）能切断 N-乙酰葡萄糖胺和 N-乙酰胞壁酸之间的β-1,4糖苷键的分子连接,破坏聚糖骨架,引起细菌裂解。噬菌体的某些产物如N-乙酰葡萄糖胺酶和N-乙酰胞壁酸酶亦能降解肽聚糖的成分而溶解细胞壁。青霉素能干扰甘氨酸交联桥与四肽侧链上的D-丙氨酸之间的连接,使细菌不能合成完整的细胞壁,亦可导致细菌死亡。人与动物细胞无细胞壁,亦无肽聚糖结构,故溶菌酶和青霉素对人体细胞均无毒性作用。除肽聚糖这一基本成分外,革兰阳性菌和革兰阴性菌的细胞壁还各有其特殊的结构和成分。

2. 革兰阳性菌细胞壁特有组分 磷壁酸(teichoic acid)是革兰阳性菌特有的成分,约占细胞壁干重的50%。是由核糖醇(ribitol)或甘油残基(glycerol residues)经磷酸二酯键(phosphodiester linkages)互相连接而成的多聚物,穿插于肽聚糖层中。磷壁酸分壁磷壁酸和膜磷壁酸两种,前者和细胞壁中肽聚糖的N-乙酰胞壁酸连接,后者和细胞膜连接,两者的另一端均游离伸展在细胞壁之外。磷壁酸还可作为噬菌体的特异性吸附受体。另外,某些细菌(如A族链球菌)表面的磷壁酸与胞壁的其他成分协同,能黏附在人体表面,与细菌的致病性有关。磷壁酸抗原性很强,是革兰阳性菌的重要表面抗原,与血清学分型有关(图1-5)。

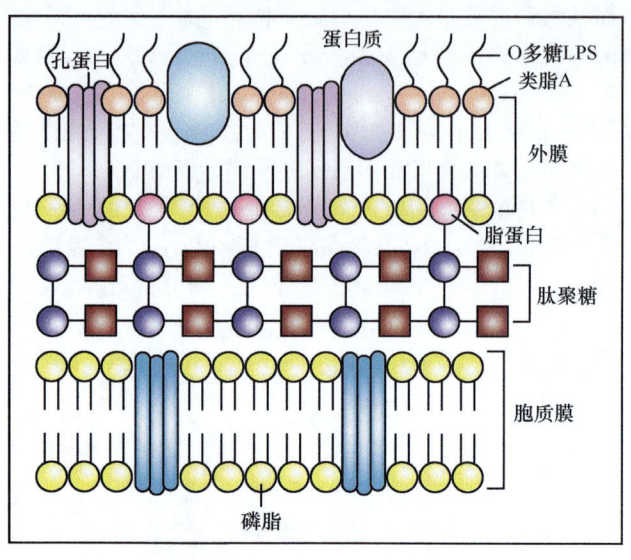

图1-6 革兰阴性菌细胞壁特有组分结构模式图

其脂质部分连结于外膜脂质双层的磷脂上,蛋白部分连接在肽聚糖的侧链上。整个外膜结构较厚,约占革兰阴性菌细胞壁干重的80%。

(2)**脂质双层**(lipid bilayer):是革兰阴性菌细胞壁的主要结构,占细胞壁干重的80%。结构类似细胞膜,为液态的脂质双层,中间镶嵌有一些特殊的蛋白质。其功能除进行细胞内外的物质交换外,还有通透性屏障作用,能阻止多种大分子物质和青霉素、溶菌酶等进入细胞。所以革兰阴性菌对溶菌酶、青霉素以及去污剂和碱性染料等比革兰阳性菌有较大的抵抗力。此外,双层内镶嵌着多种蛋白质称为**外膜蛋白**(outer membrane protein,OMP),有的可作为噬菌体和性菌毛的受体;有的参与特殊物质的扩散过程;有的为孔蛋白如大肠埃希菌的OmpF、OmpC,允许水溶性分子通过;某些细菌的OMP还与致病性有关。

(3)**脂多糖**(lipopolysaccharide,LPS):是革兰阴性菌的内毒素,借疏水键与外膜相连。由脂类A、核心多糖和特异多糖三种成分组成(图1-7)。

1)**脂类A**(lipid A):是细菌内毒素的毒性部分和主要成分,与细菌致病性有关。其成分为一种糖磷脂,由D-氨基葡糖双糖借β-1,6-糖苷键连接而成基本骨架,双糖骨架的游离羟基和氨基可携带多种长链脂肪酸和磷酸基团。各种革兰阴性菌脂类A骨架基本一致,其主要差别在于脂肪酸的种类和磷酸基团的不同,因此其毒性和生物活性无种属特异性。

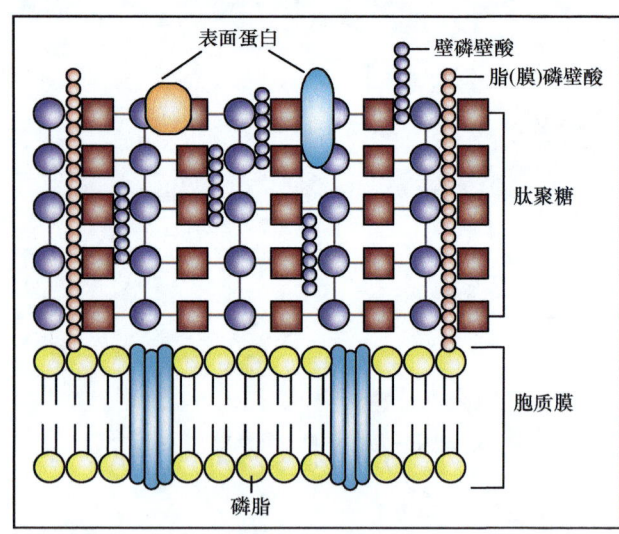

图1-5 革兰阳性菌细胞壁特有组分结构模式图

某些革兰阳性细菌细胞壁表面还有一些特殊的表面蛋白。例如,A族链球菌的**M蛋白**和金黄色葡萄球菌的**A蛋白**(staphylococcal protein A,SPA)等与致病性和抗原性有关。

3. 革兰阴性菌细胞壁特有组分 **外膜**(outer membrane)是革兰阴性菌特有的成分,位于细胞壁肽聚糖层的外侧,由内向外依次包括脂蛋白、脂质双层、脂多糖三部分(图1-6)。

(1)**脂蛋白**(lipoprotein):由脂质和蛋白质构成,

2)**核心多糖**(core polysaccharide):位于脂类A的外层,由己糖(葡萄糖、半乳糖等)、庚糖、2-酮基-3-脱氧辛酸、磷酸乙醇胺等组成。具有属特异性,同一属细菌的核心多糖相同。

3)**特异多糖**(specific polysaccharide):位于脂多糖的最外层,由数个至数十个低聚糖(3~5个单糖)重复单位所构成的多糖链,为革兰阴性菌的菌体抗

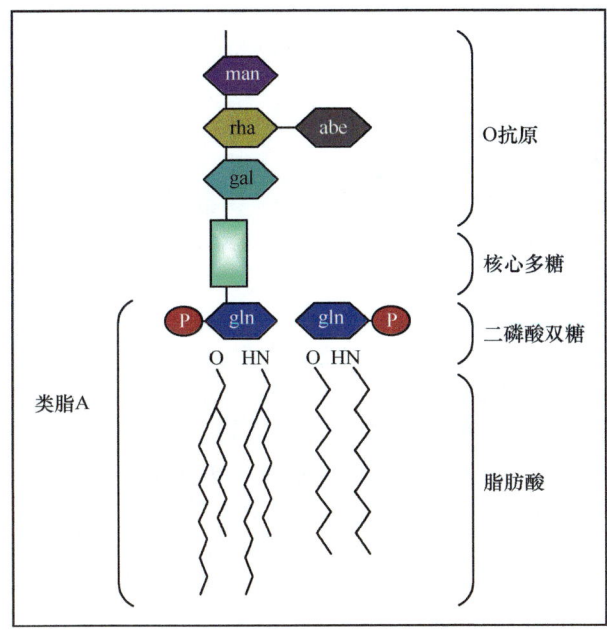

图1-7 革兰阴性菌脂多糖模式图

原(O抗原),具有种特异性。不同种别的革兰阴性菌,其特异多糖的种类和排列顺序不同,从而决定了细菌抗原的特异性。如果细菌特异多糖有缺损,细菌菌落则由光滑(smooth,S)型转变为粗糙(rough,R)型。

少数革兰阴性菌如流感嗜血杆菌、脑膜炎奈瑟菌等的LPS结构不典型,其外膜糖脂含有短链分枝状聚糖组分,称为 **脂寡糖**(lipooligosaccharide,LOS)。由于其与哺乳动物细胞膜的鞘糖脂成分非常相似,而使上述细菌逃避宿主免疫细胞的识别。LOS作为重要的毒力因子受到关注。

此外,在革兰阴性菌细胞膜和外膜的脂质双层之间有一空隙,约占细胞体积的20%~40%,称为 **周浆间隙**(periplasmic space)。该间隙含有多种蛋白酶、解毒酶、核酸酶及特殊结合蛋白,在细菌获得营养、解除有害物质毒性等方面有重要作用。革兰阳性菌和革兰阴性菌细胞壁结构与成分的比较见表1-1。

表1-1 革兰阳性菌与阴性菌细胞壁结构比较

细胞壁	革兰阳性菌	革兰阴性菌
强度	较坚韧	较疏松
厚度	20~80nm	10~15nm
肽聚糖层数	可多达50层	1~2层
肽聚糖含量	占细胞壁干重50%~80%	占细胞壁干重5%~20%
糖类含量	约45%	15%~20%
脂类含量	1%~4%	11%~22%
磷壁酸	+	-
外膜	-	+

4. 细胞壁的功能 细胞壁坚韧而有弹性,其主要功能有:

(1)维持菌体固有的外形:保护细胞不受菌内高渗透压(5~25个大气压)的破坏。

(2)抵抗环境中的低渗作用:可抵御某些理化因素的侵害,起到屏障作用。

(3)参与菌体内外的物质交换:胞壁上微孔可容许水及直径小于1nm的物质自由通过,而阻留大分子物质,故细菌细胞壁可与细胞膜共同完成菌细胞内外物质的交换。

(4)决定细菌的抗原性:细胞壁上还带有多种抗原决定簇,可以诱发机体的免疫应答。如革兰阳性菌的磷壁酸是重要表面抗原,与血清型分类有关。

(5)与其致病性有关:革兰阴性菌细胞壁上的脂多糖具有内毒素作用,如使机体发热、白细胞反应等。LPS也可增强机体非特异性抵抗力,并有抗肿瘤等有益作用。此外,细胞壁还参与菌细胞分裂。乙型溶血性链球菌表面的M蛋白与脂磷壁酸结合在细菌表面形成微纤维而介导菌体与宿主细胞的黏附,是其致病因素之一。

> **案例1-1提示:**
> 细菌L型分布非常广泛,凡有细菌的地方皆有L型细菌存在,其不仅可返祖成为原菌株后具有致病性,某些L菌本身也能致病,尤易形成一些慢性感染,致病特征为间质性炎症,与病毒、支原体等无壁微生物引起的感染相似,实验室检查时从培养特征上应注意与支原体相区别。

5. 细菌细胞壁缺陷型(细菌L型) 细胞壁是保持细菌完整并使其具有一定形态的重要结构。在某种情况下(如受溶菌酶或青霉素作用)肽聚糖结构可遭破坏,或其合成受到抑制。当细菌细胞壁受损后,细菌并不一定死亡而成为细胞壁缺陷的细菌,称 **L型细菌**(L forms of bacteria, or L-formed bacteria)。因其最早在Lister研究院发现,故取其第一个字母"L"命名。L型细菌缺乏完整的细胞壁,不能维持其固有的形态,呈现高度多形性。革兰阳性菌形成的L型菌细胞壁几乎完全缺失,原生质仅被一层细胞膜包绕,称为 **原生质体**(protoplast)。原生质体在低渗的环境中,很容易胀裂死亡,但在高渗环境中仍可生存。革兰阴性菌形成L型时,由于有外膜保护,故对低渗环境仍有一定的抵抗力,称为 **圆球体**(spheroplast)。L型细菌虽形态多样,染色不易着色或着色不均,无论其原菌为革兰阳性或革兰阴性菌,形成L型后大多染成革兰阴性。L型细菌难以培养,需在高渗(补充30~50g/L NaCl、100~200g/L蔗糖或70g/L聚乙烯吡咯烷酮等)低琼脂(8~10g/L)含血清(10%~20%人或马血清)的培养基中能缓慢生长,2~7天后形成中间厚四周薄的"油煎蛋"状细小菌落,有的L型菌则形成颗粒状菌落或丝状菌落。L型细菌在液体培养基中生长后呈较疏松的絮状颗粒,沉于管底,培养液则澄清。去除诱发因素后,L型菌可回复为原菌。

L型细菌仍有一定的致病能力,在临床上可引起尿路感染、骨髓炎、心内膜炎等。但常规细菌学检查结果常呈阴性。因此,当临床上遇有症状明显而标本常规培养为阴性者,应考虑L型细菌感染的可能性。L型细菌所致疾病用抗生素治疗后常易复发。

(二) 细胞膜

细胞膜(cell membrane)又称胞浆膜(cytoplasmic membrane)是一层位于细胞壁内侧,紧密包绕着细胞质的半渗透性生物膜,厚约7.5nm,占细胞干重的10%~30%。柔韧致密,富有弹性。

1. 基本结构与化学组成

(1) 基本结构:细菌细胞膜的结构与真核细胞基本相同,是由脂质双层夹着可移动的蛋白质构成(图1-8)。脂类双层大多为磷脂,少数是糖脂,脂类分子呈双相性,其亲水性极性基团(磷酸甘油等)朝向膜的两侧,疏水性的非极性基团(脂肪酸)则朝向膜内。蛋白质有多种,多数为有特殊作用的酶类和载体蛋白。

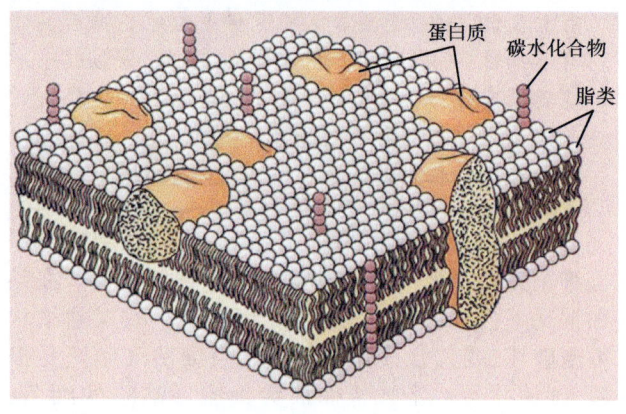

图1-8 细菌细胞膜结构模式图

(2) 化学组成:细菌细胞膜由磷脂和蛋白质组成。磷脂由磷酸、甘油、脂肪酸和胆碱组成;蛋白质分为表面蛋白和载体蛋白。

2. 主要功能

(1) 渗透和运输:细菌细胞膜有许多微孔,具有选择性通透作用,可允许一些小分子可溶性物质通过;并通过向细胞外分泌水解酶,将大分子营养物质分解为简单的小分子化合物,然后摄入细胞内供营养所需。此外细菌通过细胞膜排出菌体内的代谢产物。

(2) 呼吸和分泌:需氧菌的细胞膜上含有细胞色素及氧化还原酶系统,包括一系列脱氢酶系,可进行转运电子及氧化磷酸化作用,参与细胞呼吸过程,与能量的产生、储存和利用有关。此外,由多种细胞膜蛋白、外膜蛋白和辅助蛋白组成革兰阴性菌合成蛋白质的分泌系统(I~V型),与细菌的代谢和致病性密切相关。

(3) 生物合成:细胞膜上含有合成多种物质的酶类,可参与合成肽聚糖、磷壁酸、磷脂、脂多糖等菌体成分。

(4) 参与细菌分裂:参与细菌分裂的结构是中介体(mesosome)。此种结构须用电子显微镜观察,可看到细菌部分细胞膜向胞质内凹陷折叠成囊状物,内含管状、板状或泡状结构。多见于革兰阳性菌,可有一个或多个。中介体一端连在细胞膜上,另一端与核质相连,当细菌分裂时,中介体也一分为二各携一套核质进入子代细胞,有类似真核细胞纺锤丝的作用。由于中介体是细胞膜的延伸卷曲部分,它扩大了细胞膜的表面积,相应地增加了呼吸酶的含量,为细菌提供大量能量。其功能类似真核细胞的线粒体,故有拟线粒体之称。此外,中介体还与细胞壁合成和芽胞形成有关(图1-9)。

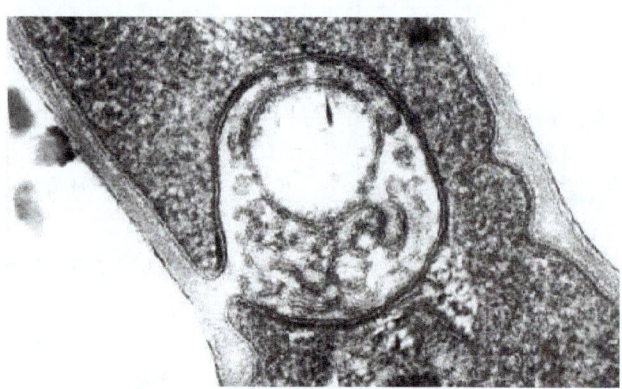

图1-9 细菌中介体结构电镜图

(三) 细胞质

细胞质(cytoplasm)又称细胞浆,是包在细胞膜内的溶胶状物质。

1. 化学组成 细胞质是细菌的基础物质,呈无色透明黏稠的溶胶状态。基本成分是水、蛋白质、脂类、核酸及少量糖和无机盐。这些成分随菌种、菌龄和生长环境不同而异。

2. 主要功能 细胞质内含有核酸和多种酶系统,是细菌新陈代谢的重要场所,既能将从外界吸收营养物质合成复杂的菌体物质,又能将复杂的菌体物质分解成简单的物质,以提供细菌生长繁殖所需的物质和能量。

3. 重要结构

(1) 核糖体(ribosome):是细菌的亚微结构,沉降系数为70S。由50S和30S两个亚基组成。菌体中90% RNA和40%蛋白质存在于核糖体内。当信息核糖核酸(mRNA)与核糖体连成多聚核糖体时,即成为合成蛋白质的场所。链霉素能与细菌核糖体的30S亚基结合,红霉素能与50S亚基结合,从而干扰蛋白质合成而使细菌死亡。真核生物核糖体的沉降系数为80S，由60S和40S两个亚基组成，所以上述药物对人类核糖体无作用。

（2）质粒（plasmid）：是细菌染色体外的遗传物质、核外基因，是环状闭合双链DNA分子，可携带某些遗传信息，控制细菌某些特定的遗传性状。按其编码产物特性，可分为致育性质粒（fertility plasmid，F质粒）、耐药性质粒（resistance plasmid，R质粒）以及毒力质粒（virulence plasmid，Vi质粒）等。质粒并非细菌生长繁殖所必需，还可通过接合或转导作用等将有关性状传递给另一个细菌，如细菌耐药性等。

（3）胞质颗粒（cytoplasmic granules）：细菌细胞浆内带有各种颗粒，多数为细菌储存的营养物质，包括多糖、脂类和多磷酸盐等。这些颗粒常随菌种、菌龄及环境不同而异。许多细菌含有贮存高能磷酸键的多聚偏磷酸盐颗粒，称为纡回体（volutin）。因其嗜碱性较强，用亚甲蓝（美蓝）染色着色深，用特殊染色法可染成与细菌其他部分不同的颜色，故又称异染颗粒（metachromatic granules）。可作为鉴别细菌的依据，如白喉棒状杆菌的异染颗粒。

（四）核质

细菌细胞是原核细胞，没有完整的细胞核，也无核膜、核仁、核基质（组蛋白）和有丝分裂器，故称核质（nuclear material）或拟核（nucleoid）。核质是细菌的遗传物质，控制细菌的各种遗传性状。现已证明，细菌的核质是单倍体，是由细丝状闭环双链DNA反复卷曲盘绕成松散的网状结构，每个菌体中有1~2团，呈球形、棒状或哑铃状（图1-10）。

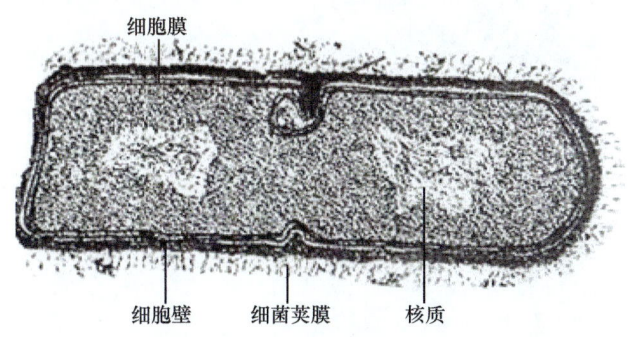

图1-10 细菌核质电镜图

核质的化学组成除DNA外，还有少量RNA和组蛋白样的蛋白质，但不含组氨酸，也不形成核小体。大肠埃希菌的核质分子量约为3×10^9，伸展后长度可达1.1mm，约含有4.7×10^6个碱基对，可有3000~5000个基因。

二、细菌特殊结构

细菌的特殊结构有荚膜、鞭毛、菌毛及芽胞四种。

> 案例1-1提示：
> 细菌的特殊结构分别依据其组成成分及其结构而赋予细菌一定的致病能力。

（一）荚膜

荚膜（capsule）是某些细菌在细胞壁外包绕的一层厚度0.2μm以上，在普通光学显微镜下即可观察到的，与四周界限分明的黏液性物质。荚膜对碱性染料的亲和力低，用普通染色法不易着色，在显微镜下只能看到菌体周围有一层不着色的透明圈。当荚膜厚度小于0.2μm时，显微镜下不能直接看到，称为微荚膜（microcapsule），其作用同荚膜（图1-11）。若黏液性物质疏松地附着在菌细胞表面，边界不明显且易被洗脱者称为黏液层（slime layer）。介于荚膜和黏液层之间的结构称为糖萼（glycocalyx）。

1. 化学组成 荚膜的化学组成随菌种而异。多数细菌的荚膜成分为多糖，如肺炎链球菌、脑膜炎奈瑟菌等；少数细菌的荚膜成分为多肽，如炭疽芽胞杆菌等；个别细菌的荚膜成分为透明质酸。多糖分子组成和构型的多样化使其结构极为复杂，成为血清学分型的基础。荚膜与同型抗血清结合发生反应后即逐渐增大，出现荚膜肿胀反应可借此将细菌定型。

荚膜对一般碱性染料亲和力低，不易着色，普通染色或墨汁染色只能见到菌体周围有未着色的透明圈。用特殊染色法可将荚膜染成与菌体不同的颜色。

2. 功能

（1）抗吞噬作用：荚膜本身无毒性，但在体内能抵抗宿主吞噬细胞的吞噬及消化作用，增强细菌的侵袭力，因而荚膜是病原菌的重要毒力因子。

（2）黏附作用：荚膜多糖可使细菌彼此之间粘连，也可黏附于组织细胞或无生命物体表面，形成生物膜（biofilm），是引起感染的重要因素。如变异链球菌依靠荚膜将其固定在牙齿表面，利用口腔的蔗糖产生大量的乳酸，积聚在附着部位，导致牙齿表面的牙釉质破坏，形成龋齿。

（3）抗有害物质的损伤作用：荚膜位于细菌细胞的最外层，保护菌体避免或减少受溶菌酶、补体、抗菌抗体、抗菌药物等有害物质的损伤作用。

（4）抗干燥作用：荚膜多糖含有较多水分，当菌处于干燥环境中时，能从膜中获得一定量的水分以维持菌体必需的新陈代谢，使生命延续。

3. 荚膜的形成条件 荚膜的形成与环境有密切关系。一般在动物体内或含有大量糖分或血清等营养丰富的培养基中较易形成，在普通培养基上则容易消失。有荚膜的细菌在固体培养基上形成光滑（S）型或黏液（M）型菌落，失去荚膜后的菌落变为粗糙（R）型菌落，其毒力也随之减弱。

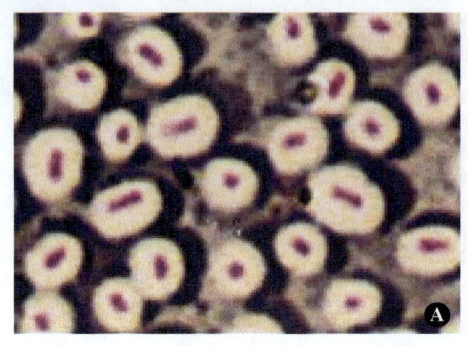
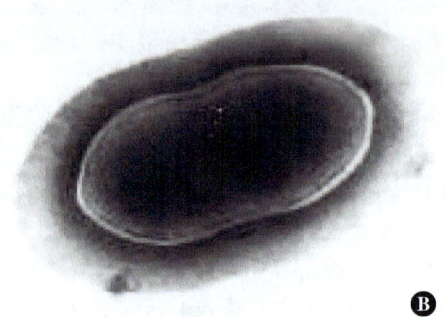

图 1-11 细菌的荚膜
A. 荚膜染色光镜图;B. 荚膜电镜图

(二) 鞭毛

鞭毛(flagellum)是细菌的运动器官,是从细胞膜长出,伸到细胞壁外面的细长呈波状弯曲的丝状物,比菌体长很多倍。鞭毛长 5～20μm,直径 12～30nm。

1. 种类 根据鞭毛的数量及其排列,把带鞭毛的细菌分为四种(图 1-12):

(1) 单毛菌(monotrichate):菌体只有一根鞭毛,位于一端,如霍乱弧菌。

(2) 双毛菌(amphitrichate):菌体两端各有一根鞭毛,如胎儿弯曲菌。

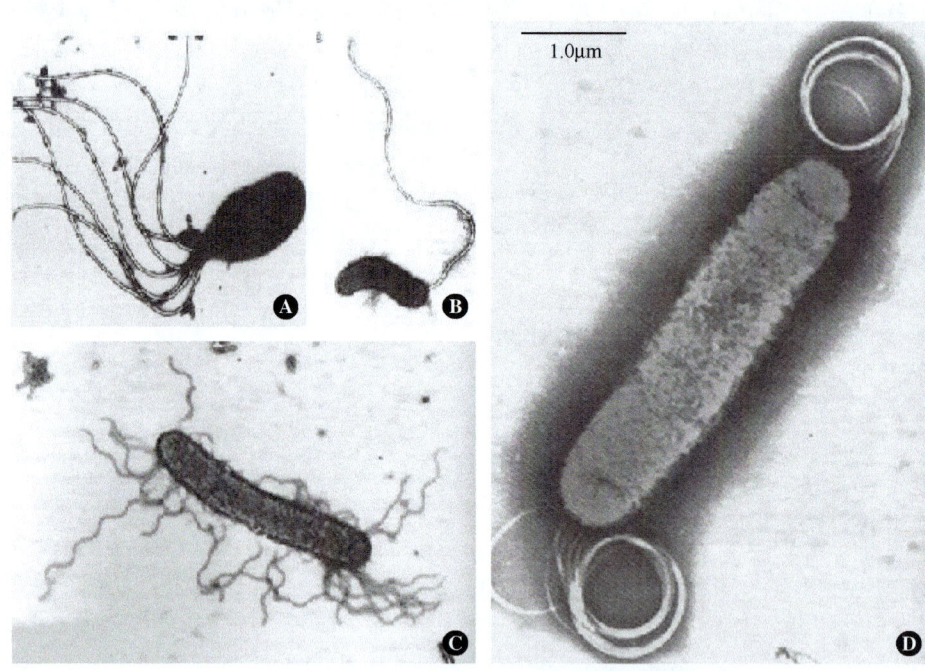

图 1-12 细菌鞭毛分类示意图
A. 丛毛菌;B. 单毛菌;C. 周毛菌;D. 双毛菌

(3) 丛毛菌(lophotrichate):又分为:①偏端丛毛菌:菌体的一端有一束鞭毛;②两端丛毛菌:菌体的两端各有一束鞭毛。

(4) 周毛菌(peritrichate):菌体周围有许多鞭毛,如伤寒沙门菌。

2. 结构 电镜下鞭毛的超微结构由基础小体、钩状体和丝状体三部分组成(图 1-13)。

(1) 基础小体(basal body):位于根部,由圆柱和同心环组成。革兰阴性菌的环有 2 对,套在圆柱根部的是 M 环(membrane ring)和 S 环(supramembrane ring),以及圆柱外端的 P 环(peptidoglycan ring)和 L 环(lipopolysaccharide ring);革兰阳性菌细胞壁因无外膜,故只有 M 环和 S 环。

(2) 钩状体(hook):位于丝状体与基础小体连接处,呈 90°弯曲。

(3) 丝状体(filament):纤丝状伸出菌体外,是由鞭毛蛋白(flagellin)紧密排列缠绕形成的管状结构。鞭毛蛋白是一种弹力纤维蛋白,其氨基酸组成与骨骼肌的肌动蛋白相似。此点可能与鞭毛的运动有关。

3. 功能

(1) 赋予细菌运动性:有鞭毛的细菌能在液体环

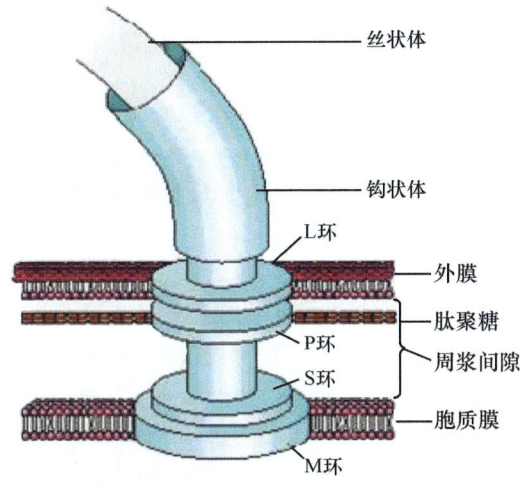

图1-13 细菌鞭毛结构示意图

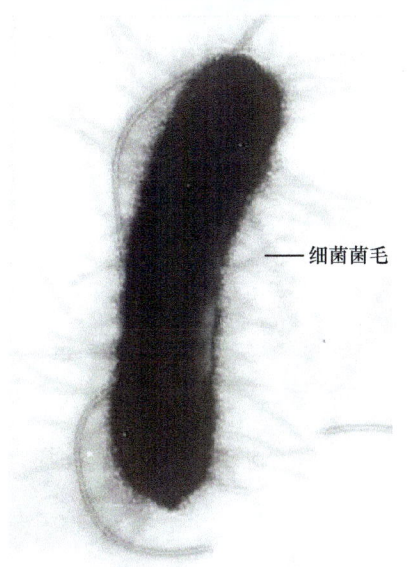

图1-14 细菌菌毛电镜图

境中自由运动,速度较快。其运动有化学趋向性,常向营养物质处前进,而逃离有害物质。

(2)有些细菌的鞭毛与致病性有关:如空肠弯曲菌、霍乱弧菌等通过活泼的鞭毛运动,穿透覆盖在小肠黏膜表面的黏膜层,使菌体黏附于肠黏膜上皮细胞,产生毒性物质而致病。

(3)具有抗原性:鞭毛的成分与菌体不同,主要为蛋白质,具有抗原性,称为H抗原,可用于血清学检查,在鉴定细菌时十分重要,例如沙门菌的Ⅰ相、Ⅱ相抗原。

4. 检查方法 鞭毛很细,须用电子显微镜观察,或经特殊染色法使鞭毛增粗后用普通光学显微镜观察。用悬滴法及暗视野映光法观察细菌的运动状态。有些鞭毛菌在半固体琼脂培养基上穿刺培养时,呈扩散生长;在平板培养基上培养时呈弥漫状生长。

(三)菌毛

菌毛(pilus)是许多革兰阴性菌和少数革兰阳性菌菌体表面上的一种比鞭毛更细、更短而直硬的丝状物。其化学成分是菌毛蛋白(pilin),与运动无关。在普通光学显微镜下看不到,必须用电子显微镜观察(图1-14)。根据其功能的不同,菌毛可分为普通菌毛和性菌毛两种:

1. 普通菌毛(common pilus or fimbria) 遍布菌细胞表面,数目可达数百根。菌毛是细菌的一种黏附结构,细菌借此可牢固黏附在呼吸道、消化道或泌尿道黏膜细胞表面定居,进而侵入细胞内。普通菌毛与细菌致病性有关,失去菌毛,致病性亦随之丧失。肠产毒性大肠埃希菌的定植因子(colonization factor)是一种特殊类型的菌毛(colonization factor antigen Ⅰ/Ⅱ,CFA Ⅰ/Ⅱ),黏附于小肠黏膜细胞,编码定植因子和肠毒素的基因均位于可接合传递质粒上,是该菌重要的毒力因子。

在革兰阳性球菌中,A群链球菌的菌毛与M蛋白和脂磷壁酸结合在一起,介导该菌与宿主黏膜上皮细胞的黏附。

2. 性菌毛(sex pilus) 仅见于少数革兰阴性菌。是一种称为致育因子(fertility factor,F factor)的质粒编码,又称F菌毛。性菌毛比普通菌毛长而粗,仅有1~4根,中空呈管状。有性菌毛的细菌称为雄性菌(F^+菌),无性菌毛的细菌称为雌性菌(F^-菌)。F^+菌与F^-菌配对接合时,F^+菌能通过性菌毛,将遗传物质(如R因子)传递给F^-菌,从而使后者获得F^+菌的某些遗传特性。细菌的耐药性、毒力即可通过此种方式传递。此外,性菌毛也是某些噬菌体吸附于菌细胞的受体。

(四)芽胞

芽胞(spore)是某些细菌在一定环境条件下,细胞质、核质逐渐脱水浓缩、凝聚,在菌体内形成圆形或椭圆形的小体。芽胞不是细菌的繁殖方式,而是细菌的休眠状态。

1. 结构及化学组成

(1)结构:成熟的芽胞具有多层厚膜结构,由内向外依次为核心、内膜、芽胞壁、皮质、外膜、芽胞壳和芽胞外壁(图1-15)。

(2)化学组成:芽胞的内膜和外膜由细菌原有的细胞膜形成;芽胞壁含有肽聚糖,发芽后成为细菌的细胞壁;皮质层是芽胞包膜中最厚的一层,由一种特殊的肽聚糖组成;芽胞壳为一种类似角蛋白的蛋白质,很致密,无通透性,可抵抗化学药物的透入。某些细菌的芽胞还具有芽胞外壁,是一层疏松的脂蛋白膜,芽胞的核心和皮质中含有吡啶二羧酸(dipicolinic acid,DPA),与钙结合生成的盐能提高芽胞中各种酶的热稳定性。

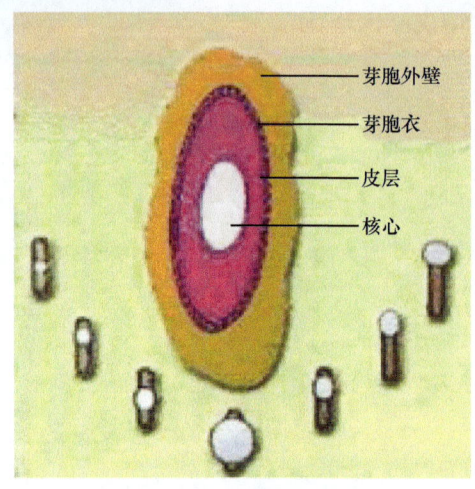

图1-15　细菌芽胞结构及位置模式图

2. 形态与特点　芽胞带有完整的核质、酶系统及合成菌体组分的结构,能保存细菌的全部生命必需的物质。但芽胞代谢过程缓慢,对营养物质的需求降低,分裂繁殖停止,是细菌的休眠状态,也是细菌维持生命的特殊形式。芽胞形成后,菌体即成为空壳。有些芽胞可从菌体脱落游离。

芽胞折光性强,壁厚,不易着色。染色时需经媒染、加热等处理。芽胞的大小、形状、位置等随菌种而异,有重要的鉴别价值(图1-15)。例如:炭疽芽胞杆菌的芽胞为卵圆形、比菌体小,位于菌体中央;破伤风梭菌芽胞为正圆形,比菌体大,位于顶端,状如鼓槌状(图1-16);肉毒梭菌芽胞亦比菌体大,位于次极端。

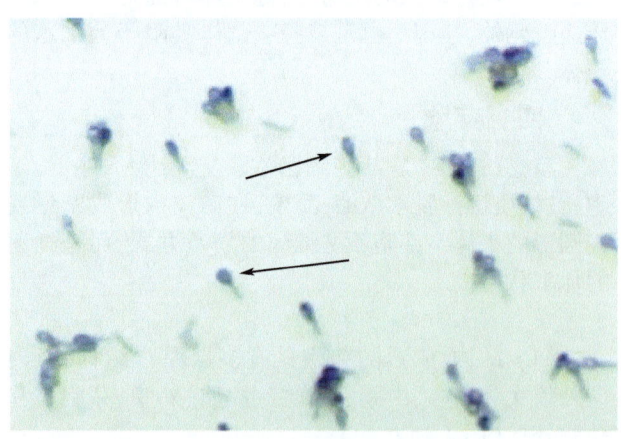

图1-16　破伤风梭菌芽胞

3. 形成与发芽　细菌形成芽胞的能力是由菌体内的芽胞基因决定的。芽胞一般只在动物体外才能形成,其形成条件因菌种而异。如炭疽芽胞杆菌的芽胞在有氧条件下形成,而破伤风梭菌则相反。营养缺乏尤其是C、N、P元素不足时,细菌生长繁殖减速,启动芽胞形成的基因。但亦有例外,苏云金杆菌形成芽胞则要求适宜的生长条件。

芽胞形成后,若处于营养供应充足,并有热、酸等刺激物作用下,芽胞皮质肽聚糖被自溶酶溶解,水分进入,芽胞发芽,形成新的菌体。一个细菌只能形成一个芽胞,一个芽胞发芽也只生成一个菌体,细菌数量并未增加,因而芽胞不是细菌的繁殖方式(图1-17)。未形成芽胞而具有繁殖能力的菌体称为**繁殖体**(vegetative form)。

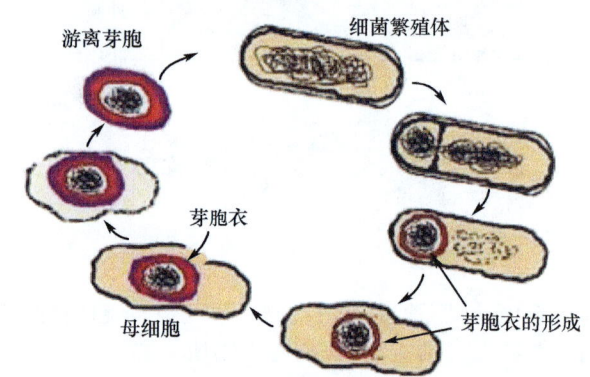

图1-17　细菌芽胞形成模式图

4. 功能　芽胞对热、干燥、辐射、化学消毒剂等理化因素均有较强的抵抗力。一般细菌繁殖体在80℃水中迅速死亡,而芽胞可在100℃沸水中生存数小时。被炭疽芽胞杆菌芽胞污染的草原,传染性可保持20~30年。芽胞并不直接引起疾病,但当发芽转化为繁殖体后,就能迅速繁殖而引起疾病。例如,土壤中常有破伤风梭菌的芽胞,一旦外伤深部创口被泥土污染,泥土中芽胞在适宜条件下即可发芽形成繁殖体而致病。被芽胞污染的用具、敷料、手术器械等,用一般方法不易将其杀死,杀死芽胞最可靠的方法是高压蒸气灭菌法。进行消毒灭菌时,应以是否杀死芽胞作为判断灭菌效果的指标。

第三节　细菌形态与结构检查法

一、显微镜放大法

细菌个体微小,须用显微镜放大后才能看到。放大1000倍左右,可清楚地看到外表形态,如果经超薄切片后用电子显微镜放大数万倍,还可观察到细菌内部的超微结构。

(一) 普通光学显微镜

普通光学显微镜(light microscope)以可见光为光源,波长0.4~0.7μm,平均约0.5μm。其分辨率为光波波长的一半,即0.25μm。0.25μm的微粒经油镜放大1000倍后成0.25mm,人的眼睛便能看清。一般细菌都大于0.25μm,故可用普通光学显微镜观察。

(二)暗视野显微镜

用暗视野聚光器代替普通光学显微镜的聚光器,光线由聚光器斜射到标本内的细菌菌体,因反射作用散射发生亮光,反射到物镜中,故可在黑暗的视野中见到发亮的菌体,提高了观察效果。用这种显微镜可检查活菌动力及运动活泼的螺旋体。

(三)相差显微镜

检查未染色标本时,细菌的折光性与周围环境的折光相近,用普通显微镜不易看清,用暗视野显微镜检查也只能看到发亮的菌体外形,看不清内部结构。相差显微镜能弥补这两种镜检法之不足。相差显微镜是利用光波透过标本内物体(细菌)的密度不同部位时,引起光相差异,相差显微镜利用一块相差板的光栅作用,改变直射光的光相和减低振幅,使标本中的背景与细菌结构的对比较为明显。相差显微镜内相板可将一部分光线滤去,只将通过细菌体的光波送入目镜,故能较清晰地看到标本内细菌的运动及细胞内某些结构。

(四)荧光显微镜检查

自然界中有许多物质能吸收波长较短的紫外光,而将其转换成波长较长的可见光线,这种物质叫做荧光物质。用特殊的荧光色素(如异硫氰酸荧光素、罗丹明等)将细菌染色后,置于荧光显微镜下观察,可见到发出某种颜色荧光的细菌。

(五)电子显微镜

电子显微镜的光源是波长极短的电子波,在高度真空条件下,电子波长可短到 0.005nm 左右,故其放大倍数极高,可达数十万倍,能分辨 1nm 的物质。细菌的表面形态和内部超微结构均能清楚地显现。扫描电镜是用电子流对物体表面进行扫描,可清楚地显露物体三维空间立体形象。电子显微镜必须在干燥真空的状态下检查,故不能观察活的微生物。

二、染 色 法

(一)一般染色法

细菌在强光下呈透明或半透明,其菌体与玻璃片有相似的折光系数,在光学显微镜下较难看清楚。若将细菌制成涂片,固定后加以染色,使细菌着色后,即可在普通光学显微镜下清楚地看到细菌的形态。细菌的染色是染料分子与细菌成分相结合的化学反应。细菌的等电点较低,约在 pH 2.0~5.0 之间,在近于中性环境中,细菌多带负电荷,易与带正电荷的碱性染料结合而着色。因此,多用碱性苯胺染料如亚甲蓝、碱性复红、甲紫(龙胆紫)染色,有时也可用带负电荷的酸性染料如刚果红、苯胺黑染色,因酸性染料带负电荷,故菌体不着色,只能使背景着色,显出细菌的外形,称为负染色法(negative stain)。

(二)分类鉴别染色法

用两种以上的染料染色,可将细菌染成不同颜色。除可观察细菌的形态外,还能鉴别细菌,所以也称鉴别染色法。常用的有革兰染色法和抗酸染色法两种,前者应用尤为广泛。

1. 革兰染色法(Gram stain) 是细菌学中最为经典的染色法,由丹麦细菌学家革兰(Christian Gram)于1884年创建。具体方法是:细菌涂片固定后,先用甲紫初染,再加碘液媒染,使之生成甲紫与碘的复合物。此时各种细菌均被染成深紫色。然后用95%乙醇脱色。有的细菌可被脱色,有的细菌则仍为紫色。最后用稀释复红或沙黄复染。此法可将细菌分成两大类:不被乙醇脱色仍保留紫色者为革兰阳性(G^+)菌;被乙醇脱色后复染成红色者为革兰阴性(G^-)菌。关于革兰染色原理有多种解释:①细菌细胞壁结构的不同,革兰阳性菌细胞壁肽聚糖层数多,经乙醇脱水作用,肽聚糖网格状结构变得更致密,染料复合物不易从细胞内漏出。而革兰阴性菌细胞壁脂类含量多,易被乙醇溶解,使细胞壁通透性增高,结合的染料复合物容易漏出。②细菌等电点的不同,革兰阳性菌等电点(pH 2.0~3.0)低于革兰阴性菌(pH 4.0~5.0)。在同样条件下,革兰阳性菌带负电荷多,与带正电荷的结晶紫染料结合牢固不易脱色。③细菌的化学组成存在差异,革兰阳性菌菌体内含有大量核糖核酸镁盐,可与碘、甲紫牢固结合,使已着色的细菌不被脱色。革兰阴性菌含核糖核酸镁盐很少,故易被脱色。

革兰染色法的临床意义有:

(1)鉴别细菌:用革兰染色法可将所有细菌分成革兰阳性与革兰阴性两大类,有助于进一步缩小鉴定细菌的范围。

(2)选择治疗用药:革兰阳性菌和革兰阴性菌对化学疗剂和抗生素的敏感性不同。大多数革兰阳性菌对青霉素、红霉素、头孢菌素、甲紫等敏感,而大多数革兰阴细菌对上述几种药物不敏感,但对链霉素、氯霉素、庆大霉素、卡那霉素等敏感。临床上可以根据病原菌的革兰染色性,选择有效的药物用于治疗。

(3)与致病性有关:大多数革兰阳性菌以外毒素致病;而革兰阴性菌则主要以内毒素作为其致病物质。二者致病机制和临床表现均不同。

2. 抗酸染色法(acid-fast stain) 本法可鉴别抗酸性杆菌和非抗酸性杆菌。具体方法是:将固定好的标本片经苯酚复红加温染色,再用盐酸乙醇脱色,最后用亚甲蓝复染。结核分枝杆菌等抗酸杆菌染成红色,非抗酸性菌经脱色而被复染成蓝色。细菌的抗酸性可能与菌体内含有分枝菌酸、脂类等成分有关。

3. 特殊染色法 细菌的特殊结构如芽胞、荚膜、鞭毛及细胞壁、异染颗粒等,用上述染色法染色不易着色,必须用特殊染色法才能着色。这些染色法不仅能使特殊结构着色,还可使它染成与菌体不同的颜色,以利于观察和鉴别。其中负染色法是用酸性染料或墨汁衬底,再用碱性染料染色,可使背景和菌体着色而荚膜不着色,在菌体周围看到一个透明圈。此法常用于观察细菌荚膜。

Summary

Bacteria are unicellular prokaryotic microorganisms that have no organelles except ribosomes, no membrane-enclosed nucleus and have normal peptidoglycan. They are measured in microns, commonly stained using Gram stain and have characteristic shapes. The common microscopic morphologies are cocci, rods and spiral shapes. Bacterial essential structures include cell wall, cytoplasmic membrane, cytoplasm and nuclear materials. In some species of bacteria, other particular structures may be present, they are capsule, flagella, pili and spore.

(李咏梅)

第二章 细菌的生理

细菌同其他生物细胞一样，需从周围环境中摄取营养，以获得能量及合成自身成分的原料，同时排出多种代谢产物而营独立生活。了解细菌的生长繁殖规律，人工培养细菌的原则方法以及代谢规律，不仅有助于阐明细菌的致病作用，对掌握细菌性疾病的诊断、治疗及预防也有重要意义。

第一节　细菌的理化性状

一、细菌的化学组成

细菌的化学成分和其他生物细胞相似，包括水、蛋白质、无机盐、脂类、糖类及核酸等。水是细菌细胞的主要成分，约占菌体重量的75%~90%。其中一部分是游离水，另一部分是结合水。蛋白质约占细菌固体成分的50%~80%。主要为核蛋白、糖蛋白及脂蛋白等复合蛋白。糖类约占细菌固体成分的10%~30%，主要以多糖形式存在，或与蛋白质和脂类结合成糖蛋白、脂多糖。无机盐类约占菌体干重的3%~10%。其中磷的含量最多，其次是钾、镁、钙、硫、钠、铁等，铜、锌、锰含量甚微。细菌的含脂量因菌种不同而异，一般约占细菌固体成分的1%~7%。主要包括脂肪酸、类脂和蜡质等。脂类可以游离存在，也可与蛋白质、糖类结合成脂蛋白、脂多糖。细菌的核酸有核糖核酸（RNA）和脱氧核糖核酸（DNA）两种。前者主要存在于细胞质和细胞膜上，约占细菌干重的10%；后者存在于核质和质粒中，约占固体成分的3%左右。

细菌除上述成分外，还含有一些特殊的化学组成，如肽聚糖、胞壁酸、磷壁酸、D型氨基酸、二氨基庚二酸（DAP）、吡啶二羧酸（DPA）等。除核酸相对稳定外，细菌化学成分的含量常可因菌种、菌龄、环境条件的改变而不同。

二、细菌的物理性状

1. 带电现象　细菌蛋白质同其他蛋白质一样，由多种氨基酸组成，是一种兼性离子，具有两性游离性质，在溶液中可电离成带正电荷的氨基（NH_3^+）和带负电荷的羧基（COO^-）。当溶液的pH高于细菌等电点时，羧基使细菌带负电荷；反之，氨基使细菌带正电荷。细菌等电点在pH 2.0~5.0之间。通常细菌所处的环境（培养、染色、血清试验等）呈弱碱性（pH7.2~7.6），因此细菌带负电荷，尤以革兰阳性菌所带负电荷更多。细菌的带电现象与细菌的染色反应、凝集反应、抑菌和杀菌作用等有密切关系。

2. 光学性质　细菌为半透明体。当光线照射时，不能全部透过细菌，部分被吸收，部分被折射，故细菌悬液呈混浊状态。菌数越多浊度越大，使用比浊法或光密度计可以粗略地估计细菌的数量。

3. 表面积　细菌体积微小，其单位体积的表面积远比其他生物大。如葡萄球菌直径约1μm，而$1cm^3$体积的表面积可达60 000cm^2，直径为1cm的其他生物细胞每cm^3体积的表面积仅$6cm^2$，二者相差1万倍。细菌的表面积大，有利于细菌的吸收、吸附及代谢，使细菌迅速繁殖。

4. 半通透性　细菌细胞膜、细胞壁都具有半通透性，允许水及部分小分子物质自由通过。细菌吸收营养物质和排出代谢产物，均依赖于这种通透作用。

5. 渗透压　细菌体内含有高浓度的营养物质和多种无机盐类，其渗透压比其他生物细胞高。革兰阴性菌为5~6个标准大气压，革兰阳性菌高达20~25个标准大气压。细菌所处的环境一般均为低渗。由于细菌具有坚韧的细胞壁，能保护细菌在低渗环境中不致膨胀破裂。若使细菌处于比菌体内更高的高渗中，菌体内水分逸出，胞质浓缩，不能生长繁殖。日常生活中常用的盐腌、糖渍来保存食物即基于此原理。

第二节　细菌的营养与生长繁殖

> **案例 2-1**
> 　　细菌生长是一个复杂的过程，只有在条件适宜的情况下才能以二分裂的方式繁殖，并依据营养类型的不同进行新陈代谢，产生一些具有医学意义的分解代谢和合成代谢产物。
> **思考题：**
> 　　1. 细菌生长繁殖对气体有何要求？
> 　　2. 细菌的酶在新陈代谢过程中有何作用？其分解代谢产物对细菌鉴定有何意义？
> 　　3. 细菌合成代谢产物具有哪些临床意义？

一、细菌的营养类型

各种细菌的酶系统不同，合成和分解能力也有差异,因而对营养物质的需求各异。根据细菌对营养物质的需求情况,将细菌分成以下两种营养类型。

(一) 自养菌

自养菌(autotroph)具有各种完备的酶系统,能在完全含无机物的环境中生长繁殖。能利用 CO_2、CO_3^{2-} 作为碳源,利用 N_2、NH_3、NO_2^-、NO_3^- 等为氮源,合成菌体的原生质。其能源主要来自无机化合物的氧化(化学能)或通过光合作用获得(光能)。

(二) 异养菌

异养菌(heterotroph)是指需利用有机物作为营养和能源的细菌。它们需利用糖类、有机酸为碳源,利用蛋白质、蛋白胨、各种氨基酸为氮源,合成菌体原生质。这类细菌的能源来自有机物的分解。异养菌包括腐生菌(saprophyte)和寄生菌(parasite)两大类。前者以动、植物尸体,腐败食物等作为营养物质;后者寄生于活体内,从宿主体内的有机物中获取营养。所有致病菌都是异养菌,大部分属寄生菌。

二、细菌的营养物质

营养物质供给细菌所需要的碳源和氮源,产生能量以供生命活动的需要。营养物质包括水、无机盐、碳源、氮源和生长因子。

1. 水 水是细菌细胞的组成成分,也是良好的溶剂,营养物质的吸收、代谢产物的排泄都是以水作为媒介的。此外,新陈代谢过程中的生化反应也是在水中进行的。

2. 碳源 碳源是指含有碳元素的营养物质,细菌以碳源合成其含碳物及骨架,并作为能量的来源。碳源可分为无机碳源和有机碳源两类,糖是最易被利用的有机碳源,蛋白质的降解产物也可作为碳源。异养菌是以有机含碳化合物作为碳源和能源的。

3. 氮源 氮源是指含有氮元素的营养物质,细菌以氮源合成含氮物,如蛋白质、核酸、酶等。氮源可分为无机氮源和有机氮源两类,蛋白质及氨基酸是最易被利用的有机氮源。异养菌是以有机含氮化合物作为氮源和能源的。

4. 无机盐 细菌需要的无机盐有钾、钠、钙、镁、铁、锌、硫、磷等。无机盐参与菌体的构成、调节细胞渗透压、稳定酸碱平衡、维持酶活性、参与能量的储存和转运等。某些元素与细菌的生长繁殖和致病作用密切相关。钾、钙、镁等是菌体内酶的辅基,镁还是稳定核糖体、维持细胞膜功能以及结构的完整所必需的。铁是细胞色素、细胞色素氧化酶、过氧化氢酶、过氧化物酶的组成成分,是细菌生长所必需的。在人体内,大部分铁均结合在铁蛋白、乳铁蛋白或转铁蛋白中,细菌必须与人体细胞竞争得到铁才能生长繁殖。具有载铁体(siderophore)的细菌就有此竞争力,它可与铁螯合和溶解铁,并带入菌体内以供代谢之需。硫用来制造含硫氨基酸以及其他化合物中的巯基。磷参与菌体成分如磷脂、核酸、酶等的合成,还可贮存和转化能量,如 ATP 的高能磷酸键。

5. 生长因子 生长因子是指细菌生长所必需而本身又不能合成的一类营养物质,如维生素(主要是 B 族维生素)、嘌呤、嘧啶、氨基酸等。少数细菌还需特殊的生长因子,如流感嗜血杆菌需要 X、V 两种因子,X 因子是高铁血红素,V 因子是辅酶 I 或辅酶 II,两者是细菌呼吸所必需。

生长因子主要用来构成辅酶、提供细菌不能合成的氨基酸等,一般由血液、血清、酵母浸膏等供给。细菌天然培养基中常已包含有生长因子,若用合成培养基,需添加生长因子。

三、细菌摄取营养物质的机制

细菌摄取营养物质的机制包括被动扩散和主动转运两种。

(一) 被动扩散

被动扩散是一种简单的吸收方式。水和盐分子进出细菌细胞受渗透压及溶质浓度的调节。水分子由渗透压低向渗透压高的一侧转移,而溶质分子则由浓度高向浓度低处扩散。扩散不是细菌摄取营养物质的主要方式。

(二) 主动转运

主动转运是细菌摄取营养物质的主要方式。这种方式可以逆着浓度梯度进行,即营养物质可由低浓度向高浓度侧转运。其特点是需要能量、透性酶或载体蛋白等参加。主要通过以下三个转运系统来实现:

1. 依赖于周浆间隙结合蛋白的转运系统 (periplasmic-binding protein-dependent transport system) 营养物与周浆间隙内的受体蛋白结合后,引起后者构型的改变,继而将营养物质转送给细胞膜上的 ATP 结合型载体,导致 ATP 水解提供能量和营养物质通过细胞膜进入胞质内。革兰阳性菌以膜结合脂蛋白作为该系统的受体蛋白。

2. 化学渗透驱使转运系统(chemiosmotic-driven transport system) 该系统利用胞内外两侧质子或离子浓度差产生的质子动力或钠动力作为驱使营养物越膜转移的能量。转运营养物质的载体是电化学离子梯度透性酶,此酶是一种能够进行可逆性氧化还原反应的疏水性膜蛋白,即在氧化状态与营养物质结合,而在还原状态时其构象发生改变,使营养物质释放进入胞质内。

3. 基团转移系统(group translation stem) 基团转移是需要能量的一种运输方式。糖类、脂肪酸等的运输以此种方式进行(图 2-1)。如大肠埃希菌摄入葡萄糖需要的磷酸转移酶系统,细胞膜上的载体蛋白首先在胞质内从磷酸烯醇丙酮酸获得磷酸基团,然后在细胞膜的外表面与葡萄糖结合,将其送入胞质内后释放出 6-磷酸葡萄糖。经过磷酸化的葡萄糖在胞内累积,不能逸出菌体。该系统的能量供体是磷酸烯醇丙酮酸。

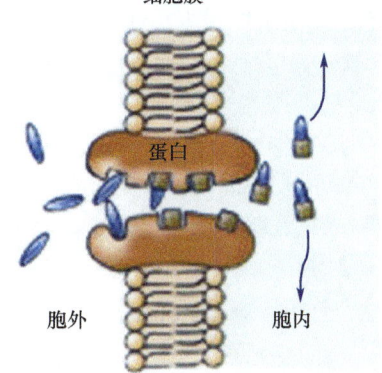 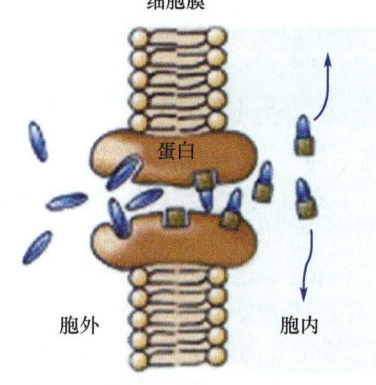

图 2-1　细菌基团转移模式图

四、影响细菌生长的环境因素

(一) 营养物质

充足的营养物质可以为细菌新陈代谢及生长繁殖提供必要的原料和丰富的能量。

(二) 氢离子浓度(pH)

大多数嗜中性细菌生长的 pH 范围为 6.0~8.0,嗜酸性细菌最适 pH 可低至 3.0,嗜碱性细菌最适 pH 可高至 10.5。绝大多数细菌生长繁殖的最适 pH 为 7.2~7.6,个别细菌如霍乱弧菌在 pH 8.4~9.2 条件下生长良好,乳酸杆菌在 pH5.6 中生长最佳,结核分枝杆菌生长的最适 pH 为 6.5~6.8。酸碱度影响细菌酶的活性,而酶参与营养物质吸收、代谢及能量产生过程,故而直接影响细菌的生长繁殖。

(三) 温度

绝大多数病原菌生长繁殖的最适温度为 37℃,与人体体温相同。个别细菌如耶尔森菌最适温度为 28℃,弯曲菌属为 42℃。温度也影响细菌酶的活性,不同菌的最适生长温度不同,反映出所具有的酶不同。根据细菌生长所需要的温度不同,可将细菌分为嗜冷菌(psychrophile),其生长范围为 -5~30℃,最适为 10~20℃;嗜温菌(mesophile),生长范围为 10~45℃,最适为 20~40℃;嗜热菌(thermophile),生长范围为 25~95℃,最适为 50~60℃。

> 案例 2-1 提示:
> 依据细菌呼吸酶系统是否完善,决定细菌对气体的要求。

(四) 气体

细菌生长繁殖需要氧气和二氧化碳。二氧化碳与体内某些有机酸结合,参与三羧酸循环和蛋白质、核酸的合成。大部分细菌在新陈代谢过程中自身产生的二氧化碳可满足自身需要,有些细菌如布鲁菌、脑膜炎奈瑟菌在初次分离培养时,需提供 5%~10% 的二氧化碳才能生长。

氧气用以氧化营养物质产生能量,以供生长繁殖之用。细菌根据对氧气的需要不同可分成下列四类:

1. 专性需氧菌(obligate aerobe) 必须在有氧气的环境中才能生长繁殖,如结核分枝杆菌。此类细菌具有比较完善的呼吸酶系统,需要以分子氧作为受氢体。

2. 微需氧菌(microaerophilic bacterium) 在低氧压(5%~6%)生长最好,氧浓度大于 10% 对其有抑制作用,如空肠弯曲菌、幽门螺杆菌。

3. 兼性厌氧菌(facultative anaerobe) 在有氧或无氧的环境中都能生长,但以有氧时生长较好。大多数病原菌为兼性厌氧菌。

4. 专性厌氧菌(obligate anaerobe) 此类细菌缺乏完善的呼吸酶系统,只能在低氧分压或无氧的环境中才能生长繁殖,如破伤风梭菌。其在有氧环境中不能生长的原因为:①缺乏氧化还原电势较高的酶,如细胞色素和细胞色素氧化酶:在有氧条件下,营养物质均为氧化型,厌氧菌缺乏上述酶不能氧化营养物质获得能量,即不能生长繁殖;②缺乏过氧化物酶与过氧化氢酶:细菌在有氧条件下新陈代谢产生的超氧阴离子(O_2^-)和过氧化氢(H_2O_2)具有强烈的杀菌作用,需氧菌因有超氧化物歧化酶(superoxide dismutase,SOD),能将 O_2^- 转化为 H_2O_2,后者再由过氧化氢酶(触酶)和过氧化物酶分解成 H_2O,从而消除其毒性作用,厌氧菌因缺乏这两类酶而被 H_2O_2 杀死。

(五) 渗透压

一般培养基的盐浓度和渗透压对大多数细菌是安全的,少数嗜盐菌(halophilic bacterium)如副溶血性弧菌需要在高浓度的 NaCl 环境中才能生长良好。

五、细菌的生长繁殖

(一) 细菌个体的生长繁殖

细菌一般以简单的二分裂(binary fission)方式进行无性繁殖。球菌沿赤道线分裂,杆菌一般沿横轴分裂。细菌分裂开始时,胞体增大、染色体复制。革兰阳性菌胞质中有中介体,染色体与其相连并复制,中介体也一分为二,各自拉着染色体到细菌的两边;接着,赤道附近的细胞膜由外向内陷入,形成横隔,将细菌分隔为二;最后细胞壁向内生长,成为两个子代细菌的细胞壁,此时细菌分裂成两个子代菌细胞-。革兰阴性菌胞浆中无中介体,染色体直接结合在细胞膜上复制,产生的新染色体附着在邻近一个点上;然后在两个结合点之间形成新的细胞膜,将染色体分隔在两侧;最后细胞壁沿横隔内陷,此时细菌分裂成两个子代菌细胞(图2-2)。细菌每分裂一次称作一代,所需时间即代时(generation time)。在适宜的生长繁殖条件下,细菌的繁殖速度是相当快的,多数细菌的代时为20~30分钟,个别菌如结核分枝杆菌为18~20小时。

(二) 细菌群体的生长繁殖

将一定量的细菌接种于一定量的液体培养基中,每隔一定时间取样检查细菌数,以细菌数的对数为纵坐标,以培养时间为横坐标,绘制出的曲线即为生长曲线(growth curve),生长曲线表示细菌群体生长的规律,可分为四个期(图2-3)。

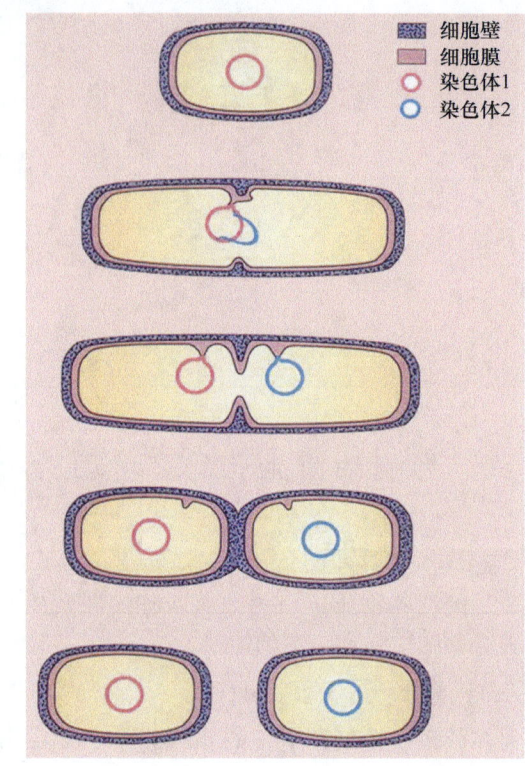

图2-2 细菌分裂模式图

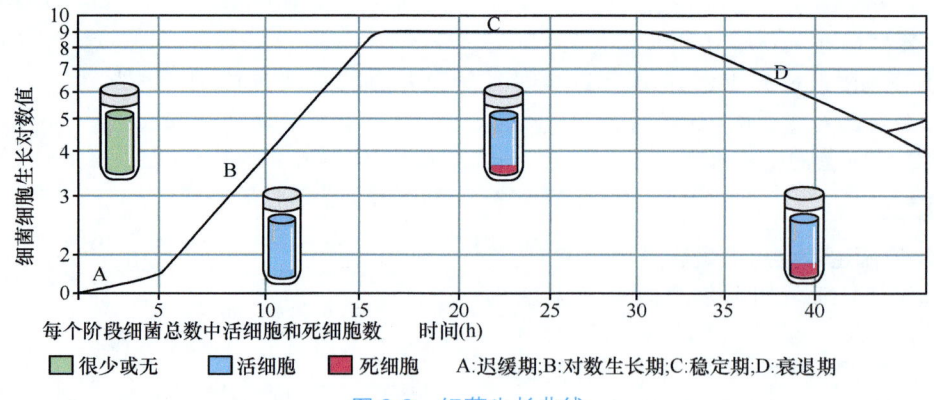

图2-3 细菌生长曲线

1. 迟缓期(lag phase) 是细菌被接种于培养基后短暂的适应新环境的阶段。此期细菌胞体增大、代谢活跃,胞内积聚了大量的酶、辅酶、中间代谢产物,已为菌体分裂做好了准备,但不进行分裂繁殖。迟缓期的长短随接种细菌的数量、菌种、培养基中营养物质不同而不同,一般为数小时。

2. 对数期(logarithmic phase) 也称指数期(exponential phase),是细菌生长最迅速的阶段。此期细菌以恒定的速度分裂,菌数呈几何级数增长,即2^0、2^1、2^2、2^3……处于对数期的细菌形态、染色性、生理特性等均比较典型,对外界环境因素的作用也比较敏感,故应取对数期的细菌作形态、染色、生化反应、药物敏感试验等的研究。由于对数期细菌几乎均为活的细菌,且生命力旺盛,因此在保存菌种时也要取此期的细菌。一般细菌在培养后12~18小时,达到对数期,个别细菌需较长时间,如布鲁菌为28~32小时。

3. 稳定期(stationary phase) 是细菌繁殖数与死亡数几乎相等,活菌数保持稳定的阶段。由于培养基营养物质消耗、酸性及其他有害代谢产物积聚、pH降低、离子强度及氧化还原电势改变,细菌的繁殖速度逐渐下降,细菌的死亡数则逐渐增加。此期的细菌易出现形态结构、生理特性的变异,芽胞、外毒素、抗生素等也多在此期产生。

4. 衰退期(decline phase) 是细菌死菌数超过繁殖数,活菌数下降的阶段。此期细菌由于上述培养基环境的改变进一步加剧,死亡菌数越来越多,以致使活菌数减少,衰退期的细菌形态变化显著,生理活动也趋于停止,因此,不宜用陈旧培养物作细菌的鉴定。

第三节 细菌的新陈代谢和能量代谢

细菌的新陈代谢(metabolism)包括细菌细胞内分解代谢(catabolism)和合成代谢(anabolism),其显著特点是代谢旺盛和代谢类型的多样化。

细菌的分解代谢和合成代谢是以胞外酶水解外环境中的大分子营养物质开始,产生亚单位分子(单糖、短肽、脂肪酸),经主动或被动转运机制进入胞质内。这些亚单位分子在一系列酶的催化作用下,经过一种或多种途径转变为共同通用的中间产物丙酮酸;再从丙酮酸进一步分解产生能量或合成新的糖类、氨基酸、脂类和核酸。伴随代谢过程细菌还将产生许多在医学上有重要意义的代谢产物。

一、细菌的能量代谢

细菌能量代谢活动中主要涉及ATP形式的化学能。细菌的有机物分解或无机物氧化过程中释放的能量通过底物磷酸化或氧化磷酸化合成ATP。

生物体能量代谢的基本生化反应是生物氧化。生物氧化的方式包括加氧、脱氢和脱电子反应,细菌则以脱氢或氢的传递更为常见。在有氧或无氧环境中,各种细菌的生物氧化过程、代谢产物和产生能量的多少均有所不同。以有机物为受氢体的称为发酵(fermentation),以无机物为受氢体的称为呼吸,其中以分子氧为受氢体的是需氧呼吸,以其他无机物(硝酸盐、硫酸盐等)为受氢体的是厌氧呼吸。需氧呼吸在有氧条件下进行,厌氧呼吸和发酵必须在无氧条件下进行。

病原菌合成细胞组分和获得能量的基质(生物氧化的底物)主要为糖类,通过糖的氧化或酵解释放能量,并以高能磷酸键的形式(ADP、ATP)储存能量。自然界中存在各种糖类,包括多聚糖(如淀粉、纤维素、几丁质、糖原等)、寡糖和各种单糖,其中最重要、最广泛存在的是葡萄糖。葡萄糖的降解代谢是细菌代谢中最重要的内容。现以葡萄糖为例,简述细菌的能量代谢。

(一)发酵

丙酮酸是细菌糖代谢中一个关键性中间代谢物,几乎所有6碳、5碳的糖类代谢都是首先转变为丙酮酸,然后由此进一步降解或合成其他物质。

1. EMP(Enbden-Meyerhof-Parnas)途径 又称糖酵解途径(glycolytic pathways)或己糖二磷酸途径,这是大多数细菌共有的基本代谢途径,专性厌氧菌产能的唯一途径,除少数细菌外,所有发酵糖类的微生物几乎完全依赖此反应获得能量。反应最终的受氢体为未彻底氧化的中间代谢产物,产生能量远比需氧呼吸少。1分子葡萄糖可生成2分子丙酮酸,产生2分子ATP和2分子$NADH+H^+$。关于丙酮酸以后的代谢随细菌的种类不同而异。

2. 磷酸戊糖途径 又称己糖单磷酸(hexose monophosphate pathway,HMP)途径,是EMP途径的分支,由己糖生成戊糖的循环途径。其主要功能是为生物合成提供前体(提供合成核酸、核苷酸所需的戊糖磷酸)和还原能($NADPH+H^+$),反应获得的12分子$NADPH+H^+$可供进一步利用,产能效果仅为EMP途径的一半,所以不是产能的主要途径。

(二)需氧呼吸

需氧呼吸是需氧生物将底物完全氧化获得能量的主要方式,它是以分子氧作为最终电子受体的生物氧化过程;需氧呼吸是一个很复杂的过程,有许多酶的参与并需要通过一系列生化反应才能完成;需氧呼吸可获得大量的能量(ATP),并产生许多中间代谢产物供生物合成各种细胞物质。需氧菌和兼性厌氧菌进行需氧呼吸。

(三)厌氧呼吸

专性厌氧菌没有需氧电子传递链和完整的三羧酸循环,1分子葡萄糖经厌氧糖酵解只能产生2分子ATP,最终以外源的无机氧化物(CO_2、SO_4^{2-}、NO_3^-)作为受氢体的一类产能效率低的特殊呼吸。

二、细菌的代谢产物

> **案例2-1提示:**
> 不同种类的细菌具有不同的酶,所以对糖、蛋白质的分解程度不同,其代谢产物也各异。据此,采用生化试验来鉴别细菌,尤其是肠道杆菌。

(一)细菌分解性代谢产物及生化反应

利用生化试验的方法,检测细菌对糖、蛋白质的代谢产物,称为细菌的生化反应。主要用于细菌的鉴别诊断。

1. 糖发酵试验 各种细菌分解糖的种类、能力和产物均不一致。例如大肠埃希菌具有乳糖分解酶,能分解乳糖;伤寒沙门菌和痢疾志贺菌不具有乳糖分解酶,则不能分解乳糖。大肠埃希菌还有甲酸解氢酶,能将分解糖产生的甲酸再分解为二氧化碳和氢。所以,在实验室中常用糖发酵试验观察产酸产气现象,作为各类肠道杆菌鉴别依据之一。

2. 甲基红试验（methyl red test） 大肠埃希菌与产气肠杆菌都能分解葡萄糖产生丙酮酸,但在产气肠杆菌培养液中,能使两分子酸性丙酮酸转变成1分子的中性乙酰甲基甲醇;而大肠埃希菌培养液中,仍以2分子丙酮酸形式存在,因此pH<4.5。当以甲基红为指示剂时,大肠埃希菌培养液呈红色,为甲基红试验阳性;而产气肠杆菌培养液呈橘黄色,为阴性。

3. V-P试验（Voges and Proskauer test） 产气肠杆菌分解葡萄糖产生丙酮酸,2分子丙酮酸缩合成1分子的乙酰甲基甲醇,若在培养液中加入氢氧化钾,则乙酰甲基甲醇在碱性环境中可被空气中氧气氧化为二乙酰。二乙酰与培养基中的胍基结合,生成红色化合物,称为V-P试验阳性。大肠埃希菌则不能,为V-P试验阴性。

4. 柠檬酸盐利用试验（citrate utilization test） 产气肠杆菌可利用柠檬酸盐为碳源,在仅含柠檬酸盐作为唯一碳源的培养基中能生长,使培养基中pH由酸性变为碱性(形成碳酸盐),使指示剂变深蓝色,为阳性反应。而大肠埃希菌则不能利用柠檬酸盐为唯一的碳源,故在此培养基上不能生长,培养基不变色,为阴性。

5. 靛基质试验（indol test） 某些细菌如大肠埃希菌、变形杆菌、霍乱弧菌等含有色氨酸酶,能分解色氨酸生成靛基质(又名吲哚),靛基质无色,不能直接观察,加入对二甲基氨基苯甲醛试剂后,可形成红色的玫瑰靛基质,为靛基质试验阳性。产气杆菌不含有色氨酸酶,故吲哚实验为阴性。

6. 硫化氢试验（H_2S test） 普通变形杆菌、乙型副伤寒沙门菌等能分解培养基中的胱氨酸、甲硫氨基酸等含硫氨基酸产生硫化氢,硫化氢遇培养基中的醋酸铅或硫酸亚铁等化合物,可生成黑色的硫化铅或硫化亚铁沉淀物,为硫化氢试验阳性。以上试验经常用于肠杆菌科细菌的鉴别。

7. 尿素酶试验 变形杆菌有尿素酶,能分解培养基中的尿素产生氨,使培养基的碱性增加,可使酚红指示剂变为红色,为尿素酶试验阳性。沙门菌无尿素酶,培养基颜色不改变,则为尿素酶试验阴性。

细菌的生化反应用于鉴别革兰阴性细菌,靛基质试验、甲基红试验、V-P试验、柠檬酸盐利用试验可缩写为IMViC试验。大肠埃希菌的IMViC结果为++--;产气肠杆菌为--++。

现代临床细菌学检查已经普遍采用微量、快速的生化鉴定方法。更为先进的全自动细菌鉴定仪实现了细菌生化鉴定的自动化。此外应用其相、液相色谱法鉴定细菌分解代谢产物中挥发性或非挥发性有机酸和醇类,能够快速确定细菌的种类。

> **案例2-1提示:**
> 并非所有的合成代谢产物都具有致病作用,有些产物具有有益作用,因此可以利用其作为有意义的生物制剂。

（二）细菌合成代谢产物及其医学意义

细菌利用分解代谢中的产物和能量不断合成菌体自身成分,如细胞壁、蛋白质、多糖、核酸等,同时还合成一些在医学上具有重要意义的代谢产物。

1. 热原质（pyrogen） 是许多革兰阴性菌和少数革兰阳性菌在代谢过程中合成的一种物质,将极微量注入人或动物体内即可引起发热反应。革兰阴性菌的热原质是细胞壁中的脂多糖;革兰阳性菌的是致热性多糖。

热原质耐高温,不被高压蒸气灭菌法所破坏。用吸附剂和特殊石棉滤板可除去液体中的大部分热原质,蒸馏法效果更好。玻璃器皿需在250℃高温干烤,才能破坏热原质。因此,在制备和使用注射药剂过程中应严格遵守无菌操作,防止细菌污染。

2. 毒素和侵袭性酶（toxins and invasive enzymes） 许多病原菌在代谢过程中可产生毒素。毒素有外毒素和内毒素两种。外毒素是多数革兰阳性菌和少数革兰阴性菌在代谢过程中产生并释放到菌体外的一种蛋白质。内毒素是革兰阴性菌细胞壁中的脂多糖,在细菌死亡或崩解后释放出。有些细菌还能合成一些胞外酶,这些酶能增强病原菌的侵袭力,如产气荚膜梭菌的卵磷脂酶、链球菌的透明质酸酶等。

3. 抗生素（antibiotics） 抗生素是某些放线菌、真菌、细菌在代谢过程中产生的一种能选择抑制或杀死他种生物细胞的物质。大多数抗生素是放线菌和真菌产生的。细菌只产生多黏菌素和杆菌肽等。抗生素已广泛用于细菌感染性疾病的治疗。

4. 细菌素（bacteriocins） 细菌素是某些菌株产生的一类具有抗菌作用的蛋白质。其作用范围比抗生素窄,仅对与产生菌有近缘关系的细菌有杀伤作用。如大肠埃希菌产生的大肠菌素,只作用于同种或遗传学上相近种的菌株。由于细菌素的作用具有型特异性,可用于细菌的分型和流行病学调查。

5. 色素（pigments） 某些细菌在营养丰富、氧气充足、温度适宜时可产生色素。色素分水溶性色素和脂溶性色素两种。前者能弥散至培养基等周围环境中,例如铜绿假单胞菌色素可使培养基呈绿色,其感染的脓液及纱布等敷料也均带绿色。后者只存在于菌体,不扩散至含水的培养基中,如金黄色葡萄球菌色素只使其菌落显色,培养基颜色不变。不同细菌可产生不同色素,有助于鉴别细菌。

6. 维生素（vitamins） 细菌能合成某些维生素,

除供自身需要外,还可分泌至周围环境中。例如,人体肠道内的大肠埃希菌合成B族维生素和维生素K,可供人体吸收利用。

第四节 细菌的人工培养

在掌握细菌生长繁殖规律的基础上,可根据需要采用人工方法分离培养或纯培养细菌。

一、培 养 基

培养基(culture medium)是指将细菌生长繁殖所需要的各种营养物质,按照一定的比例,合理调配而成的培养基质。

培养基按其营养组成及用途不同分为以下几类:

1. 基础培养基(basic medium) 是由细菌所需要的最基本的营养物质配制而成的,常用氯化钠、蛋白胨(提供碳和氮)、牛肉浸汁(提供碳、氮、生长因子等)、蒸馏水配制而成。一般的细菌在基础培养基上生长良好,同时,基础培养基也是配制其他培养基的基础。

2. 营养培养基(riched medium) 是在基础培养基中加入某些特殊营养物质配制而成的,如加入葡萄糖、血液、血清等。有些细菌营养要求较高,在基础培养基中生长不良,需加入特殊营养物质才能生长,如链球菌、脑膜炎奈瑟菌等。

3. 选择培养基(selective medium) 是在基础培养基中加入某些化学物质,选择性地抑制某些细菌生长,有利于另一些细菌生长的培养基。如加入抗生素抑制革兰阳性菌生长、允许革兰阴性菌生长,或反之。

4. 鉴别培养基(differential medium) 是在基础培养基中加入酶的底物和指示剂,以鉴别细菌的培养基。由于细菌含有的酶不同,对底物的分解能力也不同,根据指示剂颜色变化,判定细菌对底物的分解能力,从而区分不同的细菌。

在实际应用中,有些培养基同时具有选择和鉴别细菌的作用。如在用于培养肠道致病菌的SS(Salmonella-Shigella)培养基中,胆盐能抑制革兰阳性菌、柠檬酸钠抑制非病原大肠埃希菌,乳糖是底物、指示剂为中性红,结果易于分离到致病菌沙门菌和志贺菌,且菌落不带有颜色。

5. 厌氧培养基(anaerobic medium) 是专门用于培养厌氧菌的培养基。可用物理方法使培养基与空气隔绝,造成无氧环境;也可用化学方法,如在培养基中加入还原剂,去除氧气后有利于厌氧菌生长;或用生物方法,如用疱肉培养基,肉渣含有的不饱和脂肪酸可吸收氧气。

培养基还可根据其物理性状分类:①固体培养基:加入1%~2%的琼脂;②半固体培养基:加入0.2%~0.5%的琼脂;③液体培养基:不加入琼脂。琼脂本身对细菌没有营养作用,只是一种赋形剂,其熔点为98℃,凝固点为45℃,室温冷却后,使培养基凝成固体或半固体状态。固体培养基一般制成平板(或平皿)和斜面两种,平板培养基用于分离细菌菌落,斜面培养基用于增菌和短期保存菌种;半固体培养基用于检查细菌的动力和保存菌种;液体培养基用于增菌和生化反应鉴定细菌。

此外,还可将培养基分为天然培养基和合成培养基,前者的化学成分不确定,后者的化学成分是确定的。

二、细菌在培养基中的生长现象

(一)在液体培养基中的生长现象

细菌在液体培养基中可有三种生长情况:①混浊生长:培养基明显均匀混浊;②沉淀生长:试管底部有沉淀物,培养基清亮或轻度混浊;③表面生长:液面有膜状物(菌膜),培养基混浊。

(二)在半固体培养基中的生长现象

半固体培养基一般采用穿刺法接种细菌,培养后,有鞭毛的细菌可向培养基内扩散生长,使穿刺线模糊不清,培养基出现混浊,无鞭毛的细菌只沿穿刺线生长、培养基仍然透明。

(三)在固体培养基中的生长现象

平板培养基一般应用于分离培养,采用分区划线法接种细菌,培养后细菌可形成菌落(colony),菌落是单个细菌在固体培养基上生长繁殖形成肉眼可见的细菌集团(图2-4)。菌落的形状、大小、颜色、透明度、隆起度、表面性状、边缘性状、在血琼脂平板培养基上的溶血性等有助于细菌的鉴别。一般可将细菌菌落分为两种类型:①光滑(smooth,S)型菌落:表面光滑、湿润、边缘整齐;②粗糙(rough,R)型菌落:表面粗糙、干燥、边缘不整齐。将一个菌落移种到另一个培养基,培养后得到纯种细菌,即为纯培养,用于细菌的鉴定。斜面培养基一般采用连续划线法接种细菌,培养后细菌形成菌苔,菌苔(lawn)是由很多菌落融合在一起形成的。

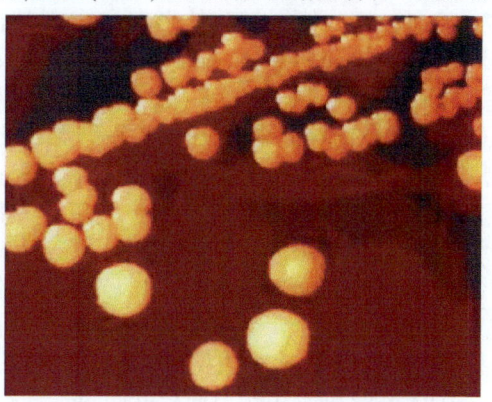

图2-4 细菌分区划线形成的菌落

三、人工培养细菌的用途

（一）在医学中的应用

1. 病原菌的细菌学研究　在进行病原菌的细菌学研究时，必须首先经纯培养得到纯种细菌，才能作为研究的材料。

2. 感染性疾病的病原学诊断和治疗　从患者标本中分离并鉴定出病原菌是诊断传染性疾病的最可靠指标，病原菌的药物敏感性鉴定对临床应用抗生素治疗传染病具有指导意义，这些都需要人工培养细菌。

3. 生物制品的制备　来源于细菌或其代谢产物，用于诊断、治疗和预防疾病的生物制品的制备，如疫苗、类毒素、抗血清等，也需要人工培养细菌。

（二）在工农业生产中的应用

利用细菌培养和发酵过程中的多种代谢产物可制成抗生素、维生素、氨基酸、酒、酱油等产品，细菌培养物还可处理废水和垃圾、制造菌肥和农药等。

第五节　细菌的分类

细菌分类（taxonomy of bacteria）是按一定的原则将类似的细菌归在一起，并与其他细菌相区别。按照细菌的分类原则，一个未知细菌经过研究后可放入分类系统中的适当位置。如果与已知细菌相同，就采用该已知细菌的名称；如果不同，则按命名原则确定新名称，这就是细菌的鉴定（identification of bacteria）。

一、细菌的分类原则与层次

（一）细菌的分类原则

细菌的分类原则上分为传统分类和种系分类两种。前者是以细菌的生物学性状为依据，后者则以细菌的发育进化关系为基础。细菌鉴定和分类的方法包括表型分类、分析分类和基因型分类。

1. 表型分类　依据细菌的形态和生理特征，如菌体形态与结构、染色性、培养特性、生化反应及抗原性等为标记的分类方法。现可借助计算机将拟分类的细菌按其性状的相似程度进行归类（一般种的水平相似度>80%），以此划分种和属，称为数值分类。

2. 分析分类　采用电泳、色谱、质谱等方法，对细菌组分、代谢产物组成（如细胞壁脂肪酸、全细胞脂类和蛋白质）等特征进行分析，为细菌分类提供依据。

3. 基因型分类　在数值分类的基础上，引入核酸分析，包括DNA碱基组成（G+Cmol%）、核酸分子杂交（DNA-DNA 同源性、DNA-rRNA 同源性）和16SrRNA 同源性分析，比较细菌大分子（核酸、蛋白质）结构的同源程度，以细菌的遗传型指征为依据进行细菌分类，揭示了细菌进化的信息，这种分类称为种系分类。

（二）细菌的分类层次

自然界生物可划分为六个界，即动物界（Animalia）、植物界（Plantae）、真菌界（Fungus）、真核原生生物界（Protistae）、原核生物界（Procaryotae）和病毒界（Vira）。细菌属于原核生物界，其层次与其他生物相同，也是界、门、纲、目、科、属、种。细菌分类最基本的单位是"种"（species）。细菌及其他微生物的种应是具有高度的表型相似性的生物单位，即生物学性状基本相同的细菌群体构成一个菌种；性状相近关系密切的若干菌种组成一个"属"（genus）；属集合成"科"（family）。有时在两个主要分类单位间还添加次级分类单位。如化脓链球菌按细胞壁多糖（C）抗原分为A~V等20个族（group）；在沙门菌的属与种之间加有组的单位；志贺菌在属之下又分为A、B、C和D四个群（group）。同一菌种的各个细菌，虽然性状基本相同，但在某些方面仍有一定差异，差异较明显的称亚种（subspecies）或变种，差异小的则为型（type）。此外，还有亚型（subtype）等次级单位。

细菌可按抗原结构分为不同血清型；按噬菌体和细菌素的敏感性不同而分噬菌体型和细菌素型；按生化反应和其他某些生物学性状不同而分生物型。对不同来源的同一菌种的细菌称为该菌的不同菌株（strain）。经国际细菌分类命名委员会确定的具有典型性状的菌株称标准菌株（standard strain）或模式菌株（type strain）。如H37RV即结核分枝杆菌的强毒标准株；金黄色葡萄球菌的标准株是ATCC 25925；而ATCC 25922 和 ATCC 27853 分别是大肠埃希菌和铜绿假单胞菌的标准菌株。

二、细菌的命名法

细菌的命名采用双拉丁名法，每个菌名由两个拉丁字组成。即由一个属名和一个种名构成。属名在前，是名词，首字母大写；种名在后，是形容词，不论是否为人名或地名均须小写；两者均用斜体表示。细菌学名的中文译名则种名在前，属名在后。例如 *Mycobacterium tuberculosis*（结核分枝杆菌）、*Salmonella typhi*（沙寒沙门菌）。属名也可用第一个字母代表，如 *M. tuberculosis*、*S. typhi* 等。有时某些常见的细菌也可用习惯通用俗名，如 *tuberculosis*（结核杆菌）、*typhoid bacillus*（伤寒杆菌）等。有时泛指某一属细菌而不特指其中的某个细菌则可在属名之后加上 sp，如 *Mycobacterium* sp、*Salmonella* sp，即表示分枝杆菌属和沙门菌属细菌（sp 代表菌种 species，复数用 spp）。

Summary

The physiological processes of bacteria include ingestion and synthesis of nutrients, and carry on metabolism and replication. Bacteria multiply by binary fission, bacterial growth may be influenced by nutrients (water, carbon sources, nitrogen sources, minerals and growth factors), temperature, pH, gas and osmotic pressure.

Bacterial nutrient types are based on their source of carbon, they are autotrophs and heterotrophs.

Media are artificial prepared for bacterial growth and multiplication. Based on laboratory use, there are 5 kinds of media (basic media, enriched media, selective media, differential media, anaerobic media), and they are also may be divided according to their physical condition into liquid, solid and semi-solid media.

The formal ranks used in the taxonomy of bacteria are kingdom, division, class, order, family, genus, species. Only family, genus, and species are commonly used. The species is designated by a Latin binominal

(李咏梅)

第三章 消毒灭菌与病原微生物实验室生物安全

微生物与其他生物一样,其生命活动受外界环境的影响。若环境适宜,微生物生长繁殖;若环境改变,微生物发生变异;若环境发生剧烈变化,微生物因代谢障碍而使其生长受到抑制甚至死亡。人类有时需要在没有微生物的条件下从事一些工作,特别在预防病原微生物感染时,就需要采用多种物理、化学或生物学方法,通过改变外界环境条件,来抑制或杀死环境中的病原微生物,达到没有任何微生物的工作条件或者达到切断传播途径、控制或消灭传染病的目的。此外,微生物学实验室和外科手术室等为防止微生物的污染或感染,也需杀灭物品或器械上的微生物。因此,在医学上经常采用物理、化学或生物学方法抑制或杀死环境中的病原微生物,以切断传播途径,从而控制或消灭传染病。

医学微生物学实验中进行的病原分离、培养、鉴定、保存和销毁,需要在生物安全实验室进行,以确保操作者和周围人群不被感染,环境不被污染。

第一节 消毒灭菌的常用术语

案例 3-1
  实验室在对细菌培养时,需先制备培养基,根据所培养的细菌不同,选择不同类型的培养基,如培养营养要求高的细菌时,需制备含血清培养基,即在基础培养基中加入血清。细菌的保存常用细菌保存液,有时也用牛奶保存,如幽门螺杆菌。
思考题:
  1. 制备培养基过程中应注意什么?
  2. 制备含血清培养基时,基础培养基和血清如何进行消毒灭菌?用于保存菌种的牛奶,如何进行消毒灭菌?

以下术语常用来表示物理或化学方法对微生物的杀灭程度。

1. 消毒(disinfection) 是指杀死物体上或环境中的病原微生物、并不一定能杀死细菌芽胞或非病原微生物的方法。用以消毒的药物称为**消毒剂**(disinfectant)。

2. 灭菌(sterilization) 是指杀灭物体上所有微生物(包括病原微生物和非病原微生物、繁殖体和芽胞)的方法。

3. 无菌(asepsis) 指物体上不含活菌。临床上的无菌操作是防止微生物进入机体或其他物品的操作技术,如进行外科手术需防止细菌进入创口。微生物实验室的许多实验,也要求严格的无菌操作,以防止微生物的污染。无菌并不只是单单指没有活的细菌,还包括没有活的病毒、真菌等微生物。

案例 3-1 提示:
  培养基制备过程中应注意无菌操作,以防止微生物的污染。

4. 抑菌(bacteriostasis) 抑制人体内部或外部细菌生长繁殖的方法。常用的抑菌剂(bacterial inhibitor)为各种抗生素,可在体内抑制细菌的繁殖,或在体外用于抑菌试验以检测细菌对抗生素的敏感性。

5. 防腐(antisepsis) 是指防止或抑制微生物生长繁殖的方法。用于防腐的化学药物称为防腐剂。

此外,还有一些与微生物清除和消毒有关的术语如:①清洁:指能减少微生物附着在无机物体表面的数量的方法,达到人类可以接受的水平,以满足公众健康需要。②净化:指能显著减少或破坏一定空间中微生物数量和生物活性的方法。清洁和净化也常使用物理和化学的消毒方法。

第二节 消毒灭菌的方法

消毒与灭菌的方法一般可分为物理学方法和化学方法两大类。

一、物理消毒灭菌法

物理消毒灭菌法主要有热力灭菌、电磁波辐射灭菌、滤过除菌、超声波杀菌等。

1. 热力灭菌法 利用高温来杀灭微生物的方法,高温对细菌具有明显的致死作用,因此最常用于消毒和灭菌。多数无芽胞细菌经 55~60℃ 作用 30~60 分钟后死亡。湿热 80℃ 经 5~10 分钟可杀死所有细菌繁殖体和真菌。细菌芽胞对高温有很强的抵抗力,例如炭疽芽胞梭菌的芽胞可耐受 5~10 分钟煮沸,肉毒梭菌的芽胞则需煮沸 3~5 小时才能死亡。

热力灭菌法分为干热灭菌和湿热灭菌两大类,在同一温度下,后者的效力比前者大。原因在于:①湿热水分充足,使细菌菌体蛋白更易凝固,实验证明,蛋白质含水愈多,其凝固所需的温度愈低;②湿热的穿透力比干热大;③湿热的蒸汽有潜热存在,水由气态变为液态时放出潜热,可迅速提高被灭菌物品的温度。

(1) 干热灭菌法(sterilization by dry heat):干热的杀菌作用是通过脱水干燥和大分子变性。一般细菌繁殖体在干燥状态下,80~100℃经1小时可被杀死;芽胞则需要160~170℃下2小时才死亡。常用的方法有:

焚烧(incineration):直接点燃或在焚烧炉内焚烧。是一种彻底的灭菌方法,但仅适用于废弃物品或动植物尸体等。例如,被污染的纸张、草堆、实验动物尸体,都可用此法灭菌。

烧灼(flaming):直接用火焰灭菌,适用于微生物学实验室的接种环、瓶口和试管口等的灭菌。

干烤(hot air sterilization):此法应用热空气达到灭菌效果。利用密闭的干烤箱,适用于高温下不变质、不蒸发的物品,一般玻璃器皿、瓷器、注射器、平皿等,都可用此法灭菌,通常加热至160~170℃维持2小时可达到灭菌目的。近年研制成功的卤素电热管和热空气消毒箱,不仅降低了能耗,而且使得升温和降温时间缩短。

红外线(infrared):是一种0.7~1000μm波长的电磁波,尤以1~10μm波长的热效应最强。但热效应只能在照射到的表面产生,因此不能使物体均匀加热。红外线的灭菌作用与干热相似,利用红外线烤箱灭菌所需的温度和时间亦同于干烤。此法多用于医疗器械的灭菌。

(2) 湿热灭菌法(sterilization by moist heat)

煮沸法(boiling):煮沸的温度在100℃左右。煮沸5分钟,能杀死一切细菌的繁殖体。许多芽胞经煮沸数小时也不一定死亡,故煮沸法可用于饮水和一般外科器械(刀剪、注射器等)的消毒。若水中加入10~20g/L碳酸氢钠,可提高其沸点达到105℃,既可促进杀灭芽胞,又可防止金属器皿生锈。海拔高度影响水的沸点,高海拔用此方法消毒时,可按海拔每升高300米增加2分钟的标准来延长消毒时间。

流通蒸汽灭菌法(steam sterilization):阿诺流通蒸汽灭菌器是一般常用的消毒灭菌器具。我国的蒸笼消毒原理也是流通蒸汽。温度通常不超过100℃,加热15~30分钟,可杀死一般细菌繁殖体,但芽胞不一定被杀灭。

间歇蒸汽灭菌法(fractional sterilization):利用反复多次的蒸汽灭菌,以达到灭菌目的。将灭菌物置于阿诺流通蒸汽灭菌内,加热15~30分钟,杀死其中的繁殖体,然后置37℃温箱中过夜,使芽胞发育成繁殖体。次日再加热灭菌。如此连续3次,可将所有繁殖体、芽胞都杀死。本法适用于不耐高温的营养物质(如含血清、牛奶等培养基)的灭菌。

巴氏消毒法(pasteurization):用较低温度杀灭液体中的病原菌或特定微生物,保持物品中所需不耐热成分不被破坏的消毒方法。此法由巴斯德创建,用于消毒牛乳、酒类,故名。如加热61.1~62.8℃消毒牛奶半小时或71.7℃消毒15~30秒,可将其中的非芽胞病原菌杀死。

高压蒸汽灭菌法(sterilization by pressured steam):为杀菌效果最好的灭菌方法。利用密闭的蒸汽锅,使蒸汽不外溢。在一定条件下,蒸汽压力越大,则锅内的温度越高,杀菌力也大为增强。通常在103.4kPa的压力下,温度达121.3℃,维持15~20分钟,可杀死所有繁殖体与芽胞。此法适用于能耐高温、耐湿的物品,如普通培养基、生理盐水、敷料、玻璃器皿、手术器械、注射液、手术衣、橡皮手套等。这种加压蒸汽的灭菌器称为高压蒸汽灭菌器。近年来,在此基础上研发了一种新型的预真空压力蒸气灭菌器,灭菌速度快、省时节能,效果理想。

案例3-1提示:
基础培养基通常使用高压蒸汽灭菌法灭菌,以杀灭包括细菌繁殖体和芽胞在内的所有微生物。含血清培养基和用于保存细菌的牛奶,既要对其进行灭菌处理,又不能破坏营养成分,故常用间歇蒸汽灭菌法。

2. 电磁波辐射杀菌

(1) 日光和紫外线:日光照射是一种有效的天然杀菌方法,其杀菌作用主要是靠日光中的紫外线(ultraviolet ray,UV)。紫外线的波长在240~280nm的范围内具有杀菌作用。其中以265~266nm最强,这与DNA的吸收光谱范围一致。紫外线杀菌机制主要是损坏DNA构型,使同一DNA链上相邻近的胸腺嘧啶共价结合而形成二聚体,从而干扰了DNA的复制,导致细菌死亡或变异。紫外线不仅可杀灭DNA病毒,也能杀灭RNA病毒,如对SARS冠状病毒有灭活作用。紫外线穿透力不强,不能穿过普通玻璃、尘埃、纸张、水蒸汽等,只能用于物体表面和空气的消毒。一般常用于微生物实验室、烧伤病房、手术室的空气消毒,或不耐热物品表面消毒。近年也有报道利用紫外线套管式水消毒器,对水进行消毒。杀菌波长紫外线对人体皮肤和眼睛有一定损伤作用,使用时应注意防护。

案例3-1提示:
在制备培养基过程中,应注意无菌操作,通常可在经紫外线照射后的无菌罩或实验室中进行培养基的分装。

(2) 电离辐射:电离射线具有较高的能量和穿透力,对微生物有致死作用。包括高速电子、X射线和γ

射线等。在足够剂量时,对各种细菌均有致死作用。其作用机制为:①细胞分子产生诱发辐射,干扰 DNA 合成。②破坏细胞膜,引起酶系统紊乱。③水分子经辐射产生游离基和新分子,如过氧化氢作用于微生物,促进死亡。电离辐射是一次性使用物品灭菌的首选方法;亦可用于食品、药品和生物制品的消毒或灭菌,而不破坏其营养成分。

(3) **微波**:是波长为 1~1 000nm 的电磁波,可穿透玻璃、陶瓷和薄塑料等物质,但不能穿透金属表面。微波的灭菌机制尚未完全阐明,早期认为微波主要靠其热效应灭菌,近年研究表明微波作用不仅有热效应,还存在非热效应(如:电池场效应、量子效应、超导作用等)。微波对不同器具和菌种的灭菌,需通过实验摸索具体的灭菌条件。因其热效应不均匀,灭菌效果也不可靠。主要用于食品、非金属器械、实验室用品、无菌室和病室中食品用具、药杯及其他用品的消毒,也有人把微波放在干热法范畴中。

3. 滤过除菌法(filtration) 用物理阻留的方法机械地将液体或空气中的细菌除去,以达到无菌目的。所用的器具称滤菌器(filter)。滤菌器含有微细小孔,仅可除去细菌,不能除去病毒、支原体、衣原体及 L 型细菌等,此法主要用于一些不耐高温灭菌的血清、毒素、抗生素以及空气等的除菌。滤菌器的除菌性能,与滤器材料的特性、滤孔大小、静电作用等因素有关。滤菌器种类很多,目前常用的有:①薄膜滤菌器:由硝基纤维素膜制成,依孔径大小分为多种规格,用于除菌的滤膜孔径为 0.22μm。②玻璃滤菌器,采用玻璃细纱加热,压成圆板后将其固定在玻璃漏斗中。除菌时可选用 G_5、G_6 两种规格。③石棉滤菌器(亦称 Seitz 滤菌器):金属漏斗中含有石棉除菌滤板,其 EK 型号可用于除去一般细菌。④素陶瓷滤菌器:陶瓷漏斗中含有除菌滤板。

> **案例 3-1 提示:**
> 在准备含血清培养液时,通常使用过滤除菌法除菌,以确保血清中的营养成分不被破坏。

4. 超声波消毒法 不被人耳感受的高于 20kHz/s 的声波称为超声波。超声波可裂解多数细菌,尤其是革兰阴性细菌对其更为敏感。但消毒不彻底,往往有残存者,在消毒灭菌方面无实用价值。目前超声波主要用于粉碎细胞,以提取细胞组分或制备抗原等。超声波裂解细菌的机制主要是当它通过水时所产生的空(腔)化作用,在液体中造成压力改变,压力薄弱区形成许多小空腔,逐渐增大,最后崩破。崩破时的压力可高达 101 325kPa(1 000 个大气压)。

5. 干燥与低温抑菌法 有些细菌的繁殖体在空气中干燥时会很快死亡,例如脑膜炎奈瑟菌、淋病奈瑟菌、霍乱弧菌、苍白密螺旋体等。但有些细菌的抗干燥力较强,如溶血性链球菌可在尘埃中存活 25 天,结核分枝杆菌在干痰中数月不死。细菌芽胞的抵抗力更强,如炭疽芽胞杆菌的芽胞耐干燥 20 余年。干燥法常用于保存食物,浓盐或糖渍食品可使细菌体内水分逸出,造成生理性干燥,使细菌的生命活动停止,从而防止食物变质。

低温可使细菌的新陈代谢减慢,故常用作保存细菌菌种。当温度回升至适宜范围时,又能恢复生长繁殖。为避免解冻时对细菌的损伤,可在低温状态下真空抽去水分,此方法称为**冷冻真空干燥法**(lyophilization)。该法是目前保存菌种的最好方法,一般可保存微生物数年至数十年。

二、化学消毒灭菌法

1. 消毒剂 多种化学药物能影响细菌的化学组成、物理结构和生理活动,进而达到防腐、消毒甚至灭菌的作用。消毒与防腐药物对人体组织细胞均有毒害作用,不能内用,只能外用或用于环境的消毒。

(1) 消毒剂的作用机制:不同种类的化学消毒剂其杀菌机制也不同,主要有以下几种:①促使菌体蛋白质变性或凝固,例如高浓度酚类、醇类,高浓度重金属盐类、酸碱类、醛类;②干扰细菌的酶系统和代谢,例如某些氧化剂,低浓度重金属盐类与细菌的-SH 基结合使有关酶失去活性;③损伤菌细胞膜,例如低浓度酚类、表面活性剂、脂溶剂等,能降低细菌细胞的表面张力并增加其通透性,胞外液体内渗,导致细菌破裂。

(2) 消毒剂的主要种类:

酚类:苯酚、来苏儿和氯己定等属酚类化合物,低浓度时可破坏细菌的细胞膜,使胞内容物漏出;高浓度时使菌体蛋白质凝固。也有抑制细菌脱氢酶、氧化酶等作用。

醇类:杀菌机制在于去除细菌菌膜中的脂类,并使菌体蛋白质变性。乙醇最常用,浓度为 70%~75% 时杀菌力最强;异丙醇的杀菌作用比乙醇强,且挥发性低,但毒性较高。两者主要用于皮肤消毒和浸泡体温计等。

重金属盐类:在高浓度时,易与带负电荷的菌体蛋白质结合,使之发生变性或沉淀,又可与细菌酶白的-SH 基相结合,使其丧失酶活性。

氧化剂:常用的有过氧化氢、过氧乙酸、高锰酸钾与卤素等。它们的杀菌作用是依靠其氧化能力,可与酶蛋白中的—SH 基结合,转变为—S—S—基,导致酶活性的丧失。过氧化氢在水中可形成氧化能力很强的自由羟基,破坏蛋白质的分子结构。过氧乙酸为最常用的强氧化剂,易溶于水,对细菌繁殖体和芽胞、真菌、病毒等都有较好的杀灭作用,目前应用广泛;但稳定性差,易分解并有刺激性与腐蚀性,不适用于金属器具等的消毒。用于消毒的卤素有碘和氯两类,碘多用于皮肤消毒;氯多用于水的消毒。氯化合物有漂白粉、次氯酸钙、次氯酸钠等,是又一类常用的消毒剂。过氧乙酸和含氯化合物溶液对呼吸道病毒(如SARS冠状病毒)有很好的杀灭作用。

表面活性剂:又称去污剂,易溶于水,能减低液体的表面张力,使物品表面油脂乳化易于除去,故具有清洁作用。表面活性剂能吸附于细菌表面,改变细菌细胞壁的通透性,使菌体内的酶、辅酶、代谢中间产物逸出,起到杀菌作用。表面活性剂有阳离子型、阴离子型和非离子型三类。因细菌多带负电荷,故阳离子型杀菌作用较强。阴离子型如烷苯磺酸盐和十二烷基硫酸钠解离后带负电荷,对革兰阳性菌也有杀菌作用。非离子型对细菌无毒性,有些反而有利于细菌的生长,例如吐温80(Tween 80)对结核分枝杆菌有刺激生长、并有使菌分散的作用。常用于消毒的表面活性剂有苯甲羟胺、氯己定等。

烷化剂:杀菌机制在于对细菌蛋白质和核酸的烷化作用,杀菌谱广,杀菌力强。常用的有甲醛、环氧乙烷和戊二醛等。甲醛与环氧乙烷的杀菌作用主要是取代细菌酶蛋白中氨基、羧基、巯基或羟基上的氢原子,使酶失去活性。戊二醛主要是取代氨基上的氢原子。环氧乙烷能穿透包裹物,沸点比较低(10.4℃),易挥发,可用气态进行灭菌,已广泛用于医疗器械、一次性用具的灭菌、皮革和密闭容器或房间的气体灭菌。由于环氧乙烷对分枝杆菌、病毒、真菌和细菌芽胞均有较强的杀伤力,所以它是目前最为常用的灭菌剂。缺点是对人体有一定毒性,且有些烷化剂,如β-丙脂等可能有致癌作用。

消毒剂有强弱之分,可根据目的选用不同的消毒剂。常用消毒剂的种类、浓度及其作用和用途见表3-1。

表3-1 常用消毒剂的种类、作用机制与用途

类别	作用机制	常用消毒剂	用途
酚类	①蛋白质变性 ②损伤细胞膜 ③灭活酶类	30~50g/L 苯酚 2% 来苏 0.1~0.5g/L 氯己定	地面、器具表面的消毒 皮肤消毒 术前洗手、阴道冲洗等
醇类	①蛋白质变性与凝固 ②干扰代谢	70%~75% 乙醇 50%~70% 异丙醇	皮肤、体温计消毒
重金属盐类	①氧化作用 ②蛋白质变性与沉淀 ③灭活酶类	0.05%~0.1% 升汞 20g/L 红汞 0.1g/L 硫柳汞 10g/L 硝酸银 10~50g/L 蛋白银	非金属器皿的消毒 皮肤、黏膜、小创伤消毒 皮肤、手术部位消毒 新生儿滴眼、预防淋球菌感染
氧化剂	①氧化作用 ②蛋白质沉淀	1g/L 高锰酸钾 3% 过氧化氢 0.2%~0.3% 过氧乙酸 2.0%~2.5% 碘酊 0.2ppm~0.5ppm 氯 100~200g/L 漂白粉	皮肤、尿道消毒、水果消毒 创口、皮肤黏膜消毒 塑料、玻璃器材消毒 皮肤消毒 饮水消毒 地面、厕所与排泄物消毒
表面活性剂	①损伤细胞膜 ②灭活氧化酶等酶活性 ③蛋白质沉淀	0.5~1g/L 苯扎氯铵 0.5~1g/L 度米芬	外科手术洗手、皮肤黏膜消毒 皮肤创伤冲洗,金属器械 棉织品、塑料、橡皮类消毒
烷化剂	菌体蛋白质、核酸的烷基化	10% 甲醛 0.05 g/L 环氧乙烷 2% 戊二醛	浸泡、物品表面消毒、空气消毒 手术器械、敷料等消毒 精密仪器、内窥镜等消毒
染料	①影响核酸亲和力 ②干扰氧化过程	20~40g/L 甲紫	浅表创伤消毒
酸碱类	①破坏细胞膜和细胞壁 ②蛋白质凝固	5~10ml/m³ 醋酸加等量水蒸发 生石灰(1:4~1:8比例加水配成糊状)	空气消毒 地面、排泄物消毒

实际应用消毒剂时,常采用联合应用的方法。如把使用消毒剂和冲洗、湿热、温度及隔离等物理方法联合应用。需要强调的是,化学消毒剂的应用要适度、适量且消毒时间不能过长。要注意消毒剂对人类的毒副作用、对环境的污染作用和对物体的腐蚀作用。使之既达到消毒目的,又不造成对环境的污染和

对人类健康的损害。

（3）消毒剂的应用：消毒剂主要用于：患者排泄物与分泌物，如痰、脓、尿、粪等的消毒；皮肤黏膜消毒；饮用水和空气消毒；玻璃、搪瓷、橡胶等的消毒；厕所、阴沟的消毒。参见表3-1。

2. 防腐剂 某些低浓度的消毒剂可用作防腐剂。在生物制品中，如菌苗、疫苗、抗血清、类毒素和某些药物制剂常需加入防腐剂，以防杂菌生长。常用防腐剂的种类和用途如下（表3-2）。

表3-2 常用防腐剂的种类和用途

名称	常用浓度（g/L）	用途
苯酚	0.5	某些注射液、菌苗、疫苗、类毒素、抗血清
硫柳汞	0.01	
甲醛	0.01~0.2	
苯甲醇	1~2	兼有防腐和止痛双重作用
苯甲酸	0.1~0.2	防止中草药煎剂、合剂及糖浆发霉变质
尼泊金	0.05~0.1	

第三节　影响消毒灭菌的因素

消毒灭菌的效果受消毒剂本身、微生物种类和环境因素的影响。

一、消毒剂的性质、浓度和作用时间

消毒剂的种类不同理化性质也不同，对微生物的作用大小就有差异。例如表面活性剂对革兰阳性菌的杀菌效果比对革兰阴性菌强；甲紫对葡萄球菌作用显著。同一种消毒剂的浓度不同，其消毒效果也不一致。一般是消毒剂浓度与消毒效果成正比，但酒精例外，以70%~75%浓度酒精杀菌力最强。原因是更高浓度的酒精使菌体表面蛋白迅速脱水而凝固，影响酒精继续向内部渗入，故杀菌效果差。消毒剂在一定浓度下，对细菌的作用时间愈长，消毒效果也愈强。

二、细菌的种类与数量

细菌的种类不同对消毒剂抵抗力也不同。如一般消毒剂对结核分枝杆菌的作用比其他细菌繁殖体作用差。同一种细菌，如一般消毒剂对结核分枝杆菌的作用比其他细菌繁殖体作用差。同一细菌，其芽胞比繁殖体抵抗力强，老龄菌比幼龄菌抵抗力强。菌量越大，其所需消毒时间越长。

三、温度与酸碱度

杀菌过程是一种化学反应过程，化学反应的速度随温度升高而增快，故温度高消毒效果好。例如金黄色葡萄球菌在酚类消毒剂中，在20℃时比在10℃时杀菌时间缩短5倍。细菌在适宜pH环境中抵抗力较强，在pH偏高或偏低的环境中，易被消毒剂杀死。例如表面活性剂类化合物在碱性溶液中，酚类消毒剂在酸性环境中，均使细菌对消毒剂更为敏感。

四、有机物

一般情况下细菌常与某些有机物（血清、血细胞、脓汁等）混在一起，这些有机物对细菌具有保护作用，并可与消毒剂的活性基团结合，从而影响其杀菌效果。因此，临床上用消毒剂消毒皮肤和器械时，必须洗净后再消毒。对于痰、呕吐物、粪便的消毒，应选择受有机物影响较小的漂白粉、生石灰及酚类化合物为宜。也可使用高浓度的消毒剂或适当延长消毒时间增强消毒效果。

被消毒物的性质如为脓、痰等物，其中的细菌可受到有机物的保护。同时这些有机物又可和许多消毒剂结合，因而影响了消毒剂的杀菌作用。

第四节　病原微生物实验室生物安全

医学微生物学实验中进行的病原分离、培养、鉴定、保存和销毁，特别是针对高致病性的病原微生物，需要在生物安全实验室进行，实验室的生物安全不仅关系到实验操作者自身，而且关系到周围人群和环境。

一、病原微生物的分类

根据病原微生物的传染性、感染后对个体或者群体的危害程度，可将病原微生物分为四类：

第一类是指能够引起人类或者动物*非常严重疾病*的微生物，以及我国尚未发现或者已经宣布消灭的微生物。如：天花病毒、克里米亚-刚果出血热病毒（新疆出血热病毒）、埃博拉病毒、黄热病毒、朊病毒等20种病原体。

第二类是指能够引起人类或者动物*严重疾病*，比较容易直接或者间接在人与人、动物与人、动物与动物间传播的微生物。如：汉坦病毒、高致病性禽流感病毒、艾滋病病毒（Ⅰ型和Ⅱ型）、乙型脑炎病毒、脊髓灰质炎病毒、狂犬病毒、SARS冠状病毒、结核分枝杆菌、炭疽芽胞杆菌、霍乱弧菌、鼠疫耶尔森菌、立克次体属等70种。

第三类是指能够引起人类或者动物*疾病*，但一般情况下对人、动物或者环境不构成严重危害，传播风险有限，实验室感染后很少引起严重疾病，并且具备有效治疗和预防措施的微生物。如：急性出血性结膜炎病毒、腺病毒、肠道病毒、鼻病毒、登革病毒、轮状病

毒、各类肝炎病毒、麻疹病毒、疱疹病毒、流行性感冒病毒、风疹病毒、破伤风梭菌、百日咳鲍特菌、胎儿弯曲菌、致病性大肠埃希菌、脑膜炎奈瑟菌、伤寒沙门菌、志贺菌属、表皮葡萄球菌、白假丝酵母菌、伯氏疏螺旋体、沙眼衣原体等275种。

第四类是指在通常情况下不会引起人类或者动物疾病的微生物。其危险性小、致病力低、实验室感染机会少。如减毒活疫苗以及不属于第一、二、三类的低毒力的病原微生物。

其中第一、二类病原微生物属高致病性病原微生物。

二、病原微生物实验室生物安全防护水平分级

根据实验室对病原微生物的生物安全防护水平（biosafety level，BSL）及实验室生物安全标准的规定，实验室分为一级、二级、三级、四级四个等级。

一级实验室为普通建筑结构实验室；二级实验室配备负压生物安全柜和高压蒸汽灭菌器等设备；三级实验室要求房间保持负压，有独立的送排风系统，排出的空气需经高效过滤器过滤；四级实验室的防护级别最高，配备生命支持系统，对实验室内部设施和外部环境都有更特殊的要求。

一、二级实验室不得从事高致病性病原微生物实验活动。三、四级实验室从事高致病性病原微生物实验活动。通常情况下不会引起人类或者动物疾病的微生物，可在一级实验室进行操作。如果病原体致病性不强，且不形成气溶胶，可在二级实验室进行操作。如果病原体致病性强，且易形成气溶胶，可在三级实验室进行操作。对于致病性极强的病原体，应在四级实验室进行操作。

实验室工作人员应掌握实验室技术规范、操作规程、生物安全防护知识和实际操作技能。应有符合要求的防护用品，应建立健康档案，进行预防接种。

实验室应有科学、严格的管理制度，定期对实验室设施设备、材料等进行检查、维护和更新。应对废水、废气以及其他废物进行合理处置，防止环境污染。

三、实验室感染的控制以及监督和法律责任

实验室感染控制工作包括：定期检查实验室的生物安全防护、病原微生物菌（毒）种和样本保存与使用、安全操作、实验室排放的废水和废气以及其他废物处置等实施情况。

实验室发生高致病性病原微生物泄漏时，实验室工作人员应当立即采取控制措施，防止扩散。①封闭被病原微生物污染的实验室或者可能造成病原微生物扩散的场所；②开展流行病学调查；③对病人进行隔离治疗，对相关人员进行医学检查；④对密切接触者进行医学观察；⑤进行现场消毒；⑥对染疫或者疑似染疫的动物采取隔离、捕杀等措施。

监督的主要内容是监督病原微生物实验室执行国家有关法律、行政法规、国家标准和要求的记录、档案及报告的情况。

法律责任的核心是承担造成传染病传播、流行或者其他严重后果的法律责任。

> **Summary**
>
> Several terms are used to describe processes for the killing or removal of microorganisms. Disinfection is to kill all potentially infective microorganisms without necessarily destroying all other viable microbes. Disinfectants can be sporostatic but are not necessarily sporicidal. Chemicals used for disinfection are called disinfectants. Sterilization means the use of physical and/or chemical methods to eliminate all microbial forms, including bacterial spores. Asepsis means the absence of viable microbes. Bacteriostasis means the use of bacterial inhibitor to inhibit the growth of microorganisms in or on a body. Bacteriostats used frequently are antibiotics. Antisepsis means the use of antiseptic agents to destroy or inhibit the growth of microorganisms.

（佘菲菲）

第四章 噬菌体

噬菌体（bacteriophage, or phage）是侵袭细菌、放线菌或真菌等微生物的病毒。1915年由英国细菌学家Twort和1917年由法国细菌学家 d'Herelle 分别从葡萄球菌和痢疾志贺菌的培养物中发现，因能使细菌裂解，故名。后来发现放线菌、衣原体和螺旋体以及真菌也有相应的噬菌体。噬菌体具有病毒的基本特性：个体微小，可以通过细菌滤器；无细胞结构，只能在活的微生物细胞内复制增殖，是一种专性胞内寄生的微生物。

噬菌体分布极广，凡是有细菌的场所，就可能有相应噬菌体的存在。在人和动物的排泄物或其污染的井水、河水中，常含有肠道细菌的噬菌体。在土壤中，也可找到土壤细菌的噬菌体。噬菌体有严格的宿主特异性，只寄居在易感宿主菌体内，故流行病学可利用噬菌体进行细菌的鉴定与分型，以追查感染源。

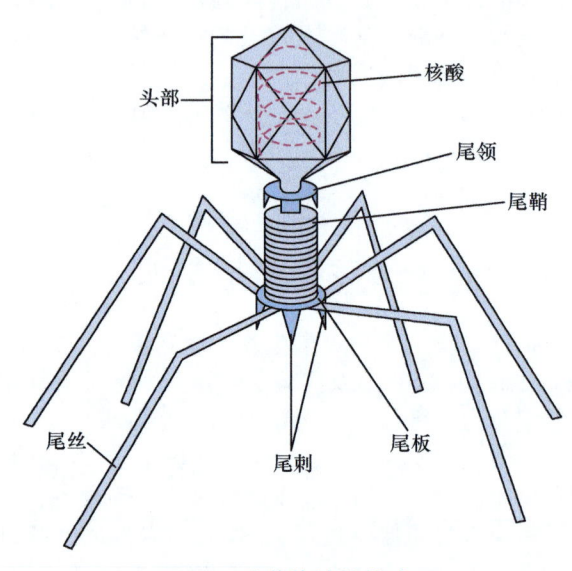

图 4-1 噬菌体结构模式图

第一节 噬菌体的生物学性状

案例 4-1

1958年某城市炼钢工人不慎大面积烧伤，并造成细菌性感染，经检测为铜绿假单胞菌（绿脓杆菌），使用了当时仅有的几种抗生素治疗，未取得明显疗效，后经某医学院分离出此菌，并找到该菌对应的特异性噬菌体，经该噬菌体治疗后取得明显疗效。

思考题：

噬菌体治疗后获得明显疗效的相关机制及其此案例给予的启示。

1. 形态与结构 噬菌体的体积微小，需要用电子显微镜观察。其形态多为蝌蚪形，也有呈球形和细杆形。蝌蚪形噬菌体的结构分头部和尾部两部分（图4-1）。头部呈六边形立体对称，由蛋白质包绕核酸组成；尾部是一管状结构，由一个中空的尾髓和外面包裹的尾鞘组成，末端尚有尾板、尾刺和尾丝，头部和尾部连接处有尾领、尾须结构，尾领与头部装配有关，某些噬菌体尾部很短或缺失。

2. 化学组成 噬菌体主要由核酸和蛋白质组成。蛋白质构成噬菌体的头部和尾部，起着保护核酸的作用。核酸是噬菌体的遗传物质，核酸类型为DNA或RNA，为双链或单链。有些噬菌体核酸的碱基与正常碱基不同。如T偶数噬菌体为5-羟甲基胞嘧啶代替胞嘧啶，细菌无此碱基。所以，在研究噬菌体与细菌相互作用时可将其作为噬菌体的标记。

3. 培养特性 培养噬菌体必须用活细菌。其增殖有严格寄生性和高度特异性，如一种噬菌体只能在相对应的某种细菌内增殖。其寄生的特点还有型的特异性，有的噬菌体仅能感染细菌的某一型。

案例 4-1 提示：

某医学院找到铜绿假单胞菌的特异性噬菌体是根据其培养特性的严格寄生性和高度特异性。

4. 抗原性 噬菌体具有抗原性，能刺激机体产生抗体。该抗体能抑制相应噬菌体，使其失去感染敏感细菌的能力，但对已吸附或已进入宿主菌的噬菌体不起作用。

5. 抵抗力 噬菌体对理化因素的抵抗力比细菌强。加热70℃30分钟仍不失活，也能耐受低温。大多数噬菌体能抵抗乙醚、氯仿和乙醇。消毒剂需作用较长时间才能使噬菌体失去活性。噬菌体对UV和X射线敏感，受UV照射10~15分钟即失去活性。

第二节 毒性噬菌体

根据与宿主菌的相互关系，噬菌体感染细菌有两种后果：一是噬菌体在宿主菌体内增殖，产生许多子代噬菌体，并最终裂解细菌，建立溶菌周期（lytic cycle），这种噬菌体称为毒性噬菌体；二是噬菌体核酸与细菌染色体整合，不产生子代噬菌体，也不引起细菌裂解，但噬菌体的DNA随着细菌基因组的复制而复制，并随细菌的分裂而分配至子代细菌的基因组中，细菌变成溶原性细菌（lysogenic bacteria），建立溶原状态（lysogenic cycle），这种噬菌体称为温和噬菌体或溶原性噬菌体（图4-2）。

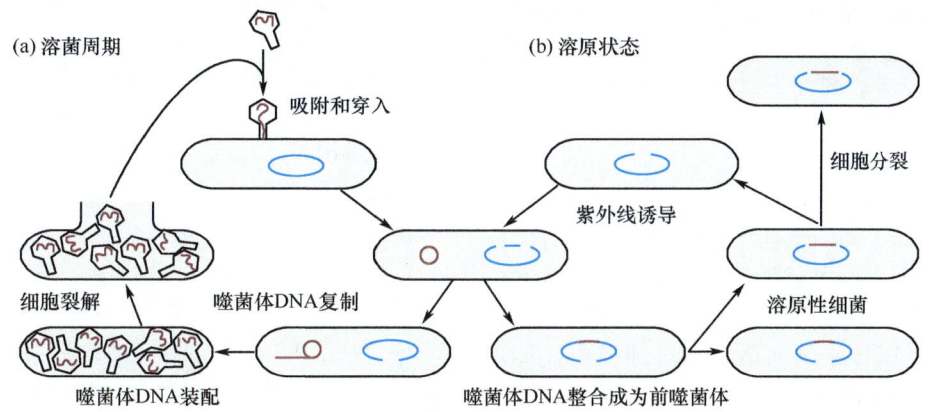

图4-2 噬菌体与细菌的相互关系

毒性噬菌体与动物病毒在宿主细胞内增殖过程相似，大致包括吸附、穿入、生物合成、成熟与释放四个阶段。

1. 吸附 噬菌体首先借助其表面蛋白与其宿主菌表面受体发生特异性结合的过程，其特异性取决于两者分子结构的互补性。不同噬菌体的吸附方式不同，只要细菌具有特异性受体，无论死活，均能吸附，但是噬菌体不能进入已死亡的宿主菌体内。

2. 穿入 有尾噬菌体吸附于细菌后，然后分泌酶类溶解细菌壁，使细胞壁出现小孔，尾鞘再收缩将头部的核酸通过尾髓压入细菌细胞内，蛋白质外壳留在细菌细胞壁外。无尾噬菌体和细杆形噬菌体则以脱壳的方式使核酸进入宿主菌内。

3. 生物合成 噬菌体核酸进入细菌后，一方面通过早期转录产生早期蛋白质，并复制子代核酸；再进行晚期转录，产生噬菌体的结构蛋白（头部外壳和尾部）以及释放溶解细菌的酶类；另一方面以噬菌体核酸为模板，大量复制子代噬菌体的核酸。

4. 成熟与释放 子代噬菌体的蛋白质与核酸分别合成后，按一定程序装配，成熟为完整的子代噬菌体。子代噬菌体在细菌体内增殖到一定程度时，由于噬菌体合成的酶类溶解作用，细菌被裂解，噬菌体全部释放出来，再感染其他敏感细菌。某些丝状噬菌体以出芽方式逐个释放子代噬菌体。

在液体培养基中，噬菌体裂解细菌，使菌液由混浊变透明。而在固体培养基中，将适量的噬菌体和宿主菌液混合接种培养后，培养基表面可出现透亮的溶菌空斑，称为噬斑（plaque）。不同噬斑的大小、形状和透明度等对噬菌体的鉴定有意义。噬斑的数目可用于测定标本中噬菌体的数量，即噬斑形成单位（plaque forming units, PFU）。

> 案例4-1提示：
> 案例中分离得到的噬菌体也只能是铜绿假单胞菌的特异性的毒性噬菌体，其繁殖过程中最终裂解该菌。

第三节 温和噬菌体

温和噬菌体的基因组整合于宿主菌基因组中，这种整合在细菌染色体上的噬菌体基因称为前噬菌体（prophage）。染色体上带有前噬菌体的细菌变为溶原性细菌，其特性主要有：①能正常进行分裂，将前噬菌体传到子代细菌；②产生"免疫"，前噬菌体编码的阻遏蛋白能抑制后进入细胞内的毒性噬菌体的生物合成，故可使细菌免遭毒性噬菌体裂解；③有些细菌在转变为溶原性细菌后，可导致细菌基因型和性状的改变，称为溶原性转换（lysogenic conversion），如白喉棒状杆菌产生白喉毒素、化脓性链球菌产生红疹毒素都是变成溶原性细菌的结果，因为这些毒素的基因是前噬菌体；④终止溶原状态，有时前噬菌体偶尔可自发地或在某些理化和生物因素的诱导下脱离宿主菌染色体而进入溶菌周期，进行生物合成，裂解细菌。温和噬菌体具有的这种产生成熟子代噬菌体颗粒和裂解宿主菌的潜在能力，称为溶原性（lysogeny）。溶原状态的自发终止频率为 $10^2 \sim 10^5$。UV照射或丝裂霉素诱导可使90%溶原性细菌释放出前噬菌体（图4-2）。

第四节 噬菌体的应用

1. 细菌的鉴定和分型 由于噬菌体裂解细菌有种的特异性，故可用于细菌的鉴定。如利用已知的噬菌体鉴定未知的霍乱弧菌、鼠疫耶尔森菌、枯草芽胞杆菌等。噬菌体裂解细菌又有型特异性，所以又可用噬菌体对某一种细菌分型，即该菌的噬菌体型。如利用伤寒沙门菌 Vi 噬菌体已将有 Vi 抗原的伤寒沙门菌分为 96 个噬菌体型；利用金黄色葡萄球菌噬菌体将金黄色葡萄球菌分为 4 个群若干个型。细菌的噬菌体分型在流行病学调查上对追查和分析细菌性感染的传染源很有帮助。

2. 检测标本中的未知细菌

（1）噬菌体在自然界中分布广泛，凡有细菌的地方，如污水、土壤、人和动物的排泄物等都可能有噬菌体。所以，从标本中检出某种噬菌体常提示该标本中曾有相应的细菌存在。

（2）根据噬菌体必须在活的敏感细菌内才能增殖这一特性，如将检测标本与一定数量已知噬菌体放到一起培养，如噬菌体明显增加时，虽然细菌培养阴性，也提示该标本中有相应的细菌存在。噬菌体数量常用效价表示，即将含有噬菌体的材料用生理盐水做一系列 10 倍稀释（10^{-1} 10^{-2}…10^{-9}），再加入敏感细菌一起培养。能引起溶菌的最高稀释倍数，即为噬菌体的效价。

3. 基因工程的工具 噬菌体在基因工程上可做外源基因的载体，常用的有：

（1）*E. coli* K12λ 噬菌体：是一种温和噬菌体，含有双链 DNA，在与外源基因重组后再转入到 *E. coli* 中，能在菌细胞内扩增外源基因或表达外源基因产物。因其可与较大的 DNA 片段（20kbp）重组，故可用来建立真核细胞染色体的基因文库。

（2）*E. coli* 噬菌体 M13：是一种丝状的噬菌体，含单链环状 DNA，进入宿主细菌后，先变成双链复制中间型（replicative intermediate, RI），然后进行复制。每个细胞内拷贝数（copy）可达 200 个。子代噬菌体释放并不使细菌裂解。此 RI 如与外源 DNA 重组转入受体菌，外源 DNA 则在受体菌内扩增并以单链形式分泌到菌体外，可做 DNA 序列分析的模板。

4. 用于治疗细菌性感染 由于噬菌体对细菌的感染与裂解具有种的特异性，不像使用抗生素那样容易造成菌群失调，细菌对噬菌体产生耐受的可能性亦少得多。因此可成为新的抗菌物质，尤其对铜绿假单胞菌、金黄色葡萄球菌等容易产生耐药性的细菌应用价值更大些。

> **案例 4-1 提示：**
> 综上可以看出，噬菌体在治疗临床上的细菌性感染，尤其是耐药性细菌的感染有很好的应用前景。

Summary

Bacteriophages are viruses that infect bacteria. All phages contain a protein head which can vary in size and shape. The virus genome inside the head may be either DNA or RNA. T4 phages have tails attached to the phage head. The tail is a hollow tube through which the nucleic acid passes during infection. At the end of the tail, there is a base plate and tail fibers attached to it. The base plate and tail fibers are involved in the binding of the phage to the bacterial cell. Lytic or virulent phages can multiply on bacteria and kill the cell by lysis at the end of the life cycle which is called lytic cycle. Lysogenic or temperate phages are those that can either multiply via the lytic cycle or integrate their DNA into the chromosomes of the host cells and carry on lysogenic cycle. Temperate phage can integrate its DNA into the host chromosome and is called prophage at this stage, then prophage replicates along with the host chromosome and is passed on to the daughter cell, the process is called lysogenic cycle. When a lysogenic bacterium is exposed to unfavorable conditions (ultraviolet or mutagen), the lysogenic cycle can be terminated, and lead to the lytic cycle. A plaque is an apparent area due to the lysis of bacteria. Each plaque arises from a single infectious phage. The infectious phage that gives rise to a plaque is called a plaque forming unit (pfu). Genes carried by the phage can be expressed in the lysogenic bacterium, and these genes may change the properties of the bacterial cell, this process is called lysogenic conversion. Toxin production by *Corynebacterium diphtheriae* is mediated by a toxin gene carried by a phage.

（黄 敏）

第五章 细菌的遗传与变异

遗传与变异是所有生物的基本特征之一。细菌亦是一种生物,其形态结构、生理代谢、致病性、耐药性、抗原性等生物学性状都是由细菌的遗传物质所决定。遗传(heredity)使细菌的生物学性状保持相对稳定,且代代相传,使其物种得以保存。而变异(variation)是指在细菌繁殖过程中,由于外界环境条件发生变化或细菌的遗传物质本身发生改变,导致细菌的生物学性状发生相应的变化。变异可使细菌产生新变种,变种的新特性靠遗传得以巩固,并使物种得以发展与进化。

由于细菌具有个体微小、结构简单、易于人工培育、繁殖速度快、易于识别和检出等特点,因而常被用作研究生物遗传和变异规律的实验材料,从而极大地丰富了现代分子生物学和分子遗传学的理论。近年来开展的微生物基因组计划,将会对细菌基因结构与功能的研究带来新的突破,可以从分子水平上了解细菌致病性和耐药性产生的机制,为感染性疾病的诊断和防治提供新的策略。因此,细菌遗传变异的研究具有重要的理论意义和实际价值。

第一节 细菌的变异现象

一种生物的遗传物质的总和构成该生物的基因型(genotype),由基因表达产物决定、生物所表现的生物学性状,称为表型(phenotype)。细菌的变异有两种类型:①遗传型变异,又称基因型变异(genotypic variation),是细菌的基因结构发生了改变,如基因突变或基因转移与重组等,可以遗传至后代。②非遗传型变异,又称表型变异(phenotypic variation),是因环境条件因素所致细菌性状的变化,细菌基因结构无改变,不能遗传。

一、形态结构的变异

细菌的形态、大小以及许多结构,都可发生变异,如鼠疫耶尔森菌在含 30~60g/L NaCl 琼脂培养基上生长,可以出现大小不等的球形、杆状、逗点状和哑铃状等多形性改变;肺炎链球菌(Ⅲ型)在含有血清的培养基或机体内能够形成荚膜,在普通培养基上培养或传代,荚膜逐渐消失;炭疽芽胞杆菌在42℃经10~20天培养后,可失去形成芽胞的能力,毒力也相应减弱;把普通变形杆菌接种于1g/L苯酚琼脂培养基上培养,则细菌失去鞭毛。这种失去鞭毛的变异称 H-O 变异(H 代表细菌的鞭毛,O 代表失去鞭毛的细菌菌体)。

二、毒力变异

毒力变异表现为毒力的增强或减弱。例如,白喉棒状杆菌不产生白喉外毒素,但当该菌感染 β-棒状杆菌噬菌体后变成溶原性细菌,则能产生外毒素引起白喉。Calmette 和 Guerin 将有毒力的牛型结核分枝杆菌接种在含甘油、胆汁和马铃薯的培养基中,经13年230次传代,得到一株毒力减弱但仍保持免疫原性的变异菌株,即卡介苗(Bacillus of Calmette Guerin, BCG),用于结核病预防。

三、菌落变异

细菌在固体培养基上生长的菌落可发生变异。通常由患者体内新分离的菌落多为 S 型菌落,表面光滑、湿润、边缘整齐。经多次人工培养后,菌落可逐渐变异为 R 型,表面粗糙、干皱、边缘不整齐。这种光滑型与粗糙型之间的变异称 S-R 变异,多见于肠道杆菌。此种变异是因失去细胞壁脂多糖的特异性多糖引起的。S-R 变异时,往往涉及细菌多种性状的改变,如毒力减弱或消失、抗原性减弱、生化反应不典型等。但应该注意,结核分枝杆菌、炭疽芽胞杆菌、鼠疫耶尔森菌的毒力菌株都是 R 型。

四、抗原性变异

肠道杆菌的鞭毛抗原、菌体抗原常发生变异。沙门菌属 H 抗原可由 Ⅰ 相变成 Ⅱ 相或由 Ⅱ 相变成 Ⅰ 相的相变异。革兰阴性菌如果丧失细胞壁上的 LPS,则细菌将失去特异性 O 抗原。

五、酶活性变异

有些细菌在发生变异后,酶活性发生改变,不能合成某种营养成分,在缺乏该营养成分的最低营养培养基上不能生长,称这类细菌为营养缺陷型(auxotroph);或失去发酵某种糖的能力,在以该种糖类为唯一碳源的培养基上不能生长。

六、耐药性变异

耐药性变异是指细菌对某种抗生素由敏感变成耐受,成为耐药菌株。从抗生素广泛应用以来,细菌对抗生素耐药的不断增长是世界范围内的普遍趋势。例如,金黄色葡萄球菌对青霉素的耐药菌株已从1946年的14%上升至目前的90%以上。**耐甲氧西林金黄色葡萄球菌**(methicillin resistant *Staphylococcus aureus*, MRSA)逐年上升,我国于1980年前仅为5%,1985年上升至24%,1992年以后达70%。耐青霉素的肺炎链球菌也达50%以上,1998年首次报道粪肠球菌耐万古霉素。有些细菌还表现为同时耐受多种抗菌药物,即**多重耐药性**(multiple drug resistance,MDR),甚至还有的细菌变异后产生对药物的依赖性,如痢疾志贺菌链霉素依赖株,离开链霉素则不能生长。细菌的耐药性变异给临床治疗带来很大的麻烦,并成为当今医学上的重要问题。

第二节 细菌的遗传物质

细菌的遗传物质是DNA,遗传信息正是由DNA构成的特定基因来传递。细菌的基因组是指细菌染色体和染色体以外遗传物质所携带基因的总称。染色体外的遗传物质是指质粒DNA和转位因子等。

一、细菌染色体

细菌染色体是一个环状双螺旋DNA长链,无组蛋白,在细菌内呈超螺旋形式缠绕成团,外无核膜包围,故称核质。染色体是遗传的物质基础,其遗传功能单位是基因。大肠埃希菌(*E. coli*)染色体长约1000~1300μm,在菌体内高度盘旋缠绕成丝团状,分子量(MW)约为$3×10^9$道尔顿(Da),约含有5000个基因,编码2000多种酶及其他结构蛋白。细菌染色体上的基因与真核细胞不同,无内含子,染色体DNA的复制,全过程约需20分钟。但是近年来研究发现细菌的染色体非常复杂,很难用同一结构来描述。如细菌DNA结构除了常见环状结构以外,还有线状结构。

近年来随着对大量细菌基因组测序工作的完成,对细菌基因结构的认识也越来越深入。到目前为止已完成了100多种细菌的全基因组序列测序工作。随着更多细菌测序工作的完成,对细菌基因组的认识势必会更全面更深入。

二、质 粒

质粒(plasmid)是细菌染色体以外的遗传物质,由双链闭合环状DNA组成,通常以超螺旋状态存在于细胞质中。细菌质粒的相对分子质量一般较小,约为细菌染色体的0.5%~3%。根据相对分子质量的大小,大致上可以把质粒分成大小两类:大质粒可含几百个基因,小质粒仅含20~30个基因。

质粒基因可编码很多重要的生物学性状,据此可将质粒分为不同类型。常见质粒有:①**致育质粒**:又称 **F 质粒**(fertility plasmid),大小约100kb,编码有性生殖功能。携带有F质粒的细菌称为F^+菌株,为雄性菌,能长出性菌毛;无F质粒的细菌称为F^-菌株,为雌性菌,无性菌毛。F质粒编码性菌毛,性菌毛可介导F^+菌株与F^-菌株接合(conjugation)进而传递F质粒,使获得F质粒的细菌获得新的生物学性状。②**耐药性质粒**:编码细菌对抗生素或重金属盐类的耐药性。耐药性质粒分为两类,其中可以通过细菌间的接合进行传递的称接合性耐药质粒,又称 R 质粒(resistance plasmid)。R质粒多见于革兰阴性菌。另一类是不能通过接合传递的非接合性耐药质粒,但它可通过噬菌体传递。非接合性耐药质粒往往在革兰阳性菌(如葡萄球菌)中较多见。③**毒力质粒**:又称 **Vi 质粒**(virulence plasmid),编码与该菌致病性有关的毒力因子。如致病性大肠埃希菌产生的耐热性肠毒素是由ST质粒决定的,产生不耐热肠毒素是由LT质粒决定的。细菌黏附定植在肠黏膜表面是由K质粒决定的;某些金黄色葡萄球菌产生表皮剥脱性毒素引起烫伤样皮肤综合征,就是该菌所携带的毒力质粒决定的。④**细菌素质粒**:编码各种细菌产生细菌素,如Col质粒编码大肠埃希菌产生大肠菌素。⑤**代谢质粒**(metabolic plasmid):编码产生相关的代谢酶,如沙门菌发酵乳糖的能力通常是由质粒决定的,另又发现了编码产生H_2S、脲酶及柠檬酸盐利用酶的若干种质粒。

细菌携带有哪种质粒,则有相应的功能,但也有一种质粒可同时决定几种功能。如F质粒除有致育性功能外,还能提供辅助质粒转移的能力;某些耐药性质粒上还带有编码毒力的基因,故带此种质粒的细菌,不仅获得了耐药性,而且致病性也得到了增强。

质粒有以下主要特性:

1. 具有自我复制能力 一个质粒是一个复制子(replicon)。有的质粒在细胞质内的拷贝数只有1~2个,其复制往往与染色体的复制同步,称为严紧型质粒(stringent plasmid);有的质粒拷贝数较多,可随时复制,与染色体的复制不相关,两者之比可为20∶1,或更大,称为松弛型质粒(relaxed plasmid)。

2. 质粒可赋予细菌某些重要的生物学性状 如致育性、耐药性、致病性等。

3. 质粒可以转移 质粒可以经接合、转化或转导等方式从一个细菌转移至另一个细菌,携带的性状也随之转移。质粒不仅可在同种、同属的细菌内转移,有的甚至还可以在不同种属的细菌间转移。

4. 质粒可以自行丢失或经人工处理而消除 质粒并非是细菌生长繁殖不可缺少的遗传物质。带质粒的细菌失去质粒后即失去其控制的生物学性状，但不影响细菌的生存。

5. 质粒具有相容性与不相容性 几种质粒可同时共存于同一细菌细胞内，这种现象称相容性（compatibility）。但有些质粒不能共存于同一细菌细胞内，称不相容性（incompatibility）。

三、噬菌体

噬菌体（bacteriophage, or phage）是感染细菌的病毒，因部分能引起宿主菌的裂解，故称为噬菌体。噬菌体具有病毒的一些特性：个体微小；不具有完整细胞结构；只含有单一核酸；具有严格的宿主特异性，只寄居在易感宿主菌体内，故可利用噬菌体进行细菌的流行病学鉴定与分型，以追查传染源。由于噬菌体结构简单、基因数少，是分子生物学与基因工程的重要研究工具。详见第四章。

四、转位因子

转位因子（transposable element）是细菌染色体DNA或质粒DNA分子上的一段核苷酸序列，能在质粒之间或质粒与染色体之间自行转移位置，是细菌体内可移动的遗传物质，通过位移改变细菌遗传物质的核苷酸序列而引起某些性状的变异。转位因子主要有以下三类，广泛存在于革兰阳性和革兰阴性细菌中。

（一）插入序列（insertion sequence, IS）

IS是在细菌中首先发现的最简单的一类转位因子，长度一般不超过2kbp，大约含0.8~1.4kbp，不携带使细菌表现任何性状的基因，只编码转移位置时所需的转位酶且与插入点附近的序列共同起作用。几乎所有的细菌都具有插入序列，不同种的细菌具有其特征性插入序列，而不同细菌中又往往能够发现相关的插入序列。有些质粒也含有插入序列，对于高频重组菌（见第三节）的形成至关重要。

（二）转座子（transposon, Tn）

Tn是除携带与转座有关的基因外，还常带有耐药基因、重金属抗性基因、毒素基因及其他结构基因的一类转位因子。长度一般超过2kbp，大约在2.5~20kbp之间。当Tn插入某一基因时，一方面可引起插入基因失活产生基因突变，另一方面在插入部位又出现一个耐药基因，使细菌产生耐药性。转座因子转移位置也是引起细菌染色体畸变的原因，可使插入位置邻近的染色体发生缺失、易位、倒位等。

（三）转座噬菌体

大肠埃希菌Mu噬菌体（mutator phage，诱变噬菌体）是一种温和噬菌体，但又与一般温和噬菌体不同，它含有与转位功能有关的基因和反向重复序列，可随机整合到宿主菌染色体的任何位置，导致宿主菌变异。一些致病菌采用相似的机制来协调一系列毒力因子的表达，编码毒力因子的基因可聚集在一起形成致病岛或毒力岛，两侧有转座子样可移动元素，使其能在染色体内部移动或转移至其他细菌。

五、整 合 子

1989年，Stroke和Hall首次提出整合子（integron）的概念。整合子是细菌基因组中保守的、自我移位有缺陷，常以转座子或接合性质粒作为移动工具的转座子样DNA元件。整合子存在于许多细菌的基因组中，定位于染色体和质粒或转座子上。所有已知的整合子一般都包含三个必要成分：两端为高度保守序列（conserved segment, CS），中间为可变区。在5′端保守段包含有编码整合酶的Int基因、Int特异重组位点（attI）和负责基因转录的启动子P1（Pant）和P2，但P2很少见，仅少数整合子含有。3′端保守段的结构则因整合子类型的不同而异。可变区含有一个或多个基因盒（gene cassette），但其并非是整合子的必需组成部分。基因盒含有一个结构基因，多数情况下为耐药基因。基因盒是单一的可移动的DNA分子，通常以环行独立的状态存在。只有当它被整合子捕获并整合到整合子中才能转录。基因盒通常不含启动子，但一旦基因盒插入整合子，这个基因就能在5′端的共同启动子Pant作用下转录。由于整合子含有位点特异重组系统和基因盒的遗传结构，是一个基因整合和切除系统，可使细菌捕获耐药基因而获得耐药性，同时也可使多种耐药基因在细菌之间水平传播。

第三节　细菌变异的机制

细菌的遗传型变异，主要通过基因突变、基因的转移与重组两种方式实现。

一、基 因 突 变

突变（mutation）是细菌的遗传基因发生突然而稳定的结构改变，导致细菌性状的遗传型变异。具有某种突变型的细胞或个体称为突变体（mutant）。细菌在生长繁殖过程中，突变是经常发生的。突变包括基因突变和染色体畸变两种。基因突变发生在DNA中一对或少数几对碱基的置换、增加或缺失，称为点突变。染色体畸变则涉及大段的DNA发生易位、缺失、重复或倒位等变化，经常导致细菌的死亡。细菌以基因突变较为常见。

（一）基因突变的类型

1. 自然突变（spontaneous mutation） 是指细菌在自然条件下发生结构变化所致的变异。研究表明，引起细菌自然突变的原因是多种多样的，可能是细菌所处的外界环境引发的，如宇宙间普遍存在的短波辐射、热及自然界存在的一些具有致突变作用的物质。也可能是细胞内自身的化学反应、DNA分子内部自身的运动、转座子的转座等因素造成的。在细菌生长繁殖过程中，突变经常自发发生，但自然突变率极低，一般在 $10^{-9} \sim 10^{-6}$。

2. 诱发突变（induced mutation） 是用人工方法诱导细菌产生的突变。能够诱导细菌产生变异的各种理化因素称为诱变剂（mutagen）。常用的物理因素有高温、X 射线、γ 射线、紫外线等，化学因素有金属离子、化学试剂等。诱发突变的发生概率比自发突变提高 10 倍至 10 万倍，平均为 1000 倍。由于基因的自发突变率很低，在实际生产中，为了获得优良菌种，常利用诱变剂来对基因进行诱变，从而提高突变率。

（二）基因突变的规律

1. 随机性 就细菌的某一群体而言，基因突变的发生，从时间、个体、位点和所发生的表型变化等方面都带有明显的随机性。无论细菌是自然突变还是诱发突变，所产生的突变株极少，只有当未变异的细菌在不适宜生长繁殖而突变株能繁殖的条件下，突变株才有机会被选择出来。彷徨试验和影印试验是证明突变随机性的两个经典试验。

（1）**彷徨试验**（fluctuation test）：是由 Luria 和 Delbruck 在 1943 年完成的。他们先将一定数量（10^3/ml）对特定噬菌体敏感的大肠埃希菌悬液分别装入 A、B 两支试管内，每管 10ml。B 管中的菌液再分装于 20 支小试管中，每管 0.5ml。培养 24~36 小时后，分别将大试管和小试管内的细菌培养液涂布于含有噬菌体的平板上，测定噬菌体抗性菌的菌落数。从理论上讲，如果噬菌体抗性菌株是接触噬菌体而诱导产生的，那么不同试管内菌液所含的噬菌体抗性菌落数应大体相等。如果抗性菌的出现是由于细菌在生长过程中自发突变而产生的，由于突变在时间和个体上的随机性，则不同试管中的噬菌体抗性菌落数应有显著不同。实验结果发现，从大试管中取出菌液涂布的 20 个平板，各平板上噬菌体抗性菌生长的菌落数相差不大，说明抽样误差不大；而从 20 支小试管内取出的菌液涂布相应的 20 个平板，各平板上噬菌体抗性菌菌落数量极不均匀，相差悬殊（图 5-1）。这就表明大肠埃希菌对噬菌体的抗性来自基因突变，这种突变发生在大肠埃希菌接触相应的噬菌体之前，由细胞在分裂过程中自发地、随机地产生。噬菌体在这里仅起着筛选抗噬菌体突变型的作用。

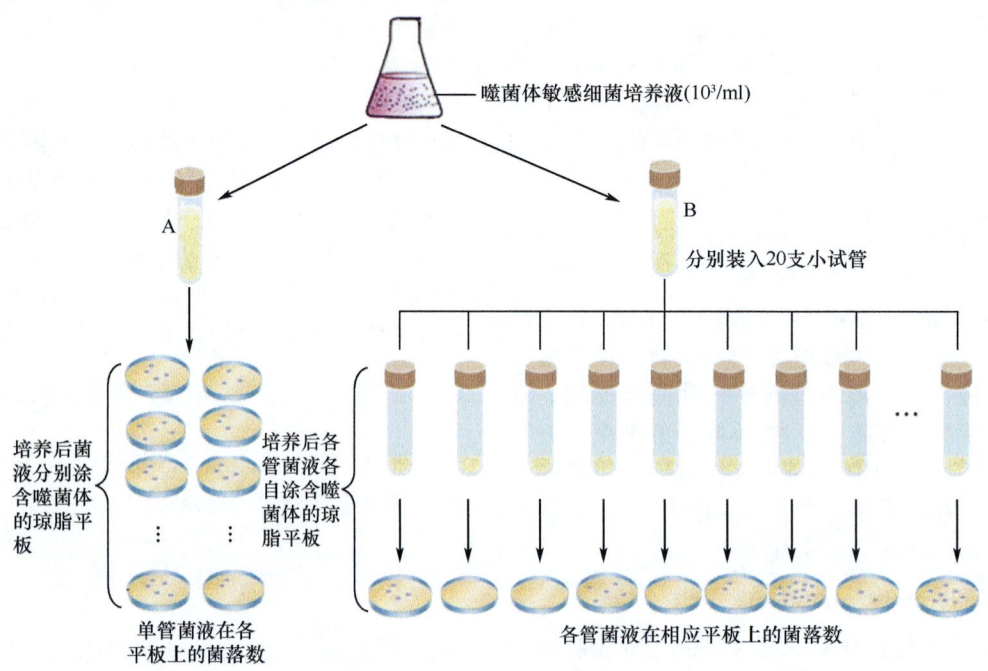

图 5-1 彷徨试验示意图

（2）**影印试验**（replica plating）：是由 Lederberg 等在 1952 年完成的。先将对抗生素敏感的菌种均匀涂布于普通营养琼脂平板上，长出均匀的菌落后作为母平板（master plate），然后取一块包无菌丝绒的压模在母平板表面轻轻按印，使棉绒表面粘有菌落的印迹，再将丝绒面分别印在不含抗生素的普通营养琼脂平板和含有抗生素的琼脂营养平板上，从而获得细菌分布与原始平板完全相同的复制平板，培养后，根据含有抗生素的平板上耐药菌落出现的位置,从无抗生素影印平板的相应部位刮取菌苔转种至含抗生素的液体培养基中增菌培养,可见细菌生长(图5-2)。在整个实验过程中,该细菌从未接触过抗生素,但已具有对抗生素的抗性,无可争议地证明了抗生素仅起选择作用。影印试验最初是为证明微生物的抗药性突变是自发的、与相应的环境因素无关而设计的实验,目前已广泛应用于营养缺陷型突变体(auxotrophic mutants)、耐药性突变体(drug-resistant mutants)的筛选等研究工作中。

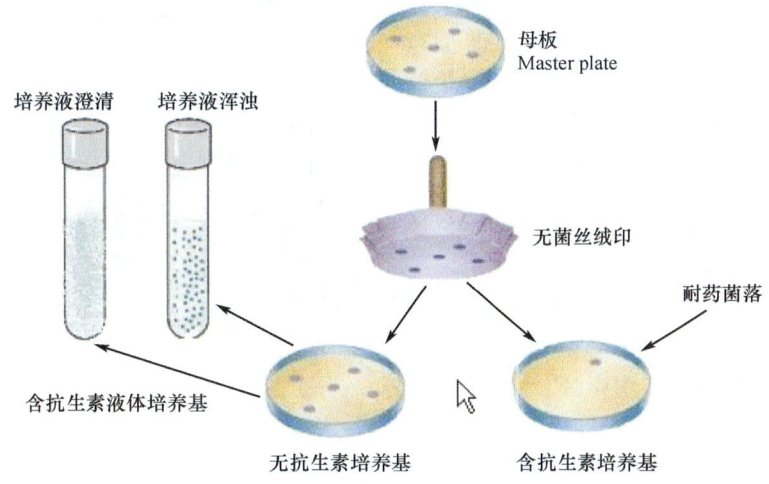

图 5-2 影印试验示意图

2. 独立性 突变的发生一般是独立的,即在某一个体中可以发生任何基因的突变,而且某一基因的突变不影响任何其他基因的突变率。

3. 稳定性 由于基因突变的实质是遗传物质发生改变的结果,因此突变型的基因也具有相对稳定的结构,可以遗传给后代。

4. 可逆性 从自然界获得的未发生突变的原始菌株通常称为野生株(wild strain),其表现型称为野生型(wild type),经突变后性状改变了的菌株称为突变株(mutant strain)。野生型菌株经突变成为突变型菌株后,经再一次突变,有时突变株又获得了野生型的表型,这第二次突变称为回复突变(back mutation)。回复突变并不一定恢复原来的基因型,它可以是一个抑制基因突变代偿了第一次突变在性状上的改变。回复突变若发生在同一基因的不同部分,称为基因内抑制;若发生在不同的基因,则称为基因间抑制。

(三) 细菌基因突变的分子机制

1. 碱基置换 是指 DNA 中核苷酸的一个碱基被另一个碱基所取代。包括转换(transition)和颠换(transversion)两种形式。转换是指嘌呤之间或嘧啶之间的互变,而颠换是指嘌呤和嘧啶之间互相置换。从遗传信息改变的角度来看,不同的碱基变化对遗传信息的改变是不同的:①同义突变(samesense mutation):是指某个碱基的改变并没有引起产物氨基酸序列的改变,这与密码子的简并性有关。②错义突变(misssense mutation):是指碱基序列的改变引起产物氨基酸序列的改变,甚至影响到蛋白质活性,从而影响了表现型。温度敏感性突变体(temperature-sensitive mutants,ts)是一种在亲代能生长的温度范围内的较低温度(30℃)能生长,而在较高温度(42℃)则不能生长的突变体。其发生的原因是由于错义突变使某些酶的肽链结构发生改变后,降低了酶的抗热性。因此在较高温度下不能生存。这种突变也叫条件致死性突变体(conditionally lethal mutants),表现为条件性致死效应,细菌在许可条件下可正常生长,在非许可条件下则死亡。这种突变体常被用来研究基因尤其是必需基因在细菌生存和生长中的作用。③无义突变(nonsense mutation):单个碱基的突变导致终止密码子的形成,使 mRNA 的翻译提前终止,形成不完整的肽链,因而其产物一般是没有活性的。

2. 移码突变(frameshift mutation) 是指在 DNA 分子的编码区发生 1~2 个核苷酸的插入或缺失,使翻译的开放读码框发生位移,从而导致该位置以后的氨基酸序列全部改变。

3. 缺失和重复 大片段的缺失或重复(超过几个碱基对)是基因突变的主要原因之一。如在野生型大肠埃希菌 lac I 基因中,有 3 个重复的 CTGC 碱基序列。但在突变型 FS5、FS25 中增加了一个 CTGC 序列,而在 FS2、FS84 突变型中,则缺失了一个 CTGC 序列。

二、细菌基因的转移和重组

细菌的遗传型变异,还可通过两个不同种属细菌之间发生遗传基因的转移和重组来实现。遗传物质由一个细菌(供体菌,donor)进入另一个细菌(受体菌,recipient),使受体菌获得供体菌的某些特性,称为基因转移(gene transfer)。转移的基因可与受体菌基因进行重组(recombination)。基因转移和重组的方式有接合、转化、转导、转换和原生质融合五种方式。

1. 转化(transformation) 是受体菌直接摄取供体菌的游离 DNA 片段,并将其整合于自己的基因中,从而获得供体菌部分遗传特性的过程。转化现象首先于 1928 年由 Griffith 在肺炎链球菌中发现。Ⅲ型肺炎链球菌有荚膜而毒力强,属光滑(S)型菌落;Ⅱ型肺炎链球菌无荚膜而毒力弱,属粗糙(R)型菌落。分别用ⅡR 型菌和ⅢS 型菌注射给小鼠,前者存活,后者死亡,而且从死鼠心血中分离到ⅢS 型菌。若将ⅢS 型菌加热杀死后再注射小鼠,则小鼠存活。若将加热杀死的ⅢS 型菌与活的ⅡR 菌混合在一起给小鼠注射,则小鼠死亡,并从死鼠心血中分离出活的ⅢS 型菌(图 5-3)。这表明活的ⅡR 型菌从死的ⅢS 型菌中获得了产生ⅢS 型菌荚膜的遗传物质,使活的ⅡR 型菌转化为ⅢS 型菌。后来 Avery(1944)用活的ⅡR 型菌加上提取的ⅢS 型菌 DNA 片段注射小鼠,同样致小鼠死亡,且从死鼠中分离到ⅢS 型菌,进一步证实引起转化的物质是 DNA(图 5-4)。

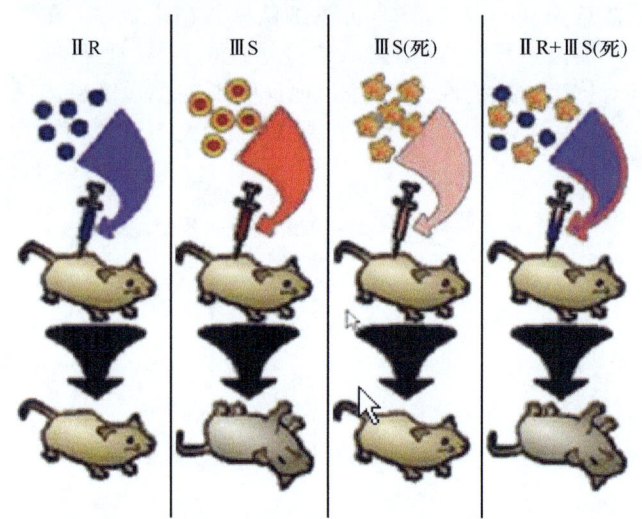

图 5-3　肺炎链球菌转化试验

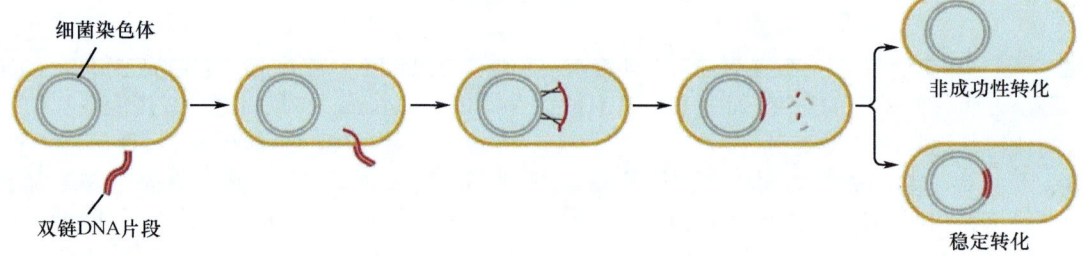

图 5-4　细菌的转化

细菌发生转化与下列因素有关:①供体菌与受体菌的 DNA 应具有同源性,即亲缘关系愈近,转化率愈高。②受体菌处于感受态(competence),此时细菌容易吸收供体菌的 DNA 而发生转化。感受态细菌一般只发生在细菌对数生长期的后期,且保持时间短,仅数分钟至 3~4 小时。在自然状态下,具有转化能力的细菌不多,但通过人为诱导的方法,例如 Ca^{2+} 或 Mg^{2+} 处理、温度休克和电穿孔等,可使许多不具有自然转化能力的细菌(如大肠埃希菌)细胞获得摄取 DNA 的能力。这也是基因工程的基础技术之一。

2. 接合(conjugation) 是供体菌和受体菌通过直接接触,将供体菌的遗传物质(质粒)转移给受体菌。质粒有接合性质粒和非接合性质粒。接合性质粒有 F 质粒、R 质粒、Col 质粒、毒力质粒等。

(1) F 质粒的接合:带有 F 质粒的细菌有性菌毛(仅 1~4 根),相当于雄性菌(F^+ 菌),无 F 质粒的细菌无性菌毛,相当于雌性菌(F^- 菌)。当 F^+ 菌与 F^- 菌接触时,F^+ 菌的性菌毛末端与 F^- 表面受体结合,菌毛缩短使两菌紧靠并沟通,F^+ 菌的 F 质粒中的一条 DNA 进入 F^- 菌体内,从而使 F^- 菌获得 F^+ 菌的性状,长出性菌毛,而原来的 F^+ 菌仍为 F^+ 菌(图 5-5)。少数 F 质粒可整合到受体菌染色体上,与染色体一起复制,整合后的细菌能以高频率转移染色体上的基因片段给另一 F^- 受体菌,使 F^- 受体菌获得供体菌的某些遗传性状,故与 F 质粒重组的细菌称为<u>高频重组菌</u>(high frequency recombinant,Hfr)(图 5-6)。Hfr 与 F^- 接合时,最先转移的是 Hfr 的染色体 DNA,F 质粒位于最后。在转移过程中,由于受各种因素的影响,Hfr 染色体 DNA 很易断裂。所以,位于后端的 F 质粒几乎不能转移。因此 Hfr 与 F^- 接合时,F^- 不能变成 F^+ 菌(图 5-7)。Hfr 菌中的 F 质粒有时也会从染色体上脱离,终止其 Hfr 状态,当脱离出现偏差时,可携带相邻的染色体基因或 DNA 片段,称为 F' 质粒。F^+、Hfr、F' 三种菌都有性菌毛,均可通过接合方式进行基因的转移。

(2) R 质粒的接合:R 质粒上可含有一种或多种耐药性基因。R 质粒的结构分两部分(图 5-8),即<u>耐药传递因子</u>(resistance transfer factor,RTF)和<u>耐药决定因子</u>(resistance determinant)。耐药传递因子编码性菌毛,功能与 F 质粒相似。耐药决定因子编码对抗菌药物的耐药性。这两部分可以单独存在,也可以结合在一起成为一个复合物,但必须两部分结合在一

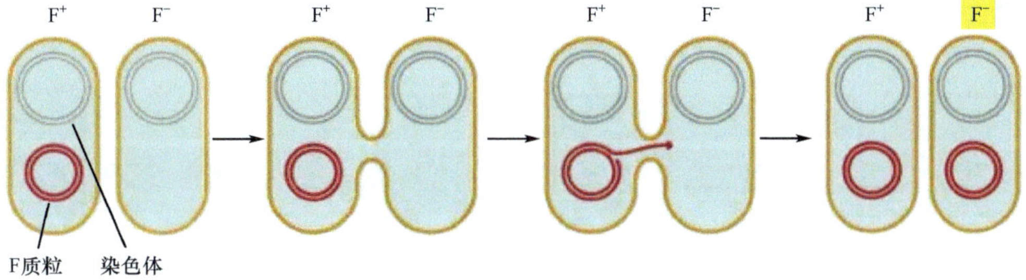

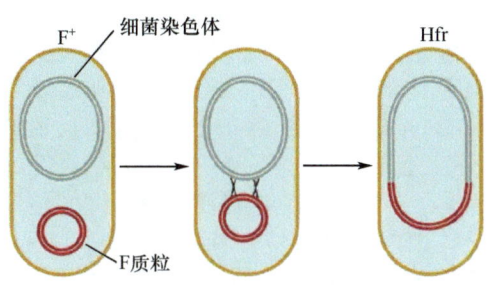

图 5-5 F 因子的接合

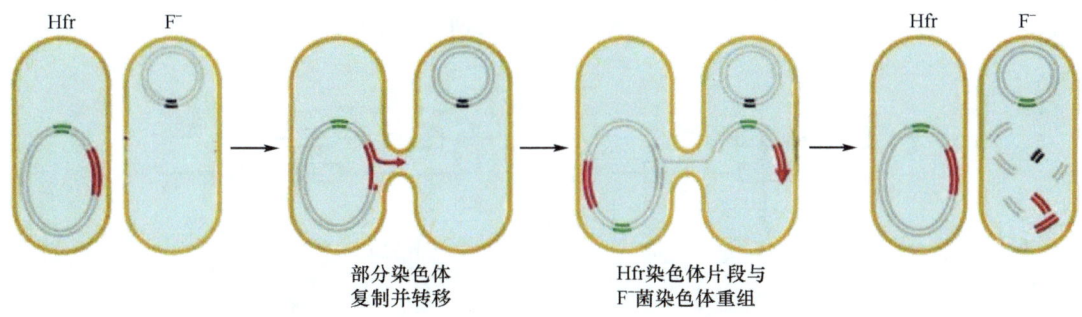

图 5-6 高频重组菌的产生

起时,才能将耐药性转移给其他细菌。例如,金黄色葡萄球菌的 R 质粒,因它只带有编码产生青霉素酶的耐药决定因子,而无耐药传递因子,因此葡萄球菌不能通过接合方式直接向其他细菌传递耐药决定因子,而以噬菌体转导方式向其他细菌转移遗传物质。在肠杆菌科细菌中 R 质粒具有上述两部分结构,则可通过接合方式,在不同种、属细菌之间直接转移。所以,许多细菌即使从未接触过某些药物,也可从耐药菌株直接获得 R 因子而产生耐药性,这是近年来临床上耐药株日益增多的重要原因之一。如果 R 质粒在传递过程中丢失,细菌的耐药性亦可随之消失。

图 5-7 Hfr 质粒的接合

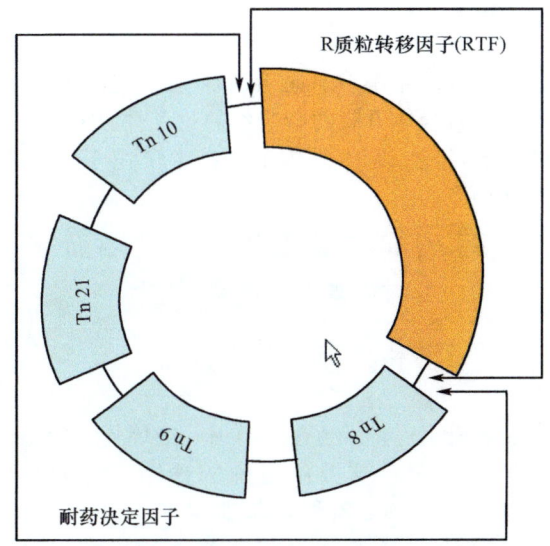

图 5-8 R 质粒结构模式图

R 质粒决定细菌产生耐药性的机制,目前认为是:①某些细菌的 R 质粒可编码产生各种酶,如青霉素酶、头孢菌素酶等,此类酶可使 β-内酰胺类抗生素的内酰胺环发生水解,使它形成不具抗菌活性的化合物;②R 质粒可通过控制某些细菌的细胞膜,使其通透性发生改变,以阻止四环素、异烟肼等药物进入菌体内发挥作用;③质粒控制细菌改变接受药物的作用部位,如链霉素的抗菌作用是通过它与细胞核糖体上 30S 亚单位结合,从而影响细菌蛋白质的生物合成过程。R 质粒可控制细菌 30S 亚单位发生改变,使链霉素不能与细菌结合。因此,链霉素不能发挥杀菌作用。

3. 转导(transduction) 是以噬菌体为媒介,将供体菌的遗传物质转移到受体菌中,使受体菌获得供体菌部分遗传性状的过程。根据噬菌体转导的性状范围,可分为普遍性转导和局限性转导。

(1) **普遍性转导**(generalized transduction):普遍性转导是以噬菌体为媒介,将供体菌染色体上任何一个或数个基因(甚至质粒基因)装入噬菌体蛋白质外壳中,转导给受体菌的过程(图 5-9)。普遍性转导又分为：

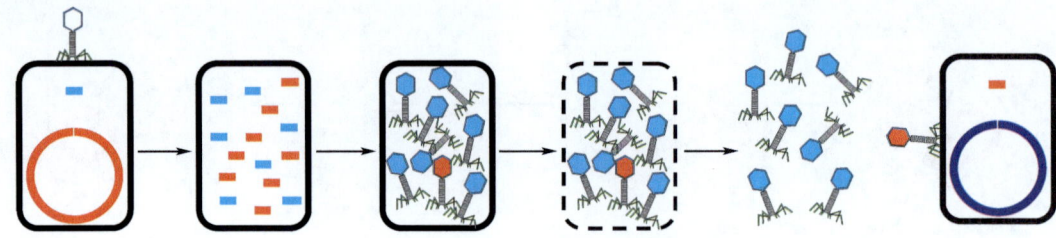

图 5-9　普遍性转导示意图

1）完全转导（common transduction）：噬菌体在转导过程中，将供体菌的 DNA 片段，通过交换整合在受体菌的 DNA 中，成为受体菌的一部分，并随染色体同步复制，随细菌分裂而分配给子代菌体，使受体菌及其子代均表现出供体菌的某些性状。

2）流产转导（abortive transduction）：噬菌体在转导过程中带出供体菌的 DNA 片段至受体菌，但未整合在受体菌的 DNA 中，仍保持游离状态，也不复制，因此当细菌分裂时始终只有一个子代细菌保留此基因及某种性状。

（2）局限性转导（restricted transduction）：当温和噬菌体进入溶原期时，以前噬菌体形式整合在细菌染色体的某一位置，当其自发或经诱导终止溶原状态，前噬菌体脱离细菌染色体时，脱离的碱基位置发生差错，携带出与它紧密连锁的细菌 DNA 片段，并转移、整合到受体菌中去，使受体菌获得供体菌的某种遗传性状（图 5-10）。由于所转移的只限于供体菌 DNA 上的个别特定的基因，所以称为局限性转导。

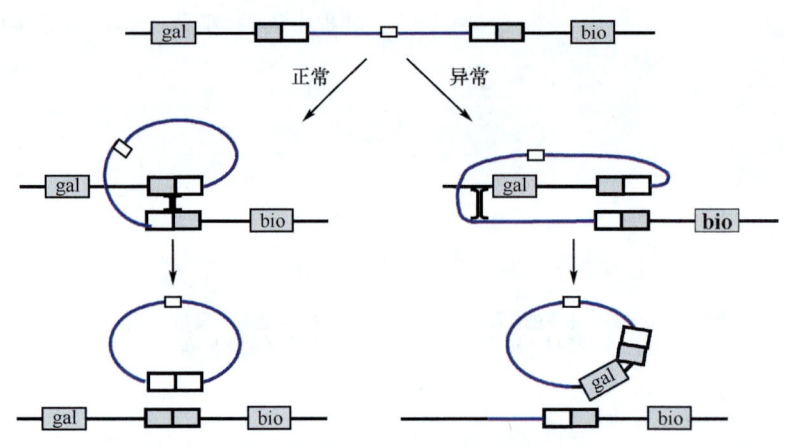

图 5-10　局限性转导示意图

转导可发生于革兰阳性菌和革兰阴性菌中，如大肠埃希菌 K12 通过温和噬菌体转导，将一种决定半乳糖发酵特性的基因传递给痢疾志贺菌，使痢疾志贺菌获得发酵半乳糖的性质。金黄色葡萄球菌对青霉素、氯霉素、四环素和红霉素等的耐药性基因，也可通过噬菌体的转导，将耐药性传递给敏感菌。

4. 溶原性转换（lysogenic conversion）　溶原性细菌因染色体上整合有前噬菌体而获得新的遗传性状时称为溶原性转换。如白喉棒状杆菌、产气荚膜芽胞梭菌和肉毒芽胞梭菌分别可因溶原性转换而获得产生白喉毒素、α 毒素和肉毒毒素的能力。同样某些沙门菌属的细菌也可因溶原性转换而获得新抗原，故也称抗原性转换。

5. 原生质体融合（fusion of protoplast）　细菌形成原生质体后，在聚乙二醇（PEG）作用下可以使两个细菌细胞发生融合。融合的细菌可在高渗培养基上生长。融合体具有两套亲本的染色体，因此可以表现两者的特性。原生质体融合技术常用于生物工程的研究和应用。

第四节　细菌遗传变异在医学中的意义

一、诊断方面

在临床细菌学检查工作中，经常会遇到一些不典型的细菌。要做出正确的诊断，不但要熟悉细菌的典型特征，还要了解细菌变异的规律。如金黄色葡萄球菌随着耐药性菌株的增多，绝大多数菌株所产生的色素由金黄色变为灰白色。目前从病灶中分离出的葡萄球菌已很少再见到典型金黄色菌落。以往以产生金黄色色素为致病性的指标已不再适用，而改用根据凝固酶的产生来区分。又如感染患者可因青霉素、先锋霉素等抗生素的治疗以及机体免疫力的产生，使细菌失去细胞壁变成 L 型。L 型在普通培养基上不易生长，必须利用高渗培养基进行分离。

二、治疗方面

由于抗生素的广泛使用，临床分离的细菌耐药菌株日益增多。目前金黄色葡萄球菌对青霉素耐药株为 90% 以上。引起肠道感染的细菌中，发现有同时对多种抗生素耐药的菌株。所以，在治疗选药时应加以注意。治疗前应先做药物敏感试验选择用药。对于某些慢性传染病需要长期用药者，应考虑几种药物联合应用，可获得比较好的治疗结果。

三、预防方面

使用菌苗注射，是提高机体特异性免疫的有效措施，现在使用的活菌苗，如卡介苗、炭疽及鼠疫菌苗，都是由病原微生物的减毒变异株制成的。在制备死菌苗时，也应选择光滑型菌落的细菌，才能取得较好的免疫效果。

四、检查致癌物质方面

正常细胞发生遗传信息的改变可导致肿瘤。因此导致突变的条件因素均被认为是可疑的致癌因素。目前已被采用的 Ames 试验是以细菌作为诱变对象，将待测的化学物质作用于鼠伤寒沙门氏杆菌的组氨酸营养缺陷型细菌后，将此菌接种于无组氨酸的培养基中。如果该化学物质有促变作用，则有少数细菌可回复突变而获得在无组氨酸培养基上生长的能力。这种以该菌株的回复突变作为检测致癌因子指标的方法比较简便，可供参考。

五、流行病学方面

分子生物学分析方法可用于流行病学调查，用来追踪基因水平的遗传物质转移与播散，有其独特的优点。如用质粒指纹图（plasmid fingerprinting，PFP）的方法来检测不同来源细菌所带质粒的大小，经同一种限制性内切酶切割后进行琼脂糖凝胶电泳，比较所产生片段的数目、大小及位置是否相同或相近，确定某一感染暴发流行菌株或相关基因的来源，也可用于调查医院内耐药质粒在不同细菌中的播散情况。另外，根据对噬菌体的敏感性和溶原性，以及对细菌素的敏感性等也可研究流行菌株的同源性。

六、分子生物学与基因工程方面

微生物的遗传学研究是从细菌开始的，并由此发展了分子生物学、分子遗传学和基因工程等理论。目前分子生物学研究中使用的许多工具酶（连接酶、聚合酶、Taq 酶、限制性内切酶等）、载体（质粒、噬菌体、腺病毒等）以及 DNA 重组方法（转化、转导、转染等）和基因功能定位的方法都是细菌遗传和变异研究重大发现的延伸。基因工程是在分子生物学和分子遗传学基础上综合发展起来的一门生物技术。它是根据遗传变异中细菌基因可转移和重组而获得新性状的原理，从供体菌细胞 DNA 上切取所需要的目的基因，然后结合到载体（质粒或噬菌体）上，再将此重组体转移到一个受体菌体内，此细菌经表达并扩增就能得到大量目的基因的产物。目前通过基因工程已能使细菌大量生产胰岛素、干扰素、生长激素等生物制品，也可通过基因工程技术生产基因工程疫苗，如重组乙型肝炎病毒表面抗原疫苗等。

细菌的表观遗传学

表观遗传学（epigenetics）是近几年兴起而且发展迅速的一个研究遗传的分支学科。所谓表观遗传是指在没有 DNA 序列变化的情况下，基因功能发生了可遗传的变化，并最终导致了表型的变化。因此，基因表达正确与否，既受控于 DNA 序列，又受制于表观遗传学信息。目前研究表明，表观遗传主要通过 DNA 的甲基化、组蛋白修饰、染色质重塑和非编码 RNA 调控等方式控制基因表达。

DNA 甲基化是指在甲基化酶的作用下，将一个甲基添加在 DNA 分子的碱基上。DNA 甲基化修饰主要发生在胞嘧啶上。例如，当一个基因的启动子序列中的胞嘧啶被甲基化以后，尽管基因序列没有发生改变，但基因不能启动转录，也就不能发挥功能，导致生物表型的改变。

DNA 甲基化在细菌的生命周期中发挥着重要作用。DNA 复制的时限、初级染色体往子代细胞的分配、DNA 的修复、转录的时限以及质粒的接合等现象都对特定 DNA 区域的甲基化状态非常敏感。细菌通过 DNA 甲基化决定基因表达的模式，即决定从亲代到子代可遗传的基因表达状态。

Summary

Heredity and variety is one of the most common characteristics of life. Heredity is the genetic transmission of a particular quality or trait from parent to offspring. Variation is the deviation in characters of the offspring from those of its parents. Both heredity and variation are determined by genetic material. The DNA replication process of bacteria genome is accurate, but occasional inaccuracies produce a slightly altered nucleotide sequence in one of the progeny cells, such a mutation is heritable and is called genotypic variation. Phenotypic variation occurs when the expression of genes is only changed in bacterial response to the environment. It is reversible, being dependent on environment condition, and is not a form of mutation.

The major genetic material of bacteria is chromosome. Plasmid, transposable element and bacteriophage are genetic materials out of the chromosome. Plasmids are circular extra-chromosomal DNA molecules that replicate independently of the host chromosome. Transposable element are segments of DNA which can move from one location of the genome to another and move as a DNA entity. Bacteriophage are certain types of bacterial viruses that can infect bacteria, actinomyces and other microorganisms.

One of variation mechanisms of bacteria is by mutation, including spontaneous mutation and induced mutation. Another of variation mechanisms is by transfer and recombination of genes. Transformation, conjugation, and transduction, lysogenic conversion and protoplast fusion are five types of transfer and recombination of genetic material. Transformation is directly uptaken from donor DNA by recipient cells. It depends on competence of recipient cells for transformation. Conjugation is a process of genetic transfer that involves donor cells and recipient cells contact. It is a plasmid-encoded mechanism. In transduction, DNA is transferred from cell to cell through the agency of viruses. Lysogenic conversion is that the presence of prophage DNA constitutes a genetic alterative to the host bacterium. Protoplast fusion is two protoplast from their respective bacteria are mixed and fused by use of polyethylycol, then the recombinant bacteria are selected.

(汤 华)

进一步阅读文献

1. Ochman H, Lawrence JG, Groisman EA, et al. Lateral gene transfer and the nature of bacterial innovation [J]. Nature, 2000, 405 (6784):299
2. Andersson JO. Andersson SG. Insights into the evolutionary process of genome degradation [J]. Curr Opin Genet Dev, 1999, 9 (6):664
3. Yoshida N. Sato M. Plasmid uptake by bacteria: a comparison of methods and efficiencies [J]. Appl Microbiol Biotechnol, 2009, 83 (5):791-798
4. Choi KH, Kim KJ. Applications of transposon-based gene delivery system in bacteria [J]. Microbiol Biotechnol, 2009;19(3):217-228
5. Johnson TJ, Nolan LK. Pathogenomics of the virulence plasmids of Escherichia coli [J]. Microbiol Mol Biol Rev, 2009;73(4):750-757

第六章 细菌的耐药性及防治

细菌的耐药性(drug resistance)是指细菌对于抗菌药物的相对不敏感性或耐受性。细菌耐药性的形成与扩散已严重影响了临床对于感染性疾病治疗的效果,以致细菌耐药性的防治成为现代医学密切关注的一个重要问题。

第一节 抗菌药物的种类及其作用机制

抗菌药物(antimicrobial drugs)是指一类能够选择性抑制或杀灭机体内病原微生物的化学药物。狭义的抗菌药物是指选择性抑制或杀灭机体内病原性细菌的化学药物,广义的抗菌药物则是指选择性抑制或杀灭机体内细菌、真菌、病毒等微生物以及肿瘤细胞和原虫的化学药物。抗菌药物用于治疗由细菌等病原性微生物引起的感染性疾病,主要包括抗生素和化学合成治疗剂。此外,天然药物中的某些植物或称为中草药也具有选择性抑制或杀灭细菌、真菌、病毒等微生物的活性,因此也属于抗菌药物的范畴。

> **案例 6-1**
>
> 患者,男,72岁。因反复咳嗽、咳痰20余年,加重5天就诊,临床诊断为慢性支气管炎急性发作。该患者曾用过的抗菌药物主要包括复方新诺明、氨苄西林、左氧氟沙星、阿奇霉素、头孢曲松、头孢氨苄等,痰标本微生物学检查发现肺炎克雷伯菌,药物敏感试验结果显示该病原菌对复方新诺明、氨苄西林、左氧氟沙星、阿奇霉素、头孢曲松、头孢氨苄均为耐药。
>
> **思考题:**
> 1. 该患者曾用过的抗菌药物分别属于哪些种类?
> 2. 该细菌对这些不同种类抗菌药物形成耐药性的机制是什么?
> 3. 在患者的后续治疗中应当怎样防止该细菌耐药性的进一步形成与扩散?

一、抗菌药物的种类

根据抗菌药物的来源与性质的不同,可将其分为抗生素(antibiotic)、化学合成治疗剂和抗菌天然药物三大类别。临床常用于治疗细菌感染的抗菌药物包括:

1. 抗生素 抗生素是微生物产生(也可人工合成)的、极微量就具有选择性抑制或杀灭其他微生物或癌细胞作用的天然有机化合物。各种抗生素都是含有不同环状结构的有机化合物,根据其化学结构不同可分为β-内酰胺类、氨基糖苷类、大环内酯类、四环素类、氯霉素类、利福霉素类等。

(1) **β-内酰胺类**:是一类含有β-内酰胺环(β-lactam ring)的肽类抗生素,包括青霉素类(Penicillins)、头孢菌素类(Cephalosporins)、碳青霉烯类(Carbapenems)、单β-内酰胺类(Single-ring lactam antibiotics)、头霉素类(Cephamycins)及氧头孢烯类(Oxacephems)。β-内酰胺类抗生素具有与D-丙氨酰-D-丙氨酸相似的结构,因此可竞争结合细菌的转肽酶和羧肽酶而抑制肽聚糖的交联,造成细胞壁合成障碍以致菌细胞破裂死亡。

1) **青霉素类**:青霉素(penicillin)是人类最早发现和应用于临床的肽类抗生素,主要由青霉菌属(*Penicillium*)的点青霉菌(*P. notatum*)、产黄青霉菌(*P. chrysogenum*)和皮壳青霉菌(*P. crustacesum*)产生,临床常用青霉素包括青霉素G、苯唑西林、阿莫西林等。

2) **头孢菌素类**(cephalosporins):或称为先锋霉素类,是头孢菌属(*Cephalosporium*)的顶头孢霉菌(*C. acremonium*)产生的肽类抗生素。根据头孢菌素的抗菌谱,抗菌作用与酶耐受性,可分为第一代头孢菌素(头孢唑啉、头孢拉定、头孢氨苄、头孢羟氨苄等),第二代头孢菌素(头孢孟多、头孢呋辛、头孢克洛等),第三代头孢菌素(头孢噻肟、头孢曲松、头孢他啶、头孢哌酮等),第四代头孢菌素(头孢匹胺、头孢匹罗、头孢吡肟等)。

(2) **氨基糖苷类**:氨基糖苷类(aminoglycosides)抗生素是放线菌目(Actinomycetalas)、链霉菌科(Streptomycetaceae)、链霉菌属(*Steptomyces*)的某些菌种产生的一种含有氨基环多醇环的聚阳离子化合物,主要包括链霉素、庆大霉素、卡那霉素、阿米卡星等。

(3) **大环内酯类**:大环内酯类抗生素(macrolide antibiotics)是由放线菌目(Actinomycetalas)、链霉菌科(Streptomycetaceae)、链霉菌属(*Steptomyces*)的某些菌种产生的一类具有大内酯环的广谱抗生素,主要包括红霉素、罗红霉素、阿奇霉素等。

(4) 四环素类：四环素类(tetracyclines)抗生素是放线菌目(Actinomycetalas)、链霉菌科(Streptomycetaceae)、链霉菌属(Steptomyces)的某些菌种产生的一类含四个熔合环的羟基萘核的抗生素，主要包括土霉素、金霉素、米诺霉素（二甲胺四环素）等。

(5) 氯霉素类：氯霉素类(Amphenicols)抗生素是放线菌目(Actinomycetalas)、链霉菌科(Streptomycetaceae)、链霉菌属(Steptomyces)的委内瑞拉链霉菌(S. venezuelae)产生的唯一天然含硝基苯的抗生素，主要包括氯霉素、甲砜霉素。

(6) 其他：例如：多黏芽胞杆菌(B. polymyxa)产生的多黏菌素类抗生素主要有多黏菌素B等，地中海链丝菌(S. mediterranei)产生的利福霉素B(rifamycin B)和利福霉素小单孢菌(M. rifomycetica)产生的利福霉素S等，东方链霉菌(S. orientalis)产生的万古霉素，新霉素链霉菌(S. fradiae)产生的磷霉素等。

2. 化学合成治疗剂　化学合成治疗剂(therapeutic agent of chemical synthesis)或称为化学治疗剂(chemotherapeutic agent)是指那些只能用人工方法合成的用于治疗由微生物、寄生虫所致疾病的各种化学药物。广义的化学合成治疗剂还包括那些人工方法合成的用于抑制或杀灭癌细胞的各种化学治疗药物。常见种类包括：

(1) 磺胺类与二氨嘧啶类：磺胺类(sulfonamides)抗菌药物是人工合成的一种含氨苯磺胺的有机化物，常见有磺胺嘧啶(SD)、磺胺甲基异噁唑(SMZ)等。二氨嘧啶类(diaminopyrimidines)化合物是人工合成的嘧啶碱基类似物，临床常用的是甲氧苄啶(TMP，磺胺增效剂)。

(2) 硝基呋喃类：硝基呋喃类(nitrofurans)是人工合成的在呋喃环第5位含硝基的呋喃衍生物，包括呋喃妥因（呋喃坦啶）、呋喃唑酮（痢特灵）等。

(3) 喹诺酮类：喹诺酮类(qinolones)抗菌药物是人工合成的、以喹诺酮为基本结构的化学药物。常见有诺氟沙星、氧氟沙星、环丙沙星、左氧氟沙星等。

3. 抗菌天然药物　具有抗菌活性的天然药物化合物，例如：获自黄连或黄柏的小檗碱（黄连素）或黄柏碱，获自黄芩的黄芩苷与黄芩苷元，获自大青叶的靛苷，获自白头翁的白头翁皂草苷，获自四季青的总黄酮苷，获自穿心莲的黄酮类。许多天然药物富含鞣酸，也具有较强的抗菌活性。

二、抗菌药物的作用机制

各种抗菌药物分别以不同的机制作用于细菌等微生物或某些肿瘤细胞的不同代谢环节，能够以极微小的剂量选择性抑制或杀灭细菌等微生物或某些肿瘤细胞。根据抗菌药物对细菌作用的靶位，可将其机制分为：

1. 干扰细胞壁合成　除古细菌和支原体等少数细菌外，肽聚糖是各种细菌细胞壁的基本结构成分。β-内酰胺类抗生素、万古霉素等抗生素可分别抑制肽聚糖合成不同阶段的酶活性，从而干扰细菌细胞壁的合成。例如磷霉素作用于肽聚糖合成的第一阶段，影响尿苷二磷酸N-乙酰胞壁酰-五肽的合成；万古霉素和杆菌肽作用于肽聚糖合成的第二阶段，影响N-乙酰葡萄糖-N-乙酰胞壁酰五肽骨架的形成；青霉素与头孢菌素的β-内酰胺环具有与肽聚糖的D-丙氨酰-D-丙氨酸相似的结构，能够与D-丙氨酰-D-丙氨酸竞争与转肽酶及羧肽酶结合，从而干扰D-丙氨酰-D-丙氨酸与甘氨酸五肽或二氨基庚二酸的交联。

2. 影响细胞膜的结构与功能　多黏菌素类抗生素是具有二极性的多肽类抗生素，其亲水性的多肽端能够同细菌细胞膜的蛋白质结合，疏水性的脂肪端则能够同细菌细胞膜的磷脂结合，导致细菌细胞膜分子的定向排列发生改变以致细胞膜形成分层和通透性增加，使菌细胞内的电解质、氨基酸等物质外漏而造成细菌死亡。

3. 影响蛋白质合成　氨基糖苷类、四环素类、氯霉素类、大环内酯类抗生素分别能够与细菌核糖体的大亚基或小亚基结合，从而干扰细菌蛋白质的合成。例如，氨基糖苷类抗生素能够同细菌核糖体30S小亚基结合，抑制菌细胞蛋白质合成的起始密码子识别阶段；四环素类抗生素与细菌核糖体30S亚基结合，阻止其与氨基酰-tRNA的联接而抑制细菌的蛋白质合成。

4. 影响核酸的合成或结构　利福霉素类等抗生素可分别与细菌的核酸聚合酶以及DNA或RNA的碱基结合，干扰细菌核酸的复制或功能。例如，利福霉素类药物能够与细菌RNA聚合酶的β亚基结合，对RNA的转录以及DNA复制的起始阶段产生抑制作用。

5. 其他　磺胺、甲氧苄啶(TMP)、对氨水杨酸(PAS)等抗菌药物可通过影响细菌核酸或蛋白质代谢相关辅酶的合成，间接地影响细菌DNA、RNA或蛋白质的合成。磺胺类药物具有与PABA相似的结构，以致能够同PABA竞争结合二氢叶酸合成酶，导致细菌二氢叶酸合成减少或合成以磺胺代替PABA的无效二氢叶酸，从而影响细菌核酸的合成。

第二节　细菌的耐药机制

细菌对于抗菌药物的耐受性既可天然具有也可后天形成，天然具有的耐药性称为细菌的天然耐药性或固有耐药性，后天形成的耐药性称为细菌的耐药性变异(drug resistance variation)或称为获得耐药性(acquired drug resistance)。

一、细菌的天然耐药性

细菌的天然耐药性是细菌在长期的生物演化过程中形成的一种天然特性或固有特性,其机制是细菌天然缺乏抗菌药物作用的代谢机制或靶位。天然耐药性常常具有细菌生物种类的分布与特点或规律,而不是某一个或一些菌种或菌株的分布与特点或规律。例如,天然具有肽聚糖细胞壁的细菌是一类缺乏胆固醇代谢活性和细胞膜不含胆固醇的原核细胞微生物,以致对二性霉素B与洋地黄皂苷等作用于细胞膜胆固醇的药物不敏感,但对干扰肽聚糖合成的青霉素与头孢菌素等药物敏感。反之,天然缺乏肽聚糖细胞壁的支原体是一类具有固醇类代谢活性和细胞膜含胆固醇的原核细胞微生物,以致对干扰肽聚糖合成的抗生素不敏感,但对作用于细胞膜胆固醇的药物敏感。

二、细菌的获得耐药性

细菌的获得耐药性是细菌在生活过程中发生的耐药性变异,以致对原来敏感的抗菌药物变为不敏感或敏感性降低。获得耐药性并不是细菌的物种固有特性,而具有细菌的菌株分布与特点或规律。例如,在发现青霉素并应用于临床之初期,绝大多数金黄色葡萄球菌对青霉素具有高度敏感性;然而目前从临床分离的金黄色葡萄球菌的许多菌株由于广泛携带青霉素抗性基因,以致90%以上的金黄色葡萄球菌耐药菌株对青霉素具有耐药性。细菌可通过染色体耐药基因突变、获得外源性耐药基因、改变代谢或菌细胞结构与功能、产生钝化酶等机制,发生耐药性变异而产生获得耐药性。

1. 染色体耐药基因突变 染色体DNA是控制细菌生物学特性表达及其功能的主要遗传物质,染色体耐药基因突变可导致该基因产物上抗菌药物作用靶位点的结构改变,使抗菌药物不能再同该靶位点结合以致不能发挥抗菌作用。例如利福平可与结核分枝杆菌利福平敏感菌株的DNA依赖性RNA聚合酶结合,干扰细菌RNA的合成。结核分枝杆菌利福平耐药菌株的染色体DNA上rpoB基因发生了突变,导致其RNA聚合酶的β亚单位结构改变,以致利福平不能与其结合。

2. 获得外源性耐药基因 R质粒、转座子(transpson,Tn)、整合子(integron)是常见的同细菌耐药性有关的染色体外遗传物质,这些遗传物质不但可随细菌母细胞分裂繁殖传递给子代细菌,而且也可通过接合、转化、转导等方式在细菌之间传递,导致细菌产生获得耐药性和耐药性扩散甚至产生对多种抗菌药物不敏感的多重耐药性(multiple drug resistance,MDR)或泛耐药性(pan-drug resistance,PDR)菌株。

3. 改变代谢或菌细胞结构与功能 抗菌药物通过选择性抑制细菌等病原体的某一代谢环节而发挥抗菌活性,因此各种抗菌药物对处于代谢活跃状态的病原体可具有明显的抑制或杀灭作用。细菌可通过基因突变、基因转移与重组以及酶活性改变的方式,以改变菌细胞的代谢活性与机制、抗菌药物透过性或抗菌药物靶位的机制产生耐药性。

(1) 改变代谢活性与机制:细菌的药物敏感菌株在生长繁殖的迟缓期至对数期可表现出典型药物敏感性,稳定期的细菌以及细菌的芽胞、活的非可培养状态(viable but nonculturable state of bacteria,VNS)可由于代谢活动减弱等原因而对抗菌药物的敏感性降低。细菌的磺胺耐药菌株可通过增加PABA合成酶的活性而明显增多PABA的产生,以致二氢叶酸合成酶与磺胺的亲和力明显降低。细胞壁缺陷细菌丧失了肽聚糖的结构与合成代谢,以致对干扰肽聚糖合成的抗生素不再敏感。

(2) 改变抗菌药物透过性:抗菌药物需穿过细菌细胞壁进入菌细胞内发挥抗菌作用,许多革兰阴性菌的耐药菌株可通过改变其细胞壁外膜的药物透过性以阻止抗菌药物进入菌细胞。例如,大肠埃希菌、铜绿假单胞菌、淋病奈瑟菌等细菌可通过改变其外膜蛋白质的比例或结构,降低氨苄西林等抗生素的透过性。

许多细菌的耐药菌株还可通过加强抗菌药物的外排机制表达耐药性,这种外排机制依赖于一种需要能量的"流出泵"将抗菌药物排出菌细胞。例如,大肠埃希菌、铜绿假单胞菌、淋病奈瑟菌、金黄色葡萄球菌、化脓性链球菌等可通过外排机制,产生四环素类、喹诺酮类、大环内酯类、氯霉素类、β-内酰胺类等抗生素的耐药性。

(3) 改变抗菌药物靶位:喹诺酮类抗菌药物耐药菌株可改变其DNA旋转酶的结构,造成喹诺酮类抗菌药物不能与之结合而形成喹诺酮耐药性。结核分枝杆菌的利福平耐药菌株由于染色体上rpoB基因突变,导致RNA聚合酶的β亚单位结构改变以致不能与利福平结合。

4. 产生钝化酶 细菌的耐药菌株可由染色体基因或质粒基因编码产生钝化酶(modified enzyme),钝化酶通过破坏或修饰抗菌药物的结构而使其丧失抗菌活性。常见钝化酶包括:

(1) β-内酰胺酶:β-内酰胺酶(β-lactamase)是细菌耐药菌株的染色体或质粒编码产生的一类青霉素或/和头孢菌素钝化酶,该酶通过破坏这些抗生素的β-内酰胺环而使其丧失抗菌活性。

(2) 氨基糖苷类钝化酶:氨基糖苷类钝化酶(aminoglycoside-modified enzyme,CAT)是细菌耐药菌株的质粒编码产生的一类钝化酶,可通过磷酸转移、乙酰转移、腺苷转移的机制改变抗菌药物的分子结构而使其丧失抗菌活性。

（3）氯霉素乙酰转移酶：**氯霉素乙酰转移酶**（chloramphenicol acetyl transferase）是细菌耐药菌株的质粒编码产生的一类钝化酶，可使氯霉素分子乙酰化而丧失抗菌活性。

第三节　细菌耐药性的防治

细菌耐药性的防治原则和措施主要包括：加强细菌耐药性形成与扩散机制及其对策的研究、正确判断细菌的药物敏感性、加强抗菌药物的管理与合理使用、建立科学的疗效判断体系、妥善处理细菌的耐药菌株以及建立与健全细菌耐药性监测和通报机制等。

1. 加强细菌耐药性形成与扩散机制及其对策研究　加强与细菌耐药性形成相关的细菌学、分子生物学、生物化学、药理学、药物学、流行病学等学科的基础与应用研究，建立针对细菌耐药性形成与扩散的主动防治体系以及指导新抗菌药物的开发。

2. 加强抗菌药物的管理与合理使用　加强抗菌药物生产、销售、保藏、使用等环节的药政管理工作，以保证抗菌药物的优质、安全和有效使用。对于抗菌药物的选择和使用，需以病原学诊断及病原体的药物敏感性为基本依据。

3. 建立科学的疗效评估体系　疗效评估或疗效判断是对施用于患者的治疗方案、药物、方法及其在患者身体所产生的生理与病理效应进行评估和预测的方法与策略。科学的疗效评估体系不但有助于对感染性疾病患者治疗情况的近期效果进行评估，而且也有助于对其远期效果进行评估。

4. 妥善处理细菌的耐药菌株　包括加强对耐药菌株感染患者排泄物及其污染物的管理和处理，对密切接触患者的医护人员的无菌操作观念以及防护措施，对病原菌传播途径尤其是呼吸道、消化道等易传播途径感染患者的隔离措施，对患者的疗效评估和病原学监测，严格遵守抗菌药物规范使用的原则与方法。

5. 建立与健全细菌耐药性监测和通报机制　建立与健全细菌耐药性监测和通报机制和网络系统，有利于及时发现和分析医院内外分离病原菌耐药性的状况、规律及其发展趋势，进行监测、报告和预测。

Summary

Antimicrobial drugs are the drugs with the activity to kill or inhibit the growth of bacteria or other pathogens selectively, including antibiotics, chemical synthetic therapeutic agent and antimicrobial natural drugs. On the clinic, the basic principle for using the antimicrobial drugs is to help the patient to recover from illness by killing or inhibiting the growth of pathogens in the patient body. Drug resistance of bacteria is relatively insusceptibility or resistance of bacteria to the antimicrobial drugs, including natural drug resistance and secondary drug resistance. The natural drug resistance refers to natural tolerance of bacteria to the antimicrobial drugs, which belongs to the property of biological species. The secondary drug resistance is obtained through variation of bacteria, which obtained resistant genes during their growth and reproduction. The mechanisms of secondary drug resistance include resistance genetic mutation on chromosome, obtaining resistance genes from outside, changing of the metabolic activity or cell structure and function, and synthesis of the modified enzymes in the resistant strain. The basic principle and method to control the drug resistance of bacteria is to use antimicrobial drugs rationally.

（王　和）

第七章 细菌的感染与免疫

细菌突破宿主防御机制,在体内生长繁殖、释放毒性代谢产物,引起不同程度的病理过程,称为细菌的感染(bacterial infection)。引起感染的细菌可来自宿主体外,也可来自宿主体内。来自宿主体外的细菌,通过一定方式从一个宿主传播到另一个宿主引起的感染称为传染。能使宿主感染的细菌称为致病菌或病原菌(pathogenic bacteria, pathogen)。不能造成宿主感染的细菌称为非致病菌或非病原菌(non-pathogenic bacteria, nonpathogen)。

细菌入侵机体后,建立感染的同时,激发宿主免疫系统产生一系列免疫应答与之对抗。其结局根据致病菌和宿主两方力量强弱而定,可为无感染;或形成感染但逐渐消退,患者康复;或感染扩散,患者死亡。

第一节 正常菌群与机会致病菌

一、正常菌群及其分布

微生物在自然界分布广泛,土壤、空气、水及各种物体表面均有微生物存在。人的体表及其与外界相通的腔道中也寄居有种类不一和数量不等的微生物。当人体免疫功能正常时,这些微生物对机体无害,有些对人还有利,称为正常微生物群(normal microbe),其中以细菌为主,故通称为正常菌群(normal flora)。人体各部位常见的正常菌群见表 7-1。

表 7-1 人体各部位的正常菌群

部位	主要菌类
皮肤	葡萄球菌、类白喉棒状杆菌、铜绿假单胞菌、短棒菌苗(丙酸杆菌)、白假丝酵母菌、非致病性分枝杆菌
口腔	葡萄球菌、甲型和丙型链球菌、肺炎链球菌、非致病性奈瑟菌、卡他布兰汉菌、乳杆菌、类白喉棒状杆菌、放线菌、螺旋体、白假丝酵母菌、梭杆菌
鼻咽腔	葡萄球菌、甲型和丙型链球菌、肺炎链球菌、非致病性奈瑟菌、卡他布兰汉菌、类杆菌、流感嗜血杆菌、铜绿假单胞菌
外耳道	葡萄球菌、类白喉棒状杆菌、铜绿假单胞菌、非致病性分枝杆菌
眼结膜	葡萄球菌、干燥棒状杆菌、非致病性奈瑟菌
肠道	双歧杆菌、大肠埃希菌、产气肠菌、变形杆菌、铜绿假单胞菌、葡萄球菌、肠球菌、类杆菌、产气荚膜梭菌、破伤风梭菌、真杆菌、乳杆菌、白假丝酵母菌
尿道	葡萄球菌、类白喉棒状杆菌、非致病性分枝杆菌
阴道	乳杆菌、大肠埃希菌、阴道棒状杆菌、表皮葡萄球菌

二、正常菌群的生理作用

正常菌群与其宿主生态环境在长期进化中形成生理性组合的动态平衡。正常菌群对维持这种平衡起重要作用,其生理意义有:

1. 拮抗作用 正常菌群,特别是其中占绝对优势的厌氧菌对来自人体以外的致病菌有明显的生物拮抗作用,阻止其在机体内定植(colonization),从而构成一种生物屏障。其机制主要是:①占位性保护作用:正常菌群通过其配体与相应上皮细胞表面受体结合而黏附,并形成细菌生物膜(bacterial biofilm),发挥屏障和占位性保护作用,使外来致病菌不能定植;②产生有害代谢产物:如厌氧菌产生脂肪酸降低环境中的 pH 与氧化还原电势,使不耐酸的细菌和需氧菌受到抑制;③争夺营养:在含有一定营养物质的环境中,正常菌群通过争夺营养大量繁殖而处于优势地位,不利于致病菌的生长。

2. 营养作用 正常菌群参与机体的物质代谢、营养物质的转化及合成,表现在氮的利用、糖的代谢及维生素的合成。如肠道内的大肠埃希菌和脆弱类杆菌可产生维生素 K 和维生素 B 族供人体利用。

3. 免疫作用 正常菌群能促进宿主免疫器官的发育,亦可刺激其免疫系统产生免疫应答,产生的免疫物质如 sIgA、效应 T 细胞,既限制了正常菌群本身的危害作用,又对与正常菌群有交叉抗原组分的致病菌产生一定程度的抑制或杀灭作用。

4. 抗衰老作用 正常菌群中双歧杆菌、乳杆菌及肠球菌有抗衰老作用。其机制之一与其产生过氧化物歧化酶(superoxide dismutase, SOD)有关。SOD

是一种抗氧化损伤的生物酶,能催化自由基(O_2^-)歧化,以清除 O_2^- 的毒性,保护组织细胞免受其损伤。

5. 抗肿瘤作用 正常菌群中的双歧杆菌和乳杆菌均有抑制肿瘤作用,其可能的机制是:①通过自身产生的多种酶类将某些致癌物转化为非致癌性,如降解亚硝酸胺为仲胺和亚硝酸盐而排出体外;②通过激活巨噬细胞等的免疫功能而抑制肿瘤。

三、微生态平衡与失调

正常微生物群与其宿主之间相互依赖并相互制约,当微生物群、宿主及外环境处于动态平衡时,称为微生态平衡(microeubiosis)。如果这种平衡被破坏,微生物群由生理性组合转变为病理性组合,即为微生态失调(microdysbiosis)。微生态失调包括正常微生物的种群出现定量或定性异常情况:

1. 异位寄生(abnormal habitation) 正常菌群寄居部位改变可引起疾病。例如,大肠埃希菌从原寄居的肠道进入泌尿道或手术时通过切口进入腹腔、血流等,可引起肾盂肾炎、膀胱炎、腹膜炎、败血症等。

2. 菌群失调(flora disequilibrium) 常发生在长期或大量应用抗菌药物后,一部分敏感菌受抑制,耐药菌失去制约而得以生长,造成宿主某些部位的正常菌群在组成和数量上的异常变化,称为菌群失调。由此而导致的病症称菌群失调症(dysbacteriosis),也称二重感染(superinfection)。

四、机会致病菌

由正常菌群在机体免疫功能低下以及定位转移或菌群失调等特定条件下而引起的宿主感染称机会性感染(opportunistic infection),又称条件致病性感染(conditioned infection)。能引起机会性感染的所有微生物,称为机会性致病菌(opportunity),又称条件致病菌(conditioned pathogen)。

机会致病菌主要为细菌,常见的是革兰阴性的大肠埃希菌、克雷伯杆菌、假单胞菌及无芽胞厌氧菌,革兰阳性菌有金黄色葡萄球菌,真菌中的白假丝酵母菌最常见,其次为新生隐球菌,也可见曲霉菌和毛霉菌。

第二节 细菌的致病性

细菌能引起感染的能力称为致病性(pathogenicity)或病原性。细菌的致病性是对特定宿主而言,有的只对人类有致病性,有的只对某些动物有致病性,有的则对人类和动物均有致病性。不同致病菌对宿主可引起不同的病理过程,例如,伤寒沙门菌对人类引起伤寒,而结核分枝杆菌引起结核病。

致病菌的致病性强弱程度称为毒力(virulence),即致病性的强度。各种致病菌的毒力不同,并可随不同宿主、种类及环境条件不同而发生变化。即使同种细菌也常因菌型、菌株的不同而毒力有一定的差异,可有强毒、弱毒与无毒株之分。

毒力常用半数致死量(median lethal dose,LD_{50})或半数感染量(median infective dose,ID_{50})表示,即一定条件下引起50%实验动物死亡或50%的组织培养细胞发生感染的最小细菌数量或毒素剂量。

病原菌的致病作用与其毒力、侵入机体的数量、侵入途径及机体的免疫状态密切相关。

一、细菌的毒力

构成细菌毒力的主要因素是侵袭力和毒素。

(一)侵袭力

致病菌能突破宿主的防御机制,侵入机体并在体内定居、繁殖和扩散的能力称为侵袭力(invasion)。而构成细菌侵袭力的物质主要有:黏附素、侵袭性物质、荚膜和细菌生物膜。

1. 黏附素(adhesin) 黏附(adhesion)是指细菌附着于宿主呼吸道、消化道和泌尿生殖道黏膜细胞的功能。黏附使细菌免于被呼吸道的纤毛运动、肠蠕动、黏液分泌、尿液冲洗等活动所清除,得以在局部定居、繁殖,产生毒性物质或继续侵入细胞、组织,直至形成感染。黏附作用需要两个基本条件,即黏附素和宿主细胞表面的黏附素受体。黏附素是细菌表面结构与黏附相关的蛋白质,根据其来源可分为菌毛和非菌毛黏附素。菌毛能使菌体黏附于宿主靶细胞上,如大肠埃希菌的菌毛。非菌毛黏附素是细菌表面的其他组分,如革兰阴性菌外膜蛋白(outer membrane protein,OMP)和革兰阳性菌细胞壁。部分细菌的黏附素及其相应受体见表7-2。

表7-2 部分细菌的黏附素及其相应受体

微生物	黏附素	受体
金黄色葡萄球菌	脂磷壁酸	纤维黏连蛋白
A群链球菌	LTA-M蛋白复合体	纤维黏连蛋白
肺炎链球菌	表面蛋白	N-乙酰氨基己糖半乳糖
大肠埃希菌	Ⅰ型菌毛	D-甘露糖
	定居因子抗原Ⅰ	GM-神经节苷脂
	P菌毛	P血型糖脂类
其他肠道细菌	Ⅰ型菌毛	D-甘露糖
淋病奈瑟菌	菌毛	GD1-神经节苷脂
梅毒螺旋体	P1,P2,P3	纤维黏连蛋白
衣原体	表面凝集素	N-乙酰葡糖胺
肺炎支原体	P1蛋白	唾液酸
霍乱弧菌	Ⅳ型菌毛	岩藻糖和甘露糖

2. 侵袭性物质

（1）侵袭素：少数细菌可在黏附部位引起局部感染，大多数细菌会侵入细胞内并扩散到其他的细胞、组织或全身而引起侵袭性感染。细菌的这一侵袭能力是受其侵袭基因（invasive gene, inv 基因）控制的，由 inv 基因编码的蛋白质称为侵袭素，能介导细菌侵入邻近的上皮细胞。例如，肠侵袭性大肠埃希菌和痢疾志贺菌的侵袭基因存在于一个 140MDa 大质粒中，福氏志贺菌的侵袭基因可通过编码产生 Ipa、Ipb、Ipc 等侵袭素使细菌扩散至邻近的上皮细胞。

（2）侵袭性酶类：许多细菌能产生具有侵袭性的胞外酶，可协助病原菌的吞噬作用并有助于细菌在体内扩散。如致病性葡萄球菌的血浆凝固酶，能使血浆中的液态纤维蛋白原转变为固态的纤维蛋白围绕在细菌表面，可抵抗宿主吞噬细胞的吞噬作用。A 群链球菌产生的透明质酸酶能降解细胞间质的透明质酸，利于细菌及其毒素在组织中扩散。淋病奈瑟菌、脑膜炎奈瑟菌、流感嗜血杆菌等可产生分解 IgA 的蛋白酶，降低黏膜局部 sIgA 的特异性免疫功能。

3. 荚膜和微荚膜 荚膜具有抗吞噬和抗体液中杀菌物质作用，使细菌能抵抗和突破宿主的防御功能，并迅速繁殖，产生病变。例如，将无荚膜的肺炎链球菌注射于小鼠腹腔，细菌可被小鼠吞噬细胞吞噬、杀灭；但若接种有荚膜的菌株，细菌则大量繁殖，小鼠常于注射后 24 小时内死亡。A 群链球菌的 M 蛋白、伤寒杆菌的 Vi 抗原及大肠埃希菌的 K 抗原等结构，通称为微荚膜，其功能与荚膜相同。

4. 细菌生物膜 细菌生物膜是细菌附着在有生命或无生命的材料表面后，由细菌和其分泌的胞外多聚物共同组成的呈膜状的细菌群体（图 7-1）。组成生物膜的细菌可以是一种或多种。生物膜是细菌的保护性生长方式，与单个或混悬的游走细胞（planktonic cell）相比，该黏附方式不仅利于细菌附着于某些支持物表面不易被流动体液冲走，且更利于抵抗宿主免疫细胞、免疫分子及抗菌药物的攻击，同时可增强毒力基因和耐药基因的传递。细菌的生物膜现象与许多慢性难治性细菌感染及医院内感染密切相关，故在现代临床医学中具有重要意义。

（二）毒素

毒素（toxin）按其来源、性质和作用等不同，可分为外毒素（exotoxin）和内毒素（endotoxin）。

1. 外毒素 主要由革兰阳性菌和少数革兰阴性菌合成和分泌的毒性蛋白质，如革兰阳性菌中的破伤风梭菌、肉毒梭菌、白喉棒状杆菌、产气荚膜梭菌、A 群链球菌、金黄色葡萄球菌以及革兰阴性菌中的痢疾志贺菌、鼠疫耶尔森菌、霍乱弧菌、肠产毒型大肠埃希菌、铜绿假单胞菌等均能产生外毒素。大多数外毒素

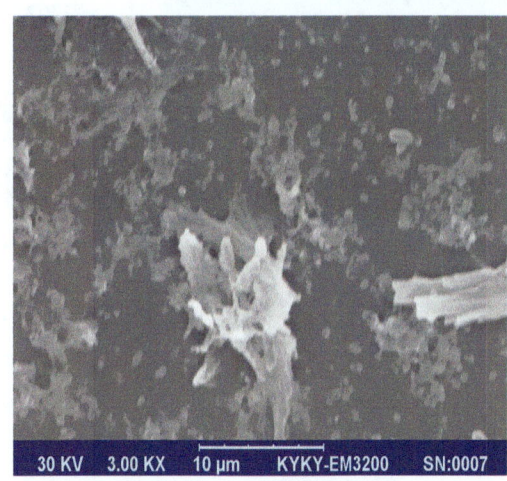

图 7-1 细菌生物膜
图为定植于输液管内壁的铜绿假单胞菌生物膜扫描
电镜照片（×3000）

是在菌细胞内合成后分泌至细胞外的；也有些外毒素存在于菌体内，待菌细胞破裂后释放出来，如痢疾志贺菌和肠产毒型大肠埃希菌的外毒素。

外毒素具有如下特性：①均为蛋白质：大多数外毒素由 A、B 两个亚单位组成，亦称 A-B 毒素。A 亚单位是毒素活性部分，决定毒素的致病作用；B 亚单位无致病作用，是介导外毒素分子与靶细胞结合的部分，具有对靶细胞的亲和性。②毒性作用强：如肉毒梭菌外毒素纯品 1mg 可杀死 2 亿只小鼠，其毒性比氰化钾强 1 万倍，是目前已知的最剧毒物。外毒素对组织有高度选择性，通过与特定靶细胞表面受体结合，直接或进入细胞后引起特征性病变。③抗原性强：外毒素抗原性强，其抗体称为抗毒素（antitoxin）。外毒素可用人工方法（0.3%～0.4% 甲醛溶液）处理脱毒（改变 A 亚单位活性），但保留其抗原性（B 亚单位不变），从而制成无毒的外毒素，称为类毒素（toxoid），用于人工主动免疫预防相应疾病。④绝大多数外毒素不耐热：如白喉外毒素 58～60℃ 经 1～2 小时、破伤风外毒素在 60℃ 经 20 分钟即被破坏。但葡萄球菌肠毒素例外，能耐受 100℃ 高温 30 分钟。

根据外毒素对宿主靶细胞的亲和性及作用机制不同，可分为神经毒素（neurotoxins）、细胞毒素（cytotoxins）和肠毒素（enterotoxins）三大类（表 7-3）。

2. 内毒素 是革兰阴性菌细胞壁中的脂多糖（lipopolysaccharide, LPS）组分，在菌细胞破裂后被释放出来。螺旋体、衣原体、立克次体亦有类似的 LPS。内毒素是革兰阴性菌的主要毒力因子。内毒素的特性如下：①为脂多糖，由脂质 A、核心多糖和寡糖重复单位组成。②毒性作用相对较弱，且对组织无选择性。③抗原性较弱，不能脱毒成为类毒素。④对一般理化因素稳定，可耐热 100℃ 1 小时不失活性，加热 160℃ 2～4 小时或用强酸强碱、强氧化剂煮沸 30 分钟才被灭活。因此临床实际工作中要注意防止内毒素

表 7-3 外毒素的种类和作用

类型	细菌	外毒素	疾病	作用机制	症状和体征
神经毒素	破伤风梭菌	痉挛毒素	破伤风	阻断抑制性神经递质甘氨酸的释放	骨骼肌强直性痉挛
	肉毒梭菌	肉毒毒素	肉毒中毒	抑制胆碱能运动神经释放乙酰胆碱	肌肉松弛性麻痹
细胞毒素	白喉棒状杆菌	白喉毒素	白喉	灭活 EF-2，抑制细胞蛋白质合成	肾上腺出血、心肌损伤、外周神经麻痹
	金黄色葡萄球菌	毒素休克综合征毒素-1	毒素休克综合征	增强对内毒素作用的敏感性	发热、皮疹、休克
		表皮剥脱毒素	烫伤样皮肤综合征	表皮与真皮脱离	表皮剥脱性病变
	A 群链球菌	致热外毒素	猩红热	破坏毛细血管内皮细胞	猩红热皮疹
肠毒素	霍乱弧菌	肠毒素	霍乱	激活肠黏膜腺苷环化酶，增高细胞内 cAMP 水平	小肠上皮细胞水分和 Na$^+$ 大量丢失、腹泻、呕吐
	产毒性大肠埃希菌	肠毒素	腹泻	不耐热肠毒素同霍乱毒素，耐热肠毒素使细胞内 cGMP 水平增高	同霍乱肠毒素
	产气荚膜梭菌	肠毒素	食物中毒	同霍乱肠毒素	腹泻、呕吐
	金黄色葡萄球菌	肠毒素	食物中毒	作用于呕吐中枢	呕吐为主、腹泻

的污染。各种革兰阴性菌产生的内毒素的致病作用基本相似，因其主要毒性成分脂质 A 的结构基本相似。内毒素的生物学作用有：

（1）发热反应：1ng 水平的 LPS 足以引起健康成人产生发热反应，其机制是 LPS 作用于巨噬细胞、血管内皮细胞，并激活致敏淋巴细胞，产生和释放 IL-1、IL-6、TNF-α 等。这些细胞因子作为 内源性致热原（endogenous pyrogen）作用于下丘脑体温调节中枢，导致适度发热、微血管扩张、炎症反应等对宿主有益的免疫保护反应。

（2）白细胞反应：当内毒素进入血液后，血循环中白细胞数量急剧减少，系与中性粒细胞大量移行并黏附于组织毛细血管壁有关。数小时后，LPS 刺激骨髓中的中性粒细胞大量进入血流，使血中白细胞数量显著升高。

（3）内毒素血症与内毒素休克：当血液中细菌或病灶内细菌释放大量内毒素入血时，可导致 内毒素血症（endotoxemia）。内毒素作用于巨噬细胞、中性粒细胞、内皮细胞、血小板、补体系统、凝血系统等并诱生 TNF-α、IL-1、IL-6、IL-8、组胺、5-羟色胺、前列腺素、激肽等生物活性物质，使小血管功能紊乱而造成微循环障碍。表现为微循环衰竭和低血压、组织器官毛细血管灌流不足、缺氧、酸中毒等，高浓度的内毒素也可激活补体替代途径，引发高热、低血压以及活化凝血系统，最终导致 弥散性血管内凝血（disseminated intravascular coagulation, DIC），严重时可出现微循环衰竭和低血压为特征的 内毒素休克。

细菌内毒素与外毒素的主要区别见表 7-4。

表 7-4 外毒素与内毒素的主要区别

区别特点	外毒素	内毒素
来源	革兰阳性菌与部分革兰阴性菌	革兰阴性菌
存在部分	由活菌分泌释放，少数菌崩解后释出	细胞壁组分，菌裂解后释出
化学成分	蛋白质	脂多糖
稳定性	60~80℃ 30 分钟被破坏	160℃ 2~4 小时才被破坏
毒性作用	强，对组织器官有选择性毒性效应，引起特殊临床表现	较弱，各菌的毒性效应大致相同，引起发热，白细胞变化，微循环障碍、休克、DIC 等
抗原性	强，刺激机体产生抗毒素；甲醛液处理脱毒形成类毒素	甲醛液处理不形成类毒素

二、细菌侵入的数量

感染的发生除致病菌必须具有一定的毒力外，还需有足够的数量。所需菌量的多少，一方面与致病菌毒力强弱有关，另一方面取决于宿主免疫力的高低。一般细菌毒力越强，引起感染所需的菌量越小，反之则所需菌量越大。例如，毒力强大的鼠疫耶氏菌，在无特异性免疫力的机体中,有数个菌侵入就可发生感染,而毒力弱的某些沙门菌,常需摄入数亿个菌才引起急性胃肠炎。

三、细菌侵入的部位

具有一定毒力和足够数量的致病菌,若侵入易感机体的部位不适宜,仍然不能引起感染。例如,伤寒沙门菌需经口进入,破伤风梭菌的芽胞需进入深部创伤,在厌氧环境中才能发芽。有些致病菌适宜的侵入部位有多处,如结核分枝杆菌可经呼吸道、消化道、皮肤创伤等形成感染。各种致病菌都有其特定侵入部位,这与致病菌需要特定的生长繁殖微环境有关。

第三节 抗细菌感染免疫

机体免疫防御机制可分为固有性免疫(innate immunity)和适应性免疫(adaptive immunity)。致病菌侵入人体后,先遇到的是机体固有免疫功能的防御。一般7~10天后,适应性免疫应答开始。然后两者配合,相互协作和制约,使机体能够阻止、抑制和杀灭致病菌,清除其毒力因子或成分,终止感染并恢复和维持机体生理结构及功能于正常状态。

一、固有性免疫

固有性免疫也称天然免疫,是人类在长期的种系发育和进化过程中逐渐建立起来的一系列防御病原微生物等抗原的功能。其特点是:①个体出生时便具备,同种系不同个体都有,代代遗传,较为稳定;②作用迅速,担负"第一道防线"作用;③作用范围较广,不是针对某一特定致病菌,故也称为非特异性免疫(nonspecific immunity);④再次接触相同致病菌,其功能不会增减。

固有性免疫由屏障结构、吞噬细胞和体液中杀菌物质组成。

(一)屏障结构

1. 皮肤与黏膜 人体与外界环境接触的表面覆盖着一层完整的皮肤和黏膜,是机体抗感染的"第一道防线"。

(1)机械阻挡与排除作用:皮肤的多层角化上皮能阻挡病原微生物的入侵。黏膜单层上皮细胞也有机械阻挡作用,如呼吸道黏膜上皮细胞的纤毛运动,口腔唾液的吞咽及肠蠕动等均能起到排菌作用。

(2)分泌杀菌物质:皮肤和黏膜能分泌多种杀菌物质。例如,皮肤汗腺分泌乳酸,皮脂腺分泌脂肪酸,胃液中的胃酸,肠液中的蛋白酶和泪液中的溶菌酶等。这些物质有的能使液体呈酸性,不利于细菌生长,有的则可破坏细菌的细胞壁,促使其死亡。

(3)正常菌群的拮抗作用:通常机体的正常菌群对致病菌都有抑制作用。如口腔中唾液链球菌产生的H_2O_2可杀死脑膜炎奈瑟菌和白喉棒状杆菌;肠道中大肠埃希菌产生大肠菌素(colicin)能抑制志贺菌、金黄色葡萄球菌、白假丝酵母菌等;双歧杆菌则对多种致病菌有抑制作用。

2. 血-脑屏障 由软脑膜、脉络丛的脑毛细血管壁和星状胶质细胞等组成。主要依靠脑毛细血管内皮层的紧密连接和微弱的吞噬作用阻挡病原微生物及其毒性产物从血流进入脑组织和脑脊液,保护中枢神经系统。婴幼儿的血-脑屏障发育不完全,故易发生中枢神经系统感染。

3. 胎盘屏障 由母体子宫内膜的基蜕膜和胎盘绒毛膜组成。正常情况下,母体感染的病原微生物及其有害产物不能通过胎盘屏障进入胎儿,使其感染。但若妊娠在3个月以内,该屏障发育不完善,病原体则容易从母体通过胎盘进入胎儿体内,干扰其正常发育,造成畸形、早产甚至死胎。在妊娠早期,应尽量防止母体感染和局部尽量不用或少用副作用大的药物,降低新生儿畸形率。

(二)吞噬细胞

1. 来源、种类及分布 人类吞噬细胞分为大吞噬细胞和小吞噬细胞两类,均来自于骨髓。小吞噬细胞即外周血中的中性粒细胞。另一类是大吞噬细胞,即单核-吞噬细胞系统(mononuclear phagocyte system, MPS),包括血液中的单核细胞和各种组织器官中的巨噬细胞,如肝内肝巨噬细胞(Kupffer cells)、肺中的尘细胞和结缔组织中的组织细胞等。

2. 吞噬作用(phagocytosis) 当致病菌突破皮肤黏膜屏障进入组织后,中性粒细胞首先从毛细血管中逸出,聚集到病菌所在部位,大多数情况下,致病菌被吞噬消灭。若不被杀死,当细菌游走到附近淋巴结时,则由淋巴结中的吞噬细胞将其吞噬消灭。只有毒力强、数量多的致病菌才能侵入血流或其他器官,然后再由这些部位或器官中的吞噬细胞继续吞噬处理。吞噬过程可分为以下几个阶段(图7-2)。

(1)趋化:在趋化因子的作用下,吞噬细胞穿过毛细血管定向聚集到局部炎症部位。趋化因子的种类很多,主要包括C5a、C3a、C567、细菌成分或代谢产物、炎症组织分解产物以及某些细胞因子等。

(2)黏附:即病原体附着于吞噬细胞表面受体上。吞噬细胞可表达脂多糖受体(CD14)、甘露糖受体等直接识别、结合病原菌。另外,中性粒细胞和单核细胞均具有抗体IgG Fc受体和补体C3b受体,借助抗体和补体的调理作用,吞噬细胞的吞噬和杀伤效力明显增强。

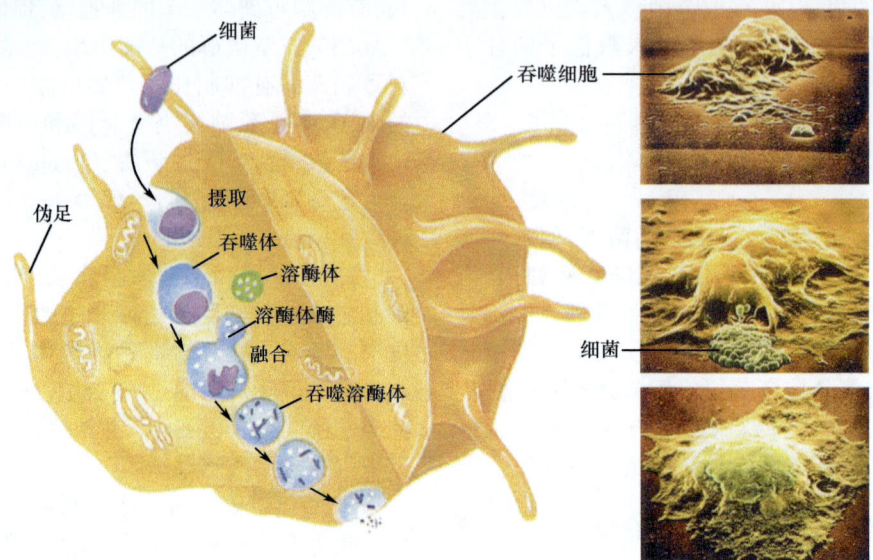

图 7-2 吞噬细胞的吞噬杀菌过程示意图

(3) 吞入:吞噬细胞与病原体结合后,接触病原体部位的细胞膜内陷,或伸出伪足将菌包围并摄入细胞质内,形成由部分包膜包绕成的吞噬体(phagosome),此为吞噬。对病毒等较小物体,只在其附着处的细胞膜向细胞质内陷形成吞饮体(pinosome),将病毒包裹在内,是为吞饮(pinocytosis)。

(4) 杀灭:当吞噬体形成后,吞噬细胞内的溶酶体(lysosome)与之靠近并融合形成吞噬溶酶体(phagolysome)。杀菌作用主要借助于溶酶体内的依氧和非依氧两大途径。

吞噬细胞的杀菌机制分依氧和非依氧两大类。

依氧杀菌机制 主要因吞噬引起呼吸暴发而致,杀菌过程需要分子氧参加。呼吸暴发过程中吞噬细胞内氧化酶和其他酶类活化,产生多种反应性氧中介物(reactive oxygen intermediate,ROI)和反应性氮中介物(reactive nitrogen intermediate,RNI)。ROI 有过氧化氢(H_2O_2)、超氧阴离子(O_2^-)、游离羟基(OH^-)和单态氧($^1O_2$),RNI 有一氧化氮(NO)、亚硝酸盐(NO_2^-)及硝酸盐(NO_3^-)等。此类物质对细菌等病原体有直接的毒性作用,具有高效的杀伤活性。另外 H_2O_2 本身的杀菌能力可因有氯化物存在时经髓过氧化物酶(myeloperoxidase,MPO)的协同作用而大大增强。

非依氧杀菌机制 不需要分子氧参加。主要与溶菌酶、防御素、乳铁蛋白、蛋白水解酶、核酸酶、酯酶等以及酸性代谢产物有关。

3. 吞噬作用的后果 致病菌被吞噬细胞吞噬后,其后果随菌种、毒力和机体免疫力不同而异。

(1) 完全吞噬:病原菌被吞噬后,在吞噬溶酶体中被杀灭和消化,未消化的残渣被排出胞外,此为完全吞噬。如化脓性球菌被吞噬细胞吞噬后,一般在 5~10 分钟死亡,30~60 分钟被破坏。

(2) 不完全吞噬:某些胞内寄生菌,如结核分枝杆菌、伤寒沙门菌、布氏菌和军团菌等,在免疫力低下的机体中,只被吞噬却不被杀死,称为不完全吞噬。此种吞噬对机体不利,因病原菌在吞噬细胞内得到保护,可以免受体液中非特异性杀菌物质、特异性抗体和抗菌药物的作用,有的甚至可在细胞内繁殖,导致吞噬细胞死亡,或随游走的吞噬细胞经淋巴液或血液扩散到其他部位,引起感染的转移或扩散。

(3) 组织损伤:吞噬细胞在吞噬过程中,溶酶体释放出的多种水解酶也能破坏邻近的正常组织细胞,造成组织损伤和炎症反应。

(三) 体液因素

正常体液和组织中含有多种杀伤或抑制致病菌的物质,常配合其他杀菌因子发挥作用。

1. 补体系统 是存在于正常体液中具有酶活性的一组球蛋白,可通过经典途径、旁路途径或凝集素途径激活。补体系统活化后产生多种生物活性分子,通过不同的机制发挥抗感染免疫作用。例如,补体活化产物 C3a、C5a 具有趋化作用,可吸引吞噬细胞到达炎症部位;C3b、C4b 具有调理作用,可促进吞噬细胞的吞噬活性;膜攻击复合体 C5b-9 则能溶解破坏革兰阴性菌。

2. 溶菌酶 为一种碱性蛋白,广泛分布于血清、唾液、乳汁和黏膜分泌液中。作用于革兰阳性菌的胞壁肽聚糖,使之裂解而溶菌。革兰阴性菌的肽聚糖含量少,其外还有外膜包围,故对溶菌酶不敏感。若同时存在有相应抗体,则溶菌酶也能破坏革兰阴性菌。

3. 防御素 是一类富含精氨酸的小分子多肽,主要存在于中性粒细胞嗜天青颗粒中,人的肠细胞中也有。主要作用于胞外菌。其杀菌机制是破坏细菌细胞膜的完整性,使细菌溶解死亡。

4. 其他杀菌和抑菌物质 包括乙型溶素、吞噬细胞杀菌素、组蛋白、乳素、调理素等。

二、适应性免疫

适应性免疫是个体出生后，在生活过程中与致病菌及其毒性代谢产物等抗原分子接触后产生的一系列免疫防御功能，又称获得性免疫。其特点是：①个体出生后接触抗原而形成，不能遗传给后代；②产生免疫力需一定的时间，一般是10~14天；③针对性强，只对引发免疫力的相同抗原有效，对其他种抗原无效，故也称特异性免疫；④再次接触相同抗原，其免疫强度可增加。

适应性免疫包括体液免疫和细胞免疫两大类。体液免疫是由特异性抗体起主要作用的免疫应答。在抗菌免疫中，抗体可分为抗菌抗体和抗外毒素抗体。细胞免疫是以T细胞为主的免疫应答，其中主要是$CD4^+Th1$细胞和细胞毒性T(cytotoxic T cell, CTL/Tc)细胞。

三、抗细菌感染免疫的特点

根据致病菌与宿主细胞的关系，致病菌可分为<u>胞外菌</u>(extracellular bacteria)和<u>胞内菌</u>(intracellular bacteria)。胞外菌寄居于宿主细胞外的组织间隙和血液、淋巴液、组织液等体液中。胞内菌可分为兼性(facultative)和专性(obligate)两类。兼性胞内菌在宿主体内主要寄居在细胞内生长繁殖，体外亦可在无活细胞的适宜环境中生存和繁殖。专性胞内菌则不论在宿主体内或体外都只能在活细胞内生存和繁殖。

（一）抗胞外菌感染的免疫

人类的多数致病菌属胞外菌，主要有葡萄球菌、脑膜炎奈瑟菌、大肠埃希菌、破伤风梭菌等。胞外菌的主要致病机制是通过内、外毒素等致病物质引起感染部位炎症反应和全身多系统损伤。抗胞外菌感染的作用主要在于抵抗细菌的入侵、抑制细菌的生长繁殖、杀灭和破坏菌细胞、中和毒素并最终清除细菌和毒素。其中非特异性免疫有一定防卫作用，体液免疫起主要作用，细胞免疫起辅助作用。

1. 吞噬细胞的吞噬作用 在多数情况下，胞外菌易于被吞噬细胞吞噬、杀灭和消化。中性粒细胞在对胞外菌尤其是化脓性细菌的吞噬、杀灭中起重要作用。巨噬细胞杀灭胞外菌的能力不及中性粒细胞，但活化后的巨噬细胞吞噬杀菌能力大大增强。

2. 抗体和补体的作用 胞外菌的清除主要依赖特异性抗体的作用。抗体与补体协同，作用可得到加强。抗体对胞外菌的作用主要表现为：

（1）阻止细菌黏附：黏膜免疫系统分泌的sIgA对阻止致病菌的黏附起重要作用。sIgA可与细菌菌毛等黏附素结合，封闭黏附素与靶细胞表面相应受体的结合，阻止致病菌在消化道、呼吸道或泌尿生殖道等黏膜表面定植。

（2）调理吞噬作用：中性粒细胞和单核吞噬细胞表面具有抗体IgG的Fc段受体和补体C3b受体，因此结合了致病菌的抗体以及激活的补体可通过与相应受体的结合，促进吞噬细胞的吞噬杀伤能力。

（3）溶菌作用：当菌细胞抗原与抗菌抗体形成复合物后，可激活补体系统形成攻膜复合体破坏菌细胞。

（4）中和细菌外毒素：特异性抗毒素抗体与细菌外毒素结合可封闭毒素的活性部位，而外毒素与抗毒素形成的免疫复合物最终被吞噬细胞吞噬清除。抗毒素只能与游离的外毒素结合才有中和作用，因外毒素一旦与靶细胞结合，抗毒素就不能中和其毒性。故应用抗毒素进行人工被动免疫时应尽早、足量。

3. 细胞免疫的作用 细胞免疫在某些胞外菌感染中也起到一定的作用。参与胞外菌免疫应答的T细胞主要是$CD4^+Th2$细胞，他们除辅助B细胞对细菌的胸腺依赖性抗原(TD-Ag)产生抗体外，还能产生多种细胞因子，诱发炎症反应，促进巨噬细胞的吞噬和杀伤，吸引和活化中性粒细胞等。

（二）抗胞内菌感染的免疫

对医学重要的兼性胞内菌有结核分枝杆菌、麻风分枝杆菌、伤寒沙门菌、布鲁斯菌、嗜肺军团菌、单核细胞李氏菌等。立克次体、柯克斯体、衣原体等属于专性胞内菌。胞内菌感染的特点除细胞内寄生外，还有低细胞毒性，呈慢性进程。病变主要由病理性免疫损伤引起，常有肉芽肿形成并多伴有迟发型超敏反应。在致病过程中，胞内菌也有存在于血液和细胞外的阶段，因而抗体也有辅助抗菌作用。

1. 吞噬细胞 胞内菌主要被单核吞噬细胞吞噬，吞噬泡内的胞内菌具有抑制吞噬泡与溶酶体融合的能力。在特异性细胞免疫产生之前，未活化的单核吞噬细胞不能完全杀死吞入的细菌。当其被细胞因子如IFN-γ刺激活化后方能杀伤胞内菌。中性粒细胞在感染早期有一定作用。NK细胞可直接杀伤感染的靶细胞，并释放IFN-γ参与激活细胞免疫应答。

2. 细胞免疫 因特异性抗体不能进入细胞内发挥作用，抗胞内菌感染的免疫主要是以T细胞介导的细胞免疫为主。$CD4^+Th1$细胞是胞内菌感染的重要免疫因素。Th1释放多种细胞因子(IL-2、IFN-γ、TNF-α等)，引起迟发型超敏反应，增强巨噬细胞的杀伤能力，从而有利于对胞内菌的清除。CTL在抗某些胞内菌(如结核分枝杆菌)感染中也有重要作用，通过释放<u>穿孔素</u>(perforin)和<u>颗粒酶</u>(granzyme)杀伤和破坏胞内菌寄生的细胞，使致病菌释出，再由抗体或补体的调理后被吞噬细胞吞噬消灭。

第四节 感染的发生与发展

一、感染的来源和传播方式

来源于宿主体外的感染称为外源性感染(exogenous infection),来源于患者自身体内或体表的感染称内源性感染(endogenous infection)。

(一) 外源性感染

1. 传染源 主要有三种:

(1) 患者:是传染病的主要来源,致病菌可通过多种方式在人与人之间传播。患者感染后从潜伏期到病后一段恢复期,均有可能将致病菌传播给周围正常人,因此对患者及早做出诊断并争取防治是控制和消灭传染病的根本措施之一。

(2) 带菌者(carrier):包括健康带菌者和恢复期带菌者。前者指携带有某种致病菌但未出现临床症状的健康人;后者指恢复期传染病患者,体内可持续排菌一段时间。两者均为重要传染源。由于带菌者无临床症状,不易被人们察觉,故危害性高于患者。

(3) 病畜和带菌动物:某些细菌可引起人畜共患病,因而病畜或带菌动物也可传播给人。例如,鼠疫耶氏菌、炭疽芽胞杆菌、牛结核分枝杆菌、布鲁菌及引起食物中毒的沙门菌等。

2. 传播途径 指病原菌进入宿主门户以及排出途径,主要有以下几种:

(1) 呼吸道:致病菌从病人或带菌者的痰液、唾液等散布到周围空气中,经呼吸道途径传给他人。例如,咳嗽、喷嚏、大声说话时喷出的飞沫,含有大量细菌。也可通过吸入带有病菌的尘埃而引起。常见经呼吸道传播的病原菌有结核分枝杆菌、白喉棒状杆菌、百日咳鲍特菌、嗜肺军团菌等。

(2) 消化道:致病菌从消化道进入,又经粪便排出,污染食物、饮用水等,再通过食物、饮用水等又传入宿主,称为粪—口途径。水、手指、苍蝇等昆虫是传播的重要媒介。常见经消化道传播的病原菌有沙门菌、志贺菌、霍乱弧菌及引起食物中毒的各种细菌。

(3) 泌尿生殖道:主要通过性接触引起的传播,由此引起的疾病称性传播疾病(sexually transmitted disease, STD)。通过性传播的细菌有淋病奈瑟菌、杜克雷嗜血杆菌等。此外经性传播的病原菌还有溶脲脲原体、人支原体、沙眼衣原体、梅毒螺旋体等。

(4) 皮肤:皮肤的创伤、烧伤、动物咬伤等可导致致病菌入侵。如致病性葡萄球菌、铜绿假单胞菌引起的化脓性感染。泥土、人和动物粪便中可有破伤风梭菌、产气荚膜梭菌等芽胞存在。当芽胞进入深部伤口,微环境适宜时就会发芽、繁殖,产生外毒素而致病。此外,节肢动物叮咬也是一种由皮肤创伤进入引起的感染,如人类鼠疫由鼠蚤传播。

(5) 多途径:有些细菌,如结核分枝杆菌、炭疽芽胞杆菌等可经呼吸道、消化道和皮肤等多途径感染人体。

(二) 内源性感染

致病菌主要来自于体内正常菌群,其感染具有条件依赖性。当大量使用广谱抗生素导致菌群失调以及各种原因使机体免疫力降低时常引起感染。此外,还包括少数曾感染过而潜伏下来的细菌的重新感染,如结核分枝杆菌。婴幼儿、老年人、晚期肿瘤患者、艾滋病患者、器官移植使用免疫抑制剂者均易于发生内源性感染。内源性感染已成为临床细菌感染中的常见病,是细菌感染的新动向,也是医院内感染的常见现象之一。

二、感染的类型

感染的发生、发展与结局是宿主机体与致病菌相互作用的复杂过程。根据两者力量对比,感染会出现以下几种类型:

(一) 隐性感染

当机体抗感染免疫力较强或入侵细菌数量不多、毒力较弱时,感染后对机体损害较轻,不出现或出现不明显的临床症状称为隐性感染(inapparent infection),又称亚临床感染(subclinical infection)。一般在传染病流行中,约90%以上的人为隐性感染者。如结核、白喉、伤寒等许多细菌均有隐性感染。隐性感染后机体常可获得一定的特异性免疫力,能抵抗相同致病菌的再感染。

(二) 显性感染

当入侵的细菌数量较多、毒力较强,同时机体抗感染的免疫力较弱,或因感染强毒性的新的细菌克隆而机体缺乏特异性免疫力时,致病菌在入侵后生长繁殖并引起不同程度的组织损伤,导致病理生理变化,出现临床症状或体征称为显性感染(apparent infection)。显性感染如果是由宿主体外具有传染性的致病菌引起,并出现一系列临床症状则统称为传染病(infectious disease),而内源性感染引起的疾病一般不属于传染病。

由于人群免疫力不同以及致病菌菌种、菌型及毒力等的差异。显性感染又有轻重缓急之分。

1. 临床上按病情缓急不同分为

(1) 急性感染(acute infection):发病急,病程短,一般数日至数周。病愈后致病菌常从体内消失,大多为胞外菌感染。急性感染常见的致病菌有脑膜炎奈瑟菌、霍乱弧菌、A群链球菌、大肠埃希菌等。

(2) 慢性感染(chronic infection):病程缓慢,常持续数月至数年,可反复发作,主要见于胞内菌。例如,结核分枝杆菌引起的结核。

2. 按感染部位不同分为

(1) 局部感染(local infection):致病菌侵入机体

后,局限在某一部位生长繁殖,如化脓性球菌所致的疖和痈等。

> **案例7-1**
> 王小姐前段时间嘴角边长了一个小疖,红肿间可见一小脓点,自觉不好看,就对着镜子将小肿疖挤了。可第二天起来发觉面部红肿,并恶寒、发热、头痛、全身不适,到医院后出现意识模糊,经医生检查,诊断为颅内化脓性感染。
> **思考题:**
> 患者面部疖肿为何导致颅内化脓性感染?

(2) 全身感染(systemic infection, generalized infection):致病菌或其毒性代谢产物通过血流播散至全身,引起全身症状。临床常见以下几种情况:

1) 毒血症(toxemia):致病菌侵入机体后只在局部组织中生长繁殖,细菌不进入血循环,但其产生的外毒素入血。外毒素经血到达易感的组织和细胞,可引起特殊的临床表现,如白喉和破伤风等。

2) 内毒素血症(endotoxemia):革兰阴性菌侵入血流,在血中大量生长繁殖,死亡崩解释放出大量的内毒素或输液中含有内毒素入血,引起宿主发热、DIC、休克等轻重不等的临床症状。

3) 菌血症(bacteremia):致病菌由局部侵入血流,但未在血液中繁殖,只是短暂的通过血液到达适宜的部位再进行繁殖致病。例如伤寒早期的菌血症。

4) 败血症(septicemia):致病菌侵入血流后,在其中大量繁殖并产生毒性代谢产物,引起全身严重中毒症状,如高热、皮肤和黏膜瘀斑、肝脾肿大等。鼠疫耶尔森菌、炭疽芽胞杆菌等可引起败血症。

5) 脓毒血症(pyemia):化脓菌侵入血流后,在其中大量繁殖,并通过血流扩散到机体其他组织或器官,产生新的化脓性病灶。如金黄色葡萄球菌脓毒血症,常引起多发性的肝脓肿、肾脓肿和皮下脓肿等。

> **案例7-1提示:**
> 面部疖肿为局部感染。因面部解剖学结构特殊,面部的疖肿经挤压后容易使局部的细菌入血,引起菌血症、败血症以及脓毒血症等全身感染。

(三) 带菌状态

有时致病菌在显性或隐性感染后并未立即消失,而会在体内存留一定时间,与机体免疫力保持相对平衡,是为带菌状态,此时宿主便是带菌者。例如,伤寒、白喉等病后常可出现带菌状态。带菌者经常会间歇排出病菌,成为重要的传染源。

第五节 医院感染

医院感染(hospital infection)又称医院内感染(nosocomial infection)或医院内获得性感染(hospital acquired infection)。广义上讲,医院感染是指各类人员在医院内获得的感染。包括住院患者、门诊患者、探视者、陪护人员及医院内工作人员等。

一、医院感染的分类

1. 内源性医院内感染(endogenous nosocomial infection) 亦称自身感染,是指患者在医院内由于某种原因使自身寄居的正常菌群成为机会致病菌大量繁殖而导致的疾病。

2. 外源性医院内感染(exogenous nosocomial infection) 亦称交叉感染(cross infection),是指患者遭受医院内非自身存在的微生物侵袭而发生的感染,可由患者之间及患者与医护人员之间通过咳嗽、交谈、接触等方式而直接感染或通过生活用品间接感染;亦可通过污染的医护用品或诊疗设备以及外环境如通过微生物气溶胶获得感染,即所谓环境感染(environmental infection)。外源性医院感染的微生物主要来自其他患者或携带者,其次来自周围环境。

二、医院感染的主要微生物

医院感染的微生物主要为细菌和真菌,其次为病毒和衣原体。既可由致病微生物引起,也可由机会致病性微生物所致,但以后者为主。最常见的医院感染微生物见表7-5。

表7-5 医院感染常见的微生物

感染种类	微生物名称
泌尿道感染	大肠埃希菌、克雷伯菌、沙雷菌、变形杆菌、铜绿假单胞菌、肠球菌、白假丝酵母菌等
呼吸道感染	流感嗜血杆菌、肺炎链球菌、金黄色葡萄球菌、肠杆菌科细菌、呼吸道病菌等
伤口和皮肤脓毒症	金黄色葡萄球菌、大肠埃希菌、变形杆菌、厌氧菌、凝固酶阴性葡萄球菌等
胃肠道感染	沙门菌、宋内志贺菌、病毒等

医院感染的微生物适应性强,对常用的抗生素多呈耐药,治疗较难。

三、医院感染的流行病学特征

医院感染同其他感染性疾病的传播一样也包括传染源、传播途径和易感者三个基本因素。

（一）传染源

1. 患者 是最重要的传染源。患者从疾病的潜伏期至恢复期都有大量的病原微生物排出体外，传播给周围人群。从患者体内排出的病原体常具有毒力和耐药性都较强的特性。

2. 带菌者 隐性感染者和恢复期携带者排出的病原微生物可感染他人。携带者因无明显临床症状，不易被人们察觉而防范，故是一个很重要的传染源。

3. 环境传染储源（reservoir） 医院是各种微生物高度集中的场所。自然界中许多腐生菌在医院的环境中极易生长，通过污染空气、食物、水或医疗设备和物品而传播。

4. 动物传染源 其中鼠类意义最大。医院内鼠类最多，是某些病原微生物的重要宿主和传播媒介。

（二）传播途径

1. 接触传播 是医院感染最常见也是最主要的传播方式之一。可分为直接接触传播、间接接触传播和飞沫传播。

2. 空气传播 是以空气为媒介通过微生物气溶胶而发生的传播。

3. 媒介物传播 根据媒介物不同分为经水和食物传播、经血和血制品传播、经药品和医疗器具传播。经上述媒介物传播是医院感染的重要特点。

4. 昆虫传播 医院内的鼠类以及蚊、蚤、蝇、蟑螂等昆虫是某些病原微生物的储存宿主或中间宿主，可通过叮咬和机械性传递而传播。

（三）易感者

病原体传播到宿主后能否引起感染取决于病原体的毒力和宿主的易感性。宿主的易感性由病原体的定植部位和宿主的防御功能所决定。当机体免疫功能和防御功能低下时，宿主为易感者。而现代医疗手段在不同程度上抑制或破坏了患者原有的防御功能和微生态平衡，因此成为医院感染率逐渐上升的重要因素。

四、医院感染的危险因素

医院感染的发生往往由特定的因素决定。若采用控制传染病发生的常规措施，如消灭传染源、切断传播途径及保护易感者，并不能完全控制医院感染发生。在临床工作中应警惕引发医院感染的危险因素。

（一）易感对象

易感对象是医院内感染的重要危险因素。主要是年龄和基础疾病（原有疾病）两大因素。

1. 年龄因素 老年人和婴幼儿易发生医院感染。老人随着年龄的增长、器官的老化、功能衰退，免疫功能也随之降低，而且常伴有慢性疾病。婴幼儿因免疫器官发育欠成熟，功能未全善，从母体获得的被动免疫力（IgG）逐渐消失。因此，这两类人群较易发生感染。

2. 基础疾病 患有免疫功能缺陷和免疫功能紊乱或其他基础疾病，如内分泌功能失调、恶性肿瘤、尿毒症等疾病的患者。疾病种类虽然不同，但均具有免疫功能低下、易发生感染的共同特点。

（二）诊疗技术与侵入性检查与治疗

1. 诊疗技术 易引起医院感染的诊疗技术主要包括两类：

（1）器官移植：进行器官移植的患者术前常有基础疾病而致免疫功能低下，加上手术创伤以及防止排斥反应而采用免疫抑制剂等原因，导致免疫功能进一步降低，所以该类患者易发生感染。

（2）血液透析和腹膜透析：是治疗患者肾功能不全、尿毒症的重要手段。此类患者已有基础疾病和免疫功能低下，再进行这种创伤性治疗操作，故患者极易感染。

2. 侵入性检查与治疗

（1）侵入性检查：支气管镜、膀胱镜、胃镜等侵入性检查一方面破坏了黏膜屏障，将其他部位正常菌群带入相应检查部位，另一方面因器械消毒灭菌不彻底，将其中的微生物带入检查部位而造成感染，是引起患者医院感染的危险因素。

（2）侵入性治疗：气管切口或气管插管、留置导尿管、大静脉插管、伤口引流管、心导管及人工心脏瓣膜等均属侵入性治疗用品，不仅可破坏皮肤黏膜屏障引起感染，更重要的是，这些侵入性治疗所用的生物材料易引起细菌等黏附，细菌黏附后通过产生分泌胞外多糖，细菌相互粘连形成细菌生物被膜，导致细菌对抗生素的敏感性显著下降，并能逃逸机体免疫系统的杀伤作用，故感染常呈慢性或反复发作的特点。

3. 损害免疫系统的因素

（1）放射治疗：是治疗肿瘤的一种方法。该方法对肿瘤组织无选择性作用，在损伤肿瘤组织的同时也破坏了正常组织，损害了免疫系统，降低了免疫功能。因此易发生医院感染。

（2）化学治疗：是用细胞毒类药物治疗恶性肿瘤的方法。这类化疗药物亦可直接作用于正常组织细胞，损伤和破坏免疫系统的功能。主要有烷化剂类、抗代谢类及抗肿瘤抗生素等。

（3）激素的应用：主要是肾上腺皮质激素，它具有抗炎作用、免疫抑制作用、抗毒素作用及抗休克作用，临床常用来治疗急危重病症、自身免疫病及过敏性反应等。因激素也是一种免疫抑制剂,所以,使用不当或长期使用,也会引起医院感染。

4. 其他危险因素 抗生素使用不当,甚至滥用,进行外科手术及各种引流以及住院时间过长等。

五、医院感染的预防和控制

目前,国际上普遍认为易感人群、环境及病原微生物是发生医院感染的主要因素,在一定意义上讲,控制医院感染危险因素是预防和控制感染最有力和最有效的措施。国内外预防和控制感染的具体做法主要是消毒灭菌、隔离、净化以及对媒介因素与易感人群等采取相应措施。为此,我国在预防控制医院感染方面制定和颁布了消毒灭菌原则、合理使用抗生素、医院重点部门管理的要求以及一次性使用医用器具和消毒药械、污水及污物处理等管理措施。

(一)消毒灭菌

在医院的常规工作过程中,必须严格执行《医院管理规范(试行)》中关于医院管理措施项目中规定的"消毒灭菌原则"。主要内容包括:

(1)进入人体组织或无菌器官的医疗用品必须灭菌;接触皮肤黏膜的器械和用品必须消毒;提倡使用一次注射器、输液器和血管内导管。

(2)污染医疗器材和物品,均应先消毒后清洗,再消毒或灭菌。

(3)医务人员要了解消毒剂的性能、作用以及使用方法。配制时,应注意有效浓度、作用时间及影响因素。要警惕耐消毒剂的病原微生物的存在。

(4)连续使用氧气湿化瓶、雾化器、呼吸机及其管道等,应定期消毒;湿化液应每日更换灭菌水;用毕需终末消毒,干燥保存。

(5)消毒灭菌后,应进行效果监测。

(6)注意手部皮肤清洁和消毒。医务人员上班时,严禁留长指甲、戴戒指。

(二)隔离预防

隔离预防(isolation precaution)是防止病原微生物从患者或带病原者传给其他人群的一种保护性措施。隔离预防曾是防止传染病流行传播的有效措施。随着现代医学的发展,医院内由机会性致病微生物引起的感染发生率日益增高,原有的传染病隔离预防措施已不能完全适应这种情况。在现代医院感染的感染链中,不易控制病原体及宿主因素这两个环节。因此医院感染的隔离预防应以切断感染的传播途径作为制定措施的依据,同时考察病原微生物和宿主因素的特点。

(三)合理使用抗菌药物

抗菌药物是医院内应用最广泛的一类药物。抗菌药物使用不当是造成医院感染的重要原因,合理使用抗菌药物是降低医院感染率的有效手段。

医院感染的预防及控制除采取上述措施外,还应对医院重点部门,如急诊室、重症监护室、治疗室、婴儿室、手术室、检验科、供应室等密切监测和预报。此外,一次性使用的医用器具、医院污物等应按照有关部门的规定和要求进行规范化管理或毁坏处理,以期切断医院感染的传播途径,有效预防及控制医院感染。

Summary

Bacteria can be classified into three groups: pathogens, opportunistic pathogens and nonpathogens. Pathogens are capable of establishing infection and leading to disease in healthy individuals. Opportunistic pathogens are those that rarely if ever cause disease in immunocompitent people but from serious infection in immuno-compromised patients. Nonpathogens do not result in diseases and may be part of the normal flora in certain sites of host.

Virulence is a quantitative measure of pathogenicity and is measured by LD_{50} or ID_{50}. Virulence depends primarily on invision and toxins. Toxin fall into two general categories exotoxins and endotoxins.

Pathogens may enter the body by various route, including respiratory, gastro-intestinal, urinary or gential tractes, wounds and so on. Many opportunistic pathogens are carried as part of the normal flora.

The two main arms of our host defenses are innate immunity and acquired immunity. The former involves physical chemical, normal flora barriers, and phagocytes, which is the first line of defense against infection agents. The acquired immunity includes both humoral immunity and cellular immunity. humoral immunity are mainly utilizes to cope with extracellular pathgens and their toxins. cellular immunity are important against intracellular pathogen.

(张 佩 徐 佳)

第八章 细菌感染的检查方法与防治原则

细菌感染检查的目的,是通过对临床标本中分离出的细菌进行正确鉴定以明确细菌与感染的因果关系,为临床诊断、治疗、预后以及流行病学调查提供合理的依据。细菌感染的特异性预防包括人工主动和人工被动免疫,而特异性治疗可应用抗菌药物,但临床病原菌的耐药性却日趋严重。

第一节 细菌感染的诊断

细菌感染的诊断,主要包括以检测细菌及其抗原、代谢产物或核酸为目的的**细菌学诊断**(bacteriological diagnosis)及以检测患者血清中特异抗体为目的的**血清学诊断**(serological diagnosis)。

一、细菌学诊断

(一)细菌标本的采集原则

标本的正确采集与运送直接关系到检测结果的正确性,应遵循如下原则:

1. 正确取材 根据不同的感染部位或不同的病程,以及拟采用的检测技术和检测目标来选取不同的标本。例如,流行性脑脊髓膜炎应取患者的脑脊液、血液或血瘀斑液;伤寒病则应取患者病程1~2周内的血液、2~3周时的粪便。尽量采集病变明显部位的材料。

2. 无菌操作 所有取材过程应严格执行无菌操作,尽量避免杂菌污染。

3. 妥善处理 所取标本应在患者尚未使用抗菌药物或病变局部未用消毒剂之前。如已使用抗菌药物,可在化验申请单上注明抗菌药物名称,必要时在培养基中加入相应药物拮抗剂。对于厌氧菌的检测,在操作中还应提供厌氧环境。另外在采集、处理污染标本时还应确保实验室**生物安全**。

4. 尽快送检 多数细菌标本可直接送检或冷藏运送,对不耐冷的一些细菌,如淋球菌、脑膜炎奈瑟菌等要注意保温。含杂菌多的标本必要时可加入甘油缓冲盐水保存液。

(二)细菌分离培养与鉴定

> **案例 8-1**
> Robert Koch(1843—1910),德国医师兼细菌学家,首创细菌染色法、固体培养基、分离和纯培养技术及实验性动物感染等,1876年用固体培

养基分离出炭疽杆菌,这是人类首次证明传染病的病因,先后分离出伤寒杆菌、霍乱弧菌等,于1882年确认了结核病的病原菌——结核分枝杆菌,因而获得1905年诺贝尔生理学和医学奖。
> **思考题:**
> 确诊细菌性感染最基本的方法是什么?细菌性感染的检测方法有哪些?

对采集的标本进行病原菌的分离培养与鉴定是确诊细菌性感染最基本的方法,通过分离培养所获得的细菌纯培养物将有助于进一步鉴定。

1. 形态学检查 包括**不染色标本检查法**和**染色标本检查法**。前者主要用于观察活体下的细菌动力及其运动状况,如观察活的螺旋体、霍乱弧菌等标本。通常标本采取**悬滴法**或**压滴法**,运用暗视野显微镜、相差显微镜或普通光学显微镜进行观察。最常用的染色标本检查法是**革兰染色法**,其次还有**抗酸染色法**、**荧光染色法**等。凡在形态和染色性上特征明显且来自正确采集部位的病原菌,可直接涂片染色镜检,做出初步鉴定。例如,在流行性脑脊髓膜炎患者的脑脊液涂片中,发现中性粒细胞内、外有革兰阴性双球菌,可做出初步鉴定;痰中查见抗酸性细长杆菌,脓液中发现革兰阳性葡萄状堆积的球菌,可分别初步诊断为结核分枝杆菌、葡萄球菌。在某些情况下,也可利用免疫荧光抗体染色镜检进行快速诊断,如针对粪便标本中霍乱弧菌的检测,可采用此项技术,即在直接涂片后,以特异性荧光抗体染色,在荧光显微镜下观察到发荧光的菌体就是欲查找的细菌。直接涂片镜检通常只提供初步鉴定,要确诊还需进一步鉴定。

2. 分离培养 利用接种环将临床标本在各种固体平板培养基进行分区划线接种,经培养后形成单个菌落。再根据细菌生长条件、生长速度、菌落特征等初步鉴定,如金黄色葡萄球菌在血平皿上生长后形成金黄色脂溶性色素及完全透明的溶血环。但确诊还需进行镜下形态特征、生化反应和血清学鉴定。

3. 生化试验 不同的细菌体内具有不同的酶系统,细菌对营养物质的分解能力及其代谢产物不尽相同。因此可利用生物化学方法区别和鉴定细菌。例如,各种肠道杆菌的形态、染色性、菌落特征基本相似,但所含的糖酶各不相同,因此可利用含有不同糖的培养基进行生化反应,其结果可作为进一步鉴别的

依据。目前临床已普遍采用半自动或全自动的细菌检测分析仪及商品化的生化反应试剂盒,来进行细菌生化反应检测,可在进样后的微量培养过程中,自动监测、记录和分析,进行细菌自动鉴定。

4. 血清学鉴定 根据血清反应特异性,利用已知特异性抗体检查未知细菌抗原,确定细菌种、型。常用方法有凝集试验、免疫荧光技术、酶联免疫吸附等。

5. 动物试验 用敏感动物来测定待检菌的毒力。常用的动物有小鼠、豚鼠和家兔等。按实验要求,选择一定年龄、体重和高度易感的健康标准等级动物,经相应途径接种后观察动物的变化,如用幼猫来检测金黄色葡萄球菌产生的肠毒素。细菌毒力测定的指标半数感染量(median lethal dose,ID_{50} 和半数致死量(median infective dose,LD_{50})就常用动物试验来测试。

6. 药物敏感试验 药敏试验不属于病因诊断范畴,但在分离和鉴定出病原菌后,对指导临床正确用药和控制耐药菌感染有重要意义,方法有纸片法、稀释法和E试验(Epsilometer test)等。其中以单片纸片法扩散和试管稀释法常用,前者以抑菌圈的有无及大小判定试验菌的药物敏感程度;后者主要通过测定试验菌最低抑菌浓度(minimum inhibitory concentration,MIC)或最低杀菌浓度(minimum bactericidal concentration,MBC)来判断。E试验是一种结合稀释法和扩散法原理对细菌药敏实验直接定量检测的技术,现有专业化试剂盒供操作者使用,简便易行。

(三)病原菌抗原的检测

对不能从标本中分离出的或通过上述方法难以鉴定的病原菌,可以考虑进行病原菌抗原的检测。由于不同细菌的抗原成分各不相同,因此可以利用已知的特异抗体直接从患者标本中检测病原菌抗原作出快速诊断。常用的方法有:①酶免疫技术(EIA)包括酶联免疫吸附试验(enzyme linked immunosorbent assay,ELISA)和酶标免疫组化法,其中以操作简便的ELISA最为常用。②协同凝集试验(coagglutination,test)主要检测可溶性细菌抗原,广泛用于细菌的快速鉴定及分型。③免疫荧光技术(IF)通常用于快速检测病原菌,用荧光菌球法检测细菌抗原时,先在样品中直接滴加已知特异性荧光标记的抗血清,洗涤后在荧光显微镜下即可观察到荧光菌球。此外还可用对流免疫电泳技术检测细菌的特异性抗原以及用免疫印迹技术检测细菌蛋白。

(四)病原菌核酸的检测

应用分子生物学方法进行细菌的检测已日趋广泛。主要有核酸杂交、PCR技术、基因芯片技术等。通过检测细菌遗传物质来确认病原菌是确诊细菌性感染最直接的方法。

1. 核酸杂交技术 其原理是应用放射性核素或地高辛、辣根过氧化物酶等非放射性物质标记细菌染色体或质粒DNA上的特异性片段,制备成细菌探针,在适当的条件下,按照碱基互补原则与待检标本的核酸单链退火形成双链杂交体,通过对杂交信号的检测,以鉴定标本中有无相应的病原菌基因及其分子大小。核酸杂交技术有液相与固相之分,固相核酸杂交较常用,包括原位杂交、斑点杂交、Southern印迹、Northern印迹等方法。用基因探针技术可直接从标本中检出病原体核酸,对尚不能或难分离培养的病原体尤为适用。目前用于诊断的有结核分枝杆菌、幽门螺杆菌、空肠弯曲菌、致病性大肠埃希菌等多种细菌。

2. PCR技术 这是一种体外扩增特异性DNA片段的技术,能通过试管内的数小时反应将特定的DNA片段扩增数百万倍,具有快速、灵敏及特异性高的特点,尤其适用于培养时间较长的病原菌如结核杆菌、淋球菌、军团菌等的检查。其基本步骤是:在DNA模板(含被检测的基因序列)、引物、Taq酶、脱氧核苷酸存在下,经加温变性、降温复性、延伸等几个步骤,重复多次循环,扩增出被检的基因片段,扩增产物再作凝胶电泳、杂交等即可确定病原体。PCR技术和由此发展而来的逆转录PCR(reverse transcriptase PCR,RT-PCR)、定量实时荧光PCR(real-time PCR)等技术已广泛用于感染性疾病的基因诊断。

3. 基因芯片(gene chip)技术 是由核酸杂交技术衍生而来的新型杂交和测序方法。所谓基因芯片是将大量基因探针有序地、高密度地点布并固定于固相支持物上,组成DNA微点阵。再与标记的样品进行杂交,通过检测杂交信号的强弱进而判断样品中靶分子的数量。该技术可一次性对大量生物分子进行检测分析,从而解决了传统核酸印迹杂交技术复杂、自动化程度低、检测目的分子数量少、效率低等不足,且通过设计不同的探针阵列,还可以用于序列分析。该技术通过一次杂交即可完成对多种病原菌的菌种类别、基因分型、耐药性诊断等多项信息的鉴定,从而成为针对病原菌检测的快速、敏感的高容量平台。

二、血清学诊断

用已知的细菌或特异性抗原检测患者血清中有无相应抗体及其抗体效价的动态变化,可辅助诊断感染性疾病。该方法适用于抗原性较强的病原菌及病程较长的传染病的诊断。由于隐性感染或预防接种,人体血清中可能含有正常效价的抗体,但随病程延长其抗体效价将逐渐递增且超出正常值,当患者恢复期血清抗体效价比急性期升高4倍或4倍以上时,血清学诊断有参考价值。血清学诊断主要作为病后的回顾性诊断,但可利用检测细菌特异性IgM抗体的方法,进行疾病的早期诊断。常用于细菌感染的血清学诊断有直接凝集试验、沉淀试验、补体结合试验、乳胶凝集试验、中和试验和ELISA等。

第二节 细菌感染的特异性预防

特异性预防是指应用获得性免疫的原理,给机体注射或服用疫苗、类毒素等免疫原性物质,或通过注射特异性抗体,以达到特异性防治病原菌感染的目的。其方法包括人工主动免疫(artificial active immunization)和人工被动免疫(artificial passive immunization)两种。人工制备的主动免疫制剂(免疫原)、被动免疫制剂(抗毒素等)、诊断制剂(诊断血清、诊断抗原等)等统称为生物制品(bioproduct)。

一、人工主动免疫

人工主动免疫是指采用人工方法接种疫苗或类毒素,使机体通过免疫系统的应答,产生适应性免疫。常用于传染病的特异性预防。

> **案例 8-2**
> 为研制炭疽杆菌疫苗,巴斯德于 1881 年进行了公开试验。先为一批羊注射了在 45℃ 条件下连续培养而毒性减弱的炭疽杆菌,另一些羊则没有注射;4 周后,又给每头羊注射毒力很强的炭疽杆菌,结果在 48 小时后,事先没有注射弱毒细菌的羊全部死亡;而注射了弱毒细菌的羊则健康如常。此成就开创了用疫苗战胜传染病的新纪元。
> **思考题:**
> 什么是疫苗?目前应用的疫苗包括哪些?

(一)疫苗

疫苗(vaccine)是用各种微生物及其成分制备的用于预防相应传染病的抗原性生物制品。用于人工主动免疫的疫苗包括死疫苗、活疫苗等第一代疫苗和亚单位疫苗、基因工程疫苗等第二代疫苗以及核酸疫苗等第三代疫苗。

1. 死疫苗(killed vaccine) 用化学或物理方法将微生物杀死后仍保持免疫原性的生物制剂。常用的有霍乱、流行性脑脊髓膜炎、伤寒和副伤寒等死疫苗。死疫苗用量较大,且需要多次接种才能获得较好的免疫效果。接种后可引起明显的局部和全身反应,主要刺激机体产生体液免疫,而细胞免疫应答不强。

2. 活疫苗(living vaccine) 选用减毒或无毒的但仍然保持免疫原性的活菌株制备而成。例如,卡介苗系将结核杆菌在人工培养基上传 230 代(经 13 年)后获得的无毒性而保留免疫原性的牛型结核杆菌。活疫苗的最大特点在于接种后可在体内形成自然感染过程,类似轻型或隐性感染,无需免疫佐剂即可诱发稳定、持久、全面的免疫应答。一般只需接种一次,且需量较小,引起的免疫效果好,维持时间较长。活疫苗如能以自然感染途径接种则最为适宜,除引起全身免疫外,尚能引起局部免疫。缺点为:存在毒力恢复突变的危险,保存需冷藏,且有效期短。活疫苗和死疫苗各有优缺点,一般认为活疫苗优于死疫苗(表 8-1)。

3. 亚单位疫苗(subunit vaccine) 是通过理化方法去除病原体中与诱导免疫力无关的组分,提取纯化有效特异性抗原所制成的疫苗。这种疫苗不含病原体核酸,仅含能诱发宿主产生中和抗体的微生物蛋白或表面抗原。其突出优点是免疫作用明显增强且稳定,对机体的不良反应小。例如,肺炎链球菌、脑膜炎奈瑟菌和流感嗜血杆菌的荚膜多糖疫苗等。

表 8-1 活疫苗与死疫苗的比较

区别点	活疫苗	死疫苗
制剂特点	为非正常培养的弱毒或无毒活菌	通过理化方法灭活仍保持免疫原性
接种途径	注射,自然	注射
接种量及次数	量较小,1 次	量较大,2~3 次
接种反应	可在体内增殖,类似轻型感染或隐性感染	在体内不增殖,可出现发热、全身或局部肿痛等反应
免疫类型及效果	体液和细胞免疫,较好,维持长(1~5 年)	体液免疫,较差,维持短(0.5~1 年)
毒力回升及安全性	有可能,对免疫缺陷者有危险	不可能,安全性好
疫苗稳定性与保存	相对不稳定,不宜保存,4℃ 存活 2 周	相对稳定,易保存,4℃ 可保存 1 年以上
生产和成本	生产较复杂,成本高	生产简单,成本低

4. 基因工程疫苗(gene engineered vaccine) 是将病原体中能诱导保护性免疫应答的抗原决定簇基因克隆至载体质粒中,导入细菌、酵母菌等原核或真核表达系统中高效表达后制成的疫苗。例如,带有宋内志贺菌表面抗原质粒的伤寒沙门菌 Ty21a 重组疫苗。该疫苗能避免使用完整病原体带来的致病性,并且通过简化免疫程序而降低了疫苗生产成本。对那些不能或难以培养的病原体、具有潜在致癌性或免疫病理作用以及常规疫苗效果差或不良反应大的病原菌感染的预防,可选用基因工程疫苗。

5. 重组载体疫苗 用 DNA 重组技术制备的疫苗,其原理是将外源性目的基因(保护性抗原基因)插入已知的病毒或细菌弱毒株或疫苗株的基因组中,使目的基因获高效表达,但不影响原弱毒株或疫苗株的生长繁殖。接种重组疫苗后,机体除了获得针对原疫苗株的免疫保护力外,还同时获得插入目的基因对相关疾病的保护力。目前应用最多的载体为牛痘苗病毒载体,该载体同时插入和表达了多种病原体的保护性抗原基因,如乙肝病毒、麻疹病毒、狂犬病毒等。

6. 核酸疫苗(nucleic acid vaccine) 亦称 DNA 疫苗,其原理是利用分子克隆技术获得病原体保护性抗原基因,将其与质粒重组后直接注射入宿主机体,使体内持续表达该抗原。该疫苗一般不与宿主细胞的染色体整合,却能够表达保护性抗原,并能诱导体液和细胞免疫应答,进而使机体产生特异性抗感染免疫力。核酸疫苗的抗原表达和后加工是在宿主细胞内完成并能保持抗原的天然结构即免疫原性,因而能较好地诱导机体产生获得性免疫尤其是细胞免疫应答。故核酸疫苗兼有重组亚单位疫苗的安全性和减毒活疫苗的高效力。其优点为可同时诱发机体体液免疫和细胞免疫,免疫应答持久且效果好;制备简便,价格低廉,易于保存和运输;可产生联合免疫,具有预防和治疗的双重性。目前,对核酸疫苗确切作用机制及接种人体的安全性等问题正在深入研究之中。

7. 治疗性疫苗 是指在已感染病原微生物或已患有某些疾病的机体中,可诱生适应性免疫应答,达到治疗或防止疾病恶化目的的天然、人工合成或用基因重组技术表达的产品或制品。其与传统意义上的预防性疫苗有显著不同,治疗性疫苗的使用对象是持续性感染者,使用的目的在于打破机体的免疫耐受,最终达到治疗的目的。

(二) 类毒素

类毒素是将某些细菌的外毒素经0.3%~0.4%甲醛处理,使其失去毒性仍保留免疫原性的生物制品。在毒素中加入适量氢氧化铝等吸附剂(佐剂)即成为精制吸附类毒素。吸附剂可延缓类毒素在体内吸收时间,可刺激机体产生足量的抗毒素。常用的类毒素有破伤风类毒素、白喉类毒素等。类毒素可与死菌苗合制成联合疫苗。如目前使用的白、百、破三联疫苗,可同时预防三种疾病。

二、人工被动免疫

人工被动免疫是指向机体输入由他人或动物产生的免疫效应物质(抗毒素、免疫球蛋白等),使机体立即获得免疫力的过程。其特点是输入后立即发生作用。但易被清除,其免疫作用维持时间较短。主要用于治疗和紧急预防(表8-2)。

表8-2 人工主动免疫与人工被动免疫的比较

区别要点	人工主动免疫	人工被动免疫
免疫物质	抗原	抗体或细胞因子等
接种次数	1~3次	1次
免疫出现时间	慢(2~4周)	快(立即)
免疫维持时间	长(数月至数年)	短(2~3周)
主要用途	预防	治疗或紧急预防

(一) 抗毒素 (antitoxin)

用类毒素或外毒素多次注射马等实验动物,待其产生大量特异性抗体后,采血分离血清并浓缩纯化后的制品即抗毒素。主要用于治疗或紧急预防因细菌外毒素而致疾病。常用的有破伤风精制抗毒素、白喉精制抗毒素、肉毒抗毒素和气性坏疽多价抗毒素等。

(二) 抗菌血清 (antisera)

抗菌血清是指用细菌免疫动物而制成的含有特异性抗体的血清,曾被用于治疗细菌性传染病。目前除极少数细菌,例如由铜绿假单胞菌耐药菌株引起的传染病治疗中尚有使用外,现已很少应用。

(三) 免疫球蛋白 (immunoglobulin)

免疫球蛋白包括胎盘丙种球蛋白(placental gammaglobulin)和血清丙种球蛋白(serum gammaglobulin),前者是从健康产妇的胎盘和婴儿脐血中提取的丙种球蛋白制剂。后者是从正常人血清中提取的丙种球蛋白制剂。两种球蛋白因含多价抗体,可抗多种病原体及其有毒产物,故用于常见致病菌感染的治疗或紧急预防。

(四) 其他免疫制剂

目前临床常用的制剂有γ-干扰素(IFN-γ)、转移因子(transfer factor,TF)、白细胞介素(interleukin2,IL)、胸腺素(thymosin)、杀伤性T淋巴细胞(CTL)、等。其主要功能是通过促进巨噬细胞活性及增强T、B细胞的反应,也可通过激活补体或诱导干扰素的产生等,达到增强、促进和调节免疫功能的目的。

第三节 细菌感染的治疗

临床上细菌感染的治疗主要依赖抗菌药物完成,抗菌药物是指天然或人工合成的具有抗菌或其他活性的化合物。包括微生物合成的抗生素、人工半合成抗生素以及完全由人工合成的抗菌药物。抗菌药物种类极多,在临床抗细菌感染过程中要根据病情正确选择和合理使用抗菌药物以控制感染,应密切关注不同病原菌对抗菌药物产生的耐药性状况以及各种抗菌药物对人体产生的不良反应。有关抗菌药物的分类及作用机制,请参见第六章具体内容。

Summary

The laboratory diagnoses of bacterial infectious diseases include the following methods of routine examination: morphologic identification, culture isolation and identification of the pathogenic bacteria, biochemical tests, zoopery, test of drug sensitivity, and serological identification et al. The rapid diagnoses of bacterial infectious diseases mainly employ molecular biotechnology such as PCR, hybridization of nucleic acid and gene chip et al. The vaccine is the most effective measure for prevention of bacterial infection. To control bacterial infections, the rational use of antibacterial agents should be done for different bacterial infections.

(孙剑刚)

第九章 球 菌

球菌（coccus）是细菌中的一大类，种类繁多，大部分是不致病的腐生菌，对人有致病性的称为病原性球菌（pathogenic coccus）。因其主要引起化脓性炎症，故又称为化脓性球菌（purulent coccus or pyogenic coccus），包括 G^+ 葡萄球菌属、链球菌属以及 G^- 奈瑟菌属。

第一节 葡萄球菌属

案例 9-1

某中学 10 名学生在学校附近小卖部购买香肠面包为早餐，食用 2 小时后，先后出现低热、恶心、呕吐、腹痛、腹泻、头晕、头疼等症状，呕吐较重。经抗感染及补液和对症治疗后，病情迅速好转，所有患儿于 2 天内痊愈，无死亡病例。采集剩余面包，应用 ELISA 技术检测出金黄色葡萄球菌肠毒素。

思考题：
1. 引起本病的病因是什么？有什么依据？
2. 通过此事件我们应吸取什么教训？

葡萄球菌属（*Staphylococcus*）是化脓性细菌中最常见者，因其常堆积成葡萄串状而得名。广泛分布于自然界的空气、水、土壤及物体表面，在人和动物体表及与外界相通的腔道中也存在。正常人鼻咽部带菌率达 60%，医务人员高达 70%~80%。本属包括 48 个种和亚种，其中金黄色葡萄球菌（*S. aureus*）为人类重要的致病菌，表皮葡萄球菌（*S. epidermidis*）和腐生葡萄球菌（*S. saprophytics*）是人体正常菌群，与金黄色葡萄球菌相比，致病性弱，可引起条件致病性感染。此三种葡萄球菌的主要生物学性状见表 9-1。

表 9-1 三种葡萄球菌的主要性状

性状	金黄色葡萄球菌	表皮葡萄球菌	腐生葡萄球菌
菌落色素	金黄色	白色	白色或柠檬色
凝固酶	+	-	-
分解葡萄糖	+	+	-
甘露醇发酵	+	-	-
α 溶血素	+	-	-
耐热核酸酶	+	-	-
A 蛋白	+	-	-
磷壁酸类型	核糖醇型	甘油型	两者兼有
噬菌体分型	多数能	不能	不能
致病性	强	弱	弱

一、生物学性状

（一）形态与染色

球形或椭圆形，直径 1.0μm 左右，由于细菌繁殖时呈多平面不规则分裂，故典型的葡萄球菌排列成葡萄串状（图 9-1）。固体培养基上生长的细菌排列典型，在脓汁或液体培养基中生长的细菌，常呈双球或短链状排列，易误为链球菌，在青霉素作用下可变为 L 型。金黄色葡萄球菌无鞭毛，无芽胞，除少数菌株外一般不形成荚膜。革兰阳性，衰老、死亡或被白细胞吞噬后，以及耐药的某些菌株可呈革兰阴性。

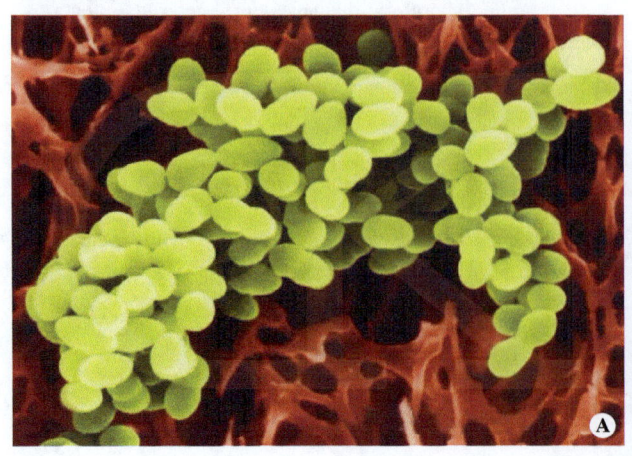 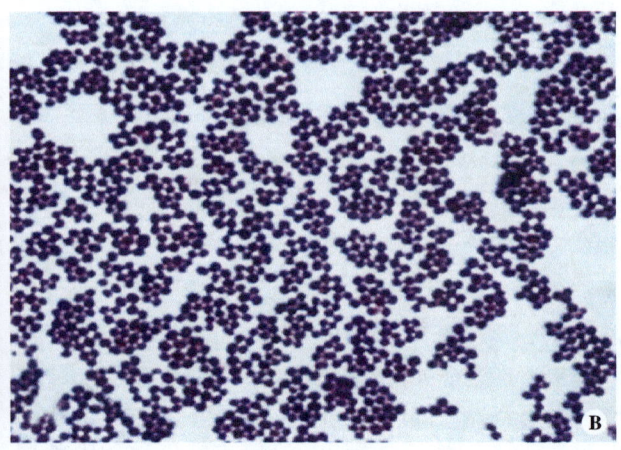

图 9-1 葡萄球菌的镜下所见
A.电镜；B.光镜

(二) 培养特性

为需氧或兼性厌氧菌。营养要求不高，在普通培养基上生长良好，在含有血液和葡萄糖的培养基中生长更佳。最适 pH 为 7.4，最适温度为 37℃。耐盐性强，在含有 10%~15% 的氯化钠培养基中能生长，故可用高盐培养基筛选菌种。在肉汤培养基中呈均匀混浊生长，管底稍有沉淀。在普通培养基上孵育 24~48 小时形成直径 1~2mm、圆形、隆起、表面光滑、湿润、有光泽、不透明、边缘整齐的菌落。能产生脂溶性色素而使菌落着色，金黄色葡萄球菌产生金黄色色素，使菌落呈现金黄色，是该菌的重要鉴别特性，也可借此区别于产生白色或柠檬色等色素的表皮葡萄球菌和腐生葡萄球菌。葡萄球菌在血琼脂平板上形成的菌落较大，致病性菌株菌落周围形成明显的完全透明溶血环（β溶血）。

(三) 生化反应

触酶试验阳性，可用于区分葡萄球菌和链球菌。多数葡萄球菌能分解葡萄糖、麦芽糖和蔗糖，产酸不产气。致病性菌株能分解甘露醇。

(四) 抗原结构

葡萄球菌抗原构造复杂，已发现 30 种以上，其化学组成有多糖抗原、蛋白质抗原和细胞壁的重要成分抗原，其中以**葡萄球菌 A 蛋白**较为重要。

1. 葡萄球菌 A 蛋白（Staphylococcal protein A，SPA） 存在于 90% 以上的金黄色葡萄球菌细胞壁上的一种表面蛋白，位于菌体表面，SPA 是一种单链多肽，与胞壁肽聚糖呈共价结合，是完全抗原。能与人及多种哺乳动物血清中的 IgG1、IgG2 和 IgG4 的 Fc 段发生非特异性结合，结合后 IgG 分子的 Fab 段仍然保持同相应抗原分子发生特异性结合的特性。采用含 SPA 的葡萄球菌作为载体，结合特异性抗体，检测标本中微量抗原，称**协同凝集试验**（coagglutination），广泛应用于多种微生物抗原的检测。此外，SPA 与 IgG 结合形成的复合物具有抗吞噬、通过替代途径激活补体、促细胞分裂、损伤血小板和引起超敏反应等多种生物学活性。

2. 多糖抗原 具有群特异性，存在于细胞壁，借此可以分群，A 群多糖抗原的化学组成为磷壁酸中的 N-乙酰葡糖胺核糖醇残基。B 群化学组成是磷壁酸中的 N-乙酰葡糖胺甘油残基。

3. 荚膜抗原 大多数金黄色葡萄球菌表面有荚膜多糖抗原，有利于细菌黏附到细胞或生物合成材料表面（如导管、人工关节、瓣膜等）。

(五) 分类

60%~70% 的金黄色葡萄球菌可被相应噬菌体裂解，表皮葡萄球菌和腐生葡萄球菌不敏感。用噬菌体可将金黄色葡萄球菌分为 4 群 23 个型。葡萄球菌肠毒素食物中毒主要由 Ⅲ 群金葡菌引起；造成医院感染的是 Ⅰ 群中的 52、52A、80 和 81 型菌株；引起剥脱性皮炎的菌株常是 Ⅱ 群 71 型。因此，葡萄球菌的噬菌体分型在流行病学调查、追查传染源和研究噬菌体型与疾病类型间的关系中均有重要作用。

(六) 抵抗力

在不形成芽胞的细菌中葡萄球菌抵抗力最强。在干燥的脓汁、痰液中可存活 2~3 个月；加热 60℃ 1 小时或 80℃ 30 分钟才能将其杀死；2% 苯酚中 15 分钟或 1% 升汞水中 10 分钟死亡；耐盐性强，对碱性染料敏感，如十万分之一的甲紫溶液可抑制其生长。近年来由于大量应用广谱抗生素，耐药菌株迅速增多，对青霉素 G 的耐药菌株已达 90% 以上，尤其是**耐甲氧西林金黄色葡萄球菌**（methicillin-resistant S. aureus，MRSA）已经成为医院内感染最常见的致病菌。

二、致病性与免疫性

金黄色葡萄球菌具有葡萄球菌典型的生物学性状，致病性强，可产生多种外毒素与胞外酶。而表皮葡萄球菌和腐生葡萄球菌毒力物质较少，故致病性较弱，在特殊情况下可成为条件致病菌。

(一) 致病物质

金黄色葡萄球菌的毒力因子包括：①酶：凝固酶、纤维蛋白溶酶、耐热核酸酶、透明质酸酶、脂酶等；②毒素：细胞毒素（α、β、γ、δ、杀白细胞素）、表皮剥脱毒素、毒性休克综合征毒素-1、肠毒素等；③细菌的表面结构成分：荚膜、SPA、磷壁酸、胞壁肽聚糖等。金黄色葡萄球菌的主要毒力因子为：

1. 凝固酶（coagulase） 是一种能使含有柠檬酸钠或肝素抗凝剂的人或兔血浆发生凝固的酶类物质。根据是否产生血浆凝固酶，可将葡萄球菌分为凝固酶阳性株和凝固酶阴性菌株两类。过去认为凝固酶阳性菌株有致病性，阴性菌株无致病性，因此凝固酶常作为鉴别葡萄球菌有无致病性的重要标志。但近年来发现后者也可致病。

凝固酶有两种：一种是分泌至菌体外的，称为**游离凝固酶**（free coagulase）。作用类似凝血酶原物质，可被人或兔血浆中的协同因子（cofactor）激活变成凝血酶样物质后，使液态的纤维蛋白原变成固态的纤维蛋白，从而使血浆凝固。另一种凝固酶结合于菌体表面并不释放，称为**结合凝固酶**（bound coagulase）或**凝聚因子**（clumping factor），在该菌株的表面使纤维蛋白原变为纤维蛋白而引起细菌凝聚。

凝固酶和葡萄球菌的毒力关系密切。凝固酶阳性菌株进入机体后，使血液或血浆中的纤维蛋白沉积于菌体表面，阻碍体内吞噬细胞的吞噬，即使被吞噬后,也不易被杀死。同时,凝固酶集聚在菌体四周,亦能保护病原菌不受血清中杀菌物质的作用。葡萄球菌引起的感染易于局限化和形成血栓,与凝固酶的生成有关。

2. 葡萄球菌溶素(staphylolysin) 多数致病性葡萄球菌产生溶素。按抗原性不同,分为 α、β、γ、δ、ε 五种,对人类有致病作用的主要是 α 溶素,化学成分为蛋白质,分子量为 21~50kD,不耐热,65℃30 分钟被破坏。对多种哺乳动物红细胞有溶血作用,对白细胞、血小板、肝细胞、成纤维细胞、血管平滑肌细胞等均有毒性,可引起组织坏死。α 溶素是一种外毒素,具有良好的抗原性,经甲醛处理可制成类毒素。

3. 杀白细胞素(leukocidin) 又称 Panton-Valentine(PV)。杀白细胞素含快(F)和慢(S)两种蛋白质,分别作用于中性粒细胞和巨噬细胞细胞膜表面特异性受体卵磷脂和神经节苷脂,通过改变细胞膜的通透性,而杀伤破坏细胞。杀白细胞素在抵抗宿主吞噬细胞,增强病原菌侵袭力方面有意义。

4. 肠毒素(enterotoxin) 从临床分离的金黄色葡萄球菌约 1/2 产生肠毒素,按抗原性和等电点的不同,分 A、B、C1、C2、C3、D、E、G 和 H 9 个血清型,肠毒素可引起急性胃肠炎,即食物中毒。与产毒菌株污染了牛奶、肉类、鱼、虾、蛋类等食品有关,在 20℃以上经 8~10 小时即可产生大量的肠毒素。肠毒素是一组热稳定的可溶性蛋白质,分子量为 26~30kD,经 100℃ 煮沸 30 分钟不被破坏,也不受胃肠液中蛋白酶的影响,故误食污染肠毒素的食物后,可能是毒素在肠道作用于神经受体,传入中枢,刺激呕吐中枢,引起以呕吐为主要症状的急性胃肠炎,称为食物中毒。葡萄球菌肠毒素属于超抗原(superantigen),类似丝裂原,可以不经抗原提呈细胞的处理,能非特异性激活 T 细胞并释放过量细胞因子致病。

> **案例 9-1 提示:**
> 本病为金黄色葡萄球菌肠毒素引起的食物中毒。肠毒素是金黄色葡萄球菌在其生长繁殖过程中产生的致病物质,奶、肉、蛋、鱼及其制品等食品在加工、储存、运输过程中污染金葡菌的产毒菌株,食品在较高温度、通风不良且低氧压的环境下存放,产毒菌株容易产生肠毒素,该毒素耐热、耐胃肠液中的蛋白酶,可能诱发食物中毒。依据:①食用同一来源的食物,集体发病,症状相似;②以呕吐为主要症状的急性胃肠炎;③剩余食物中检测出金黄色葡萄球菌肠毒素。

5. 表皮剥脱毒素(exfoliative toxin,exfoliatin) 也称**表皮溶解毒素**(epidemolytic toxin)。引起人类或新生小鼠的表皮剥脱性病变。主要发生于新生儿、婴幼儿和免疫功能低下的成人,引起烫伤样皮肤综合征(staphylococcal scalded skin syndrome,SSSS),又称剥脱性皮炎。患者皮肤呈弥漫性红斑和水疱,继以表皮上层大片脱落。

主要由噬菌体Ⅱ群金葡菌产生的一种蛋白质,分子量 24~33kD,具有抗原性,可被甲醛脱毒成类毒素。有两个血清型:A 型耐热,B 型不耐热。

6. 毒性休克综合征毒素-1(toxic shock syndrome toxin 1,TSST-1) 由噬菌体Ⅰ群金黄色葡萄球菌产生的一类蛋白质,可引起发热、休克及脱屑性皮疹,并增加机体对内毒素的敏感性。感染产毒菌株后可引起机体多个器官系统的功能紊乱或毒性休克综合征(toxic shock syndrome,TSS)。

7. 其他酶类 葡萄球菌尚可产生葡激酶(staphylokinase),亦称纤维蛋白溶酶(fibrinolysin)、产生耐热核酸酶(heat-stable nuclease)、透明质酸酶(hyaluronidase)、脂酶(lipase)等。

(二)所致疾病

金黄色葡萄球菌所致疾病有**侵袭性**和**毒素性**两种类型。

1. 侵袭性疾病 主要引起化脓性炎症,葡萄球菌可通过多种途径侵入机体,导致皮肤或深部器官的感染,甚至引起败血症。

(1)局部感染:主要由金黄色葡萄球菌引起的皮肤软组织感染,如疖、痈、毛囊炎、脓疱疮、甲沟炎、睑腺炎(麦粒肿)、蜂窝组织炎、伤口化脓等,感染的特点是脓汁呈黄色而黏稠、病灶界限清楚、多为局限性。此外还可引起气管炎、肺炎、脓胸、中耳炎、骨髓炎、脑膜炎、心包炎等内脏器官感染。

(2)全身感染:若皮肤的原发化脓灶受外力挤压或机体抵抗力下降,则会促进细菌从局部扩散入血流引起败血症、脓毒血症等,多由金黄色葡萄球菌引起,新生儿或机体防御功能严重受损时表皮葡萄球菌也可引起严重败血症。

2. 毒素性疾病 由葡萄球菌产生的有关外毒素引起。

(1)**食物中毒**(food poisoning):葡萄球菌食物中毒起病急,通常在进食含肠毒素食物后经 1~6 小时潜伏期,出现恶心、呕吐、上腹痛、腹泻等急性胃肠炎症状,呕吐最为突出。大多数患者 24~72 小时内可自行恢复,预后良好。

(2)**烫伤样皮肤综合征**(scolded skin syndrome):多见于婴幼儿和免疫功能低下的成人。开始皮肤有红斑,1~2 天表皮起皱,继而出现含无菌清亮液体的水疱,轻微损伤可破溃,最后表皮脱落。

(3)**毒性休克综合征**(toxic shock syndrome,TSS):由产生 TSST-1 的金黄色葡萄球菌引起,是一种急性发作性多系统损害的病症。患者主要表现为突然高热、呕吐、腹泻、低血压、猩红热样皮疹继而伴脱屑,严重时出现休克,半数以上患者有消化道、肝、肾、血液、中枢神经系统受累表现,偶尔有心脏受累的表现。流行病学调查表明,90%以上毒性休克综合征病例见于使用月经塞的经期女性。近年来发现许多病例与月经无关,且TSST-1并非是唯一病因,细菌内毒素、葡萄球菌肠毒素等也与毒性休克综合征的发病有关。

过去,由于广谱抗生素所造成的肠道菌群失调即假膜性肠炎患者的粪便和假膜中发现凝固酶阳性的金黄色葡萄球菌,曾一度认为本病是金葡菌性肠炎的一种类型。目前认为,假膜性肠炎主要由艰难梭菌引起,金葡萄仅是一种伴随菌,不起致病作用。

以往认为金黄色葡萄球菌是葡萄球菌属中唯一的致病菌,而凝固酶阴性葡萄球菌(coagulase negative staphylococcus,CNS)是对人类无害的共栖菌。近年来,临床和实验室检测结果均已证实CNS已经成为医源性感染的常见病原菌,且其耐药性也给临床诊治造成极大困难,日益引起医护人员和微生物学者的重视。凝固酶阴性葡萄球菌是人体正常菌群成员,与金黄色葡萄球菌相比,其毒力因子较少,致病性很弱。其致病机制主要与细菌细胞壁外的黏液物质和溶血素有关。

凝固酶阴性葡萄球菌有30多种,包括表皮葡萄球菌、腐生葡萄球菌、人葡萄球菌(*S. huminis*)、溶血葡萄球菌(*S. hemolyticus*)、头葡萄球菌(*S. capitis*)等。从人类感染中分离最多的是表皮葡萄球菌。

凝固酶阴性葡萄球菌主要侵犯免疫功能低下者和儿童,常见的感染类型如下:

1. 泌尿系统感染 为年轻妇女急性膀胱炎的主要致病菌,尿道感染仅次于大肠埃希菌。以表皮葡萄球菌、人葡萄球菌和溶血葡萄球菌多见。使用器械检查尿道或原有尿道疾病的老年男性患者易发生这类感染。

2. 细菌性心内膜炎 常因心瓣膜修复术而发生感染,主要为表皮葡萄球菌。

3. 败血症 凝固酶阴性葡萄球菌引起的败血症仅次于大肠埃希菌和金黄色葡萄球菌,常见的是溶血葡萄球菌和人葡萄球菌。

4. 术后及植入医用器械引起的感染 心脏起搏器安装、置换人工心瓣膜、长期腹膜透析、静脉滴注等也可造成凝固酶阴性葡萄球菌的感染。目前医院内耐甲氧西林的表皮葡萄球菌感染已成为瓣膜修复术或胸外科手术的严重问题。

(三)免疫性

人类对致病性葡萄球菌有一定的天然免疫力,仅当皮肤黏膜受创伤后,或机体免疫功能低下时,才易引起感染。患病后所获免疫力不强,难以防止再感染。

三、微生物学检查

1. 标本 根据病情不同可采取不同标本,如脓汁、血液、脑脊液、呕吐物及粪便或可疑食物等。

2. 直接涂片镜检 取标本涂片,革兰染色后镜检,一般根据细菌形态,排列和染色性可做出初步诊断,但不能区别致病性和非致病性。

3. 分离培养与鉴定 将标本接种于血琼脂平板,37℃培养18~24小时后挑选可疑菌落进行涂片、染色、镜检。血液标本需先经肉汤培养基增菌后,再接种血琼脂平板。

致病性葡萄球菌的鉴定主要根据产生凝固酶和耐热核酸酶、金黄色色素、有溶血性、发酵甘露醇等作为参考指标。凝固酶阴性葡萄球菌感染的诊断可依据凝固酶阴性、不能分解甘露醇及色素检查,在最后判定时应结合临床。进一步的型别鉴定可以采用细菌核糖体基因分型法,质粒指纹图谱分型法等。

4. 葡萄球菌肠毒素检查 对食物中毒患者的呕吐物、粪便或剩余食物在作细菌分离鉴定的同时,接种于肉汤培养基中,孵育后取滤液注射于6~8周龄的幼猫腹腔,若注射后4小时内发生呕吐、腹泻、体温升高或死亡等现象者,提示滤液中有肠毒素存在。也可用ELISA法检测肠毒素。目前亦可用特异的DNA基因探针杂交技术检测葡萄球菌是否为产肠毒素的菌株。

四、防治原则

加强卫生宣传教育,讲究个人卫生,应及时处理皮肤创伤。皮肤有化脓性感染的人,尤其是手部,未治愈前不宜从事食品加工或饮食服务工作,以防止就餐人员食物中毒。

医务人员在接触感染者后,手指要充分消毒再接触其他患者。治疗时应根据药物敏感试验结果,选择敏感抗菌药物,尤其是耐甲氧西林金黄色葡萄球菌对许多抗生素呈多重耐药,其治疗在临床上十分棘手,万古霉素是目前临床上治疗MRSA唯一疗效肯定的抗生素。因此应合理使用抗生素,加强消毒制度,早期检出带菌者,以防止耐药性菌株的扩散。对反复发作的顽固性疖病患者,采用自身菌苗或用类毒素人工自动免疫疗法有一定疗效。

> **案例9-1提示:**
> 应防止金葡菌污染食品,定期对食品生产加工人员进行健康检查,食物在运输储存过程中应保持低温、阴凉通风。患局部金葡菌化脓性感染(如手指化脓等)、上呼吸道感染(如鼻窦炎、化脓性肺炎、口腔疾病等)的人员要暂停其工作。

第二节 链球菌属

案例 9-2

患儿，男，11岁。因发热、眼睑水肿、血尿3天入院。入院前3周因发热咽痛而肌内注射青霉素3天，症状消失。查体：体温39℃；实验室检查：尿红细胞+++，颗粒管型3~5个/高倍视野，ASO抗体800单位。疑诊为急性肾小球肾炎。

思考题：
1. 引起本病最可能的致病菌是什么？依据是什么？
2. 该致病菌是如何传播的？患儿的这次临床表现与3周前发热咽痛是否有联系？

链球菌属(*Streptococcus*)是另一大类常见的革兰阳性化脓性球菌，广泛存在于自然界、人及动物粪便和健康人的鼻咽部，种类很多，多为正常菌群，不致病，少数可引起人类各种化脓性炎症(如扁桃体炎、丹毒、新生儿败血症、脑膜炎、产褥热等)、毒素性疾病(如猩红热)以及变态反应性疾病(如风湿热、肾小球肾炎等)。链球菌属中对人类致病的主要是A群链球菌和肺炎链球菌。

一、A 群链球菌

(一) 生物学性状

1. 形态与染色 球形或椭圆形，直径0.6~1μm，呈链状排列，长短不一。无芽胞、无鞭毛(图9-2)。在液体培养基形成的链较固体培养基长。幼龄菌(2~3小时培养物)可形成透明质酸荚膜，随培养时间延长，细菌产生的透明质酸酶使荚膜消失。革兰染色阳性，在陈旧培养基或脓液标本或被吞噬细胞吞噬后常呈革兰阴性。

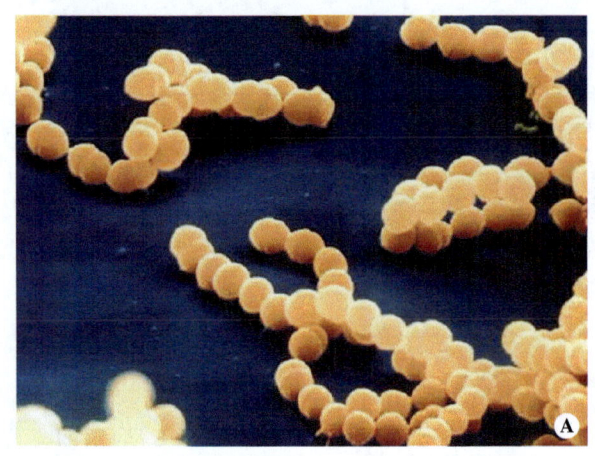
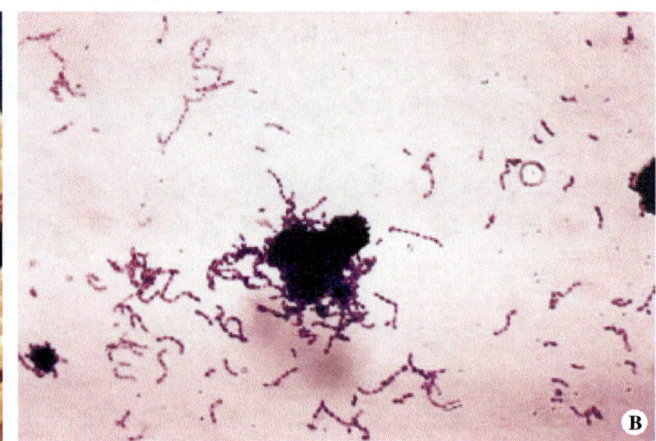

图9-2 链球菌镜下所见
A.电镜；B.光镜

2. 培养特性 需氧或兼性厌氧，少数专性厌氧。营养要求较高，需要在普通培养基中加入血液、血清、葡萄糖等营养物质才能生长。最适温度37℃，最适pH7.4~7.6，在液体培养基中常形成絮状沉淀，在固体培养基上形成细小、表面光滑、圆形、灰白色、半透明或不透明的菌落。不同菌株在血平板上生长的菌落周围，可产生程度不同的溶血现象。

3. 生化反应 分解葡萄糖，产酸不产气。不分解菊糖，不被胆汁或1%去氧胆酸钠所溶解，据此与肺炎链球菌鉴别。与葡萄球菌不同，不产生触酶。

4. 抗原构造 链球菌抗原结构比较复杂(图9-3)。主要有三种：①多糖抗原：又称C抗原，细胞壁多糖组分，为群特异性抗原。对人致病的链球菌90%属于A群，其次为B群，其他群少见。②蛋白质抗原：又称表面抗原，是链球菌细胞壁的蛋白质，位于C抗原外层，具有型特异性，A群链球菌有M、R、S、T四种

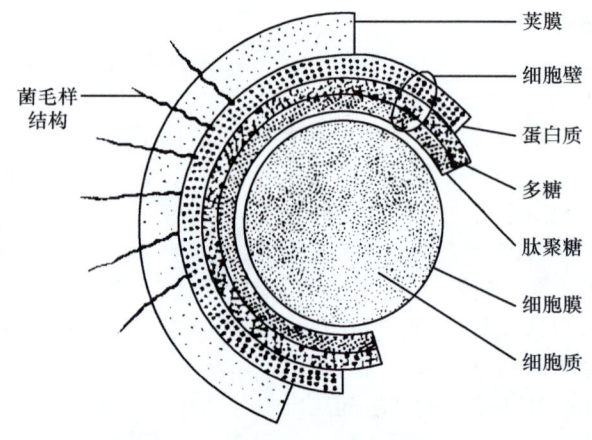

图9-3 链球菌抗原构造模式图

蛋白质抗原，其中M抗原与致病性关系密切。③核蛋白抗原：又称P抗原，无特异性，各种链球菌均相同，且与葡萄球菌有交叉抗原。

5. 分类 根据溶血现象、抗原结构和对氧需求进行分类。

（1）根据溶血现象分为三类

1）甲型溶血性链球菌（α-hemolytic Streptococcus）：即α溶血或甲型溶血，菌落周围有1~2mm宽的草绿色溶血环，α溶血环中红细胞不完全溶解。这类链球菌亦称草绿色链球菌（Streptococcus viridans），多为条件致病菌。

2）乙型溶血性链球菌（β-hemolytic Streptococcus）：即β溶血或乙型溶血，菌落周围形成2~4mm宽、界限分明、完全透明的溶血环，β溶血环中红细胞完全溶解。这类链球菌又称溶血性链球菌（Streptoccus hemolyticus），致病力最强，常引起人类和动物多种疾病。

3）丙型链球菌（γ-Streptococcus）：不产生溶血素，菌落周围无溶血环，故又称不溶血性链球菌（Streptococcus non-hemolyticus），一般不致病，常分布于乳和粪便中。

（2）根据抗原结构分类：依据链球菌胞壁中多糖抗原不同，可分成A~H、K~V 20个群。对人致病的链球菌株90%左右属A群。同群链球菌间，因表面蛋白质抗原不同又分成若干型，如A群链球菌根据M抗原不同可分成约100型，B群分4型，C群分13型。链球菌群型与其溶血性之间无平行关系，但对人类致病的A群链球菌多数是乙型溶血，因此A群链球菌又称为溶血性链球菌。

（3）根据对氧需求分类：分为需氧、兼性厌氧和厌氧三大类链球菌。对人致病主要是前两类。厌氧性链球菌是口腔、消化道、泌尿生殖道的正常菌群，为条件致病菌。

6. 抵抗力 不强，加热60℃30分钟即杀死。在干燥尘埃中能生存数月。对常用消毒剂敏感。乙型溶血性链球菌对青霉素、红霉素和磺胺药均敏感，因此，链球菌感染的首选药物是青霉素，极少有耐药株。

（二）A群链球菌的致病性

1. 致病物质 A群链球菌（group A Streptococcus）也称化脓性链球菌（Streptococcus pyogenes）或β溶血性链球菌（β-hemolytic Streptococcus），是链球菌中致病力最强的细菌，有较强的侵袭力。其致病物质除菌体胞壁成分外，还产生多种侵袭性酶和外毒素。

（1）菌体胞壁成分

1）脂磷壁酸（lipoteichoic acid, LTA）：人类口腔黏膜上皮细胞、淋巴细胞、血小板、红细胞、白细胞等细胞膜上均有LTA的结合位点，A群链球菌通过LTA易与宿主细胞黏附。

2）F蛋白：是化脓性链球菌重要黏附结构之一。位于化脓性链球菌细胞壁内，具有纤维粘连蛋白（fibronectin）的受体，能与上皮细胞表面的纤维粘连蛋白结合，使得链球菌黏附到上皮细胞表面，有利于细菌在宿主体内定植和繁殖。

3）M蛋白：是链球菌细胞壁中的表面蛋白质，具有抗吞噬和抵抗细胞内杀菌作用。M蛋白有抗原性，能刺激机体产生型特异性抗体。因M蛋白与心肌、肾小球基底膜成分有共同抗原，针对M蛋白产生的特异性抗体，可损害人类心血管、肾脏等组织，故与风湿性心肌炎、肾小球肾炎等超敏反应性疾病有关。

（2）侵袭性酶

1）透明质酸酶（hyaluronidaes）：能分解细胞间质的透明质酸，使细菌易于在组织中扩散，又称扩散因子。

2）链激酶（streptokinase, SK）：又称链球菌溶纤维蛋白酶（streptococcal fibrinolysin），能激活血液中溶纤维蛋白酶原转化为溶纤维蛋白酶，可溶解血块或阻止血浆凝固，有利于细菌在组织中扩散。链激酶耐热，100℃ 50分钟仍保持活性。重组链激酶（r-SK）在临床上用于治疗急性心肌梗死患者。

3）链道酶（streptodornase, SD）：也称链球菌DNA酶（streptococcal deoxyribonuclease），主要由A、C、G族链球菌产生。此酶能分解黏稠脓液中具有高度黏性的DNA，使脓汁稀薄易于扩散。因SK、SD能致敏T细胞，故常用SK-SD进行皮肤实验，检测受者的细胞免疫功能。

4）胶原酶（collagenase）：能水解肌肉和皮下组织中的胶原蛋白纤维，便于细菌在组织中扩散。

（3）外毒素

1）链球菌溶血素（streptolysin）：可溶解红细胞，破坏白细胞、血小板。根据对O_2的稳定性，分为链球菌溶素O（streptolysin O, SLO）和链球菌溶素S（streptalysinS, SLS）两种。①链球菌溶素O：绝大多数A群链球菌株和许多C、G群菌株能产生SLO，SLO为含-SH基的蛋白质，对氧敏感，遇氧时-SH基可被氧化为-S-S-基，失去溶血能力。若加入亚硫酸钠或半胱氨酸等还原剂，溶血作用可以逆转。SLO对中性粒细胞有破坏作用，可引起胞内溶酶体的释放，导致细胞死亡。中性粒细胞释放出的水解酶类还可破坏邻近组织，加重链球菌的感染。SLO对哺乳动物的血小板、心肌细胞、巨噬细胞、神经细胞等有毒性作用。SLO抗原性强，感染后2~3周，85%以上病人产生抗SLO抗体，即ASO抗体（anti-streptolysin O, ASO），病愈后可持续数月甚至数年。风湿热患者血清SLO抗体显著增高，活动性病例升高更显著，一般其效价在1:400以上。因此，测定SLO抗体含量，可作为近期链球菌感染或风湿热及其活动性的辅助诊断指标。②SLS：多数A、C、G群及某些其他群链球菌产生SLS。SLS是一种小分子的糖肽，无抗原性。对氧稳定，对热和酸敏感。血琼脂平板上菌落周围的β溶血环由SLS所致。SLS也能破坏白细胞和血小板。

2) **致热外毒素**(streptococcal pyrogenic exotoxin, SPE):曾称红疹毒素(Erythrotoxin)或猩红热毒素(Scarletfever toxin),是人类猩红热的主要致病物质,由 A 群链球菌溶原菌菌株产生,具有损害细胞或组织,使患者产生红疹并具内毒素样致热作用。为蛋白质,对热稳定,具有抗原性,相应的抗毒素能中和该毒素的活性。

2. 所致疾病 A 群链球菌引起的疾病约占人类球菌感染的 90%,其传染源为病人和带菌者,传播途径有经空气飞沫、皮肤伤口、污染食品等。链球菌可引起多种疾病,可分为侵袭性、中毒性和变态反应性三类。

(1) 侵袭性疾病

1) 皮肤和皮下组织急性化脓性炎症:其病灶特点为界限不明显,脓性分泌物稀薄,细菌易于扩散,常引起脓疱疮、蜂窝组织炎。沿淋巴管和血流扩散引起急性淋巴管炎、淋巴结炎及败血症。

2) 其他器官系统感染:如扁桃体炎、咽炎、中耳炎、乳突炎、肾盂肾炎、产褥热等。

(2) 毒素性疾病

1) **猩红热**:由产生致热外毒素的 A 族链球菌引起的呼吸道传染病。多发于 10 岁以下儿童,潜伏期为 2~3 天,细菌经飞沫传播,黏附于咽部黏膜,产生 SPE,引起全身中毒症状。临床特征为发热、全身弥漫性鲜红色皮疹及皮疹退后明显的脱屑,常继发严重的咽炎或皮肤软组织感染。少数还可见病毒性心肌炎、肾小球肾炎等病变。猩红热一年四季都可发生,尤以冬春发病为多。

2) **链球菌毒性休克综合征**:以休克为主要症状,常伴有呼吸系统及其他多个脏器功能的衰竭。病死率可高达 30%。

(3) 变态反应性疾病

1) **风湿热**:常继发于 A 族链球菌感染引起的咽炎,潜伏期为 1~5 周,易感人群为 10 岁以下儿童。临床表现以关节炎、心肌炎为主。

2) **急性肾小球肾炎**:大多数由 A 群 12 型链球菌引起。多见于儿童和青少年,临床表现为血尿、蛋白尿、水肿和高血压。其致病机制为:一是链球菌的某些抗原与肾小球基底膜有共同抗原,机体针对链球菌所产生的抗体对肾小球基底膜发动免疫攻击,属Ⅱ型变态反应。二是链球菌 M 蛋白与相应抗体结合形成的免疫复合物沉积于肾小球基底膜,造成基底膜损伤,属Ⅲ型变态反应。

> **案例 9-2 提示**:
> 引起该病的最可能的致病菌是 A 群链球菌,依据:①发病前 3 周有上呼吸道感染史;②以血尿水肿为主要症状,查体血压高;③实验室检查:尿红细胞+++,管型尿,ASO 升高。急性肾小球肾炎是该菌引起的变态反应性并发症,因患儿入院时咽部病灶已痊愈,微生物学检查已无意义。

> **案例 9-2 提示**:
> 该菌经飞沫、皮肤伤口等多途径侵入机体,引起侵袭性、中毒性和变态反应性疾病,其中急性肾小球肾炎为链球菌所致Ⅱ、Ⅲ型变态反应性疾病,故感染链球菌后 2~3 周体内可检出 ASO 抗体,患儿的临床表现与 3 周前链球菌感染所致咽痛发热有关。

(三) 其他链球菌的致病性

1. 甲型溶血性链球菌 又称草绿色链球菌(viridans Streptococci),常见的菌种有唾液链球菌、血链球菌和变异链球菌,均为厌氧菌,是人类口腔、上呼吸道和消化道等部位的正常菌群,具有条件致病性。若心脏瓣膜已有缺陷或损伤,本菌可在损伤部位繁殖,引起亚急性细菌性心内膜炎。在拔牙或摘除扁桃体时,寄居在口腔、龈缝中的甲型溶血性链球菌可侵入血流引起菌血症。变异链球菌可引起龋齿。

2. B 群链球菌(group B Streptococcus) 又称无乳链球菌(S. agalactiae),是寄生于阴道和直肠的正常菌群,带菌率约为 30% 左右,也寄居在健康人鼻咽部,其致病物质与 A 群相似。当机体免疫功能低下时,可引起皮肤感染、心内膜炎、产后感染、新生儿败血症和新生儿脑膜炎。

3. D 群链球菌(group D Streptococcus) 包括粪链球菌、牛链球菌和马链球菌。正常寄居在皮肤、上呼吸道、消化道和泌尿生殖道,偶尔引起泌尿道感染等。免疫功能低下者易感染,如老年人、衰弱、恶性肿瘤患者。

(四) 免疫性

链球菌感染后,可建立牢固的型特异性免疫,由于链球菌型别多,各型间无交叉免疫力,故可反复感染。抗 M 蛋白抗体和抗红疹毒素抗体有免疫作用。

(五) 微生物学检查

1. 标本 根据链球菌所致疾病不同,可采取脓汁、鼻咽拭、血液等标本送检。链球菌所致变态反应性疾病患者取血作抗链球菌溶血素 O 抗体检测。

2. 直接涂片镜检 在脓性分泌物中,如发现有典型链状排列革兰阳性球菌,即可初步诊断。

3. 分离培养与鉴定 血液标本应先增菌后再接种血平板。脓汁或鼻咽拭子直接划线接种在血平板上,孵育后观察有无链球菌菌落。根据溶血性不同,可区分为甲型、乙型或丙型链球菌。如有 β 溶血菌落,应与金黄色葡萄球菌鉴别;出现 α 溶血则应与肺炎链球菌鉴别。疑有败血症的血标本,应先在葡萄糖肉汤中增菌后再在血平板上分离鉴定;疑心内膜炎标本,因甲型溶血性链球菌生长缓慢,培养时间宜延长至 3 周方可报告结果。

4. 血清学试验 抗链球菌溶血素O试验（antistreptolysin O test, ASO test），简称抗O试验，常用于风湿热的辅助诊断。风湿热患者血清中抗O抗体比正常人显著增高，大多在250单位左右，活动性风湿热患者一般超过400单位。

（六）防治原则

链球菌感染主要通过飞沫传染，应对患者和带菌者及时治疗，以减少传染源。同时，还应注意对空气、医疗器械和敷料等消毒。对急性咽峡炎和扁桃体炎患者，尤其是儿童，须彻底治疗，以防止急性肾小球肾炎、风湿热以及亚急性细菌性心内膜炎的发生。治疗A群链球菌感染时，青霉素G为首选药物。其他群细菌对抗生素的敏感不同，最好做药物敏感试验。

二、肺炎链球菌

肺炎链球菌（*Streptococcus pneumoniae*），俗称肺球菌（*Pneumococcus*）。广泛存在于自然界，约5%~10%正常人鼻咽腔携带此菌，仅少数致病，是大叶性肺炎、支气管炎和脑膜炎的主要病原菌。

（一）生物学性状

1. 形态与染色 革兰阳性球菌，菌体呈矛头或瓜子仁状，直径约1μm，常以钝端相对、尖端向外成对排列，无鞭毛，无芽胞。在机体内或含血清的培养基上形成较厚的荚膜，人工培养后荚膜逐渐消失。革兰染色时荚膜不着色，表现为菌体周围透明环（图9-4）。菌体衰老时或由于产生自溶酶（autolysin）将细菌裂解后，可呈现革兰阴性。

2. 培养特性 兼性厌氧。营养要求较高，最适温度为37℃，最适pH为7.4~7.8，在含血液或血清的培养基中才能生长，形成细小圆形、表面光滑、灰白色、湿润并有草绿色溶血环的菌落，与甲型溶血性链球菌相似。若孵育时间大于48小时，肺炎链球菌产生的自溶酶，使菌体渐溶解，菌落中央下陷呈"脐状"。在血清肉汤中，初期呈混浊生长，稍久细菌的自溶酶使细菌自溶，培养液渐变澄清。

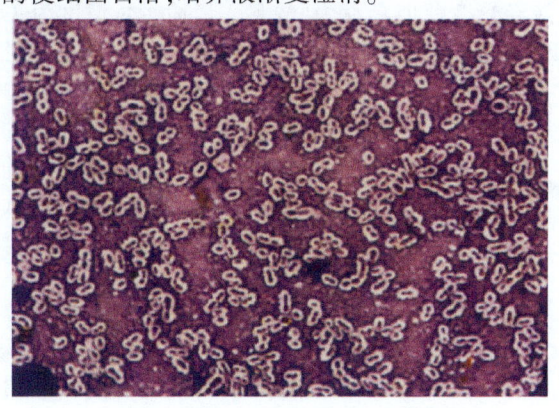

图9-4 肺炎链球菌（革兰染色）

3. 生化反应 可分解葡萄糖、麦芽糖、乳糖、蔗糖等，产酸不产气。对菊糖发酵反应不一，大多数新分离株为阳性，故菊糖发酵试验在鉴别肺炎链球菌与甲型溶血性链球菌时仅作参考。肺炎链球菌自溶酶可被胆汁或胆盐激活，使细菌加速溶解，故常用胆汁溶菌试验与甲型链球菌区别。

4. 抗原构造与分型

(1) 荚膜多糖抗原：存在于肺炎链球菌荚膜中。根据荚膜多糖抗原性的不同，可将肺炎链球菌分为84个血清型，分别以1、2、3、4…表示，个别型还可分成不同的亚型，如7A、7B、7C和7D亚型。其中有20多个型别可致病，以1~3型致病力较强。

(2) 菌体抗原

1) C多糖：存在于肺炎链球菌细胞壁中，为各型菌株所共有，具有种特异性。C多糖可被血清中一种被称为C-反应蛋白（C reactive protein, CRP）的β球蛋白沉淀。正常人血清中CRP含量极微，急性炎症时含量剧增，故用C多糖来检测CRP，对活动性风湿病及急性炎症性疾病的诊断有一定意义。

2) M蛋白：型特异抗原，肺炎链球菌M蛋白与细菌毒力无关，产生抗体无保护作用。

5. 抵抗力 较弱，对热、一般消毒剂敏感，有荚膜的肺炎球菌抗干燥能力强，在干痰中可存活1~2个月。对青霉素、红霉素、林可霉素等敏感。

（二）致病性与免疫性

1. 致病物质 肺炎链球菌主要的致病因素是荚膜，具有抗吞噬作用，有利于细菌在宿主体内定居并繁殖。此外，肺炎链球菌溶血素（pneumolysin）、神经氨酸酶（neuraminidase）可能与肺炎链球菌在鼻咽部和支气管黏膜上定植、繁殖和扩散有关。

2. 所致疾病 主要引起人类大叶性肺炎（lobar pneumonia），其次是支气管炎。成人大叶性肺炎以1、2、3型最多见，其中3型肺炎链球菌因产生大量荚膜，毒力强，病死率高。儿童大叶性肺炎以14型最常见。该菌常寄居在正常人口腔及鼻咽部，一般不致病，只形成带菌状态，但当机体免疫力下降时可致病。临床症状为突然发病，高热、寒战、胸痛、咳铁锈色痰。肺炎链球菌也可引起胸膜炎、中耳炎、乳突炎、心内膜炎及化脓性脑膜炎。

3. 免疫性 肺炎链球菌感染后，机体可建立较牢固的型特异性免疫，故同型病菌的二次感染少见。

（三）微生物学检查

1. 标本 根据感染部位不同采取不同标本，如痰液、脓液、血液、脑脊液等。

2. 直接涂片镜检 对痰、脓或脑脊液沉淀物标本，可涂片进行革兰染色镜检，若发现典型的成对排列、有荚膜的革兰阳性球菌，结合临床症状可作初步诊断。

3. 分离培养与鉴定 将痰或脓液直接接种于血琼脂平板上，37℃孵育24小时后，挑选α溶血的可疑菌落作进一步鉴定。血液及脑脊液先在血清肉汤培养基中增菌后,接种到血琼脂平板上分离培养并鉴定。

4. 肺炎链球菌的鉴定 主要应与甲型溶血性链球菌鉴别。其中以胆汁溶菌试验、菊糖发酵和奥普托辛(Optochin)试验最为常用。必要时可作小鼠毒力试验。在上述试验中,肺炎链球菌均为阳性,而甲型溶血性链球菌为阴性。

5. 肺炎链球菌型别鉴定

(1) 荚膜肿胀试验(capsule swelling test):亦称为Quellung试验。肺炎链球菌与抗荚膜抗体混合,镜检观察。标本中肺炎球菌若与同型免疫血清相遇,荚膜将显著增大。

(2) 凝集试验(agglutination test):将可疑肺炎球菌与已知标准分型抗体血清做玻片凝集试验,若细菌凝集,为同型肺炎球菌。

(四) 防治原则

多价肺炎链球菌荚膜多糖疫苗对预防肺炎链球菌感染有较好效果。目前这种多价疫苗已包括肺炎链球菌的23个型。治疗常用青霉素、磺胺类抗生素,因人群肺炎链球菌感染的菌型不断变迁,且耐药菌株日益增多,因此需加强肺炎链球菌的菌型监测,在治疗前做常规药敏试验。

第三节 奈瑟菌属

奈瑟菌属(*Neisseria*)是革兰阴性球菌,常成对排列。无鞭毛,无芽胞,有菌毛和荚膜。专性需氧,能产生氧化酶和触酶。奈瑟菌属有23个种和亚种,其中对人类有致病性的只有脑膜炎奈瑟菌和淋病奈瑟菌。

一、脑膜炎奈瑟菌

案例9-3

患儿,男,5岁。发热伴头痛,呕吐2天,服用退热药及抗生素后,症状无改善,头痛加剧,自诉颈部痛,烦躁。入院时喷射状呕吐,体温39℃,神志尚清。右眼结膜及全身皮肤有针头至绿豆大小不等的红色出血点,咽部充血,颈强直。脑脊液检查:外观混浊,白细胞数量明显增加,以中性粒细胞为主。将脑脊液离心沉淀后取沉渣涂片,革兰染色镜检,发现中性粒细胞内外均有革兰阴性双球菌。

思考题:
1. 引起本病最可能的病菌是什么?还需做哪些微生物学检查以确定诊断?进行微生物学检查时应注意什么问题?
2. 该菌是如何传播的?所致疾病怎样进行特异性预防?

脑膜炎奈瑟菌(*N. meningitidis*),俗称脑膜炎球菌(*Meningococcus*),是流行性脑脊髓膜炎(简称流脑)的病原菌。

(一) 生物学性状

1. 形态与染色 革兰阴性球菌,菌体呈肾形或蚕豆形,常成对排列,凹面相对,直径为0.6~0.8μm,无芽胞,无鞭毛(图9-5)。在患者脑脊液中,脑膜炎奈瑟菌常位于中性粒细胞内,单个或成对排列(图9-6)。人工培养后常呈球形或卵圆形,大小不一。电镜下观察新分离的有毒菌株有微荚膜和菌毛。

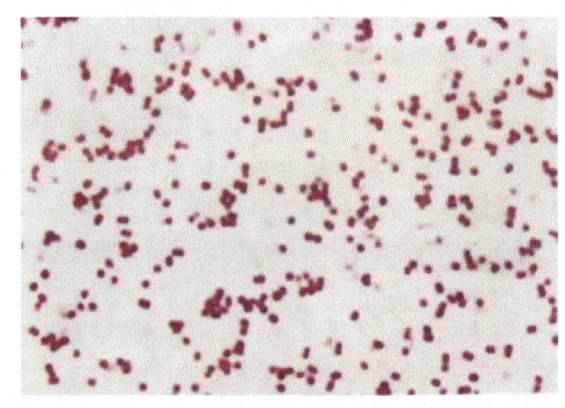

图9-5 脑膜炎奈瑟菌纯培养物涂片

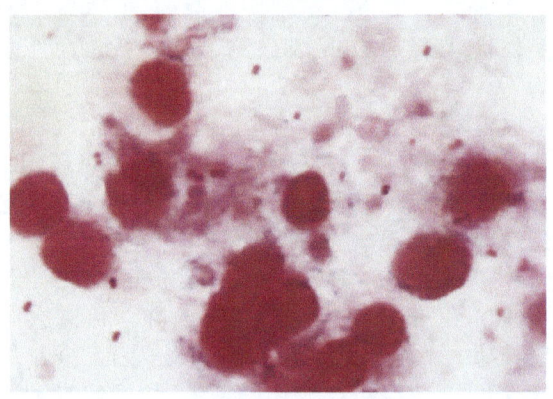

图9-6 脑膜炎奈瑟菌脑脊液涂片

2. 培养特性 营养要求较高,最常用的培养基是巧克力培养基,即80℃加热的血琼脂培养基,由于血液经热变色似巧克力,故名。最适生长温度为37℃(低于30℃则不生长),最适pH为7.4~7.6。专性需氧,初次分离培养时,还需提供5%~10%的CO_2。一般培养24~48小时后,形成直径1.0~1.5mm的无色、圆形、隆起、光滑、透明或半透明、似露滴状的菌落。在血琼脂平板上不溶血。因易产生自溶酶,人工培养物如不及时转种常死亡。

案例9-3提示:
引起本病最可能的病原菌是脑膜炎奈瑟菌。脑脊液离心沉淀涂片,中性粒细胞内外见革兰阴性双球菌,结合患儿临床表现和脑脊液检查特点可初步确定为脑膜炎奈瑟菌。可进一步将脑脊液标本增菌后接种于巧克力培养基,培养48小时后,如形成无色、圆形、隆起、光滑、透明或半透明、似露滴状的小菌落,取菌落涂片染色镜检可进一步明确诊断。

3. 生化反应 大多数菌株可分解葡萄糖和麦芽糖,产酸不产气。氧化酶试验阳性。

4. 抗原结构与分类 主要抗原有4种

(1) **荚膜多糖抗原**:具有群特异性。根据此抗原性不同,可将脑膜炎奈瑟菌分为A、B、C、D、H、I、K、X、Y、Z、29E、W135、L共13个血清群。与人类疾病关系密切的主要是A、B、C、Y及W-135群。我国流行的主要是A群,带菌群以B群为主。

(2) **外膜蛋白抗原**:具有型特异性。A群所有菌株外膜蛋白相同。

(3) **脂寡糖抗原**(lipooligosaccharide antigen, LOS):LOS具有抗原性,可据此进行免疫学分型。LOS是脑膜炎奈瑟菌的主要致病物质。

5. 抵抗力 抵抗力很弱,对寒冷、日光、热力、干燥、紫外线及一般消毒剂均敏感。室温3小时55℃10分钟即死亡;1%苯酚、75%乙醇或0.1%苯扎氯铵数分钟内被杀死。对青霉素、链霉素、氯霉素均敏感,对磺胺普遍耐药。

(二) 致病性与免疫性

1. 致病物质 致病物质主要是荚膜、菌毛和内毒素。

(1) **荚膜**:具有抗吞噬和保护菌体免受体液中杀菌物质的损伤作用,有利于细菌在体内存活和繁殖,增强细菌的侵袭力。

(2) **菌毛**:鼻咽部黏膜上皮细胞表面具有大量的脑膜炎奈瑟菌菌毛特异性受体,当菌毛与特异性受体结合后可介导菌体黏附于呼吸道黏膜上皮细胞表面,有利于细菌的黏附、侵入、定居、繁殖,并损伤黏膜上皮细胞。

(3) **内毒素**:是脑膜炎奈瑟菌最重要的致病物质。可引起发热和白细胞升高,作用于小血管和毛细血管,引起血栓、出血,表现为皮肤出血性皮疹或瘀斑以及微循环障碍。严重败血症时,可引起休克和弥散性血管内凝血(DIC),预后不良。

2. 所致疾病 脑膜炎奈瑟菌是**流行性脑脊髓膜炎**(epidemic cerebrospinal meningitis)的病原菌,人类是其唯一易感宿主。传染源是患者和带菌者。约有5%~10%正常人鼻咽部带有本菌,流行期可高达70%以上,是重要的传染源。目前,我国流行的血清群95%以上是A群。近年亦有B群病例,多为散发,且病情重死亡率高。

病原菌经呼吸道飞沫传播,也可通过接触患者呼吸道分泌物污染的物品而感染。6个月内的婴儿可通过母体获得IgG抗体,故很少发生感染。6个月~2岁年龄组婴儿免疫力最低,是脑膜炎奈瑟菌的易感人群。潜伏期2~3天,长者可达10天。细菌由鼻咽部侵入,依靠菌毛黏附于鼻咽部黏膜上皮细胞表面,并在局部繁殖。成人因隐性感染获得免疫力,所以感染后大多数成为带菌状态或隐性感染,只有少数人发展成脑膜炎。流脑患者随病菌毒力、数量和机体免疫力不同,病情轻重不一。临床上有3种类型:即**普通型**、**暴发型**和**慢性败血症型**。

普通型占90%左右,先有上呼吸道炎症,继而大量繁殖的病菌从鼻咽部黏膜进入血流,引起菌血症或败血症。患者出现恶寒、发热、恶心、呕吐和出血性皮疹。细菌到达中枢神经系统主要侵犯脑脊髓膜,引起化脓性炎症,此时患者可有剧烈头痛、喷射性呕吐、颈项强直等脑膜刺激症状。暴发型见于少数患者,表现为血中细菌大量繁殖,并释放大量内毒素,引起内毒素休克及DIC。患者病情凶险,若不及时抢救,常于24小时内危及生命。慢性败血症型不多见,以成人患者为主,病程可迁延数日。普通型和暴发型以儿童罹患为主。

> **案例 9-3 提示:**
> 病原菌主要经呼吸道飞沫传播,鼻咽部局部繁殖后入血,导致中枢神经系统感染。多数人感染后表现为带菌状态或隐性感染,只有少数人发展成脑膜炎。

3. 免疫性 机体对脑膜炎奈瑟菌的免疫力以体液免疫为主。显性感染、隐性感染或疫苗接种2周后,血清中群特异性IgG、IgM和IgA抗体水平明显升高。在呼吸道局部sIgA可阻止脑膜炎奈瑟菌的侵袭,血中抗体在补体参与下能杀伤脑膜炎奈瑟菌。

(三) 微生物学检查

1. 标本 取患者脑脊液、血液或刺破皮肤出血瘀斑处取渗出物。带菌者检查可用鼻咽拭子。脑膜炎奈瑟菌因对低温和干燥极敏感,故标本采取后应注意保暖、保湿并立即送检。接种的培养基宜预先加温,以免病原菌死亡,影响检出率。最好是床边接种。

> **案例 9-3 提示:**
> 脑膜炎奈瑟菌抵抗力很弱,对干燥、寒冷、热力以及常用化学消毒剂等均很敏感。因此在采集和送检疑为脑膜炎病人的材料时要注意保暖保湿,迅速送检,最好是床边接种。

2. 直接涂片镜检 脑脊液离心沉淀后,取沉淀物涂片,革兰染色后镜检。或消毒患者出血瘀斑处皮肤,用无菌针头挑破瘀斑取渗出物制成涂片,革兰染色后镜检。如镜下见到中性粒细胞内、外有革兰染色阴性双球菌时,即可做出初步诊断。

3. 分离培养与鉴定 血液与脑脊液标本在血清肉汤培养基中增菌后,接种到巧克力血琼脂平板上,置于含 5%~10% CO_2 的环境中孵育。挑取可疑菌落涂片染色镜检,并作生化反应及型特异性多价血清的凝集试验鉴定。

4. 快速诊断法 流脑患者脑脊液及血清中存在脑膜炎奈瑟菌可溶性抗原,可用已知的抗体检测此抗原。用于流脑早期诊断,阳性率在 90% 以上。

(1) 对流免疫电泳:此法较常规培养法敏感,特异性高。经治疗的患者也可用此法协助诊断。

(2) SPA 协同凝集试验:用脑膜炎奈瑟菌 IgG 抗体标记富含 SPA 的葡萄球菌菌体,然后加入待测血清或脑脊液,若标本中含有相应可溶性抗原,则可见葡萄球菌聚集在一起,形成肉眼可见的凝集现象。

(四) 防治原则

预防流脑的关键是尽快隔离传染源、切断传播途径及提高人群免疫力。

特异性预防可对儿童注射荚膜多糖疫苗。常用 A、C 双价或 A、C、Y 和 W135 四价混合疫苗。我国因流行的菌株以 A 群为主,故目前我国使用的为 A 群脑膜炎奈瑟菌疫苗,保护率可达 90%,免疫力维持 3 年以上。荚膜多糖抗原是胸腺非依赖性抗原,对 2 岁以下的婴幼儿免疫效果不佳。至今尚无安全有效的疫苗用于预防 B 群奈瑟菌感染。

> **案例 9-3 提示:**
> 对儿童注射荚膜多糖疫苗。我国因流行的菌群以 A 群为主,目前我国使用的为 A 群脑膜炎奈瑟菌疫苗。

流脑的治疗首选药物为青霉素 G,剂量要大,对过敏者可选用红霉素。

二、淋病奈瑟菌

> **案例 9-4**
> 患者,女,24 岁。以外阴瘙痒,尿频、尿急、尿痛,阴道分泌物多为主诉就诊。查体:阴道前庭及宫颈黏膜充血、水肿,宫颈口糜烂,阴道内见黄白色脓性分泌物,尿道口有脓性分泌物流出。宫颈分泌物涂片见大量多形核白细胞,细胞内见革兰阴性双球菌,宫颈分泌物 PCR 显示淋病奈瑟菌阳性。
> **思考题:**
> 1. 该患者应诊断为什么病?诊断的主要依据是什么?
> 2. 该病应如何预防?

淋病奈瑟菌(*Neisseria gonorrhoeae*),俗称淋球菌(*Gonococcus*),是人类淋病的病原体,1879 年 (Neisser)首次从尿道分泌物中发现。人是淋病奈瑟菌的唯一宿主,主要引起人类泌尿生殖系统黏膜的急性或慢性化脓性感染,淋病危害性大,是我国目前流行的发病率最高的性传播疾病。

(一) 生物学性状

1. 形态与染色 菌体呈肾形,成对排列,凹面相对,大小为 $0.6\mu m \times 0.8\mu m$。在脓性标本中,似一对咖啡豆,常存在于多形核白细胞内。革兰阴性,有荚膜和菌毛,无鞭毛,不形成芽胞。

2. 培养特性 专性需氧菌。初次分离培养时,须补充 5%~10% CO_2。营养要求高,常用巧克力血琼脂培养基。最适合生长温度为 37℃,最适 pH 为 7.5。培养 24~48 小时后,形成凸起、圆形、灰白色或半透明、光滑菌落。

根据菌落特征与毒力,淋病奈瑟菌可分为 T1~T5 型。其中,T1、T2 型菌株菌落小有菌毛,人工培养基转种后可转成 T3、T4 和 T5 型菌株,没有菌毛,无致病性。

3. 生化反应 生化反应不活泼,只分解葡萄糖,产酸不产气,不分解其他糖类,氧化酶试验阳性。

4. 抗原结构与分类

(1) 外膜蛋白:可分为 PⅠ、PⅡ 和 PⅢ 三种。PⅠ 为主要外膜蛋白,是淋病奈瑟菌分型的主要基础。

(2) 脂寡糖抗原:脂寡糖具有内毒素活性,与致病性及免疫性有关。

(3) 菌毛蛋白抗原:菌毛存在于有毒力的菌株。由不同菌株提取的菌毛,其抗原性不同,可逃逸机体的免疫攻击。

5. 抵抗力 与脑膜炎奈瑟菌相似,抵抗力弱,对冷、热、干燥、一般消毒剂敏感。淋病奈瑟菌易产生耐药性。

(二) 致病性和免疫性

1. 致病物质 主要致病物质是表面结构,如菌毛、荚膜、外膜蛋白,以及内毒素和 IgA1 蛋白酶。IgA1 蛋白酶能破坏黏膜表面存在的特异性 IgA1 抗体,有利于淋病奈瑟菌黏附至黏膜表面。PⅠ 可直接插入中性粒细胞的膜上,严重破坏膜结构的完整性,导致膜损伤,菌毛和荚膜具有抗吞噬作用。

淋病奈瑟菌主要侵犯黏膜,尤其对单层柱状上皮和移行上皮细胞(如前尿道、子宫宫颈、后尿道、膀胱黏膜)有很强的亲和力。淋病奈瑟菌侵入前尿道或宫颈后,借助菌毛、外膜蛋白 PⅡ 黏附到柱状上皮细胞的表面进行繁殖,之后被柱状上皮细胞吞饮,进入细胞内大量繁殖,导致细胞损伤裂解。淋病奈瑟菌再移至黏膜下层,通过内毒素与补体、IgM 等协同作用,诱导中性粒细胞聚集和吞噬,引起局部急性炎症,形成典型的尿道脓性分泌物。当细菌进入尿道腺体和隐窝后，潜藏的细菌可引起慢性淋病。

2. 所致疾病 人类淋病主要通过**性接触**，淋病奈瑟菌侵入泌尿生殖道而感染，潜伏期平均 3~5 天。男性淋病患者主要表现为急慢性尿道炎，如不及时治疗，细菌可上行感染引起附睾炎和前列腺炎。女性患者好发部位为宫颈，其次为尿道、尿道旁腺、输卵管及前庭大腺，主要表现为宫颈炎和尿道炎，出现尿频、尿急、尿痛、尿道或宫颈口流脓等症状。如累及前庭大腺和盆腔炎，可导致不孕。部分女性患者可以无症状或症状轻微，易被忽视。儿童淋病包括幼儿淋菌性阴道炎、新生儿淋菌性结膜炎。

> **案例 9-4 提示：**
> 该患者应诊断为淋病，是淋病奈瑟菌引起的急性泌尿生殖系统感染。诊断依据：①子宫颈及阴道红肿、宫颈口糜烂、有脓性分泌物等宫颈炎和阴道炎症状，尿急、尿频、尿痛及尿道口流脓等尿道炎症状；②尿道或宫颈分泌物涂片革兰染色，镜下发现大量多形核白细胞，且白细胞内革兰阴性咖啡豆形双球菌；③宫颈分泌物 PCR 显示淋病奈瑟菌阳性。

3. 免疫性 人类对淋病奈瑟菌感染**无天然抵抗力**，宿主防御淋病奈瑟菌的机制主要依赖于体液免疫。多数患者可自愈，并出现特异性 IgM、IgG、IgA，但不持久，再感染和慢性患者普遍存在。

（三）微生物学检查

1. 标本 用无菌棉拭子蘸取泌尿生殖道脓性分泌物或子宫颈口表面分泌物。

2. 直接涂片镜检 将脓性分泌物涂片检查，如发现多形核白细胞内有革兰染色阴性的双球菌，结合临床表现即可初步诊断。

> **案例 9-4 提示：**
> 尿道或宫颈分泌物涂片革兰染色，如果镜下发现大量多形核白细胞，且白细胞内有数量不等的革兰阴性咖啡豆形双球菌有助于诊断。但女性患者宫颈和阴道中杂菌太多，可有假阳性，必要时应作培养，出现典型菌落后，再作细菌涂片，见到革兰阴性双球菌，方可确诊。

3. 分离培养与鉴定 将脓性分泌物及时接种含多种抗生素（万古霉素、多黏菌素 B 等）预温的巧克力琼脂平板，置 5%~10% CO_2 中，37℃ 孵育 1~2 天后，取可疑菌落涂片染色镜检，镜下见革兰阴性双球菌即可诊断，并作生化反应鉴定，如氧化酶试验、糖发酵试验，慢性淋病的检查多用此法。宫颈拭子培养诊断女性淋病，一次阳性检出率高达 80%~90%。

4. PCR 检测 对淋病奈瑟菌培养阴性、病史及体征怀疑淋病奈瑟菌感染者，PCR 检测淋病奈瑟菌 DNA 以协助诊断。PCR 法敏感性高，特异性强，适用于淋病的快速诊断和流行病学调查。

（四）防治原则

预防淋病主要措施包括开展防治性病知识教育，杜绝不洁性关系。目前尚无淋病疫苗。婴儿出生时，不论母亲有无淋病，都应以 1% 硝酸银或 0.5% 红霉素眼膏滴入两眼，以预防新生儿淋菌性眼炎的发生。

淋病奈瑟菌耐药问题十分突出，尤以质粒介导的耐药严重且传播迅速，也可通过染色体介导。近年来，耐药菌株不断增加，特别是多重耐药菌株的出现给临床治疗带来极大困难。可选择大观霉素、头孢曲松、诺氟沙星等药物，必要时作药敏试验指导用药。

> **案例 9-4 提示：**
> 预防淋病首先是社会预防，加强性病防治宣传教育。加强对淋病患者的管理。在患病期间不能从事保育员、护理及浴室工作等职业，以防止扩散。早期发现病人及其性伴并给予合理治疗。
> 为预防感染，性伴侣任何一方染有淋病未彻底治愈之前，应避免性生活，并应严格分开使用毛巾、面盆、浴盆、床单等可致传染的媒介物品，污染物品可煮沸消毒。目前尚无有效淋病疫苗。

Summary

Cocci are a large group spherical-shaped bacteria and usually cause pyogenic infection. Pyogenic cocci include G⁺ *staphylococcus*, *Streptococcus*, *Streptococcus pneumoniae* and G⁻ *Neisseria gonorrhoeae* and *Neisseria meningitidis*. *Staphylococcus aureus*, coagulase-positive, cause invasive disease and toxicosis. Coagulase-negative staphylococci are normal human flora and sometimes cause infection in very young, old, and immunocompromised patients. Group A Streptococci are pathogens of pyogenic infection, toxic disease and poststreptococcal allergic diseases. Group B Streptococci cause neonatal infections, urinary tract infections, amnionitis, endometritis, wound infections, pneumonia, bacteremia.

α-hemolytic streptococci (viridans group streptococci) cause bacteremia, endocarditis, abscess formation, and dental caries. Penicillin is still uniformly effective in treatment. No effective vaccine has been produced. *Streptococcus pneumoniae* possess capsule of polysaccharide that permits typing with specific antisera. The capsular polysaccharide is immunologically distinct for each of the more than 84 types. It produces alpha hemolysin and autolysin. *S. pneumoniae* cause pneumonia, meningitis, otitis media, sinusitis, bacteremia, pericarditis, arthritis. Immunity to infection with pneumococci is type-specific and depends both on antibodies to capsular polysaccharide and on intact phagocytic function. Penicillin G is the drug of choice. *N. meningitides*, polysaccharide encapsulated, kidney-shaped, nonmotile diplococcus. *N. meningitidis* are grouped, on the basis of their capsular polysaccharides, into 13 serogroups. Resistence is very low. Pathogenic substances include capsule, pili and endotoxin. Humans are the only natrual hosts. *N. meningitidis* is a significant cause of acute bacterial meningitis. Penicillin G is the drug of choice for treating meningococcal disease. Groups A, C, AC, and W135 capsular polysaccharide vaccines are available. *N. gonorrhoeae* is frequently found intracellularly in polymorphonuclear leukocytes of the gonorrhea pustular exudate. Pathogenic substances include pili, outermembranous protein, LOS, and IgA1 proteinase. Humans are the only natural host. Asymptomatic carriage is the major reservoir and transmission is via sexual contact. *N. gonorrhoeae* causes gonorrhea. Babies may suffer ophthalmia neonatorum due to infected women. It may be prevented by the instillation of aqueous silver nitrate in the eyes of newborn babies. Drug-resistant. *N. gonorrhoeae* strains are common. The choice of antibiotics depends on drug-sensitivity test. An effective vaccine is not available currently.

(卢 颖)

进一步阅读文献

1. Plata K, Rosato AE, Wegrzyn G.Staphylococcus aureus as an infectious agent: overview of biochemistry and molecular genetics of its pathogenicity. Acta Biochim Pol. 2009;56(4):597-612
2. Van der Poll T, Opal SM. Pathogenesis, treatment, and prevention of pneumococcal pneumonia. Lancet. 2009;374(9700):1543-1556
3. Stephens DS. Biology and pathogenesis of the evolutionarily successful, obligate human bacterium Neisseria meningitidis. Vaccine. 2009;24;27 Suppl 2:B71-B77

第十章 肠杆菌科

第一节 概　　述

肠杆菌科(Enterobacteriaceae)细菌是一大群生物学性状近似的革兰阴性杆菌,常寄居在人和动物的肠道内,亦存在于土壤、水和腐物中。其中大多数是肠道的正常菌群,但当宿主免疫力降低或细菌移位至肠外部位时可成为条件致病菌而引起疾病;少数为病原菌,例如,伤寒杆菌、志贺菌、致病性大肠杆菌等。

肠杆菌科细菌种类繁多。根据生化反应、抗原结构、核酸杂交和序列分析,目前至少有30个菌属,120个以上的菌种。与医学有关的有埃希菌属、志贺菌属、沙门菌属、克雷伯菌属、变形杆菌属、摩根菌属、柠檬酸菌属、肠杆菌属、沙雷菌属和耶尔森菌属10个菌属,包括25个菌种。

肠杆菌科细菌具有下列共同生物学特性:

1. 形态与结构　0.3~1.0×1~6μm中等大小的革兰阴性杆菌。无芽胞。多数为周身鞭毛菌。少数有荚膜或包膜。大多有菌毛。

2. 培养　兼性厌氧或需氧。营养要求不高,在普通琼脂平板上生长繁殖后形成湿润、光滑、灰白色的直径2~3mm中等大小菌落。在血琼脂平板上,有些菌可产生溶血圈。

3. 生化反应　能分解多种糖类和蛋白质,形成不同代谢产物,常用以区别不同菌属和菌种。乳糖发酵试验在初步鉴别肠杆菌科中致病菌和非致病菌上有重要价值,一般非致病菌能分解乳糖,而致病菌多数不能。

4. 抗原构造　主要有菌体(O)抗原、鞭毛(H)抗原和荚膜(K)或包膜抗原。其他尚有菌毛抗原。

(1) **O抗原**:存在于细胞壁脂多糖(LPS)层,具有属、种特异性。其特异性取决于LPS分子末端重复结构多糖链的糖残基种类的排列。O抗原耐热,100℃不被破坏。从病人标本新分离菌株的菌落大多呈光滑(S)型,在人工培养基上多次传代移种保存日久后,LPS失去外层O特异性侧链,此时菌落变成粗糙(R)型,是为S-R型变异。R型菌株的毒力显著低于S型株。

(2) **H抗原**:存在于鞭毛蛋白。不耐热,60℃30分钟即被破坏。H抗原的特异性决定于多肽链上氨基酸的排列顺序和空间结构。细菌失去鞭毛后,运动随之消失;同时O抗原外露,是为H-O变异。

(3) **荚膜或包膜抗原**:位于O抗原外围,能阻止O凝集现象。多糖性质,但60℃30分钟可去除之。重要的有伤寒杆菌的Vi抗原,大肠杆菌的K抗原等。

5. 抵抗力　因无芽胞,对理化因素抵抗力不强。60℃30分钟即死亡。易被一般化学消毒剂杀灭,常用氯进行饮水消毒。胆盐、煌绿等染料对非致病性肠杆菌科细菌有抑制作用,借以制备选择培养基来分离有关病原菌。

6. 变异　肠杆菌科细菌易出现变异菌株。除自发突变外,更因相互处于同一密切接触的肠道等微环境,可以通过转导、接合或溶原性转换等转移遗传物质,使受体菌获得新的性状而导致变异。其中最常见的是耐药性转移。此外,还有毒素产生、生化反应特性改变,以及H-O抗原和S-R菌落变异等。这种易变性在其致病性、诊断和防治中都有重要意义。

第二节　埃希菌属

> **案例10-1**
> 　　4岁男孩在随母亲旅游中,进食小店卖的水果沙拉,回家2天后,出现严重腹部疼痛,腹泻次数不断增加,且多次便血,伴发热、呕吐,到医院急诊,检查有溶血性贫血及血小板减少等溶血性尿毒综合征。
> **思考题:**
> 　1. 最可能的病原菌是什么?
> 　2. 针对该病例应做哪些微生物学检查?

埃希菌属(Escherichia)有5个种,其中大肠埃希菌(E. coli)最常见。大肠埃希菌是肠道中重要的正常菌群,婴儿出生后数小时就进入肠道,并终身伴随,其能为宿主提供一些具有营养作用的合成代谢产物。当宿主免疫力下降或细菌侵入肠道外组织或器官,即可成为条件致病菌,引起肠外感染,以化脓性感染和泌尿道感染最为常见。有些血清型大肠埃希菌具有致病性,能导致人类腹泻。

大肠埃希菌在环境卫生和食品卫生学中,常被用作粪便污染的卫生学检测指标。在分子生物学和基因工程研究中,大肠埃希菌是重要的实验材料。

一、生物学性状

1. 形态结构　为中等大小的革兰阴性杆菌,宽

0.4~1μm,长 0.7~3μm(图 10-1)。无芽胞,多数菌株有周身鞭毛,能运动;有菌毛,包括普通菌毛和性菌毛。

2. 培养　兼性厌氧,营养要求不高,在普通琼脂平板 37℃培养 24 小时后,埃希菌形成直径 2~3mm 的圆形、凸起、灰白色 S 型菌落。在液体培养基中呈均匀浑浊生长。其生长温度范围较广(15~45℃)。有些菌株对热的抵抗力较强,在 60℃ 15 分钟或 55℃ 60 分钟仍可存活。

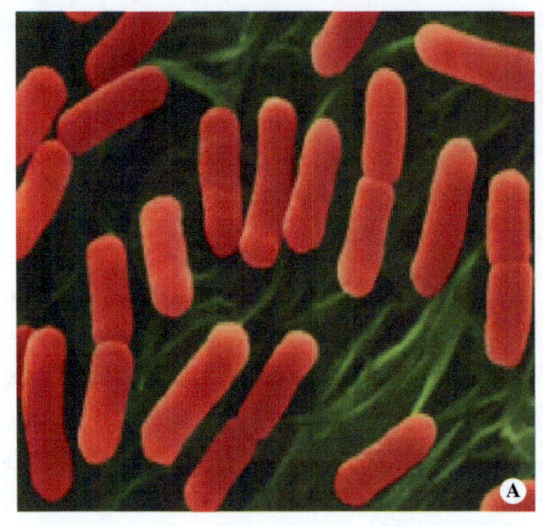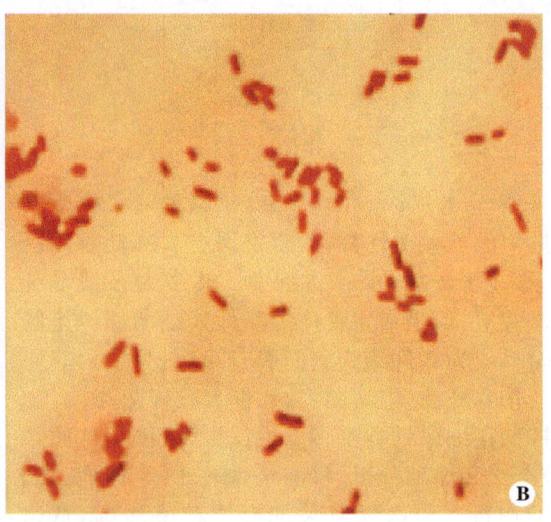

图 10-1　大肠埃希菌
A.电镜；B.光镜

3. 生化反应　能发酵葡萄糖等多种糖类,产酸并产气。绝大多数菌株能发酵乳糖,可与沙门菌、志贺菌等区别。吲哚、甲基红、VP、柠檬酸盐(IMViC)试验结果为"++− −"。IMViC 试验为此结果,可判断为典型的大肠埃希菌,表明被检物已被粪便污染,有传播肠道传染病的危险。

4. 抗原构造　大肠埃希菌有 O、H 和 K 三种抗原,这是血清学分型的基础。O 抗原超过 170 种,某些型别 O 抗原与腹泻和泌尿道感染密切相关。O 抗原刺激机体主要产生 IgM 类抗体。检测 O 抗原时,凝集试验必须采用加热煮沸过的菌体,以避免因 K 抗原和 H 抗原的存在而造成的不凝集现象。O 抗原凝集相对较慢,呈颗粒状。H 抗原位于鞭毛上,加热和用酒精处理,可使 H 抗原变性或丧失。大肠埃希菌 H 抗原有 56 种。H 抗原刺激机体主要产生 IgG 类抗体,H 抗原的凝集出现较快,呈絮状。K 抗原位于 O 抗原外层,为多糖,与细菌的侵袭力有关。大肠埃希菌 K 抗原在 100 种以上。根据温度对凝集性、抗原性的效应以及细菌菌株与抗体的结合能力的不同影响,可将 K 抗原分为 L、A、B 三型。一个菌株一般只含一个型别的 K 抗原。表示大肠埃希菌血清型的方式是按 O：K：H 排列,例如 O111：K58(B4)：H2。

二、致　病　性

多数大肠埃希菌是条件致病菌,主要引起肠道外感染;少数血清型为病原菌,引起肠道内感染。

(一) 致病物质

大肠埃希菌具有多种致病物质,如内毒素、荚膜、Ⅲ型分泌系统等。Ⅲ型分泌系统是指能向真核靶细胞内输送毒性基因产物的细菌效应系统,约由 20 余种蛋白组成。这是肠杆菌科成员一般的毒力因子,大肠埃希菌还具有自身一些特殊的毒力因子,主要是黏附素和外毒素,特别在引起泌尿道感染和胃肠炎等疾病上起重要作用。

1. 定植因子　又称黏附素。大肠埃希菌的黏附素能使细菌紧密黏着在泌尿道和肠道的细胞上,避免因排尿时尿液的冲刷和肠道的蠕动作用而被排除。大肠埃希菌黏附素的特点是具有高度特异性,能刺激宿主产生特异性抗体。主要包括定植因子抗原Ⅰ、Ⅱ、Ⅲ(colonization factor antigen, CFA/Ⅰ, CFA/Ⅱ, CFA/Ⅲ);集聚黏附菌毛Ⅰ和Ⅲ(aggregative adherence fimbriae, AAF/Ⅰ, AAF/Ⅲ);束形成菌毛(bundle forming pili, Bfp);紧密黏附素(intimin);P 菌毛(因能与 P 血型抗原结合而命名);侵袭质粒抗原(invasion plasmid antigen, Ipa)蛋白和 Dr 菌毛(能与 Dr 血型抗原结合)等。

2. 外毒素　大肠埃希菌可产生多种外毒素,包括志贺毒素Ⅰ和Ⅱ(Shiga toxins, Stx-1, Stx-2);耐热肠毒素 a 和 b(heat stable enterotoxin, STa, STb);不耐热肠毒素Ⅰ和Ⅱ(heat labile enterotoxin, LT-Ⅰ, LT-Ⅱ)。此外,溶血素 A(hemolysin A, HlyA)在尿路致病性大肠埃希菌所致疾病中有重要作用。

3. K 抗原　具有抗吞噬作用。

（二）所致疾病

1. 肠道外感染　大肠埃希菌在肠道内多数不致病，若移位至肠道外的组织或器官则可引起肠外感染。肠道外感染以泌尿道感染和化脓性感染最为常见，如尿道炎、膀胱炎、肾盂肾炎，亦可引起腹膜炎、阑尾炎、手术创口感染；婴儿、老人或免疫力低下者的大肠埃希菌败血症；新生儿大肠埃希菌性脑膜炎。大肠埃希菌常来源于病人肠道，为内源性感染。

（1）**败血症**：大肠埃希菌是引起败血症的最常见的革兰阴性菌（占45%）。大肠埃希菌败血症常由大肠埃希菌性尿道和胃肠道感染引起，如肠穿孔导致的伴有败血症的腹腔内感染。大肠埃希菌败血症的死亡率很高，尤其对免疫功能低下者或原发感染为腹腔或中枢神经系统的患者。

（2）**新生儿脑膜炎**：大肠埃希菌和B组链球菌是婴儿中枢神经系统感染的主要致病菌，约75%大肠埃希菌新生儿脑膜炎分离株具有K1荚膜抗原，这一血清型在怀孕妇女和新生儿胃肠道中也普遍存在，其易于引起新生儿感染的原因尚不清楚。

（3）**泌尿道感染**：引起泌尿道感染的大肠埃希菌多来源于结肠、污染尿道、上行至膀胱，甚至到肾脏和前列腺。女性尿道较短而宽，不能有效防止细菌上行，故女性泌尿道感染比男性多，性交、怀孕亦为危险因素。在男性，前列腺肥大是最常见的诱因。此外，因尿道阻塞、尿道结石、先天畸形、神经功能紊乱等引起的尿潴留在两性均易发生尿道感染。插管和膀胱镜也有可能带进细菌，是造成感染的危险因素。引起泌尿道感染大肠埃希菌由某些特殊的血清型引起，最为常见的特殊血清型统称为尿路致病性大肠埃希菌（uropathogenic *E. coli*，UPEC），常见的有O1、O2、O4、O6、O7、O16、O18、O75等。这些血清型能产生特别的毒力物质，如P菌毛、AAF/Ⅰ、AAF/Ⅱ和Dr菌毛等黏附素和溶血素HlyA，后者能溶解红细胞和其他一些类型细胞，导致细胞因子的释放和炎症反应。

2. 肠道感染——胃肠炎　某些血清型可引起人类腹泻，又称胃肠炎，与食入污染的食品和饮水有关，为外源性感染。根据其致病机制不同，可将致病性大肠埃希菌分为五种类型（表10-1）。

表10-1　引起胃肠炎的大肠埃希菌

菌株	作用部位	疾病与症状	致病机制	常见O血清型
ETEC	小肠	旅行者腹泻；婴幼儿腹泻；水样便，恶心，呕吐，腹痛，低热	质粒介导LT和（或）ST，大量分泌液体和电解质	6、8、15、25、27、63、78、148、115、153、159
EIEC	大肠	痢疾样腹泻；水样便，继以少量血便，腹痛和发热	质粒介导侵袭和破坏结肠黏膜上皮细胞	28ac、29、112 ac、124、136、143、144、152、164、167
EPEC	小肠	婴儿腹泻；水样便，恶心，呕吐，发热	质粒介导黏附和破坏上皮细胞绒毛结构导致吸收受损和腹泻	2、55、86、111、114、119、125、126、127、128、142、158
EHEC	大肠	出血性腹泻，HUS；水样便，继以大量出血，剧烈腹痛，低热或无，可并发血小板减少性紫癜	溶原性噬菌体编码Stx-Ⅰ或Stx-Ⅱ，中断蛋白质合成	157、26、111
EAEC	小肠	婴儿腹泻；持续性水样便，呕吐，脱水，低热	质粒介导聚集性黏附上皮细胞，阻止液体吸收	3、42、44、86

（1）**肠产毒素型大肠埃希菌**（enterotoxigenic *E. coli*，ETEC）：ETEC是5岁以下婴幼儿和旅游者腹泻的重要病原菌。致病物质主要是定植因子和肠毒素，前者使细菌黏附到小肠上皮细胞上，细菌繁殖并产生肠毒素，肠毒素导致腹泻。临床症状可从轻度腹泻至严重的霍乱样腹泻。

ETEC的肠毒素分不耐热和耐热两型，均由质粒编码。不耐热肠毒素（heat labile enterotoxin，LT）可分为LT-Ⅰ和LT-Ⅱ两型，LT-Ⅱ与人类疾病无关，LT-Ⅰ是引起人类腹泻的致病物质，在结构和功能上与霍乱弧菌产生的肠毒素密切相关，对热不稳定，65℃ 30分钟可被破坏。LT-Ⅰ由1个A亚单位和5个B亚单位组成。A亚单位是毒素的活性部位。B亚单位与肠黏膜上皮细胞表面的GM1神经节苷脂结合后，使A亚单位穿入细胞膜活化腺苷环化酶，使胞内ATP转变为cAMP。胞质内cAMP水平增高后，导致肠黏膜细胞内水、氯和碳酸氢钾等过度分泌至肠腔，同时钠的再吸收减少，导致可持续几天的腹泻。毒素还可刺激前列腺素的释放和炎症因子的产生，进一步导致水分的丧失。LT与霍乱肠毒素两者间的氨基酸组成同源性达75%左右；它们的抗原性高度交叉；两者B亚单位的肠黏膜结合受体都是同一个GM1神经节苷脂。LT-Ⅰ可刺激机体产生相应中和抗体，有保护作用。

ETEC的耐热肠毒素（heat stable enterotoxin，ST）可分STa和STb两型，STb与人类疾病无关，STa为低分子量多肽（MW1500～4000），对热稳定，100℃加热20分钟仍具有活性。免疫原性弱。STa的作用机制与LT-Ⅰ不同，其引起腹泻是通过激活肠黏膜细胞上的鸟苷环化酶，使胞内cGMP增多而导致腹泻。很多

STa阳性菌株同时产生LT,具有更强的致病性。

编码LT-Ⅰ和STa的基因存在于一个转移性质粒上,该质粒也同时携带编码黏附素(CFA/Ⅰ,CFA/Ⅱ,CFA/Ⅲ)的基因。黏附素是ETEC致病的另一重要因素。

(2) **肠侵袭型大肠埃希菌**(enteroinvasive E. coli,EIEC):EIEC在表型和致病性方面与志贺菌密切相关。主要侵犯较大儿童和成人。所致疾病与菌痢类似,临床表现有发热,腹痛,腹泻,脓血便及里急后重等症状。EIEC不产生肠毒素,能侵袭结肠黏膜上皮细胞并在其中生长繁殖。细菌黏附到结肠上皮细胞上,引起细胞内吞,进入细胞质中增殖,最后杀死感染细胞,再扩散到邻近正常细胞,导致组织破坏和炎症发生。EIEC侵袭结肠黏膜上皮细胞的能力与大质粒上携带的一系列侵袭性基因(pInv gene)有关。该大质粒与志贺菌携带侵袭性基因的大质粒高度同源。肠侵袭型大肠埃希菌无动力,其生化反应和抗原结构近似志贺菌,易被误诊为志贺菌。

(3) **肠致病型大肠埃希菌**(enteropathogenic E. coli,EPEC):是最早发现的引起腹泻的大肠埃希菌,是婴幼儿腹泻的主要病原菌,严重者可致死。在医院中常引起暴发流行。该菌较大儿童和成人感染少见。EPEC不产生肠毒素及其他外毒素,无侵袭力。病菌在十二指肠、空肠和回肠上段黏膜表面大量繁殖,黏附于微绒毛,导致刷状缘被破坏、微绒毛萎缩、上皮细胞排列紊乱和功能受损,严重干扰对肠道中液体等的吸收,造成水样腹泻,常为自限性,但可转变成慢性。

EPEC黏附和破坏肠黏膜结构的过程是Bfp首先介导细菌与细胞的疏松黏附;随后细菌的Ⅲ型分泌系统主动分泌某些蛋白质进入宿主上皮细胞,其中有一种蛋白,称之为转位紧密素受体(translocated intimin receptor,Tir),就被插入到上皮细胞膜中,作为细菌的一种外膜蛋白黏附素,即紧密黏附素的受体,介导细菌与细胞的紧密结合。细胞内肌动蛋白重排,导致微绒毛的破坏。严重干扰对肠道中液体等的吸收而致腹泻。

(4) **肠出血型大肠埃希菌**(enterohemorrhagic E. coli,EHEC):亦称为Vero毒素大肠埃希菌(verotoxigenic E. coli,VTEC),为出血性结肠炎和溶血性尿毒综合征(haemolytic uremic syndrome,HUS)的病原体。1982年首先在美国发现,其血清型为O157:H7。以后在世界各地有散发或地方性小流行。1996年EHEC在日本大阪地区发生流行,患者逾万,死亡11人。5岁以下儿童易感染,感染菌量可低于100个。症状轻重不一,可为轻度水泻至伴剧烈腹痛的血便。约10%10岁以下患儿可并发急性肾衰竭、血小板减少、溶血性贫血的HUS,死亡率达3%~5%。污染食品是重要的传染源,如未煮透的牛排和其他肉类制品、水、未经巴氏消毒过的牛奶、果汁、生蔬菜和水果。牛可能是O157:H7的主要储存宿主。

EHEC菌株表达志贺毒素,即Stx-Ⅰ和/或Stx-Ⅱ,引起上皮细胞微绒毛的破坏。EHEC菌株还具有携带多种其他毒性因子的60Mda的质粒。Stx-Ⅰ与痢疾志贺菌产生的志贺毒素基本相同。Stx-Ⅱ则有60%的同源。两型毒素均由溶原性噬菌体介导。Stx由1个A亚单位和5个B亚单位组成。B亚单位与宿主细胞特异糖脂受体结合。肠绒毛和肾上皮细胞有高浓度的糖脂受体。A亚单位内在活化后裂解成两个分子,A亚单位可裂解60S核糖体亚单位的28SrRNA,阻止与氨酰tRNA的结合,终止蛋白质合成。肠绒毛结构的破坏引起吸收减低和液体分泌的相对增加。HUS在产生Stx-Ⅱ的EHEC中较多,因Stx-Ⅱ能选择性z地破坏肾小球内皮细胞,这种破坏引起肾小球滤过减少和急性肾功能衰竭。Stx还能刺激炎症细胞因子如肿瘤坏死因子-α(tumor necrosis factor-α,TNF-α)、白细胞介素-6(interlekin-6,IL-6)的表达,除其他效应外,还可加强糖脂受体的表达。

EHEC已分离到50多个血清型,引起人类疾病的主要是O157:H7血清型。但不同国家的流行株可以不相同。

> **案例10-1 提示:**
> 4岁患儿有进食水果沙拉病史,2天后出现严重腹痛,大便次数不断增加,且多次便血,伴发热、呕吐,检查有溶血性贫血及血小板减少等溶血性尿毒综合征。以上症状提示最可能的病原菌是大肠埃希菌O157:H7。

(5) **肠集聚型大肠埃希菌**(enteroaggregative E. coli,EAEC):引起婴儿持续性腹泻,脱水,偶有血便。不侵袭细胞。可产生毒素和黏附素。毒素为肠集聚耐热毒素(enteroaggregative heat stable toxin,EAST),抗原上与ETEC的ST有关。EAEC的特点是能在细胞表面自动聚集,形成砖状排列。感染导致微绒毛变短,单核细胞浸润和出血。介导这种排列的是质粒编码的Bfp和AAF/Ⅰ和AAF/Ⅱ。EAEC还能刺激黏液的分泌,促使细菌形成生物膜覆盖在小肠的上皮上,产生毒素。

三、微生物学检查

(一)临床标本的检查

1. 标本 肠道外感染采取中段尿、血液、脓液、脑脊液等;胃肠炎则取粪便。

2. 分离培养与鉴定

(1) 肠道外感染

1) 涂片染色检查:除血液标本外,均需作涂片染色检查。

2) 分离培养：血液接种肉汤增菌，待生长后再移种血琼脂平板。体液标本的离心沉淀物和其他标本直接划线分离于血琼脂平板。35～37℃孵育18～24小时后观察菌落形态。

3) 鉴定：初步鉴定根据IMViC（＋＋－－）试验，最后鉴定靠系列生化反应。尿路感染尚需计数菌落量，每毫升尿中细菌数≥10万才有诊断价值。

(2) 肠道内感染：将粪便标本接种于鉴别培养基，挑选可疑菌落并鉴定为大肠埃希菌后，再分别用ELISA、核酸杂交、PCR等方法检测不同类型致腹泻大肠埃希菌的肠毒素、毒力因子和血清型等特征。

> **案例10-1提示：**
> 针对该可疑病例应及时对肠道内大肠埃希菌感染进行常规微生物学检查，并快速进行毒力和血清型等特征鉴定，以确定防治措施。

(二) 卫生细菌学检查

寄居于肠道中的大肠埃希菌不断随粪便排除，可污染周围环境、水源、饮料及食品。样品中检出此菌愈多，表示被粪便污染愈严重，也间接表明可能有肠道致病菌污染。因此，卫生细菌学以"大肠菌群数"作为饮水、食品等粪便污染的指标之一。

大肠菌群指数是指每1 000ml（g）样品中的大肠菌群数。大肠菌群系指在37℃24小时内发酵乳糖产酸产气需氧和兼性厌氧的肠道杆菌，包括埃希菌属、柠檬酸杆菌属、克雷伯菌属及肠杆菌属等。我国卫生标准规定，大肠菌群数在每升饮水中不得超过3个；每100ml瓶装水、果汁中不得超过5个。

四、防治原则

保持高卫生标准，减少接触引起胃肠炎大肠埃希菌菌株的危险。污染的水和食品是ETEC最重要的传染媒介，EHEC则常由污染的肉类和未消毒的牛奶引起，充分的烹饪可减少ETEC和EHEC感染的危险。尿道插管和膀胱镜检查应严格无菌操作。对腹泻病人应进行隔离治疗，采取各种适宜的措施减少医院感染。

疫苗免疫预防已在畜牧业领域中开展了广泛研究。在家畜中，用菌毛疫苗防治新生畜崽腹泻已获得成功。例如，在孕牛产前6个月接种大肠埃希菌K99株的菌毛抗原，则新生牛犊吮乳后可被动获得特异菌毛抗体，获得对同型菌毛型大肠埃希菌感染的免疫保护。

一种以预防ETEC感染为目的，使用ST与LT B亚单位交联的疫苗正在研究中。

大肠埃希菌耐药性非常普遍，很多菌株都已获得耐一种或几种抗生素的质粒。因此抗生素治疗应在药物敏感试验的指导下进行，特别是细菌性脑膜炎。

第三节 志贺菌属

> **案例10-2**
> 患者，男，23岁。急性腹痛2天，每天脓血便10次左右，有明显里急后重感，肠鸣音亢进，体温38℃，血压正常，白细胞增高，未见阿米巴原虫。
> **思考题：**
> 1. 可初步诊断为哪种疾病？
> 2. 采用哪种方法能进行快速诊断？

志贺菌属（*Shigella*）是人类细菌性痢疾的病原菌，通称痢疾杆菌（dysentery bacterium）。细菌性痢疾是一种常见病，主要流行于发展中国家，全世界年病例数超过2亿，其中500万例需住院治疗，年死亡病例达65万。

一、生物学性状

1. 形态结构 为宽0.5～2μm、长0.7～3μm，革兰阴性的短小杆菌。无芽胞，无鞭毛，无荚膜，有菌毛。

2. 培养 营养要求不高，在普通琼脂平板上生长，形成直径2mm左右、半透明的光滑型菌落。志贺菌属中的宋内志贺菌常出现扁平的粗糙型菌落。

3. 生化反应 分解葡萄糖，产酸不产气。除宋内志贺菌个别菌株迟缓发酵乳糖（一般需3～4天）外，均不分解乳糖。故在SS（Salmonella-Shigella）等选择鉴别培养基上，呈无色半透明菌落。在克氏双糖管中，斜面不发酵，底层产酸不产气，硫化氢阴性，动力阴性。可与沙门菌、大肠埃希菌等区别。

4. 抗原构造 志贺菌属细菌有O和K两种抗原，O抗原是分类的依据，分群特异抗原和型特异抗原，借此将志贺菌属分为4群（种）40余血清型（包括亚型）。K抗原在分类上无意义，但可阻止O抗原与O抗体的结合。从生化特性看，除A群外，B、C、D群志贺菌均能发酵甘露醇；除D群外，A、B、C群志贺菌均无鸟氨酸脱羧酶（表10-2）。

表 10-2 志贺氏菌属的分类

菌种	群型		亚型	甘露醇	鸟氨酸脱羧酶
痢疾志贺菌	A	1~10	8a,8b,8c	—	—
福氏志贺菌	B	1~6,x,y 变型	1a,1b,2a,2b,3a,3b,3c,4a,4b	+	—
鲍氏志贺菌	C	1~18		+	—
宋内志贺菌	D	1		+	+

A 群：即痢疾志贺菌（S. dysenteriae）。有 10 个血清型，其中 8 型尚可分 3 个亚型。是唯一不能发酵甘露醇的一群志贺菌。

B 群：即福氏志贺菌（S. flexneri）。有 13 个血清型（包括变型和亚型），各型间有交叉反应。

C 群：即鲍氏志贺菌（S. boydii）。有 18 个血清型。

D 群：即宋内志贺菌（S. sonnei）。抗原单一，只有一个血清型。是唯一具有鸟氨酸脱羧酶的一群志贺菌。宋内志贺菌有Ⅰ相和Ⅱ相两个交叉变异相。Ⅰ相呈 S 型菌落，对小鼠有致病力，多自急性期感染患者标本中分离得到。Ⅱ相为 R 型菌落，对小鼠不致病，常从慢性患者或带菌者检出。

5. 抵抗力 志贺菌的抵抗力比其他肠道杆菌弱，加热 60℃ 10 分钟可被杀死。对酸和一般消毒剂敏感。在各群志贺菌中，以宋内志贺菌抵抗力最强。在粪便中，由于其他肠道菌产酸或噬菌体的作用常使本菌在数小时内死亡，故粪便标本应迅速送检。但在污染物品及瓜果、蔬菜上，志贺菌可存活 10~20 天。在适宜的温度下，可在水及食品中繁殖，引起水源或食物型的暴发流行。由于磺胺及抗生素的广泛应用，志贺菌的多重耐药性的问题日趋严重，给临床治疗带来一定困难。

二、致病性与免疫性

（一）致病物质

致病物质包括侵袭力和内毒素，有的菌株还能产生外毒素。

1. 侵袭力 志贺菌有菌毛，侵袭和生长繁殖的靶细胞是回肠末端和结肠部位的黏膜上皮细胞。志贺菌先黏附于上皮细胞，诱导细胞内吞。通过Ⅲ型分泌系统向上皮细胞和巨噬细胞分泌 4 种蛋白（IpaA，IpaB，IpaC，IpaD），这些蛋白诱导细胞膜凹陷，导致细菌的内吞。志贺菌能溶解吞噬小泡，进入细胞质内生长繁殖。通过宿主细胞内肌动纤维的重排，推动细菌进入毗邻细胞，开始细胞到细胞传播。这样，细菌逃避了免疫的清除作用而得到了自身保护，并通过诱导细胞凋亡从吞噬中得到了存活。在这一过程中，引起白细胞介素-1β（IL-1β）的释放，吸引多形核白细胞到感染组织，致使肠壁的完整性遭到破坏，细菌从而得以到达较深层的上皮细胞，加速了细菌的扩散。

志贺菌的黏附和侵入，胞内繁殖及细胞间的扩散均由毒力质粒结构基因编码的蛋白介导，但它们的表达却由染色体基因调节。因此，仅有质粒的存在还不足以保证功能性基因的活性。

2. 内毒素 志贺菌所有菌株都有强烈的内毒素。内毒素可作用于肠黏膜，使其通透性增高，进一步促进对内毒素的吸收，引起发热、神志障碍，甚至中毒性休克等一系列症状。内毒素能破坏肠黏膜，可形成炎症、溃疡，呈现典型的脓血黏液便。内毒素还能作用于肠壁自主神经系统，使肠功能发生紊乱、肠蠕动失调和痉挛。尤其是直肠括约肌痉挛最明显，因而出现腹痛、里急后重等症状。

3. 外毒素 A 群志贺菌Ⅰ型和Ⅱ型能产生外毒素，称为志贺毒素（shiga toxin，ST）。其与 EHEC 产生的毒素相同，由 1 个 A 亚单位和 5 个 B 亚单位组成。B 亚单位与宿主细胞糖脂受体结合，导入细胞内的 A 亚单位可裂解 60S 核糖体亚单位的 28SrRNA，阻止与氨酰 tRNA 的结合，致使蛋白质合成中断。毒素作用的基本表现是上皮细胞的损伤，但在小部分病人志贺毒素可介导肾小球内皮细胞的损伤，导致溶血尿毒综合征。

（二）所致疾病

志贺菌引起细菌性痢疾。传染源是患者和带菌者，无动物宿主。痢疾志贺菌感染患者病情较重，宋内志贺菌多引起轻型感染，福氏志贺菌感染易转变为慢性，病程迁延。我国常见的流行型别主要为福氏志贺菌和宋内志贺菌。

急性期患者排菌量大，传染性强；慢性病例排菌时间长，可长期储存病原体；恢复期患者带菌可达 2~3 周，有的可达数月。传播途径主要通过粪—口途径，志贺菌随饮食进入肠道，潜伏期一般 1~3 天。志愿者研究表明，人类对志贺菌较易感，10~150 个志贺菌即可引起典型的细菌性痢疾。常见的感染剂量为 10^3 个细菌，比沙门菌和霍乱弧菌的感染剂量低 2~5 个数量级。志贺菌感染有急性和慢性两种类型：

1. 急性细菌性痢疾 经 1~3 天的潜伏期后，突然发病。表现为发热、腹痛和腹泻，腹泻次数由 10 多次增至数十次，并由水样腹泻转变为脓血黏液便，伴有里急后重、下腹部疼痛等症状。50% 以上的病例在 2~5 天内，发热和腹泻可自发消退，预后良好。但在体弱儿童和老人,水分和电解质的丧失,可导致失水、酸中毒,在不少病例中还可引起 HUS,甚至死亡。痢疾志贺菌引起的菌痢特别严重,死亡率可高达20%。急性中毒性菌痢多见于小儿,各型志贺菌都有可能引起。常无明显的消化道症状而表现为全身中毒症状。是因内毒素致微血管痉挛、缺血和缺氧,导致 DIC、多器官功能衰竭、脑水肿。临床主要表现为高热、休克、中毒性脑病,可迅速发生循环及呼吸衰竭,死亡率高。

> **案例 10-2 提示:**
> 患者急性腹痛2天,每天10次左右,水样便,有明显里急后重感、肠鸣音亢进、低热等临床表现,初步诊断为急性细菌性痢疾。

2. 慢性细菌性痢疾 若急性细菌性痢疾治疗不彻底,反复发作,病程在2个月以上者则属慢性,有10%~20%的患者可转为慢性或带菌者。症状不典型者,易被误诊而影响治疗。在少数患者,细菌可在结肠形成无症状的定植,是疾病持续流行的传染源。

(三)免疫性

志贺菌感染局限于肠黏膜,一般不入血。感染恢复后,大多数人在血液中可产生循环抗体,但此种抗体无保护作用。抗感染免疫主要是消化道黏膜表面的分泌型 IgA(sIgA)。病后免疫期短,也不牢固。

三、微生物学检查

(一)标本

取粪便标本应挑取粪便的脓血或黏液部分,避免与尿液混合。应在使用抗生素之前采样,标本应新鲜,若不能及时送检,宜将标本保存于30%甘油缓冲盐水或专门运送培养基内。中毒性痢疾患者可取肛拭。

(二)分离培养与鉴定

将标本接种于肠道鉴别或选择培养基上,37℃孵育18~24小时。挑取无色透明可疑菌落做生化反应和血清学试验,以确定其菌群(种)和菌型。

(三)毒力试验

测定志贺菌的侵袭力可用 Senery 试验。系将受试菌18~24小时的固体培养物,以生理盐水制成9亿/ml 菌悬液,接种于豚鼠眼结膜囊内。若发生角膜结膜炎,则 Senery 试验阳性,表明受试菌有侵袭力。测定志贺菌的ST,也可用 PCR 技术直接检测其产毒基因 $stxA$、$stxB$。

(四)快速诊断法

1. 免疫荧光菌球法 将标本接种于含有荧光素标记的志贺菌免疫血清液体培养基中,37℃孵育4~8小时。若标本中有相应型别的志贺菌存在,则生长繁殖后与荧光抗体凝集成小球,在荧光显微镜下易被检出。

2. 协同凝集试验 以志贺菌 IgG 抗体与 Cowan I 葡萄球菌结合成为试剂,用来检测病人粪便中有无志贺菌可溶性抗原。

3. 乳胶凝集试验 用志贺菌抗血清致敏胶乳颗粒,使与粪便中的志贺菌抗原起凝集反应。

4. 分子生物学方法 用 PCR 技术、基因探针检测特异性大质粒等。

> **案例 10-2 提示:**
> 急性细菌性痢疾起病急,病情进展快,进行快速诊断显得特别重要。此案例可根据各医院所能开展的以上四种快速诊断方法进行快速诊断。

四、防治原则

非特异性防治措施包括:水、食物和牛奶的卫生学监测,垃圾处理和灭蝇;隔离患者和消毒排泄物;检测发现亚临床病例和带菌者,特别是饮食从业人员;抗生素治疗感染个体。

志贺菌的免疫防御机制主要依靠肠黏膜表面的SIgA,而 SIgA 需由活菌作用于黏膜局部才能诱发。因此,目前致力于活疫苗的研究主要分为3类,即减毒突变株、用不同载体菌构建的杂交株以及营养缺陷减毒株。

治疗志贺菌感染的药物颇多,如磺胺药、氯霉素、氨苄西林、呋喃唑酮(痢特灵)等。但此菌很易出现多重耐药菌株。同一菌株可对5~6种甚至更多药物耐药,给防治工作带来很大困难。

第四节 沙门菌属

> **案例 10-3**
> 患者,女,25岁。发热6天入院,食欲不振、乏力、腹胀。查体:体温40℃,相对缓脉,肝、脾略肿大,腹部见玫瑰疹。血白细胞无变化。便中查到少量脓球和白细胞,但两次血和粪便培养均未发现致病菌。两次取血做肥达试验,其结果如下:入院时 TH 1:80,TO 1:80,PA 1:40,PB 1:40;入院12天 TH 1:320,TO 1:320,PA 1:40,PB 1:20。
> **思考题:**
> 1. 根据此结果可初步诊断为什么疾病?
> 2. 为进一步确诊,应首先做什么检查?

> **案例 10-4**
>
> 某校二年级小学生,于某日傍晚有 40 余人集体发病,基本情况是当日午餐后 6~8 小时,相继出现恶心、呕吐、腹绞痛、腹泻。腹泻次数不等,大便多为水便,量大,粪质少,部分人有黏液或脓性便。大部分病童有发热、畏寒,少数人无发热,只有稀便。白细胞数均为正常,经常规治疗 3 天后均恢复正常并返校上课。
>
> **思考题:**
>
> 1. 根据上述情况分析,你认为该校学生属哪种细菌性食物中毒?
> 2. 引起食物中毒的细菌有哪些?主要鉴别要点是什么?

沙门菌属细菌血清型现已达到 2463 种,广泛分布于自然界,包括所有脊椎动物的肠道和很多种类的节肢动物中。大多数动物感染无症状或为自限性胃肠炎。沙门菌属细菌绝大多数血清型宿主范围广泛,如鼠伤寒沙门菌。但少数血清型有严格的宿主特异性,如引起肠热症的伤寒沙门菌、甲型副伤寒沙门菌、肖氏沙门菌和希氏沙门菌主要是人的病原菌,极少能从动物中分离到。另有一些沙门菌有特殊的动物宿主,如猪霍乱沙门菌为猪、都柏林沙门菌(*S. dublin*)为牛等。这种以家畜家禽为特殊宿主的沙门菌,偶尔也可感染人,引起人类食物中毒或败血症,但这取决于动物中沙门菌流行时可能发生的偶然情况,如污染了细菌可以在其中生长繁殖的食物以及宿主的免疫状况,这类细菌常见的有鼠伤寒沙门菌、猪霍乱沙门菌、肠炎沙门菌、鸭沙门菌等 10 余种。

一、生物学性状

(一) 形态与染色

革兰阴性杆菌,大小为宽 0.6~2.0μm,长 2.0~4.0μm。有菌毛,除鸡沙门菌和雏沙门菌等个别外,都有周身鞭毛。一般无荚膜,均无芽胞。

(二) 生化反应与培养特性

兼性厌氧,营养要求不高,在普通琼脂平板上可生长,在 SS 选择培养基上形成中等大小、无色半透明的 S 型菌落。

不发酵乳糖或蔗糖。对葡萄糖、麦芽糖和甘露糖发酵,除伤寒沙门菌不产气外,其他沙门菌均产酸产气。沙门菌在克氏双糖管中,斜面不发酵,底层产酸产气(但伤寒沙门菌产酸不产气),硫化氢阳性或阴性,动力阳性。可同大肠埃希菌、志贺菌等区别。在此基础上,利用尿素酶试验可同变形杆菌相区别。生化反应对沙门菌属各菌的鉴定有重要意义(表 10-3)。

表 10-3 主要沙门菌的生化特性

菌名	葡萄糖	乳糖	甘露醇	H₂S	靛基质	VP	甲基红	柠檬酸盐	动力
甲型副伤寒沙门菌	⊕	-	⊕	-/+	-	-	+	+	+
肖氏沙门菌	⊕	-	⊕	+++	-	-	+	±	+
鼠伤寒沙门菌	⊕	-	⊕	+++	-	-	+	+	+
希氏沙门菌	⊕	-	⊕	+	-	-	+	+	+
猪霍乱沙门菌	⊕	-	⊕	+/-	-	-	+	+	+
伤寒沙门菌	+	-	+	-/+	-	-	+	-	+
肠炎沙门菌	⊕	-	⊕	+++	-	-	+	+	+

⊕:产酸、产气;+:产酸;-:阴性。

(三) 抗原构造

沙门菌属细菌的抗原主要有 O 和 H 两种,少数菌中尚有一种表面抗原,功能上与大肠埃希菌的 K 抗原类同。一般认为它与毒力(virulence)有关,故称 Vi 抗原(图 10-2)。

1. O 抗原 为细菌细胞壁脂多糖中特异性多糖部分,100℃不被破坏。O 抗原至少有 58 种,现已排至 67(其中有 9 种被删除)。每个沙门菌的血清型含一种或多种 O 抗原。凡含有相同抗原组分的归为一个组,则可将沙门菌属分成 A~Z、O51~O63、O65~O67 共 42 个组。引起人类疾病的沙门菌大多数在 A~E 组。

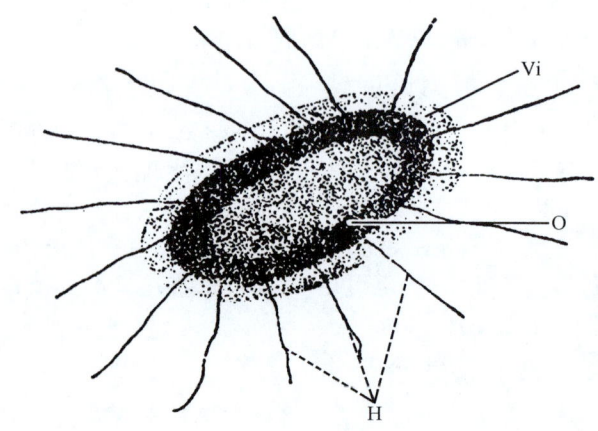

图 10-2 伤寒沙门菌的抗原结构模式图

2. H抗原 存在于鞭毛蛋白,不耐热,60℃ 30分钟即被破坏。H抗原分第Ⅰ相和第Ⅱ相两种,第Ⅰ相特异性高,又称特异相,以 a、b、c…表示。第Ⅱ相特异性低,可为多种沙门菌共有,故亦称非特异相,以 1、2、3…表示,一个菌株同时有第Ⅰ相和第Ⅱ相H抗原的称双相菌,仅有一种相者为单相菌。每一组沙门菌根据H抗原不同,可进一步将组内沙门菌分成不同菌型。

3. 表面抗原 主要是Vi抗原,新分离的伤寒沙门菌和希氏沙门菌(原称丙型副伤寒沙门菌,S. paratyphi C)有Vi抗原。Vi抗原由聚-N-乙酸-D半乳糖胺糖醛酸组成,不稳定,经60℃加热、石炭酸处理或传代培养后易消失。Vi抗原存在于菌表面,可阻止O抗原与其相应抗体发生凝集反应。

常见沙门菌的抗原组成见表10-4。

表10-4 常见沙门菌的抗原组分

组	菌名	O抗原	H抗原 第1相	H抗原 第2相
A组	甲型副伤寒沙门菌(S. paratyphi A)	1,2,12	a	—
B组	肖氏沙门菌(S.schottmuelleri)	1,4,5,12	b	1,2
	斯坦利沙门菌(S. stanley)	4,5,12	d	1,2
	德尔卑沙门菌(S. derby)	1,4,12	f,g	—
	鼠伤寒沙门菌(S. typhimurium)	1,4,5,12	i	1,2
	海登堡沙门菌(S. heidelberg)	4,5,12	r	1,2
C1组	希氏沙门菌(S. hirschfeldii)	6,7,Vi	c	1,5
	猪霍乱沙门菌(S. cholerae-suis)	6,7	c	1,5
	孔成道夫沙门菌(S.kunzondolf)	6,7	—	1,5
	汤卜逊沙门菌(S. thompson)	6,7	k	1,5
	波斯坦沙门菌(S. potsdam)	6,7	1,v	e,n,z15
C2组	纽波特沙门菌(S. newport)	6,8	e,h	1,5
	病牛沙门菌(S. bovis-morbificans)	6,8	r	1,5
D组	仙台沙门菌(S.sandai)	1,9,12	a	1,5
	伤寒沙门菌(S. typhi)	9,12,Vi	d	—
	肠炎沙门菌(S. enteritidis)	1,9,12	g,m	—
	都柏林沙门菌(S. dublin)	1,9,12	g,p	—
	鸡沙门菌(S. gallinarum)	1,9,12	—	—
E1组	鸭沙门菌(S.anatum)	3,10	e,h	1,6
	火鸡沙门菌(S. meleagridis)	3,10	e,h	1
E2组	纽因顿沙门菌(S. newington)	3,15	e,h	1,6
E3组	山夫顿堡沙门菌(S.senftonberg)	1,3,19	g,s,t	—
F组	阿伯丁沙门菌(S. aberdeen)	11	i	1,2

(四) 抵抗力

沙门菌对理化因素的抵抗力较弱,湿热65℃ 15～30分钟即被杀死。对一般消毒剂敏感,但对某些化学物质如胆盐、煌绿等的耐受性较其他肠道菌强,故用作沙门菌选择培养基的成分。本菌在水中能存活2～3周,粪便中可存活1～2个月,在冰中能存活更长时间。

二、致病性和免疫性

(一) 致病物质

沙门菌感染必须经口进入足够量的细菌,以突破机体防护屏障,如肠道正常菌群、胃酸的作用、局部肠道免疫等,定位于小肠才能引发疾病。沙门菌有较强的内毒素,并有一定的侵袭力。个别菌尚能产生肠毒素。

1. 侵袭力 沙门菌有毒株能侵袭小肠黏膜。细菌先侵入回肠黏膜上的一类M(mierofold,微皱褶)细胞表面,引发细胞肌动蛋白重排、内在化,菌于吞噬泡内繁殖,并释放至上皮下区,被固有层中的巨噬细胞吞噬和清除。沙门菌的黏附和穿入宿主细胞,由染色体上的侵袭素基因 inv 介导。

沙门菌还具有一种耐酸应答基因(acid tolerance respones, atr),可使细菌在被吞噬细胞吞噬后,在吞噬体的酸性环境下得到保护,未被杀死,而在吞噬细胞中繁殖。

2. 内毒素 沙门菌死亡后释放出的内毒素,可引起宿主体温升高、白细胞数下降,大剂量时导致中毒症状和休克。

3. 肠毒素 个别沙门菌如鼠伤寒沙门菌可产生肠毒素,其性质类似ETEC产生的肠毒素。

(二) 所致疾病

沙门菌中仅有引起伤寒和副伤寒的沙门菌对人类有直接的致病作用。部分沙门菌是人畜共患病的病原菌,动物宿主范围很广,人类因食用患病或带菌动物的肉、乳、蛋或被病鼠尿污染的食物等而罹患。由于喂饲动物所用含有抗生素饲料的增多,使耐药的沙门菌菌株增加,对人造成更大的潜在性危害。水源被粪便污染常常是造成暴发流行的主要原因。沙门菌引起的人类疾病有4种:

1. 肠热症 包括伤寒沙门菌引起的伤寒,以及甲型副伤寒沙门菌、肖氏沙门菌(原称乙型副伤寒沙门菌)、希氏沙门菌引起的副伤寒。伤寒和副伤寒的致病机制和临床症状基本相似,只是副伤寒的病情较轻,病程较短。沙门菌是胞内寄生菌。当细菌被摄入并通过胃后,细菌经M细胞被巨噬细胞吞噬后,部分菌通过淋巴液到达肠系膜淋巴结大量繁殖后,经胸导管进入血流引起第一次菌血症,细菌随血流进入肝、脾、肾、胆囊等器官。患者出现发热、不适、全身疼痛等前驱症状。从病菌经口进入到疾病发作的时间与感染剂量有关。短则3天,长者则可达50天,通常潜伏期为1~2周。病菌在上述器官繁殖后,再次入血造成第二次菌血症。在未经治疗病例,该时症状明显,体温先呈阶梯式上升,持续1周,然后高热(39~40℃)保持7~10天,同时出现相对缓脉,肝脾肿大,全身中毒症状显著,皮肤出现玫瑰疹,外周血白细胞相对下降。胆囊内细菌通过胆汁进入肠道,一部分随粪便排出体外,另一部分再次侵入肠壁淋巴组织,使已致敏的组织发生超敏反应,导致局部坏死和溃疡,严重的有出血或肠穿孔并发症。肾脏中的病菌可随尿排出。以上病变在疾病的第2~3周出现。若无并发症,自第3~4周后病情开始好转。

未经治疗的典型伤寒患者死亡率约为20%。在同时存在血吸虫的地区,可出现伴随慢性菌血症,发热长达数月的慢性感染。

> **案例10-3提示:**
> 患者持续发热6天,食欲不振、乏力、腹胀。体检体温40℃,相对缓脉,肝、脾略肿大,腹部见玫瑰疹。可初步诊断为肠热症。

2. 胃肠炎(食物中毒) 是最常见的沙门菌感染,约占70%。由摄入大量(>10^8)被鼠伤寒沙门菌、猪霍乱沙门菌、肠炎沙门菌等污染的食物引起。常见的食物主要为动物生前感染畜、禽肉类食品,其次为蛋类、奶和奶制品。细菌对肠黏膜的侵袭以及细菌释放的内毒素可能是主要致病机制。该病潜伏期为6~24小时。起病急,主要临床症状为发热、恶寒、呕吐、腹痛、水样腹泻,偶有黏液或脓性腹泻。严重者可伴有迅速脱水,导致休克、肾功能衰竭而死亡。死亡率可达2%,多见于老人、婴儿和体弱者。重者可持续数周,大部分病例在2~3天后自愈。

> **案例10-4提示:**
> 小学生集体发病,根据案例中的临床表现可初步诊断为沙门菌感染所致。具体为哪种细菌应取腹泻物及残余食物做微生物学鉴定才能最后确定。

3. 败血症 患者多见于儿童和免疫力低下的成人。病菌以猪霍乱沙门菌、希氏沙门菌、鼠伤寒沙门菌、肠炎沙门菌等常见。经口感染后,病菌早期即侵入血循环。败血症症状严重,有高热、寒战、厌食和贫血等,但肠道症状常常缺少。10%的患者,因细菌的血流播散,可出现局部化脓性感染,如脑膜炎、骨髓炎、胆囊炎、心内膜炎、关节炎等。

4. 无症状带菌者 指在症状消失后1年或更长的时间内仍可在其粪便中检出有相应沙门菌。约有1%~5%肠热症患者可转变为无症状带菌者。这些菌留在胆囊中,有时也可在尿道内,成为人类肠热症病原菌的储存场所和重要传染源。年龄和性别与无症状带菌关系密切。20岁以下,无症状带菌率常小于1%,而50岁以上者,可达10%以上。女性转变为无症状带菌状态是男性的2倍。其他沙门菌感染,50%患者在5周内停止排菌,90%在感染后9周培养阴性,转变为无症状带菌者很少,不到1%,故在人类的感染中不是主要的传染源。

(三) 免疫性

肠热症沙门菌侵入宿主之后,主要在细胞内生长繁殖,因而要彻底杀灭这类胞内寄生菌,特异性细胞免疫是主要防御机制。在致病过程中,沙门菌亦可有存在于血流和细胞外的阶段,故特异性体液抗体也有辅助杀菌作用。胃肠炎的恢复与肠道局部生成sIgA有关。

三、微生物学检查

(一) 标本

肠热症因病程不同采取不同标本,第1周取外周血,第1~3周取骨髓液,第2周起取粪便,第3周起可采集尿液。副伤寒病程较短,因此采样时间可相对提前。胃肠炎取粪便、呕吐物和可疑食物。败血症取血液。胆道带菌者可取十二指肠引流液。

(二) 分离培养和鉴定

血液和骨髓液需增菌后再接种于肠道选择鉴

培养基；粪便和经离心的尿沉淀物等直接接种于肠道鉴别培养基或SS选择培养基。37℃培养24小时后，挑取无色半透明的乳糖不发酵菌落接种至双糖或三糖铁培养基。若疑为沙门菌，再继续作系列生化反应，并用沙门菌多价抗血清作玻片凝集试验予以确定。

近有学者采用SPA协同凝集试验、对流免疫电泳、胶乳凝集试验和ELISA法等，来快速早期诊断粪便、血清或尿液中的沙门菌等可溶性抗原。

分子生物学技术亦可用于沙门菌感染的诊断中。基因探针可检出标本中的伤寒沙门菌量为1000个；而PCR法对10个伤寒沙门菌就可检出。

在流行病学调查和传染源追踪中，Vi噬菌体分型也是一种常用方法。标准Vi噬菌体有33个型，其特异性比血清学分型更为专一。

（三）血清学诊断

肠热症由伤寒沙门菌和甲型副伤寒沙门菌、肖氏沙门菌、希氏沙门菌所引起，病程长。因普遍使用抗生素，目前肠热症的症状常不典型，临床标本阳性分离率低，故血清学试验仍有协助诊断意义。用于肠热症的血清学试验有肥达试验（Widal test）、间接血凝法、ELISA法等，其中肥达试验仍较普及。

肥达试验是用已知伤寒沙门菌菌体（O）抗原和鞭毛（H）抗原，以及引起副伤寒的甲型副伤寒沙门菌、肖氏沙门菌和希氏沙门菌H抗原的诊断菌液与受检血清作试管或微孔板凝集试验，测定受检血清中有无相应抗体及其效价的试验，以协助诊断肠热症。

肥达试验结果的解释必须结合临床表现、病程、病史，以及地区流行病学情况。

1. 正常值 正常人因沙门菌隐性感染或预防接种，血清中可含有一定量的相关抗体，且其效价随地区而有差异。一般是伤寒沙门菌O凝集效价≥1:80，H凝集效价≥1:160，引起副伤寒的沙门菌H凝集效价≥1:80时才有诊断价值。

2. 动态观察 有时单次效价增高不能定论，可在病程中逐周复查。若效价逐次递增或恢复期效价比初次≥4倍者始有意义。

3. O与H抗体的诊断意义 患肠热症后，O与H在体内的消长情况不同。IgM类O抗体出现较早，持续约半年，消退后不易受非伤寒沙门菌等病原体的非特异刺激而重现。IgG类H抗体则出现较晚，持续时间长达数年，消失后易受非特异性病原刺激而能短暂地重新出现。因此，O、H凝集效价均超过正常值，则肠热症的可能性大；如两者均低，患病可能性小；若O不高H高，有可能是预防接种或非特异性回忆反应；如O高H不高，则可能是感染早期或与伤寒沙门菌O抗原有交叉反应的其他沙门菌（如肠炎沙门菌）感染。

案例10-3提示：
对患者进行两次取血做肥达试验，其结果如下：入院时 TH 1:80 TO 1:80 PA 1:40 PB 1:40；入院12天 TH 1:320 TO 1:320 PA 1:40 PB 1:20。TH、TO第二次结果较第一次高4倍，考虑伤寒可能性较大。患者的两次血液和粪便中未检查出细菌，为进一步确诊，应及时对患者进行骨髓伤寒沙门菌的分离培养和鉴定。

4. 其他 有少数病例，在整个病程中，肥达试验始终在正常范围内。其原因可能由于早期使用抗生素治疗，或患者免疫功能低下等所致。故应结合临床表现作诊断。

伤寒不同病期血、粪、尿中的病原体和特异O凝集素的检出阳性率见图10-3。

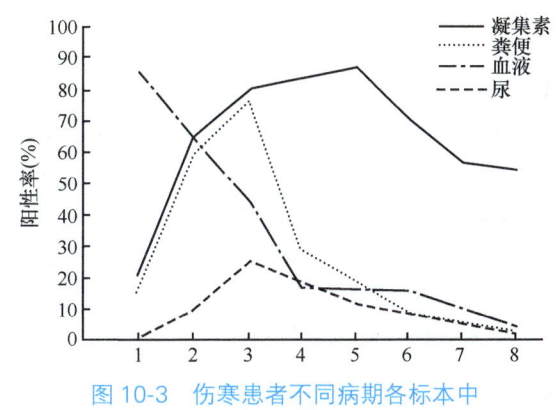

图10-3 伤寒患者不同病期各标本中病原体和特异性凝集素的检出率

（四）伤寒带菌者的检出

分离出病原菌是最可靠的诊断方法。标本为可疑者的粪便、胆汁或尿液，但检出率不高。一般先用血清学方法检测可疑者Vi抗体进行筛选，若效价≥1:10时，再反复取粪便等标本进行分离培养，以确定是否为伤寒带菌者。

四、防治原则

做好水源和食品的卫生管理，防止被沙门菌感染的人和动物污染。感染动物的肉类、蛋等制品要彻底烹饪。及时发现和治疗带菌者。带菌期间不能从事饮食行业的工作，并严格遵循卫生注意事项。

过去一直沿用皮下接种死疫苗免疫预防伤寒、副伤寒。虽有一定的保护作用，但效果差、副作用大，不够理想。20世纪70年代末，埃及等国家投产并使用口服伤寒沙门菌Ty21a活菌苗，但该菌苗营养要求苛刻，生产工艺复杂，不易在发展中国家推广。目前国际上公认的新一代疫苗是伤寒Vi荚膜多糖疫苗，已有很多资料表明Vi抗原是一种保护性抗原，在法国、墨西哥已获准生产,我国也已正式批准使用。与注射灭活疫苗相比,该疫苗安全,不良反应较少,但免疫预防效果却大致相同;且易于制造保存,运输方便;注射一针即可具有一定的保护力,免疫持久,有效期至少3年。

肠热症的治疗早期使用的是氯霉素。1948年即开始使用,使原死亡率从20%降低不足2%。但由于氯霉素对骨髓的毒性作用,且70年代在世界各地也广泛出现了质粒介导的氯霉素耐药性菌株,开始使用其他替代药物,主要是功效与氯霉素相当的氨苄西林和复方三甲氧烯胺(co-trimoxazole)。然而自1989年起,多重耐上述药物的菌株在世界很多地方又出现。目前使用的有效药物主要是环丙沙星(ciprofloxacin)。

第五节　其他菌属

一、克雷伯菌属

克雷伯菌属(*Klebsiella*)有5个种:肺炎克氏菌(*K. pneumoniae*)、催娩克氏菌(*K. axytoca*)、解鸟氨酸克氏菌(*K. ornithinolytica*)、植生克氏菌(*K. planticola*)和土生克氏菌(*K. terrigena*)。其中肺炎克氏菌又可分3个亚种:肺炎亚种(subsp. *pneumoniae*)、鼻炎亚种(subsp. *azaenae*)和鼻硬结亚种(subsp. *rhinoscleromatis*)。

肺炎克氏菌肺炎亚种,亦称Friedländer杆菌通称肺炎杆菌。革兰阴性。大小0.5~0.8×1~2/μm,球杆形,常端端成对排列。无鞭毛。有较厚的荚膜。多数菌株有菌毛。营养要求不高,在普通培养基上生长的菌落大,呈黏液状,相互融合,以接种环挑之易拉成丝,此特征有助于鉴别。有O抗原和K抗原,后者是分型的依据。肺炎克氏菌有80多个型。肺炎亚种大多属于3、12型;臭鼻亚种几乎全为4型,少数5或6型;鼻硬结亚种多数为3型。

肺炎克氏菌肺炎亚种存在于人类肠道、呼吸道以及水和谷物。当机体免疫力降低或长期大量使用抗生素导致菌群失调时引起感染。常见有肺炎、支气管炎、泌尿道和创伤感染,有时引起严重的败血症、脑膜炎、腹膜炎等。目前是除大肠埃希菌外的医源性感染最重要条件致病菌。

肺炎克氏菌臭鼻亚种通称臭鼻杆菌。能引起慢性萎缩性鼻炎,侵犯鼻咽部,使组织发生坏死。

二、变形杆菌属

变形杆菌属(*Proteus*)有4个种:普通变形杆菌(*P. vulgaris*)、奇异变形杆菌(*P. mirabilis*)、产黏变形杆菌(*P. myxofaciens*)和潘氏变形杆菌(*P. permeri*)。

革兰阴性。大小0.4~0.6×1~3μm。有明显多形性,可为球状或丝状。无荚膜。幼龄培养物中有周身鞭毛,运动活泼。有菌毛,可黏附至植物和真菌细胞表面,但不能与动物或人类细胞黏附。营养要求不高。在固体培养基上呈扩散性生长,形成以菌接种部位为中心的厚薄交替、同心圆型的层层波状菌苔,称为迁徙生长现象(swarming growth phenomenon),其原因不明。若在培养基中加入0.1%苯酚、0.4%硼酸或4%乙醇,或将琼脂浓度增加至5%,则抑制鞭毛生长,迁徙现象消失,形成一般的菌落。能迅速分解尿素,是本菌属的一个重要特征。个别菌株发酵乳糖。

变形杆菌属根据菌体抗原分解,再以鞭毛抗原分型,现至少有100多个血清型。普通变形杆菌X19、X2和Xk菌株含有的菌体O抗原,可与斑疹伤寒立克次体和恙虫病立克次体的部分抗原发生交叉反应,故可用以代替立克次体作为抗原与患者血清进行凝集反应,此称为外斐试验(Weil-Felix test),以辅助诊断有关的立克次体病。现证明变形杆菌与立克次体间抗原的相同部分是其耐热、耐稀碱的组分。

变形杆菌在自然界分布很广,存在于土壤、污水和垃圾中,人和动物的肠道也经常存在。在肠道中一般不致病。

奇异变形杆菌和普通变形杆菌是仅次于大肠埃希菌的泌尿道感染的主要病原菌。其泌尿酶可分解尿素产氨,使尿液pH增高,碱性环境有利于变形杆菌的生长。肾结石和膀胱结石的形成可能与变形杆菌感染有关。有的菌株尚可引起脑膜炎、腹膜炎、败血症和食物中毒等。潘氏变形杆菌偶从临床标本中分离到,是引起医院感染的病原菌。产黏变形杆菌尚未从人类感染中分离出。

三、摩根菌属

摩根菌属(*Morganella*)只有摩氏摩根菌(*M. morganii*)一个种。

形态、染色和生化反应特征与变形杆菌相似,但无迁徙现象。以枸橼酸盐阴性、硫化氢阴性和鸟氨酸脱羧酶阳性为其特征。

摩氏摩根菌可致泌尿道感染和伤口感染,有时可引起腹泻。

四、柠檬酸杆菌属

枸橼酸杆菌属(*Citrobacter*)有3个种:弗劳地枸橼酸杆菌(*C. freundii*)、异型枸橼酸杆菌(*C. diversus*)和无丙二酸盐枸橼酸杆菌(*C. amalonaticus*)。后又增加了一个无丙二酸盐枸橼酸杆菌生物1群(*C. amalonaticus* biogroup 1)。

革兰阴性杆菌。周身鞭毛。无芽胞。无荚膜。营养要求不高。菌落呈灰白色、湿润、隆起、边缘整齐，直径2~4mm。乳糖发酵，产生硫化氢。

枸橼酸杆菌广泛存在于自然界，是人和动物肠道的正常菌群，也是条件致病菌。弗劳地枸橼酸杆菌引起胃肠道感染，德国报道有的菌株产生vero毒素，曾暴发出血性肠炎流行，并有HUS并发。异型枸橼酸杆菌可引起新生儿脑膜炎和败血症。无丙二酸盐枸橼酸杆菌偶可自粪便标本中分离到。有时枸橼酸杆菌与产黑色素类杆菌等革兰阴性无芽胞厌氧菌等合并感染。

五、肠杆菌属

肠杆菌属（Enterobacter）有11个种：产气肠杆菌（E. aerogenes）、阴沟肠杆菌（E. cloacae）、杰高维肠杆菌（E. gergoviae）、坂崎肠杆菌（E. sakazakii）、泰洛肠杆菌（E. taylorae）、河生肠杆菌（E. aminigenus）、中间肠杆菌（E. intermedius）、阿氏肠杆菌（E. asburiae）、致癌肠杆菌（E. cancerogenus）、溶解肠杆菌（E. dissolvens）、和超压肠杆菌（E. nimipressualis）。

革兰阴性粗短杆菌。周身鞭毛。无芽胞。有的菌株有荚膜。营养要求不高，在普通琼脂平板上形成湿润、灰白或黄色的黏液状大菌落。发酵乳糖，不产生硫化氢。

肠杆菌属是肠杆菌科中最常见的环境菌群，但不是肠道的常居菌群。是条件致病菌。

产气肠杆菌和阴沟肠杆菌常可从临床标本中分离到，与泌尿道、呼吸道和伤口感染有关，偶引起败血症和脑膜炎。一般不引起腹泻。

杰高维肠杆菌可引起泌尿道感染，从呼吸道和血液中亦曾分离出。

坂崎肠杆菌引起的新生儿脑膜炎和败血症，死亡率可高达75%左右。

泰洛肠杆菌可从血液和脑脊液分离出；阿氏肠杆菌亦曾从血液、粪便、尿液、呼吸道分泌液和伤口渗出液等标本中分离到。

六、沙雷菌属

沙雷菌属（Serratia）有6个种和1个群：黏质沙雷菌（S. marcescens）、深红沙雷菌（S. rubidace）、臭味沙雷菌（S. oderifera）、普城沙雷菌（S. plymuthica）、无花果沙雷菌（S. ficaria）和虫媒沙雷菌（S. etomophila），以及沙雷菌液化群（S. liquefaciens group）。

革兰阴性小杆菌。周身鞭毛。臭味沙雷菌有微荚膜，其他菌种无。无芽胞。黏质沙雷菌是细菌中最小的，常用于检查除菌滤器的除菌效果。营养要求不高。菌落不透明，白色、红色、或粉红色。色素有两种。灵菌红素（prodigiosin）非水溶性，不扩散；吡羧酸（pyrimine）为水溶性、能扩散的粉红色色素。

沙雷菌可自土壤、水、人和动物的粪便中分离到。长期来认为对人体无害。近发现黏质沙雷菌可引起肺炎、泌尿道感染、败血症，以及外科术后感染；臭味沙雷菌与医院感染败血症有关；普城沙雷菌亦可致败血症。

Summary

Enterobacteriaceae are a large family of Gram-negative bacilli that contains more than 100 species of bacteria that normally inhabit the intestines of humans and animals, including many of the more familiar pathogens, such as *Salmonella* and *Escherichia coli*.

Many members of this family are a normal part of the gut flora found in the intestines of humans and other animals, while others are found in water or soil, or are parasites on a variety of different animals and plants. *Escherichia coli*, better known as *E. coli*, is one of the most important model organisms, and its genetics and biochemistry have been closely studied. Most members of Enterobacteriaceae have peritrichous Type I fimbriae involved in the adhesion of the bacterial cells to their hosts.

Various species of the Enterobacteriaceae are able to cause intestine tract infections, pneumonia and urinary tract infections. They are also recognized as the major cause of wound infections and other nosocomial (hospital acquired) infections. They may also cause bacteremia and meningitis if conditions are right.

（王 玲 宝福凯）

第十一章 弧菌属

> **案例 11-1**
> 某地举行 600 余人参加的婚宴,70 人相继出现腹泻、呕吐、腹痛,患者中有 6 人 1~2 天刚从东南亚回来,且有 1 人承担厨师工作。取患者腹泻便或肛拭子标本,在碱性蛋白胨水标本中 37℃ 增菌培养 6~8 小时,划线接种在 TCBS(thio-sulfate-citrate-bile-sucrose)平板并于 37℃ 培养 16~18 小时,可见黄色菌落、染色镜检见革兰阴性弯曲杆菌、单端一根鞭毛。
>
> **思考题:**
> 1. 最可能的病原菌是什么?
> 2. 需与哪些病原菌引起的疾病相鉴别?
> 3. 为明确诊断需做哪些微生物学检查?

弧菌属细菌是一类菌体短小,呈弧形弯曲的革兰阴性细菌。弧菌属目前有 56 个种,广泛分布于自然界,以水表面最多。其中至少有 12 种与人类感染有关,尤以霍乱弧菌、副溶血性弧菌最为重要。

第一节 霍乱弧菌

霍乱弧菌(*V. cholerae*)是引起烈性传染病霍乱的病原体。自 1817 年以来,已发生过 7 次世界性霍乱大流行,前 6 次由霍乱弧菌古典生物型引起,1961 年开始的第 7 次大流行由霍乱弧菌 El Tor 生物型引起。1992 年,在印度和孟加拉湾的一些城市出现一个新的流行株 O139(Bengal),很快波及亚洲并进入欧洲和美国,这是首次由非 O1 群霍乱弧菌引起的流行。

一、生物学性状

(一)形态与染色

霍乱弧菌长 1.5~3μm,宽 0.5~0.8μm,新分离的细菌呈弧形或逗点状,人工培养后可变为杆状以致不易与肠道杆菌区别。革兰染色阴性(图 11-1A)。菌体无芽胞,有菌毛,一端有一根较长的鞭毛(图 11-1B),运动活泼,有些菌株(包括 O139)有荚膜。取病人米泔水样粪便或培养物作悬滴观察,可见霍乱弧菌呈穿梭样或流星状运动。

(二)培养特性与生物化学反应

兼性厌氧,营养要求简单。耐碱不耐酸,在 pH8.8~9.0 的碱性蛋白胨水或碱性琼脂平板上生长良好,可形成突起、光滑、圆形的菌落,故常用于霍乱弧菌的初次分离和增菌培养。霍乱弧菌可在无盐的环境中生长,其他致病性弧菌则不能。霍乱弧菌的氧化酶阳性、过氧化氢酶阳性、吲哚反应阳性。能发酵多种常见的单糖、双糖和醇糖,如葡萄糖、蔗糖和甘露醇,产酸不产气;不分解阿拉伯胶糖;能还原硝酸盐,霍乱弧菌在 TCBS 培养基上生长良好,形成黄色菌落,培养基呈暗绿色。

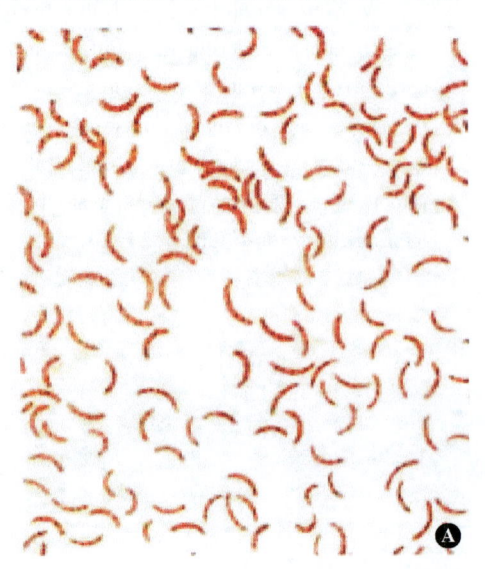
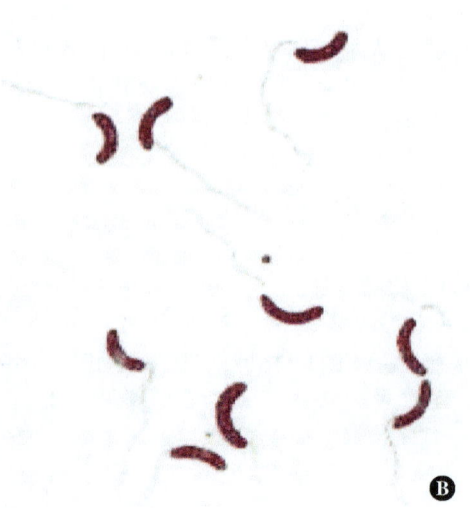

图 11-1 霍乱弧菌
A. 革兰染色;B. 鞭毛染色

（三）抗原构造与分型

霍乱弧菌有耐热的 O 抗原和不耐热的 H 抗原。根据 O 抗原不同，将其划分为 155 个血清群，其中 O1 群、O139 群可引起霍乱，其余血清群分布于地面水中，可引起人类的胃肠炎等疾病，但从未引起霍乱流行。H 抗原无特异性，为霍乱弧菌的共同抗原。

O1 群霍乱弧菌菌体抗原由 3 种抗原因子 A、B、C 组成，又可分为 3 个血清型：小川型（Ogawa）、稻叶型（Inaba）和彦岛型（Hikojima）（表11-1）。

表11-1 霍乱弧菌 O1 群血清型

血清型	抗原组分	O1 多克隆抗体	O1 单克隆抗体 A	O1 单克隆抗体 B	O1 单克隆抗体 C	出现频率	造成流行
小川型	AB	+	+	+	−	常见	是
稻叶型	AC	+	+	−	+	常见	是
彦岛型	ABC	+	+	+	+	极少见	未知

根据表型的差异，O1 群霍乱弧菌每个血清型可分为 2 个生物型：古典生物型（classical biotype）和 El Tor 生物型（El Tor biotype，因在埃及西奈半岛 El Tor 检疫站首次分离而命名）。古典生物型不溶解羊红细胞，不凝集鸡红细胞，可被第Ⅳ群噬菌体裂解，而 El Tor 生物型则完全相反。

O139 群与 O1 群之间在抗原性方面无交叉，核苷酸序列分析发现 O139 群失去了 O1 群的 O 抗原基因，出现了一个新基因大小约 36kb，编码与 O1 群不同的脂多糖抗原和荚膜多糖抗原，但与 O22 和 O155 等群可产生抗原性交叉。在遗传性方面，如核糖型、限制性核酸内切酶酶切电泳图谱、外膜蛋白、毒性基因等则与 O1 群的古典型和 El Tor 生物型的流行株相似。

（四）抵抗力

不耐酸，在正常胃酸中仅能存活 4 分钟。在淡水及海水中可存活 1~3 周，有时还可越冬。55℃湿热 15 分钟，100℃煮沸 1~2 分钟，即可死亡。对氯敏感，0.5ppm 氯 15 分钟能杀死霍乱弧菌。病人排泄物或呕吐物以 1∶4 比例漂白粉处理，经 1 小时可达到消毒目的。

二、致病性与免疫性

（一）致病物质

霍乱弧菌的致病物质涉及染色体上多个基因，主要包括由 Tox R 蛋白调控的 ctxA、ctxB、tcpA、zot、ace、hap 等基因。

1. 霍乱肠毒素 是目前已知致泻毒素中最为强烈的毒素，是肠毒素的典型代表。为由一个 A 亚单位（分子量为 27.2kDa）和 5 个相同的 B 亚单位（每个亚单位分子量为 11.7kDa）构成的一个热不稳定的多聚体蛋白，分别由结构基因 ctxA（cholera toxin A）和 ctxB 编码。B 亚单位可与小肠黏膜上皮细胞的 GM1 神经节苷脂受体结合，介导 A 亚单位进入细胞内。A 亚单位在发挥毒性作用前需经蛋白酶裂解为 A1 和 A2 两条多肽。A1 作为腺苷二磷酸核糖基转移酶可使 NAD（辅酶Ⅰ）上的腺苷二磷酸核糖转移到 G 蛋白上，称为 Gs，Gs 的活化可使细胞内的 cAMP 水平升高，使其主动分泌 Na^+、K^+、HCO_3^-，造成 H_2O 吸收减少以致大量肠液潴留于肠腔内，患者出现严重的腹泻与呕吐症状。

2. 鞭毛、菌毛及其他毒力因子 霍乱弧菌的单鞭毛运动有助于细菌穿过肠黏膜表面黏液层从而接近肠壁上皮细胞。普通菌毛是细菌定居于小肠所必需的因子，只有黏附定居后方可致病。与此相关基因有 tcpA（toxin coregulated pilus A）和 acf（accessory colonization factor）。tcpA 编码菌毛蛋白中一个分子量为 20.5kDa 的重要亚单位；acf 编码黏附素；实验发现 tcpA 失活后，变异株即失去定居和致泻功能。O139 群除了具有上述 O1 群的致病物质和相关基因外，还存在多糖荚膜和特殊 LPS 毒性决定簇，其功能为抵抗血清中杀菌物质和黏附到小肠黏膜上，而不表达 LPS 决定簇和荚膜的 TnphoA 突变株则对血清中杀菌物质敏感。

（二）所致疾病

引起的**霍乱**属烈性肠道传染病，为我国的甲类法定传染病。人类是霍乱弧菌的唯一自然易感宿主，患者以及地方性流行区的无症状感染者是重要传染源。

传播途径主要是通过污染的水源或未煮熟食物（如海产品、蔬菜）经口摄入。居住拥挤，卫生状况差，特别是公用水源是导致霍乱暴发流行的重要因素。人与人之间的直接传播并不常见。在正常胃酸条件下，需要摄入大于 10^8~10^{10} 个活菌方能引起感染；但在胃酸减少时，感染剂量可减少到 10^3~10^5 个细菌。任何能降低胃中酸度的药物或其他因素，都可能使人对霍乱弧菌感染的敏感性增加。

霍乱弧菌到达小肠后黏附于肠黏膜表面并迅速

繁殖,不侵入肠上皮细胞和肠腺,细菌在繁殖过程中产生肠毒素致病。O1 群霍乱弧菌感染可从无症状或轻型腹泻到严重的致死性腹泻。霍乱弧菌古典生物型所致疾病较 El Tor 弧菌严重。典型的病例一般在吞食细菌后 2～3 天突然出现剧烈腹泻和呕吐,在最严重时,每小时失水量可高达 1 升,排出米泔水样的腹泻物。由于水分和电解质的大量丧失而导致失水、代谢性酸中毒、低碱血症和低容量性休克及心律不齐和肾衰竭,如未接受治疗处理,患者死亡率高达 60%,若及时给患者补充液体及电解质,死亡率可小于 1%。O139 群弧菌感染比 O1 群弧菌严重,表现为脱水严重和死亡率高,并且成人病例所占比例较高,大于 70%;而 O1 群弧菌流行高峰期,儿童病例约占 60%。

病愈后一些患者可短期带菌,一般不超过 2 周,个别 El Tor 型感染患者在病后可带菌长达数月或数年之久。细菌主要存在于胆囊中。

> **案例 11-1 提示：**
> 患病的人群中有 6 人到过国外霍乱疫区,且有 1 人在婚宴中承担食品制作工作,70 名患者相继出现腹泻、呕吐、腹痛症状。最可能的病原菌是霍乱弧菌。

> **案例 11-1 提示：**
> 同时需做沙门菌、志贺菌、致病性大肠埃希菌的系统微生物学检查,以进行鉴别。

（三）免疫性

霍乱患者在病后机体可获得牢固免疫力,再感染少见。患者在发病数月后,血液和肠腔中可出现保护性的抗菌抗体及抗肠毒素抗体。抗菌抗体主要针对 O 抗原,抗肠毒素抗体主要针对霍乱肠毒素 B 亚单位,该菌引起的肠道局部黏膜免疫是霍乱保护性免疫的基础。抗 H 抗体无保护作用。肠腔中的 sIgA 可以凝集黏膜表面的病菌,使其失去动力;可与菌毛等黏附因子结合,阻止该菌黏附至肠黏膜上皮细胞;可与霍乱肠毒素 B 亚单位结合,从而阻断肠毒素与小肠上皮细胞受体作用。

O139 群感染的患者大多数为成年人,表明由 O1 群既往感染获得的免疫力对 O139 群感染无交叉保护作用。O139 群感染后获得的免疫应答与 O1 群基本一致。通过家兔肠道结扎实验和小鼠攻击实验证明,O139 群的保护性免疫是以针对脂多糖和荚膜多糖的抗菌免疫为主,抗毒素免疫为辅。O1 群脂多糖 O 抗原与 O139 群存在显著差异,并且 O1 群还缺少荚膜多糖表面抗原,故其引起的免疫应答不能对 O139 群感染产生交叉保护作用。

三、微生物学检查

霍乱属烈性传染病,对首例患者的病原学诊断应快速、准确,并及时做出疫情报告。在流行期间,典型患者的诊断并不困难;但散在的、轻型病例应该与其他原因的腹泻相区别。

1. 标本 患者的粪便、肛拭子、呕吐物,流行病学调查还包括水样。霍乱弧菌不耐酸及干燥。为了避免因粪便发酵产酸而使病菌灭活,采集的标本应及时培养或放入 Cary-Blair 保存液中运输;肠道细菌常用的甘油盐水缓冲保存液是不适用于霍乱弧菌的。

2. 直接镜检 革兰染色阴性的弧菌。用悬滴法可以观察到细菌呈穿梭样运动有助于诊断。

3. 分离培养 将标本首先接种碱性蛋白胨水增菌,37℃孵育 6～8 小时后直接镜检并且做分离培养。目前,常用的选择培养基为 TCBS,该培养基含有硫代硫酸盐、枸橼酸盐、胆盐及蔗糖,因霍乱弧菌分解蔗糖而表现为黄色菌落。挑选可疑菌落可以进行生物化学反应及与 O1 群多价和单价血清做玻片凝集反应。目前,还需要与 O139 群抗血清做凝集反应。

> **案例 11-1 提示：**
> 为明确诊断需取腹泻便或肛拭子,将标本接种在碱性蛋白胨水中 37℃ 增菌 6～8 小时,划线接种在 TCBS 选择培养基中,根据菌落形态学特征和生化反应特性,确诊该病原菌为霍乱弧菌,最后作血清型鉴定。

四、防治原则

改善卫生环境,加强水源和粪便管理;养成良好的个人卫生习惯,不生食贝壳类海产品等是预防霍乱弧菌感染和流行的重要措施。

以前曾经长期使用 O1 群霍乱弧菌的死疫苗肌内注射进行预防,虽可增强人群的特异性免疫力,但其保护力仅为 50% 左右,并且血清抗体持续时间较短,仅为 3～6 个月。认识到肠道黏膜免疫对霍乱预防起主要作用后,霍乱疫苗预防的重点已转移至研制口服菌苗的方向上,包括 **B 亚单位-全菌灭活口服疫苗**（RCTB-WCV）、**基因工程减毒活疫苗**（用基因工程技术去除 O1 群霍乱弧菌野生株 DNA 中大部分毒力基因的活疫苗）、带有霍乱弧菌几个主要保护性抗原的基因工程疫苗等。其中前两种疫苗已经进行过大规模人群试验,且在某些国家已获准使用。O139 尚无预防性疫苗,候选疫苗正在研制当中,研究思路是制成包括预防 O1 群和 O139 群霍乱弧菌感染的二价菌苗。

大量快速补充液体和电解质及时使用抗生素是治疗霍乱的关键。抗生素的使用可减少外毒素的产生和持续腹泻,可以加速细菌的清除,用于治疗霍乱的抗菌药物有四环素、多西环素、呋喃唑酮、氯霉素和复方磺胺甲噁唑/甲氧苄啶(SMZ/TMP)等。但目前带有多重耐药质粒的菌株在不断增加,且O139群的耐药性要强于O1群,给治疗带来一定困难。

第二节 副溶血性弧菌

副溶血性弧菌(V. parahemolyticus)是1950年从日本一次暴发性食物中毒病例中分离得到的。该菌存在于近海的海水、海底沉积物,以及鱼类、贝壳等海产品中。根据菌体O抗原不同,现发现13个血清群,该菌主要引起食物中毒,以日本、东南亚、美国及我国台湾省多见,也是我国大陆沿海地区引起食物中毒最常见的一种病原菌。

一、生物学特性

副溶血性弧菌与霍乱弧菌的最显著的差别是嗜盐性(halophilic),含3.5% NaCl 培养基最为适宜,无盐则不能生长,在盐浓度不适宜的培养基中,副溶血性弧菌呈长杆状或球杆状等多种形态。该菌不耐热,90℃1分钟即被杀死;不耐酸,在1%醋酸或50%食醋中1分钟死亡。

该菌在普通血平板(含羊、兔或马等血液)上不溶血或只产生α溶血,但在特定条件下,某些菌株在含高盐(7%)的人O型血或兔血及以D-甘露醇作为碳源的 Wagatsuma 琼脂平板上可产生β溶血,称为神奈川现象(Kanagawa phenomenon, KP)。日本学者检测了3370株副溶血性弧菌,来自患者的菌株中96.5%为KP$^+$,而来自海产品及海水的菌株仅1%阳性。

二、致病性

副溶血性弧菌引起食物中毒的致病机制尚待阐明。KP$^+$菌株为致病性菌株基本肯定。现已从KP$^+$菌株分离出两种致病因子,其一为耐热直接溶血素(thermostable direct hemolysin, TDH),动物实验表明,其具有细胞毒和心脏毒两种作用。基因为双拷贝(tdh1和tdh2),KP实验中的溶血现象即由tdh2位点决定。最近的研究表明,tdh基因家族也广泛存在于人类致病性弧菌中,如大多数霍利斯弧菌菌株(V. hollisae)和某些拟态弧菌菌株(V. mimicus)。非O1群霍乱弧菌也存在同源性约为93%~96%的tdh相关基因,提示该基因与致病关系密切。另一致病因子为耐热相关溶血素(thermostable related hemolysin, TRH),生物学功能与TDH相似,其基因与tdh同源性为68%。

其他致病物质可能还包括黏附素和黏液素酶。

该菌引起的食物中毒系经烹饪不当的海产品或盐腌制品传播。常见的有海蜇、海虾、海鱼及各种贝类,因食物容器或砧板生熟不分污染该菌后,也可发生食物中毒。该病常年均可发生,潜伏期为5~72小时,平均为24小时,可从自限性腹泻至中度霍乱样病症,表现有腹痛、腹泻、呕吐和低热,粪便多为水样,少数为血水样,恢复较快,病后免疫力不强,可重复感染。

三、微生物学检查与防治原则

采集患者粪便、肛拭或剩余食物等标本,直接分离培养于SS琼脂平板或嗜盐菌选择平板。如出现可疑菌落,应进一步做嗜盐性试验与和生化反应,最后用诊断血清进行鉴定。最近用基因探针杂交及PCR快速诊断法,可直接从原始食物标本或腹泻标本中检测耐热毒素基因。

可用抗菌药物治疗,如庆大霉素或复方磺胺甲噁唑/氧苄啶,严重病例需输液和补充电解质。

Summary

The vibro are a large short and small bacteria. They are curved G$^-$ rods bacilli will a polar flagellum. They are composed of more than 56 species among the tolal at least 12 species that have been related to human infections.

V. cholerae serogroup O1 has caused seven major pandemics of cholera since 1817. *V. cholera* serogroup O139 was found in south India and spread rapidly to other countries.

V. cholerae can produce cholera enterotoxin and possess other virulence factors. The primary clinical manifestations of cholera consist of vomiting and profuse diarrhoea with rice water stool. The diagnosis of cholera is based on clinical features, microbiological examination and epidemiology. The treatment includes oral rehydration and tetracycline.

Cholera is fervent infectious disease so must be reported immediately as soon as it is diagnosed.

(孙 艳)

第十二章 螺杆菌属 幽门螺杆菌

> **案例 12-1**
> 患者,男,42 岁。慢性胃炎病史 2 年,近半月加重,纤维胃镜检查胃活检组织中分离到革兰阴性 S 形细菌,菌体一端或两端可有多根带鞘鞭毛,运动活泼。快速尿素酶分解实验阳性。
> **思考题:**
> 该患者症状是否与 S 状细菌感染有关?进一步的危害什么?

螺杆菌属(*Helicobacter*)是从弯曲菌属中划分出来的新菌属,目前已有 20 余种正式命名的螺杆菌,分成胃螺杆菌和肠肝螺杆菌两大类。代表菌种是**幽门螺杆菌**(*Helicobacter pylori*),该菌是慢性胃炎的主要病原体,与消化性溃疡和胃癌的发生密切相关,是一级致癌因子。1982 年由澳大利亚学者 Robin Warren 和 Barry Marshall 发现此菌,并因此赢取了 2005 年诺贝尔生理学或医学奖。

一、生物学性状

幽门螺杆菌为革兰阴性,菌体大小约$(0.5\sim1.0)$ μm×$(2.0\sim4.0)$ μm。菌体弯曲成弧形、S 形或海鸥状,传代培养后可变成杆状或球形。菌体一端或两端可有多根带鞘鞭毛,运动活泼(图 12-1)。

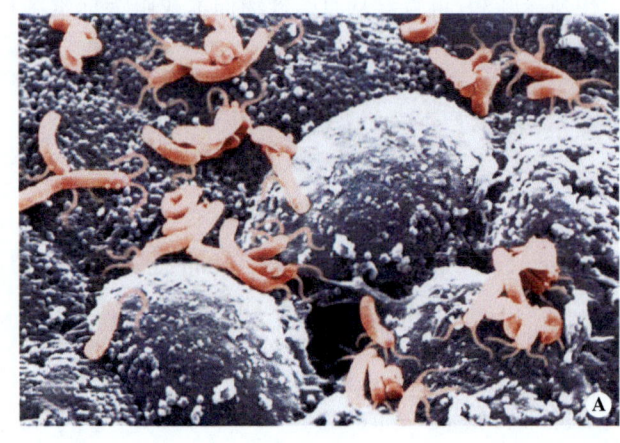
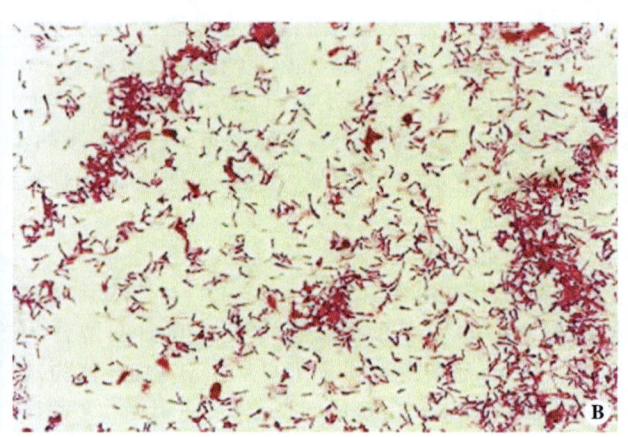

图 12-1 幽门螺杆菌
A. 电镜;B. 光镜

> **案例 12-1 提示:**
> 胃活检组织中分离到革兰阴性弧形、S 形或海鸥状细菌,菌体一端或两端可有多根带鞘鞭毛,运动活泼。可能的诊断是幽门螺杆菌感染。

> **案例 12-1 提示:**
> 胃活检组织快速尿素酶分解实验阳性,基本上可以诊断是幽门螺杆菌感染。

幽门螺杆菌为微需氧菌,营养要求高,在 85% N_2、10% CO_2 和 5% O_2 的气体环境中生长良好,营养要求较高,在固体培养基中需要加入 10% 的脱纤维羊血,液体培养基需补充 10% 的小牛血清。原代培养通常需要 3~5 天,甚至更长时间才能形成针尖状半透明的小菌落。

生化反应不活泼,不分解糖类。尿素酶丰富,可迅速分解尿素释放氨,是鉴定该菌的主要依据之一。过氧化氢酶和氧化酶均为阳性。另外,具有的碱性磷酸酶、DNA 酶、亮氨酰肽酶等也能与其他弯曲菌相区别。

二、致病性与免疫性

幽门螺杆菌感染在人群中非常普遍,感染率为 50%。但在胃炎、胃溃疡和十二指肠溃疡患者的胃黏膜中,本菌的检出率可高达 80%~100%。幽门螺杆菌的传染源主要是人,传播途径主要是粪—口途径。

临床证据已经表明,幽门螺杆菌是慢性胃炎的病原因子,而且现在一般都认为幽门螺杆菌是大多数胃溃疡、十二指肠溃疡的病因。慢性胃炎又是胃腺癌的危险因素,因此幽门螺杆菌感染与胃窦、胃体部位的胃腺癌关系密切。此外,幽门螺杆菌还和胃黏膜相关B细胞淋巴瘤(MALT)密切关联,针对细菌的治疗可使淋巴瘤得到缓解。

幽门螺杆菌致病物质和致病机制目前尚不完全清楚,但其主要致病物质有侵袭因子(尿素酶、鞭毛和菌毛等)和毒素[空泡毒素A(Vacuolating cytotoxin A, VacA)、细胞毒素相关蛋白A(Cytotoxin associated gene A,CagA)等]。尿素酶通过分解胃黏膜组织渗出的尿素产氨,中和胃酸,形成碱性微环境,形成有利于幽门螺杆菌生存的微环境。幽门螺杆菌通过鞭毛运动穿入胃黏膜表面的稠厚黏液层,到达胃黏膜上皮细胞表面,依靠菌体表面的菌毛或黏附素黏附定植于细胞表面,克服宿主防御机制,生长繁殖。幽门螺杆菌可产生两种主要外毒素,即空泡毒素A(VacA)和细胞毒素相关蛋白A(CagA),VacA可导致胃黏膜上皮细胞产生空泡样病变,诱发人消化性溃疡,人十二指肠溃疡分离的菌株几乎都能产生VacA。分子流行病学调查显示CagA⁺菌株感染人群明显增加了胃癌发生的危险性。此外,幽门螺杆菌的感染可刺激机体产生IL-8、血小板活化因子(PAF),再引起胃酸的大量分泌以及造成胃上皮细胞程序性死亡。

> **案例12-1提示:**
> 幽门螺杆菌感染与消化道溃疡、胃癌发生密切相关。

幽门螺杆菌的感染可刺激机体产生IgM、IgG和IgA型抗体,临床观察发现机体产生的局部体液免疫物质并不能将该菌从体内清除;幽门螺杆菌感染也可刺激局部免疫细胞产生多种细胞因子,但作用不同,如IL-2、IL-6与抗感染免疫有关,而IL-8、TNF等与致病有关。

三、微生物学检查

组织活检标本最好采取胃黏膜。

1. 直接涂片镜检 进行活检标本的组织检查。采用革兰染色、Giemsa染色或Warthin-Starry银染法观察细菌,其特异性和敏感性可达100%。

2. 快速尿素酶分解试验 可直接用临床活检标本或分离培养物。一般2小时内可检测到尿素酶的碱性产物,临床活检标本的敏感性达75%~95%;特异性为100%。

3. 分离培养 可将活体组织磨碎后接种于Skirrow培养基,经2~7天培养后再进行鉴定。分离培养的敏感性取决于多种因素,如活检标本的采集部位、抗生素的选择及含量和环境因素等。

4. 血清学诊断 用ELISA法检测血清、唾液中的抗幽门螺杆菌抗体与抗尿素酶的抗体,以及粪便中幽门螺杆菌抗原。

5. 分子生物学检测 用16SrRNA寡核苷酸探针或用PCR直接检测幽门螺杆菌DNA,尤其可以用探针检测到耐药基因和携带cagA的致病株。

四、防治原则

疫苗的研制在幽门螺杆菌的防治中具有重要的意义,目前基于该菌主要抗原成分尿素酶、VacA、CagA和黏附素的活载体疫苗及DNA疫苗的免疫保护作用在实验动物水平得到证实,部分正在开展临床试验,其确切免疫效果还需进一步观察。

抗幽门螺杆菌治疗多采用以胶体铋剂或质子抑酸剂为基础,再加两种抗生素的三联疗法。由于抗生素的广泛应用,目前该菌的耐药性呈上升趋势。因此如何有效根除幽门螺杆菌的感染为医学工作者提出了新的挑战。

> **Summary**
>
> *Helicobacter pylori* is a spiral shaped gram-negative rod. *H. pylori* is associated with chronic gastritis, duodenal ulcer, gastric ulcer, gastric adenocarcinoma, and gastric mucosa-associated lymphoid tissue B-cell lymphomas. In developing countries, the prevalence of infection is more than 80% in adults. The pathogen is transmitted by fecal-oral route. The virulence factors includes flagella and urease. *H. plyori* creates it own microenvironment by moving into the mucosal lining of the stomach by flagella. Within the lining, the microbe is able to avoid low pH levels that would normally kill it. *H. pylori* produce urease to convert urea in the stomach into carbon dioxide and ammonia which help to neutralize the stomach acid. Acute infection can produce an upper gastrointestinal illness with nausea, pain, and vomiting. Chronic infection can persist for years to lifetime. Bacteria are cultured using gastric biopsy sample, and it takes 3-6 days to grow at 37℃ in a microaerophilic environment. Gastric biopsy can be placed on urea containing medium. If *H. pylori* is present, the urease can catalyze the urea and produce ammonia which increases the pH and yields a color change in the medium. Urea breath test is used for detection of *H. pylori* in vivo. When *H. pylori* exists, the bacteria urease converts labeled urea ingested by the patients into $^{14}CO_2$, and $^{14}CO_2$ can be detected in the exhaled breath. Bismuth salts combined with antibiotics are used for treatment. An acid-suppressing agent helps ulcer healing.

(钟民涛 黄 敏)

第十三章 厌氧性细菌

厌氧性细菌(anaerobic bacteria)是一群必须在厌氧环境中才能生长繁殖的细菌,广泛分布于自然界及人和动物的肠道中。根据能否形成芽胞,可将厌氧性细菌分为厌氧芽胞梭菌属和无芽胞厌氧菌两大类。其中厌氧芽胞梭菌属与医学关系最为密切,无芽胞厌氧菌引起的内源性感染已逐步被医学界所重视。

第一节 厌氧芽胞梭菌属

厌氧芽胞梭菌属(*Clostridium*)是一群专性厌氧,能形成芽胞,革兰阳性粗大杆菌。芽胞一般都大于菌体的宽度,使细菌膨胀呈梭形,故名梭菌。厌氧芽胞梭菌属现有157个种,广泛分布于自然界及人和动物的肠道中。多数为腐物寄生菌,少数为致病菌,如破伤风梭菌、产气荚膜梭菌、肉毒梭菌和艰难梭菌等。

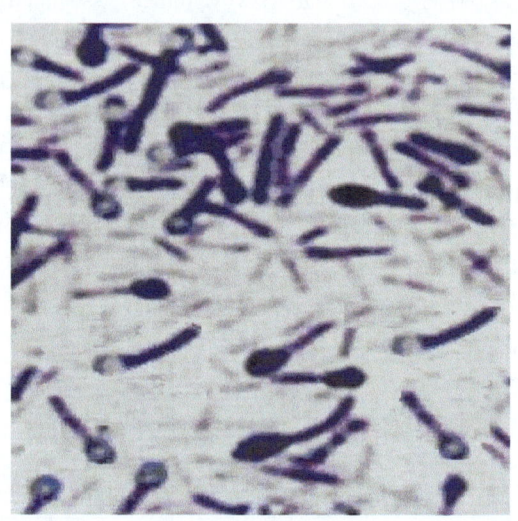

图13-1 破伤风梭菌

一、破伤风梭菌

案例 13-1

患儿,男,7天。在家中接生,因阵发性哭闹、面色发青伴吮乳困难1天到医院就诊。查体:易激惹,哭声紧,牙关紧闭,颈部略有抵抗感,腹肌紧张。脐带未脱,脐窝内有脓性分泌物。入院后抽搐频繁,角弓反张等。

思考题:
1. 该患儿应诊断为什么疾病?依据是什么?
2. 该病如何进行防治?

破伤风梭菌(*C.tetani*)是引起破伤风的病原菌,当机体受到外伤、创口被污染或分娩时用不洁器械剪断脐带等,本菌可侵入局部创面引起外源性感染。发病后机体呈强直性痉挛、抽搐,可因窒息或呼吸衰竭而死亡。

(一) 生物学性状

菌体细长,长2.1~18.1μm,宽0.5~1.7μm。无荚膜,周身鞭毛,能运动。芽胞位于菌体顶端,圆形,大于菌体呈鼓槌状,为本菌典型特征。(图13-1)。革兰染色阳性,严格厌氧,在37℃血平板培养48小时可见薄膜状爬行生长菌落,产生β型溶血。生化反应不活泼,不发酵糖类,不分解蛋白质。芽胞抵抗力较强,通常100℃1小时才被破坏,在土壤中可存活数十年。

(二) 致病性与免疫性

破伤风梭菌的芽胞可由伤口侵入人体,在局部发芽繁殖产生毒素而致病,伤口的厌氧环境是感染的重要条件;如大面积创伤、烧伤,坏死组织多,局部组织缺血缺氧;伤口窄而深,伴有泥土或异物污染;同时伴有需氧菌或兼性厌氧菌的混合感染。以上原因均可造成有利于破伤风梭菌生长繁殖的厌氧环境。

破伤风梭菌产生的外毒素有两种,一种是具有溶血作用的**破伤风溶素**(tetanolysin),其致病性尚不清楚;另一种是引起致病作用的**破伤风痉挛毒素**(tetanospasmin),属神经毒素,是引起破伤风的主要致病物质,毒性作用极强,仅次于肉毒毒素,对人的致死量小于1μg。毒素对脊髓前角细胞和脑干神经细胞有高度亲和力,由菌体释放的毒素被局部神经细胞吸收或经淋巴、血液到达中枢神经系统而致病。该毒素为蛋白质,不耐热,65℃30分钟即被破坏,亦可被肠道蛋白酶破坏,免疫原性强,用甲醛作用4周可脱毒制成类毒素,用于人工自动免疫。

破伤风痉挛毒素是由质粒编码表达的一种神经毒素,分子量为150kDa的肽链。破伤风痉挛毒素沿外周运动神经轴突纤维间隙逆行向上进入神经细胞内,经传入神经末梢,到达脊髓前角运动神经元,再逆行至脑干有抑制性神经递质囊泡上膜蛋白特异性肽键,阻止抑制性神经递质(甘氨酸和γ氨基丁酸)的释放,干扰了抑制性神经元的协调作用,使肌肉的兴奋与抑制失调,引起伸肌和屈肌同时发生强烈收缩,骨骼肌出现强直性痉挛。破伤风痉挛毒素也可能通过血液和淋巴循环到达中枢神经系统(图13-2)。

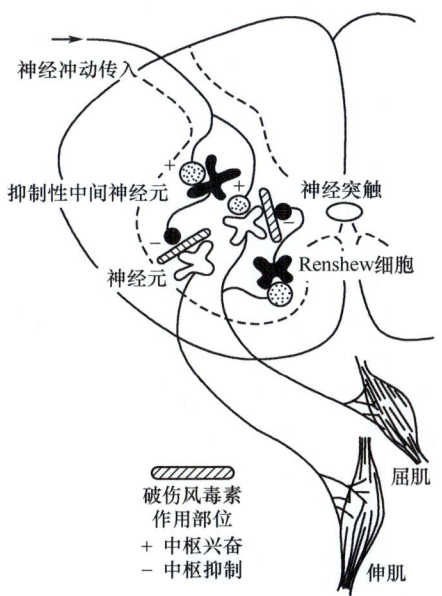

图13-2 破伤风痉挛毒素的作用机制

破伤风的潜伏期从几天至几周不等,潜伏期越短,死亡率越高。破伤风的早期症状有发热、肌肉酸痛、流口水、出汗和易激动等;继而出现全身肌肉痉挛、苦笑面容、牙关紧闭、咀嚼困难、角弓反张等,轻者呼吸困难,重者窒息死亡。病死率约40%,新生儿和老年人尤高。

破伤风免疫属于外毒素免疫,抗毒素发挥主要作用。由于破伤风痉挛毒素毒性极强,能引起破伤风临床症状的毒素量尚不足以引起有效的免疫应答,且毒素一旦与神经系统结合即不再游离,因此不能产生有效的免疫保护作用,病后免疫力不持久。免疫力获得方式主要是接种破伤风类毒素。

(三) 微生物学检查

伤口直接涂片镜检和厌氧分离培养法阳性率低,且无实际意义。根据典型的破伤风症状,结合病史可作出明确诊断。

案例13-1 提示:
本患儿应诊断为新生儿破伤风,依据:①家中接生,可能存在不洁断脐史。②潜伏期7天、反复抽搐、牙关紧闭、吮乳困难、颈抵抗等典型破伤风症状体征,结合病史可作出明确诊断。

(四) 防治原则

1. 一般预防措施 正确处理伤口,彻底清创,局部使用适量抗生素,防止细菌感染和厌氧微环境的形成,必要时注射人破伤风免疫球蛋白(human tetanus immunoglobulin,TIG)。

2. 人工主动免疫 注射精制破伤风类毒素,可刺激机体产生相应抗毒素。我国采取白百破三联疫苗预防接种,可获得对这三种疾病的免疫力。

3. 人工被动免疫 因创伤或烧伤等面积较大,有可能引起破伤风感染时,应注射TIG 250IU,采取紧急预防。注射TIG之前不需做皮试。

4. 治疗 对于已发病者应早期足量应用TAT进行治疗,剂量为10万~20万U,静脉滴注、肌内注射或伤口周围浸润注射。由于目前应用的TAT是用破伤风类毒素免疫马匹获得的马血清纯化制剂,因此注射前必须做皮肤试验,如果皮试阴性,可一次性大量快速注射TAT;如果皮试阳性,最好改为TIG 3000~6000IU多点肌内注射。抗菌治疗可采用先锋霉素类和大环内酯类抗生素。

案例13-1 提示:
对伤口应彻底清创扩创,局部使用抗生素,伤口损伤严重时用TIG进行人工被动免疫。特异性治疗应早期、足量使用TAT,但要注意先做皮试。皮试阳性者可改用TIG。

二、产气荚膜梭菌

案例13-2
患者,男,48岁。右上肢外伤后因发热、右上肢肿胀、疼痛,继之皮肤变黑而入院。查体:整个右上肢高度肿胀,皮肤紧张,按压皮肤有捻发音,局部伤口有恶臭味。采集坏死组织进行细菌学检查,见革兰阳性粗大杆菌,有荚膜。在厌氧血琼脂培养基上菌落有双层溶血环。在牛乳培养基中出现"汹涌发酵"现象。
思考题:
1. 应诊断为什么疾病?依据是什么?
2. 该致病菌的主要生物学特性是什么?

产气荚膜梭菌(*C. perfringens*)广泛存在于泥土、动物和人的肠道中,是引起气性坏疽和食物中毒的病原菌。

(一) 生物学性状

1. 形态与染色 产气荚膜梭菌长1.3~19μm,宽0.6~2.4μm,革兰阳性粗大杆菌,两端钝圆,芽胞位于次极端,呈椭圆形,小于菌体。在机体内繁殖能形成荚膜,无鞭毛(图13-3)。

2. 培养特性 厌氧,最适生长温度为42℃,8分钟可繁殖一代,生长速度极快。在血琼脂平板上,多数菌株有双层溶血环,由θ毒素引起内环的完全溶

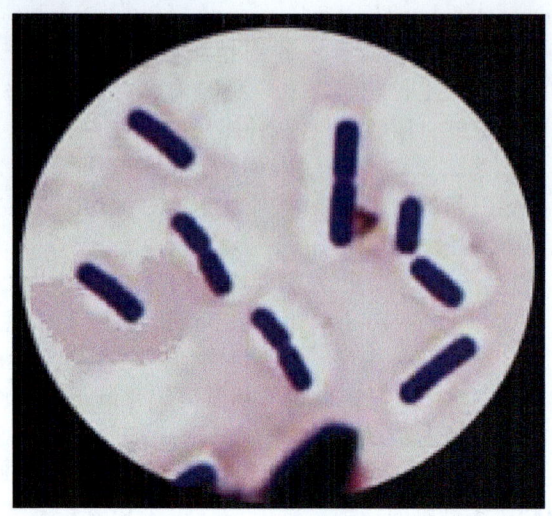

图 13-3　产气荚膜梭菌

血,由 α 毒素引起外环的不完全溶血。在蛋黄琼脂培养基上,菌落周围出现乳白色浑浊圈,是由细菌产生的卵磷脂酶(α 毒素)分解蛋黄中卵磷脂所致。若在培养基中加入相应抗毒素血清,则不出现浑浊,此现象称为 Nagler 反应。本菌代谢十分活跃,可分解多种糖类,产酸产气。在厌氧牛乳培养基中(液面用石蜡封固)能分解牛乳培养基中的乳糖产酸使酪蛋白凝固,同时产生大量气体,将凝固的蛋白质冲成蜂窝状,甚至把棉塞推出管外,气势凶猛,称为"汹涌发酵"(stormy fermentation),是产气荚膜梭菌的重要生化特点之一。

3. 分型　根据产气荚膜梭菌的 4 种主要毒素(α、β、ε、ι)的产生情况,可将产气荚膜梭菌分为 A、B、C、D、E 5 个毒素型,对人致病的主要为 A 型,A 型很容易从外界环境中分离到,属于人和动物肠道的正常菌群。C 型是坏死性肠炎的病原菌。B~E 型主要寄生在动物肠道中。

> **案例 13-2 提示:**
> 　　该致病菌系产气荚膜梭菌,革兰阳性的粗大杆菌,两端钝圆,有荚膜,在牛乳培养基中有"汹涌发酵"现象。在厌氧血琼脂培养基上形成双层溶血环。

(二) 致病性和免疫性

1. 致病物质　产气荚膜梭菌可产生 10 余种外毒素和胞外酶。α 毒素毒性最强,各型均能产生,以 A 型的产生量最大,在气性坏疽中起主要作用。α 毒素能分解细胞膜上磷脂和蛋白形成的复合物,导致多种细胞膜受损,产生血管内皮细胞损伤,使血管通透性增加,局部渗出、水肿、组织坏死和溶血,以及肝脏和心脏功能受损等。多数 A 型菌株和少数 C、D 型菌株还能产生肠毒素,为不耐热蛋白质,100℃即被破坏,作用于回肠和空肠黏膜细胞引起急性胃肠炎。近年来还发现肠毒素可作为超抗原,能大量激活外周血 T 淋巴细胞并释放各种淋巴因子,参与致病作用。

2. 所致疾病

(1) **气性坏疽**(gas gangrene):主要由 A 型产气荚膜梭菌引起,除了产气荚膜梭菌外,至少还有 5 种其他梭菌也能引起,致病条件同破伤风梭菌。病原菌通过产生多种外毒素和酶,使血管通透性增加、水分渗出、形成局部水肿;同时又能发酵肌肉和组织中的糖类,产生大量气体,造成气肿,进而压迫软组织和血管,影响血液循环,造成组织坏死,并有恶臭味;由于水气夹杂,组织肿胀严重,局部组织胀痛剧烈,手触压局部有握雪感或捻发音。病菌产生的毒素和组织坏死的毒性产物被吸收入血,引起毒血症、休克,死亡率高达 40%~60%。

> **案例 13-2 提示:**
> 　　患者有外伤史,右上肢肿胀、疼痛,按压皮肤有捻发音,有组织坏死的恶臭味,并伴有高烧等严重的全身中毒症状,结合细菌学检查结果可诊断气性坏疽。

(2) **食物中毒**:主要进食污染产气荚膜梭菌的密封肉类食物所引起。食入后潜伏期约 10 小时,由肠毒素造成水样腹泻、腹痛、腹胀、无发热、无恶心呕吐,1~2 天后自愈。

(三) 微生物学检查

1. 直接涂片镜检　从感染伤口深部取材涂片染色,可见革兰染色阳性两端钝圆的粗大杆菌,并伴有其他杂菌,白细胞少且形态不典型,即可做出初步诊断。

2. 分离培养　可从伤口深处取材或坏死组织悬液接种血平板、牛奶培养基或庖肉培养基,进行厌氧分离培养,观察培养特性,取培养物涂片镜检。

3. 动物实验　必要时将分离的可疑细菌培养液 0.5~1.0 毫升给小鼠静脉注射,10 分钟后处死置 37℃ 温箱培养 5~8 小时,如小鼠体积膨胀,解剖观察脏器有大量气体,尤其肝脏形成泡沫状,有恶臭味,涂片可见大量的有荚膜的产气荚膜梭菌即可明确诊断。

(四) 防治原则

对局部感染应尽早施行扩创手术,清除感染创面和坏死组织,必要时截肢以防止病变扩散。采用大剂量青霉素、气性坏疽多价抗毒素与高压氧仓治疗。

三、肉毒梭菌

> **案例 13-3**
> 患者,男,42岁。喜食发酵豆制品(臭豆腐、豆瓣酱等),近日觉无力、头疼、声音嘶哑,出现复视等症状,无消化道症状。查体:斜视、眼睑下垂等。
> **思考题:**
> 1. 患者是哪种病原体感染?可能引起什么病?
> 2. 该病例首先应与哪类疾病进行鉴别?

肉毒梭菌(*C. botulinum*)主要存在于土壤和动物粪便中,在厌氧条件下,产生毒性极强的肉毒毒素而致病,最常见的为肉毒中毒和婴儿肉毒病。

(一) 生物学性状

肉毒梭菌为革兰阳性粗短杆菌,长 4~6μm,宽 0.9μm。芽胞呈椭圆形,大于菌体,位于次极端,使菌体成汤匙状或网球拍状(图 13-4)。无荚膜,有鞭毛。严格厌氧,可在普通琼脂培养基上生长,能产生脂酶,在蛋黄培养基菌落周围出现混浊圈。根据产生毒素的抗原性不同,将肉毒梭菌分为 A~G 7 个型,大多数菌株只产生一种型别的毒素。对人致病的主要有 A、B、E、F 型,我国以 A 型为主;肉毒毒素不耐热,煮沸 1 分钟即可被破坏。肉毒毒素对酸和蛋白酶的抵抗力较强,口服后不易被胃肠消化液破坏,故可经胃肠道吸收。

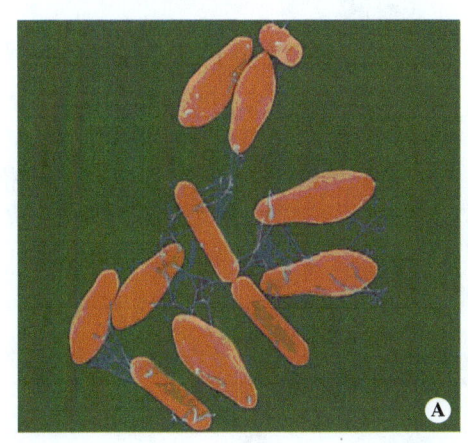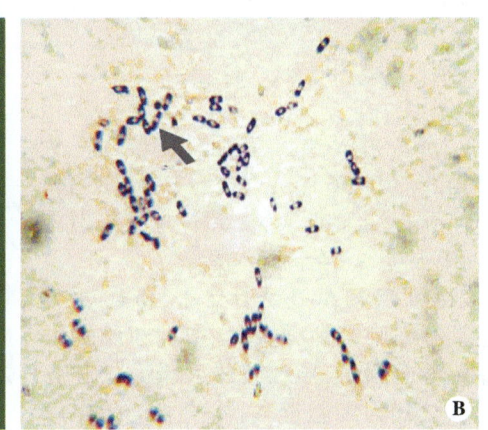

图 13-4 肉毒梭菌
A. 电镜;B. 光镜

(二) 致病性

1. 致病物质 肉毒毒素是已知最剧烈的神经外毒素,毒性比氰化钾强 1 万倍,小鼠经腹腔注入 LD$_{50}$ 为 0.00625ng。纯化结晶的肉毒毒素 1mg 能杀死 2 亿只小白鼠,对人的致死量约为 0.1μg。肉毒毒素由细菌死亡自溶后释放,为嗜神经毒素,作用于外周胆碱能神经,抑制神经肌肉接头处神经介质乙酰胆碱的释放,导致肌肉麻痹。

2. 所致疾病

(1) **食物中毒**:食品在制作过程中被肉毒梭菌芽胞所污染,制成后未彻底灭菌,芽胞在厌氧环境中发芽繁殖,产生毒素,食入已产生毒素又未经加热的食品而发生食物中毒,称为毒素性食物中毒。

引起食物中毒的食物国外以罐头、香肠和腊肉等肉制品为主;在我国由发酵豆制品(臭豆腐、豆瓣酱、豆豉等)引起的占 80% 以上,发酵面制品(甜面酱等)引起的约占 10% 左右。

肉毒中毒的胃肠道症状很少见,主要为运动神经麻痹。潜伏期可短至数小时,先出现不典型的乏力、头疼等症状,然后从眼肌麻痹开始,出现复视、斜视、眼睑下垂等眼肌麻痹症状;继而出现咀嚼和吞咽困难,口齿不清等口咽部肌肉麻痹症状;直至膈肌麻痹、呼吸困难,导致呼吸衰竭而死亡。很少见肢体麻痹,不发热,神志清楚。如能及时给予相应治疗,病死率可从 70% 降低到 10%。

> **案例 13-3 提示:**
> 患者喜食发酵豆制品,近日觉无力、头疼、声音嘶哑、出现复视等症状,查体有斜视、眼睑下垂等。患者可能是肉毒梭菌引起的食物中毒。
> 该病例无消化道症状,首先应与神经内科脑神经麻痹性疾病进行鉴别,以免误诊。

(2) **婴儿肉毒病**:婴儿因其肠道的特殊环境及缺乏能拮抗肉毒梭菌的正常菌群,当食入污染了肉毒梭菌芽胞的食物(如蜂蜜)后,芽胞发芽繁殖,产生毒素被吸收而致病。早期症状为便秘,吸乳和啼哭无力,继而眼睑下垂,吞咽困难,严重者因呼吸肌麻痹可导致婴儿死亡。婴儿肉毒病病死率不高(1%~2%)。

(3) **创伤感染中毒**:免疫力降低的成人、儿童或偶尔在创伤感染中,亦有因肉毒梭菌感染引起食物中毒的报道。

（三）微生物学检查

食物中毒、婴儿肉毒病可取剩余食物和粪便分离病菌。将可疑食物或呕吐物标本先加热80℃10分钟，杀死标本中所有细菌繁殖体，再进行厌氧培养分离本菌。毒素检查可将培养物滤液或食物上清液分成2份，其中1份加抗毒素，分别注射小鼠腹腔，如果含抗毒素组小鼠得到保护表明有毒素存在。

（四）防治原则

加强食品卫生管理和监督。应注意低温保存食品，防止细菌芽胞发芽繁殖，食品加热80℃20分钟可破坏其毒素。对患者应根据症状尽早作出诊断，迅速注射A、B、E三型多价抗毒素，同时加强护理和对症治疗。

四、艰难梭菌

艰难梭菌（C. difficile）是人类肠道中正常菌群之一，为革兰阳性粗大杆菌，长3.0~16.9μm，宽0.5~1.9μm。有鞭毛，卵圆形芽胞位于次极端，专性厌氧。用环丝氨酸-甘露醇等特殊培养基可以从粪便中分离到本菌。

部分艰难梭菌可产生A、B两种毒素，毒素A为肠毒素，同时还具有细胞毒性，能趋化中性粒细胞浸润回肠肠壁，释放淋巴因子，导致液体大量分泌和肠壁出血性坏死；毒素B为细胞毒素，能使肌动蛋白聚集，破坏细胞骨架，直接损伤肠壁细胞，致局部肠壁细胞坏死。若机体长期或联合使用多种抗生素后会导致肠道中的部分正常菌群被抑制，发生菌群失调，耐药性艰难梭菌却乘机大量繁殖并释放毒素，出现水样腹泻，称为抗生素相关性腹泻。严重患者可出现血水样腹泻，并排出假膜，称为假膜性结肠炎。治疗时应立即停用与耐药有关的抗生素，改用敏感药物等。

第二节　无芽胞厌氧菌

> **案例13-4**
>
> 　　患者，男，28岁。因肛周脓肿发热12天就诊，查体：患者体温38.2℃，WBC 12×10⁹/L，中性粒细胞90%。脓肿穿刺液黏稠，棕褐色，有恶臭味，脓汁涂片染色可见有革兰阴性杆菌，无芽胞。一般细菌分离培养为阴性。
> 思考题：
> 　　1. 该患者可能是哪一类细菌感染？
> 　　2. 本类细菌感染的特征是什么？

一、生物学性状

无芽胞厌氧菌种类繁多，是一大群专性厌氧繁殖、无芽胞的菌属，包括革兰阳性及阴性的球菌和杆菌。共有30多个菌属，其中与人类疾病相关的有10多个属，在人体正常菌群中占绝对优势，广泛分布于人和动物的皮肤、口腔、胃肠道和泌尿生殖道，常引起内源性混合感染，在临床厌氧菌感染中，约90%为无芽胞厌氧菌。在所有临床厌氧菌感染中，以类杆菌属（Bacteroides）感染为最重要。

（一）革兰阴性无芽胞厌氧杆菌

革兰阴性无芽胞厌氧杆菌有8个属，其中类杆菌属中的脆弱类杆菌（B. fragilis）最为重要，占临床厌氧菌分离株的25%，为直肠部位的正常菌群。革兰染色阴性杆菌，大小不一，形态呈多型性，无芽胞，有荚膜。专性厌氧，除类杆菌在培养基上生长迅速外，其余均生长缓慢。

（二）革兰阴性无芽胞厌氧球菌

革兰阴性无芽胞厌氧球菌有3个属，其中韦荣球菌属（Vellonella）最重要。革兰染色阴性小球菌，成双排列或短链排列，无芽胞，无鞭毛。严格厌氧，营养要求较高。触酶阴性。是咽喉部主要厌氧菌。

（三）革兰阳性无芽胞厌氧球菌

革兰阳性无芽胞厌氧球菌有5个属，其中有临床意义的是消化链球菌属（Peptostreptococcus），革兰染色阳性球菌，不规则成堆或链状，无芽胞，无鞭毛。严格厌氧，主要寄居于阴道，在临床厌氧菌分离株中仅次于脆弱类杆菌。

（四）革兰阳性无芽胞厌氧杆菌

革兰阳性无芽胞厌氧杆菌有7个属，在临床厌氧菌分离株中占22%。主要有：

1. 丙酸杆菌属（Propionibacterium）　革兰染色阳性多形性杆菌，常呈链状或成簇排列，无鞭毛，无芽胞。严格厌氧，能在普通培养基上生长。触酶阳性。临床常见的是痤疮丙酸杆菌（P. acnes）。

2. 双歧杆菌属（Bifidobacterium）　革兰染色阳性杆菌，有细杆状、球状、链状、棒状和分枝状等，耐酸。无芽胞，无鞭毛，严格厌氧。触酶阴性。双歧杆菌在人类肠道菌群中占很高比例，婴儿尤为突出。双歧杆菌具有提高免疫、抗衰老和抗肿瘤作用。只有齿双歧杆菌（B. dentium）与龋齿和牙周炎有关。

3. 真杆菌属（Eubacterium）　革兰染色阳性杆菌，单一形态或多形态，无芽胞。有动力或无动力。严格厌氧，生化反应活泼，但生长缓慢，常需培养7天。真杆菌是肠道重要的正常菌群，部分与感染有关，但都出现在混合感染中，最常见的为迟钝真杆菌（E. lentum）。

> **案例13-4 提示：**
> 　　本病例涂片染色可见革兰阴性无芽胞杆菌，普通培养阴性，应考虑为无芽胞厌氧菌感染。

二、致 病 性

1. 致病条件 无芽胞厌氧菌是寄生于皮肤和黏膜上的正常菌群,引起感染的可能因素有:①寄居部位的改变,如手术、拔牙和穿孔等使细菌侵入非正常寄居的部位。②菌群失调,长期联合应用抗生素,破坏了正常菌群的平衡,使体内厌氧菌得到优势增长。③机体免疫力降低,如在治疗中使用激素、免疫抑制剂或 X 线,恶性肿瘤、糖尿病和大面积烧伤等均可造成免疫功能下降。若局部还有坏死组织,伴有局部供血障碍时,易形成厌氧微环境,有助于厌氧菌生长繁殖。

2. 致病物质 无芽胞厌氧菌的毒力主要有:①通过荚膜、菌毛等表面结构吸附和侵入上皮细胞和各种组织。②无芽胞厌氧菌能产生多种毒素、胞外酶和可溶性代谢产物,如类杆菌属中的某些菌株可产生肠毒素、胶原酶、蛋白酶、纤溶酶、溶血素、DNA 酶和透明质酸酶等。③改变对氧的耐受性,有些厌氧菌能产生 SOD,有利于在局部的致病作用。

3. 感染特征 无芽胞厌氧菌引起的感染特征,可作为临床诊断厌氧菌感染的参考:①无芽胞厌氧菌引起的感染为内源性感染,感染部位可遍及全身,无特定病型,大多为化脓性感染,形成局部脓肿或组织坏死,也可侵入血流引起败血症。②分泌物或浓汁黏稠,有乳白色、粉红色、血性或黑色,并伴有恶臭味,有时有气体。③分泌物直接涂片镜检可见到细菌,而一般培养则无细菌生长。④使用氨基糖苷类抗生素如链霉素、卡那霉素、新霉素、庆大霉素等治疗无效。

4. 所致疾病 无芽胞厌氧菌可引起全身不同部位的感染:如口腔感染、呼吸道感染、腹腔感染、女性生殖道和盆腔感染、败血症、中枢神经系统感染等。

> **案例 13-4 提示**:
> 本例感染部位在肛门附近,有棕褐色分泌物并伴有恶臭味;分泌物直接涂片镜检可见到细菌,而一般培养阴性,符合上述厌氧菌感染的特点。

三、微生物学检查

1. 标本的采集 采集标本时,要尽量避免正常菌群的污染,应选择确定的感染中心部位以严格的无菌技术采集感染深部的渗出液或浓汁。由于厌氧菌对氧极敏感,因此标本采集后应立即放于特制的容器内,并迅速送检。

2. 直接涂片镜检 脓汁或穿刺液在培养的同时要做直接涂片染色镜检,观察细菌的形态特征、染色性和菌量的多少,供判断结果时参考。

3. 分离培养与鉴定 标本应立即接种到营养丰富、新鲜并含有还原剂的培养基或特殊培养基、选择培养基中。标本接种后分别置于37℃有氧和无氧环境中培养48小时。只有在无氧环境中生长而有氧环境中不生长的才是专性厌氧菌。获得纯培养后,再经生化反应进行鉴定。

四、防治原则

注意彻底清洗伤口,去除坏死组织和异物,维持局部良好的血液循环,预防局部出现厌氧环境,是防止厌氧菌生长的重要措施。

直接涂片有细菌,但正常细菌培养无菌生长时,应考虑有厌氧菌感染的可能性,要选择适合治疗厌氧菌的药物,有条件的地方,最好根据药敏试验结果选用抗生素,以免耽误患者的治疗。

> **Summary**
>
> Anaerobic bacteria include two categories such as Clostridium and non-spore-forming anaerobic bacterial. Clostridium are mostly exogenous infections and the common ones are *Clostridium tetanus*, *Clostridium perfringens*, *Clostridium botulinum* and *Clostridium difficile*. Tetanus is caused by *Clostridium tetanus* bacteria and the main disease-causing substance is spasm of tetanus toxin which can cause generalized tonic skeletal muscle spasm. Prevention measures are refined tetanus toxoid injection. The patient should be applied tetanus antitoxin (TAT) early enough for treatment and the injections must be done after the skin test TAT. *C. perfringens* can produce more than 10 kinds of toxins and extracellular enzymes, mainly causing gas gangrene and food poisoning. *C. botulinum* can produce highly toxic botulinum toxin. It will cause botulinum toxin poisoning immediately after being eaten, leading to the muscle of eyes, mouth and throat weakness and so on. *C. difficile* is one of the normal flora of the human intestinal tract. The resistance of *C. difficile* can cause antibiotic-associated diarrhea and pseudomembranous and so on. Non-spore-forming anaerobic bacterial belonging to the body's normal flora, is divided into Gram-negative bacilli and cocci, gram-positive bacilli and cocci. When the dwelling parts changing or flora imbalance or reduced immunity, it can cause endogenous infection.

(岳启安)

第十四章 分枝杆菌属

分枝杆菌属（*Mycobacterium*）的细菌是细长略带弯曲的杆菌，因为它在生长繁殖时可形成分枝，故称之。本属细菌一般染色不易着色，染色时需加温，并能抵抗盐酸乙醇的脱色，因此又称其为**抗酸杆菌**。分枝杆菌属主要有结核分枝杆菌、牛分枝杆菌、麻风分枝杆菌这三种致病菌，这三种菌之外的是偶尔致病的**非结核分枝杆菌**。

第一节 结核分枝杆菌

> **案例 14-1**
>
> 　　患者，女，19岁。就诊时主诉：近1个多月来咳嗽，痰中时有血丝，无胸痛，但有明显乏力，消瘦，食欲不振，盗汗，自觉午后微热，心悸。查体：体温38℃，慢性病容。实验室检查：白细胞$8\times10^9/L$，血沉为70mm/h。X线透视右肺尖有多发小斑片状阴影，边缘模糊。取清晨咳痰进行抗酸染色，镜下见到红色细长略弯曲的杆菌。
>
> **思考题：**
> 　　1. 引起本病最可能的病菌是什么？还需做哪些微生物学检查以确定诊断？
> 　　2. 该菌是如何传播的？所致疾病怎样进行特异性预防？

结核分枝杆菌（*M. tuberculosis*）简称结核杆菌或结核菌。1882年由德国微生物学家郭霍（Robert Koch）发现并证实是结核病的病原菌，1905年他因此获诺贝尔奖。此菌可侵犯全身各个器官，但以肺结核最常见。据WHO报道，2008年全球新发现结核患者约940万，其中我国为130万；全球死亡病例140万，其中我国为16万。

一、生物学性状

（一）形态与染色

典型的结核分枝杆菌形态细长，稍有弯曲，长约4μm，宽约0.4μm，有时可见分枝状。有荚膜、无芽胞、无鞭毛。在结核性脓肿和痰等标本中有时可见非抗酸性革兰阳性颗粒，过去称莫赫（Much）颗粒，现认为是L型结核菌。在溶菌酶、青霉素和某些抗结核药物的作用下，均可导致细菌变为L型而呈多形性。

结核分枝杆菌为革兰阳性细菌，但细胞壁含大量脂质，革兰染色不易着色。经苯酚复红加温着色后，能抵抗盐酸乙醇脱色，此种特性称为**抗酸性**。齐-尼（Ziehl-Neelsen）染色法为最常用的一种抗酸染色方法，经此法染色后，结核分枝杆菌呈红色，而标本中其他细菌、细胞、杂质等均呈蓝色（图14-1）。

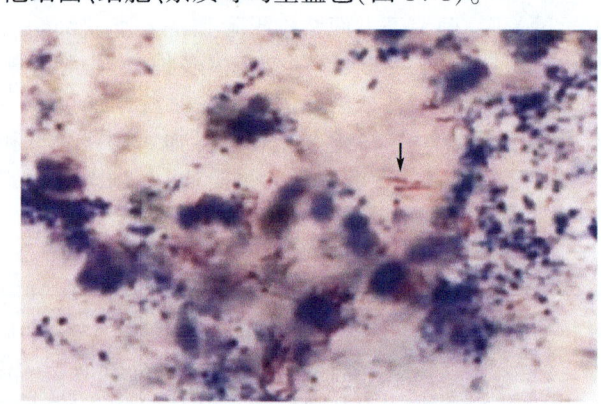

图14-1　结核分枝杆菌（抗酸染色）

（二）培养特性

为专性需氧菌，营养要求较高。初次培养常用罗氏（Lowenstein-Jensen）培养基，内含鸡蛋、甘油、孔雀绿、天冬酰胺、马铃薯及无机盐类等。鸡蛋提供脂肪酸和蛋白质。甘油提供碳源和能量。孔雀绿可抑制杂菌生长，便于分离和长期培养。天冬酰胺和马铃薯提供氮源和维生素。因结核分枝杆菌细胞壁的脂质含量较高，影响营养物质的吸收，故生长繁殖缓慢，一般繁殖一代需18小时左右，在35~37℃，5%~10% CO_2条件下，接种后培养3~4周才出现肉眼可见的乳酪色或米黄色菌落，表面干燥、粗糙、呈颗粒状、结节或菜花状。在液体培养基中呈粗糙皱纹状菌膜生长，若在液体培养基内加入Tween 80，可降低结核分枝杆菌表面的疏水性，细菌呈均匀分散生长，有利于做药物敏感试验等。

（三）生化反应

不发酵糖类，中性红试验阳性，触酶试验阳性，耐热触酶试验为阴性。与牛结核分枝杆菌的区别是人型能合成烟酸，还原硝酸盐，而牛型则否。

> **案例 14-1 提示：**
> 　　痰涂片抗酸染色见红色细长杆菌，可初步确

定为结核分枝杆菌。再将集菌后的标本接种于罗氏培养基35~37℃培养,每周观察生长情况,通常3~4周长出肉眼可见的粗糙型菌落。根据细菌的生长速度、菌落特征、抗酸性染色、生化反应等做出判断。

(四)抵抗力

因细胞壁含大量脂质,所以结核分枝杆菌对理化因素的抵抗力较一般致病菌强。在干燥痰中能存活半年以上。在6% H_2SO_4、3% HCl 或 4% NaOH中30分钟内其活力不受影响,故常用酸碱处理有杂菌污染的标本,以此分离结核分枝杆菌。该菌对1:13000孔雀绿和1:75000结晶紫有抵抗力,故在培养基中加入上述染料可抑制杂菌生长。湿热(62~63℃ 15分钟)、紫外线(日光照射2~7小时)、乙醇(75%乙醇2分钟)可将该菌杀死,故结核病人的衣物、寝具等应常在日光下消毒。结核杆菌对链霉素、异烟肼、利福平、乙胺丁醇、卡那霉素、对氨基水杨酸等抗结核药物敏感,但长期用药易出现耐药性。

(五)变异性

结核分枝杆菌在环境变化或药物作用时容易发生形态、菌落、毒力及耐药性等变异。卡介苗(Bacilli Calmette-Guerin,BCG)就是毒力变异株。是将有毒的牛结核分枝杆菌培养于含甘油、胆汁、马铃薯的培养基中,经13年230次传代而获得的减毒活菌株,现广泛用于人类结核病的预防。

二、致病性和免疫性

结核分枝杆菌致病主要与细菌菌体成分以及机体产生的超敏反应有关。

(一)致病物质

1. 脂质 结核分枝杆菌脂质含量与其细菌毒力密切相关,也导致了细菌的抗酸性,生长缓慢及对外界不良理化因素的高抵抗力。其细胞壁中脂质含量约占壁干重的60%,成分复杂,它们大多与蛋白质或多糖结合成复合物存在于壁中。比较重要的成分有:①分枝菌酸(mycolic acids):是一组脂肪酸,可与阿拉伯半乳聚糖及肽聚糖一起形成疏水的细菌屏障,并对某些药物产生抵抗力。②索状因子(cord factor):成分为6,6'-双分枝菌酸藻糖(trehalose-6,6'-dimycolate),被认为与细菌的索状生长有关,它还有高毒力及强佐剂作用。索状因子可破坏线粒体膜,从而影响电子在呼吸链的传递。该因子虽可激活巨噬细胞,但有利于细菌在巨噬细胞中的生存,抑制白细胞的游走,引起慢性肉芽肿。③蜡质D(wax D):具有佐剂作用,引起迟发性超敏反应。④硫酸脑苷酯(sul-folipids):抑制细胞溶酶体与吞噬体的融合,有利于细菌在吞噬细胞中的生存。⑤富含甘露糖的脂阿拉伯甘露聚糖(lipoarabinomannan):抑制巨噬细胞的吞噬作用及抑制T细胞的增殖活化。

2. 蛋白质 结核分枝杆菌含有多种蛋白质,结核菌素是其中的主要成分,能与脂质结合而使机体发生迟发型超敏反应。菌体蛋白质有抗原性,能刺激机体产生相应抗体,但无保护作用。

3. 多糖 主要有阿拉伯半乳聚糖等,常与脂质结合存在于胞壁中。

(二)所致疾病

结核分枝杆菌可经呼吸道、消化道、破损的皮肤黏膜等多种途径进入机体,侵犯多种组织器官,引起相应部位的结核病,其中以通过呼吸道引起的肺结核最为常见。传染源主要是排菌的肺结核患者,尤其是痰涂片阳性、未经治疗的病人。

1. 肺部感染 由于感染菌的毒力、数量、侵入次数和机体的免疫状态不同,肺结核分为原发感染和继发感染两大类。

(1)原发感染:多发生于儿童及未受过感染的成人,是首次感染结核分枝杆菌后引起的。当细菌进入肺泡后即被巨噬细胞吞噬,由于菌体成分有大量脂质,可抵抗巨噬细胞溶酶体酶的杀菌作用,而在其中生长繁殖,导致巨噬细胞裂解,释放出大量的细菌在肺泡中引起渗出性炎症,称为原发灶。初次感染的机体因缺乏特异性免疫,原发灶内的细菌常经淋巴管到达肺门淋巴结,引起肺门淋巴结肿大。与此同时灶内巨噬细胞将特异性抗原递呈给周围淋巴细胞。感染3~6周后,机体产生特异性细胞免疫,同时也出现超敏反应。原发病灶被吸收、纤维化、钙化。若病灶没有完全吸收,其内仍有一定量的结核分枝杆菌长期潜伏,也成为以后内源性感染的来源。

(2)继发感染:多发生于成年人,病变亦以肺部为多见。病菌可以是外来的(外源性感染)或是原来潜伏在原发病灶内的(内源性感染)。由于机体曾感染过结核分枝杆菌,有特异性细胞免疫,故继发感染的特点是肺门淋巴结不肿大,结核病灶局限,多见于肺尖部。但对抵抗力弱的群体及免疫功能受损者,则易出现广泛的病变、空洞和播散。

典型肺结核起病缓慢,病程较长,可有咳嗽、咳痰、咯血、胸痛、呼吸困难、低热、乏力、盗汗、食欲不振及体重减轻等症状。但多数感染者常无明显症状,仅在健康体检时通过X线检查发现。

2. 肺外感染 部分患者的结核分枝杆菌可经血液、淋巴液扩散到肺外组织,引起相应组织器官的结核病,如脑、肾、骨、关节、泌尿生殖器官等的结核。当痰菌被咽入消化道可引起肠结核、结核性腹膜炎;结核分枝杆菌通过感染破损的皮肤可导致皮肤结核。

在免疫力极度低下者,如艾滋病患者,结核分枝杆菌则可造成全身播散。

(三) 免疫性与超敏反应

人类对结核分枝杆菌的感染率较高,我国2000年的调查显示,全年龄组结核菌感染率为44.5%,但发病率较低,这表明人体对该菌有较强的抵抗力。结核分枝杆菌是胞内寄生菌,其免疫主要是细胞免疫。当被结核分枝杆菌致敏的T淋巴细胞再次接触该菌或其相应抗原时,可释放多种细胞因子,如IFN-γ、TNF-α等,使巨噬细胞聚集在炎症部位,并极大增强巨噬细胞对该菌的杀伤作用。抗结核免疫属感染免疫,又称有菌免疫。即当结核分枝杆菌或其组分存在体内时,机体才有免疫力,一旦当该菌或其成分在体内完全消失时,免疫力也随之消失。

机体对结核分枝杆菌产生细胞免疫的同时,也产生迟发型超敏反应。这种情况可用郭霍现象来说明。将一定量的结核分枝杆菌注入未感染过结核的豚鼠皮下,10~14天后,注射局部发生坏死溃疡,深而不愈合,同时附近淋巴结肿大,出现干酪样病变,细菌扩散至全身,表现为特异性细胞免疫尚未建立的原发感染特点。若以同样剂量的结核分枝杆菌经皮下注入曾经感染过少量结核杆菌的豚鼠,24~48小时后,注射局部迅速发生坏死、脱落和溃疡,但能迅速愈合,不播散到附近淋巴结和全身,表现为继发感染特点。由此可见,原发感染的豚鼠因无免疫力,故该菌迅速扩散至全身,而再感染者因有超敏反应产生,故局部反应迅速而强烈(发生坏死),但局部愈合快,病变不扩散,这又是免疫力建立的表现。

结核菌素试验是应用结核菌素进行皮肤试验,来测定机体对结核分枝杆菌是否发生迟发型超敏反应(Ⅳ型变态反应)的一种试验,以判断机体是否感染过结核分枝杆菌。

1. 结核菌素试剂 一种为旧结核菌素(old tuberculin,OT),系将结核分枝杆菌培养后经加热、浓缩过滤制成。其中主要成分是结核菌蛋白。另一种为纯蛋白衍化物(purified protein derivative,PPD),是OT经进一步纯化而成。目前采用PPD。

2. 试验方法 常规试验是取PPD 5单位,注入前臂掌侧皮内,48~72小时后观察结果:硬结<5mm者为阴性反应,红肿硬结≥5mm者为阳性,≥15mm为强阳性,对临床诊断有意义。

3. 结果分析 阳性反应表明机体已感染过结核分枝杆菌或卡介苗接种成功。强阳性反应则表明可能有活动性结核,应进一步作其他检查。阴性反应表明未感染过结核分枝杆菌或未接种过卡介苗。但有时以下情况可出现假阴性:①结核分枝杆菌感染后需4周以上才能出现超敏反应,而受试者处于感染初期。②严重结核病患者丧失反应性。③细胞免疫功能低下者:如器官移植、艾滋病或肿瘤患者等。④麻疹、水痘等病毒感染者。

4. 实际应用 该试验主要用于:①选择卡介苗接种人群,测定卡介苗接种后的免疫效果,若结核菌素试验阴性则应接种或补种卡介苗,接种后若结核菌素试验已转阳,表明已产生免疫力。②作为婴幼儿(尚未接种卡介苗)结核病诊断的参考。③在未接种卡介苗的人群中作结核分枝杆菌感染的流行病学调查,可了解人群自然感染率。④用于测定肿瘤患者等细胞免疫功能状况。

三、微生物学检查

结核病的症状和体征往往不典型,虽X线检查是重要方法,但确诊仍有赖于细菌学检查。

1. 标本 根据感染部位而定。如肺结核采取咳痰,最好取早晨第一次咳痰,连续3天;肾或膀胱结核以无菌导尿或取中段尿液;肠结核取粪便;结核性脑膜炎取脑脊液;脓胸、胸膜炎、腹膜炎或骨髓结核等则穿刺取脓汁或分泌物。待检标本一般应先集菌后检查。痰、尿、粪便等污染标本需经4% NaOH处理,处理后的材料再离心沉淀,取沉淀物作涂片染色镜检。若需进一步作培养或动物接种,应先用酸中和后再离心沉淀。

2. 直接涂片镜检 标本直接涂片或集菌后涂片,用抗酸染色,找到抗酸染色阳性杆菌,经复查后即可初步诊断。

3. 分离培养 将集菌并经中和后的标本接种于罗氏培养基35~37℃培养,每周观察生长情况,通常3~4周长出肉眼可见的粗糙型菌落。根据细菌的生长速度、菌落特征、产生色素情况、抗酸染色及生化反应等特征作出判断。由于抗结核药物的使用,患者标本中可分离出结核分枝杆菌L型,故多次检出L型亦可作为结核病活动的判断标准之一。痰培养比涂片敏感,少至10个/ml的结核分枝杆菌也可被检出。通常情况下,该菌分离培养的敏感性约为80%,特异性约为98%。

4. 动物试验 常用豚鼠鉴别疑似结核分枝杆菌的标本或进行毒力测定。取经浓缩集菌处理的样本注射于豚鼠腹股沟皮下,经3~4周饲养观察,如出现局部淋巴结肿大,消瘦或结核菌素试验阳性,可及时剖检,并作涂片镜检或分离培养。

5. 快速诊断 一般涂片检查菌数需$5×10^3$~$1×10^4$个/ml,培养需10个/ml,标本中细菌少于此数时不易获得阳性结果,且培养需时较长。对菌量少或细菌发生L型变异而不易培养成功的标本,目前用PCR方法,特异性可达99%。PCR技术能特异性地扩增结核分枝杆菌核酸片断达到鉴定结核分枝杆菌的目的,灵敏度高,并在1~2天内可获得结果,但

PCR过程中应注意外源污染等问题,防止出现假阳性结果。也可使用BACTEC法,将样品放入以^{14}C棕榈酸作碳源的分枝杆菌培养基,测量在细菌代谢过程中所产生的$^{14}CO_2$量,推算出标本中是否有分枝杆菌,结合抗酸染色等其他方法,2~3周内就可出报告。此外,可用ELISA法检查结核分枝杆菌的抗原及抗体。基因芯片技术可用于结核分枝杆菌耐药性的检测。

四、防治原则

1. 预防 除对结核病患者早期发现、隔离和治疗外,卡介苗接种是预防结核病的有效措施。据统计,未接种组的发病率比接种组高4~5倍,婴儿因免疫力低,为卡介苗接种的主要对象。目前我国把儿童接种卡介苗预防结核病,纳入儿童计划免疫的项目,规定新生儿出生后即接种卡介苗。结核菌素试验阴性的儿童可补种或复种。接种后免疫力可维持3~4年。但卡介苗对成年人的保护力不高。

> **案例14-1提示:**
> 接种卡介苗预防结核病。接种对象为新生儿和结核菌素试验阴性的儿童。接种后6~8周结核菌素试验转为阳性表示接种成功,否则需再次接种。

2. 治疗 常用药物有异烟肼、利福平、吡嗪酰胺、链霉素、乙胺丁醇、对氨基水杨酸钠等。为避免耐药菌株的产生,强调抗结核治疗应坚持早期、规律、全程、适量、联合和使用敏感药物的原则。患者体内分离的结核分枝杆菌在治疗中应先做药敏试验,以指导临床治疗。各种抗结核药物的联合应用,有协同作用,可有效降低耐药性的产生,减少毒性。

第二节 牛分枝杆菌

牛分枝杆菌(*M. bovis*)在生长特性、化学组成等方面与结核分枝杆菌相似。该菌本为牛的致病菌,引起牛的结核感染,而人由于食入未经消毒或已污染了此菌的乳制品及肉类也可被感染,偶尔也可通过破损的皮肤黏膜引起感染,相关工种的工人是高危人群,儿童及HIV感染者也相对易感。牛分枝杆菌可引起消化系统、泌尿生殖系统、腹腔及淋巴结感染。如由呼吸道吸入,亦可发生肺部感染。各种感染在临床上与结核分枝杆菌引起的难以区别,鉴别主要依靠病原菌的分离鉴定。牛分枝杆菌引起疾病的治疗与结核分枝杆菌类似。对动物及人可用其减毒株BCG进行预防接种,减少发病率。对牛奶等奶制品应严格实施巴氏消毒。若牛的结核菌素试验阳性,表明其已被感染,应加以控制。这样可大大降低发病率。

第三节 麻风分枝杆菌

麻风分枝杆菌(*M. leprae*),俗称麻风杆菌,是麻风病的病原菌。1873年由挪威学者汉森(Gerhard Henrik Armauer Hansen)首先从患者皮肤结节中发现。麻风是一种皮肤和外周神经受累的慢性传染病,主要通过破损的皮肤、黏膜及呼吸道传播。麻风病流行地区广泛,主要分布于亚洲(印度)、非洲和拉丁美洲,根据WHO统计,2006年全世界新发病例26万。2008年我国新发麻风病例1614例,至2008年年底我国尚有登记病例6658例。新发病人多数分布在云南、四川和贵州。

(一)生物学性状

1. 形态与染色 麻风分枝杆菌的形态、染色与结核分枝杆菌相似。细长略弯曲,常呈束状排列,治疗后常出现短杆状、颗粒状等多形性。无芽胞、无鞭毛、革兰染色阳性、抗酸染色阳性。麻风分枝杆菌是一种典型的专性细胞内寄生菌,将患者渗出物标本涂片,可见有大量麻风分枝杆菌存在的感染细胞(巨噬细胞等),这种细胞的胞浆呈泡沫状,故称为**泡沫细胞**(foam cell)或麻风细胞,这一特性对区分麻风分枝杆菌与结核分枝杆菌具有重要的意义。

2. 培养特性 麻风分枝杆菌迄今仍不能在体外进行人工培养,将组织中获得的麻风分枝杆菌感染小鼠足垫,并降低足垫温度可见麻风分枝杆菌生长并能传代。此方法可用于麻风分枝杆菌的药物筛选和免疫防治研究。南美一种野生动物犰狳也可作为研究麻风的动物模型和繁殖该菌的动物,如将组织中获得的麻风分枝杆菌注入犰狳的皮内或静脉,可引起瘤型麻风。

3. 抵抗力 麻风分枝杆菌对干燥和低温有抵抗力。在干燥环境内7天仍有繁殖能力。低温环境中存活时间较长。对紫外线和湿热较敏感,阳光直射3小时或60℃1小时,该菌均可失去繁殖能力。

(二)致病性与免疫性

麻风分枝杆菌的传染源为带菌者,主要为瘤型麻风及界限类麻风患者。麻风分枝杆菌可经患者口腔、鼻咽黏膜分泌物、皮疹渗出液、血液、乳汁、汗液、痰、精液与阴道分泌液等向体外排出。通过呼吸道、破损的皮肤黏膜或人与人之间的密切接触传播。

人对麻风分枝杆菌的抵抗力较强,以细胞免疫为主。流行地区的人群常呈隐性感染而不发病。麻风分枝杆菌潜伏期长,平均2~10年,长者可达数十年。

此病根据临床表现、细菌学检查、病理变化、机体的免疫状态可将患者分为四种:瘤型麻风、结核样型麻风、界限类麻风、未定类麻风。瘤型麻风为开放性麻风,传染性强且病情严重,早期皮疹主要为红色或黄红色斑疹,局部触觉、痛觉、温度觉减退或消失,鼻黏膜肿胀、充血,泡沫细胞携带大量未被杀死的细菌播散到全身,引起肝脾等内脏损害。因外周神经的损伤,可引起神经肿大、较软,该神经支配部位有感觉或运动障碍。患者的细胞免疫缺陷而体液免疫正常,血清内有大量自身抗体,与自身破损组织抗原形成免疫复合物沉淀在皮肤或黏膜下,形成麻风结节,面部的结节可融合呈"狮面状",是重症瘤型麻风的特征性表现。结核样型麻风为良性麻风,病变多发生在皮肤与外周神经,皮肤损害为红色麻木斑,略高起,局部感觉缺失,病理为结核样改变,细菌检查常为阴性,传染性低,细胞免疫正常,很少侵犯内脏。界限类麻风兼有瘤型和结核样型特点,加重则向瘤型麻风发展,变轻则为结核样型麻风,病变部位可见含菌的麻风细胞,有传染性。未定类麻风为麻风病的早期病变,病灶中很少找到麻风分枝杆菌,大多数病例转化为结核样型。

(三)微生物学检查

微生物学检查主要是取标本涂片染色镜检。在患者鼻黏膜及皮肤病损处取材,涂片并进行抗酸染色。一般瘤型和界限类患者标本在细胞内找到抗酸染色阳性的麻风分枝杆菌有诊断意义。已有利用麻风分枝杆菌的特异性基因片段,采用 PCR 技术,对麻风病进行实验诊断的报道,此方法的特异性较好,比传统方法更为敏感。

(四)防治原则

麻风病目前尚无特异性预防方法,主要靠早期发现、早期隔离治疗进行预防。由于麻风分枝杆菌和结核分枝杆菌有共同的抗原,用卡介苗接种预防麻风有一定效果。治疗药物主要有氨苯砜、利福平、氯法齐明等。目前多选择药物联合治疗,以防止抗药性的产生。

第四节　非结核分枝杆菌

非结核分枝杆菌(nontuberculosis mycobacteria)是指结核分枝杆菌、牛分枝杆菌与麻风分枝杆菌以外的分枝杆菌。此类菌多存在于环境中,如土壤、河流中等。其抗原与结核分枝杆菌有交叉。多数不致病或仅为条件致病菌,免疫力低下者通过在环境中与细菌的接触引起结核样病变。对常见的抗结核药物比较耐受。

Runyon 根据菌落色素与生长速度将非结核分枝杆菌分为四组。

1. 第Ⅰ组　光产色菌(photochromogen)　这组细菌多数在37℃生长,生长缓慢,在有光处培养时,菌落呈黄色或橘黄色,表面光滑。在暗处培养时,菌落呈奶油色。对人有致病作用的有:堪萨斯分枝杆菌(*M. kansas*),引起人类肺结核病变,常有空洞形成;海分枝杆菌(*M. marinum*),在水中可通过皮肤损伤处侵入,引起四肢皮肤脓肿和游泳池肉芽肿;猿分枝杆菌(*M. simiae*),引起人类肺部病变。

2. 第Ⅱ组　暗产色菌(scotochromogen)　这组细菌在37℃生长,生长缓慢。有光及在暗处培养时菌落均呈橘红色,表面光滑。对人有致病作用的有:瘰疬分枝杆菌(*M. scrofulaceum*),引起儿童颈部淋巴结炎。

3. 第Ⅲ组　不产色菌(nonchromogen)　菌落乳白色,一般不产生色素,大多在37℃生长,生长缓慢,菌落光滑。其中对人类有致病性的是鸟分枝杆菌(*M. avium*)、胞内分枝杆菌(*M. intracellulare*),可引起结核样病变。本菌是艾滋病患者常见的机会致病菌。

4. 第Ⅳ组　迅速生长菌(rapid grower)　在28℃生长,生长快,培养5~7天即可形成菌落,不产生色素。对人有致病作用的有:偶发分枝杆菌(*M. fortuitum*),引起皮肤创伤后脓肿;溃疡分枝杆菌(*M. ulcerans*),可引起人类皮肤无痛性坏死溃疡;耻垢分枝杆菌(*M. smegmatis*),常存在于外阴皮脂中,可引起皮肤创伤后感染。检查粪便、尿标本中结核分枝杆菌时应注意其污染。

非结核分枝杆菌目前尚无特异性预防疫苗。其治疗根据药敏结果采取联合药物治疗。

> **Summary**
>
> *Mycobacterium tuberculosis* is obligate aerobic, acid-fast rod. It is resistance to physical and chemical agents due to the lipid envelop, therefore, it can survive for long time in dried sputum (6-8 months), but sensitive to UV and 75% ethanol. The virulent factor of *M. tuberculosis* is lipids that cause granuloma formation, caseous necrosis, and inhibit leukocyte migration. No endotoxin and no exotoxin are found in the cell. Under certain circumstances, pathogens in droplets are inhaled, then establish and proliferate in the host lung, it may also disseminate to other organs. Reactivation of dormant foci or exogenous infection can lead to reinfection. Host cellular immunity is important for the protection. The disease can be diagnosed by skin testing for delayed hypersensitivity with PPD (purified protein derivative). Skin test should be read in 48~72hs. A positive test indicates the individual has been infected in the past or BCG inoculation. Strong

positive result indicates active tuberculosis, and negative test shows no infection. Specimens used in laboratory diagnosis can be sputum, urine, cerebrospinal fluid, biopsy material, or blood. They are examined by acid-fast stain, culture, or DNA detection. BCG can be used for prevention of tuberculosis infection, and multiple antibiotics are used as treatment.

Mycobacterium leprae is also acid-fast bacillus similar to *M. tuberculosis*, and the causative agent of leprosy. It is spread by direct contact, but can't grow in artificial media. The leprosy lesions involve skin, nerve, nose, eyes, et al. Host cell-mediated immunity is low in the lepromatous type. *M. leprae* can be identified on the basis of acid-fast stains of skin biopsies and clinical manifestations.

In addition to *M. tuberculosis*, *M. leprae* and *M. bovis*, the nontuberculosis mycobacteria are groups of mycobacteria found in the environment. They are opportunistic pathogens in immunodeficient host.

(孙文长)

进一步阅读文献

1. Murray P R, Rosenthal K S, Pfaller M A. 2005. Medical Microbiology, 5th ed. New York: Mosby Elsevier
2. Brooks G F, Butel J S, Morse S A. 2004. Medical Microbiology, 23rd ed. New York: McGraw-Hill
3. Murray PR, Baron EJ, Pfaller MA, Tenover FC and Yolken RH. 1999. Manual of Clinical Microbiology, 7th ed. New York: ASM Press
4. Karakousis PC, Bishai WR and Dorman SE. 2004. *Mycobacterium tuberculosis* cell envelope lipids and the host immune response, Cellular Microbiology, 6(2): 105-116

第十五章 嗜血杆菌属

案例 15-1

患儿，男，3 岁。感冒发热 5 天后，在左上肢皮肤发现一个境界不清的紫红色脓肿，损害中心发硬，四周水肿，腋下淋巴结无肿大。患儿嗜睡、体温 39.2℃，咽喉部充血。血液白细胞总数：20×10⁹/L，血液细菌培养阳性。

思考题：
1. 引起本病最可能的病菌是什么？该菌还可引起哪些部位的感染？
2. 该菌外源性感染最常见的亚型是？

嗜血杆菌属（*Haemophilus*）细菌是革兰阴性的球形、卵圆或杆状菌，有明显的多形态。不运动，无芽胞，需氧或兼性厌氧。几乎所有的菌种在培养时需要提供新鲜血液或血液成分，特别是 X 因子和/或 V 因子或辅酶 Ⅱ，故名嗜血杆菌，最适生长温度 35℃。是人和动物黏膜上的专性寄生菌。对人具有致病的嗜血杆菌除流感嗜血杆菌（*H.influenzae*）外，还有杜克嗜血杆菌（*H. ducreyi*）和埃及嗜血杆菌（*H. aegyptius*）。流感嗜血杆菌是引起儿童脑膜炎的病原菌。流感嗜血杆菌埃及生物变种主要引起结膜炎，它的一些菌株也引起一种新发生的病——巴西紫癜热。杜氏嗜血杆菌是性病软下疳的病因。

流感嗜血杆菌

流感嗜血杆菌（*H. influenzae*）简称流感杆菌，是嗜血杆菌属中最常见的对人有致病性的细菌，引起原发性化脓性感染和呼吸道继发感染，可导致婴幼儿原发性化脓性脑膜炎。该菌是波兰细菌学家 P. Feiffer 在流感世界大流行时，首先从流感患者鼻咽部分离出，当时认为是流感的病原体，为此而得名。直到 1933 年 Smith 分离出流感病毒时，才纠正这一认识。但流感嗜血杆菌这一错名却仍沿用至今，只是此菌是流感时继发感染的常见细菌。流感嗜血杆菌是第一个被成功测序完整基因组的细菌。

（一）生物学性状

形态结构与培养 为革兰阴性小杆菌，在新鲜的感染病灶标本中，形态呈一致的小球杆状；在恢复期病灶或长期人工培养物中常呈球杆状、长杆状和丝状等多形态。无鞭毛、无芽胞，多数菌株有菌毛。有毒株在营养丰富的培养基上生长 6~18 小时出现明显荚膜。上呼吸道正常菌群中的绝大多数流感嗜血杆菌是无荚膜的。需氧或兼性厌氧，在巧克力色平板上生长较佳，最适生长温度 35℃。由于该菌氧化还原酶系统不完善，生长时需 X 因子和 V 因子。X 因子是血红素及其衍生物，是细菌合成过氧化氢酶、过氧化物酶、细胞色素氧化酶等呼吸酶的辅基；V 因子是辅酶 Ⅰ 或 Ⅱ，在细胞呼吸中起递氢作用。当流感嗜血杆菌与金黄色葡萄球菌在血平板上共同孵育时，由于金黄色葡萄球菌能合成较多的 V 因子，培养基上生长的流感嗜血杆菌的菌落离金黄色葡萄球菌距离越近的越大，越远的越小。这种现象称之为"卫星现象"（satellite phenomenon），可作为鉴定流感嗜血杆菌的依据之一（图 15-1）。流感嗜血杆菌的荚膜多糖抗原具有型特异性，分 a~f 6 个血清型，其中 b 型的致病力最强，f 型次之，是引起儿童感染最常见的菌型；菌体抗原是外膜蛋白，可用于流行病学调查。该菌抵抗力较弱，对热、干燥及常用消毒剂敏感，加热 50~55℃ 30 分钟即被杀死，在干痰中生存时间一般不超过 48 小时。对青霉素和氯霉素易产生耐药性，该耐药性由质粒控制，可在细菌间转移。

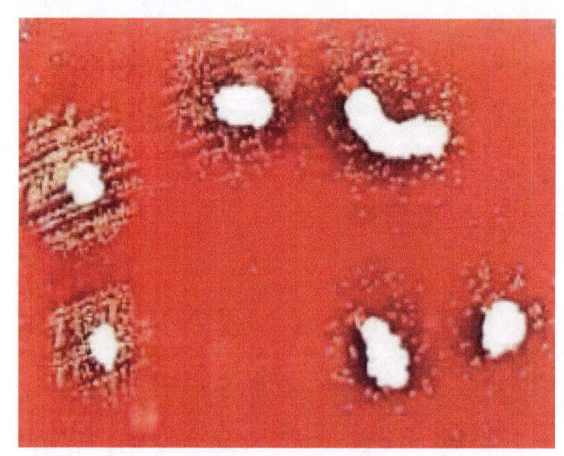

图 15-1 卫星现象

（二）致病性与免疫性

大部分流感嗜血杆菌都是机会性感染细菌，当某一些因素（如病毒感染或免疫力下降）出现后则会引发继发感染。主要致病物质为荚膜、菌毛、内毒素和 IgA 蛋白酶等，其中荚膜是主要毒力因子，内毒素为脂寡糖（LOS），致病作用尚不清楚，致病力强的流感嗜血杆菌产生 IgA 蛋白酶,能分解破坏 SIgA。

> **案例 15-1 提示:**
> 嗜血流感杆菌的皮肤感染多为外源性急性化脓性感染,少数为内源性继发感染。外源性感染多由具有 b 型荚膜的强毒菌株所引起。内源性感染常在流感、麻疹、百日咳等呼吸道感染之后,由正常寄生于呼吸道的无荚膜型引起。

由流感嗜血杆菌自然产生的疾病只会在人类出现。细菌经呼吸道入机体,在入侵局部繁殖并侵入血流,随血流到达其他器官导致疾病。所致疾病分为原发性与继发性感染两类。原发性(外源性)感染多为有荚膜的 b 型菌株所致,多见于 5 岁以下婴幼儿,尤以一周岁左右发病率最高,可引起菌血症及急性细菌性脑膜炎,偶尔会引起蜂窝组织炎、骨髓炎及关节感染。本菌引起的急性咽喉会厌炎是一种进行性咽喉和会厌的炎症,常因气道阻塞而有生命危险。继发性(内源性)感染常继发于流感、麻疹、百日咳、结核等病后,由寄生于呼吸道的无荚膜菌株感染所致。

流感嗜血杆菌为胞外寄生菌,感染后患者能产生抗荚膜多糖抗体,可增强吞噬细胞的吞噬作用,并能活化补体产生溶菌作用,抗外膜蛋白的抗体也有促进补体的调理作用。

(三) 微生物学检查

根据临床症状采集如脑脊液、鼻咽分泌物、痰、脓汁、血液及关节抽吸物等标本,接种于巧克力琼脂平板或含脑心浸液血琼脂,根据培养特性、菌落形态、卫星现象、生化反应、荚膜肿胀试验等进行鉴定。也可检测体液或脓汁中 b 型多糖抗原,有助于快速诊断,特别是对使用了抗生素治疗的病人标本。

> **案例 15-1 提示:**
> 确诊应从病灶抽取脓液涂片或培养查到病原体。

(四) 防治原则

b 型流感嗜血杆菌荚膜多糖疫苗对 1.5~2 岁的儿童预防效果较佳,接种后 1 年内保护率可达 90% 以上。目前采用的纯化多糖与蛋白载体偶联疫苗可引起 2 个月龄小儿产生保护性抗体。治疗可选用广谱抗生素。

> **案例 15-1 提示:**
> 治疗:首选青霉素,过敏者可改用头孢类抗生素,应早期尽量静脉给药为好。

Summary

Haemophilus influenzae is a small Gram negative bacillus which can be grown on chocolate agar (heated blood) and requires hemin (factor X) and nicotinamide adenine dinucleotide (NAD$^+$: factor V) for growth which is enhanced by high CO_2 concentration (5%). It does not grow on normal blood agar. The exact mechanism of pathogenesis is not known, but the presence of capsule, which is anti-phagocytic, is a major factor in virulence. Type-b *H. influenzae* is more invasive and pathogenic than other strains. The lipopolysaccharide is responsible for the inflammatory process. The organisms also produce IgA1-specific protease which may aid their mucosal colonization. *H. influenzae* causes a variety of clinical symptoms, some of which may depend on the presence of the bacterial capsule. Until the availability of the Hib vaccine, the type-b *H. influenzae* was the main cause of meningitis in children between 6 months and 5 years, although older children, adolescents and adults can also be infected. The infection initially causes a runny nose, low grade fever and headache (1-3 days). Due to its invasive nature the organism enters the circulation and crosses the blood-brain barrier, resulting in a rapidly progressing meningitis (stiff neck), convulsions, coma and death. Timely treatment may prevent coma and death, but the patient may still suffer from deafness and mental retardation. Unless prompt treatment is initiated, *H. influenzae*-b meningitis and epiglottis are almost 100% fatal. Vaccine has been used successfully to provide protection and is a part of the recommended routine vaccination schedule.

(廖 芳)

第十六章 动物源性细菌

以动物为传染源的疾病称**动物源性疾病**（zoonosis）或人兽（畜）共患病，引起这类疾病的细菌称动物源性细菌，即一种病原菌可同时引起动物和人类的某些传染病。由于人类直接接触病畜或其污染物及媒介动物叮咬等途径感染而致病，这些病主要发生在畜牧区或自然疫源地。动物源性细菌主要有布鲁菌、鼠疫耶氏菌和炭疽芽胞杆菌。

第一节 布鲁菌属

> **案例 16-1**
> 患者,男,40岁。自述20天前开始发热,最高达40.3℃。查体:体温39.3℃,右侧睾丸肿大,有触痛。血常规:白细胞$5.3×10^9/L$,血培养发现革兰阴性短小杆菌,布鲁菌凝集试验:++++。追问病史,患者自述非从事畜牧业工作,在约发病前1周曾进食生乳。
> **思考题:**
> 1. 引起本病最可能的病菌是什么?还需做哪些微生物学检查以确定诊断?
> 2. 该菌是如何传播的?在体内如何播散并引起哪些症状?

布鲁菌属（*Brucella*）细菌是一类人畜共患传染病的病原菌,有6个生物种、19个生物型,因最早由英国医师David Bruce首先分离出,故得名。本属使人致病的有**牛布鲁菌**（*B. abortus*）、**羊布鲁菌**（*B. melitensis*）、**猪布鲁菌**（*B. suis*）和**犬布鲁菌**（*B. canis*）,在我国流行占绝对优势的是羊布鲁菌病,其次为牛布鲁菌病。

一、生物学性状

1. 形态与染色 革兰阴性短小杆菌。无芽胞,无鞭毛,光滑型菌株有微荚膜。革兰染色经常着色不佳,故复染时间应适当延长至3分钟左右。

2. 培养特性 布鲁菌为专性需氧菌,牛布氏菌在初分离时需$5\%\sim10\%\ CO_2$。最适生长温度为$35\sim37℃$,最适$pH 6.6\sim6.8$。

3. 生化反应 大多能分解尿素和产生H_2S。根据产生H_2S的多少和在含碱性染料培养基中的生长情况,可鉴别羊、牛、猪等三种布鲁菌。

4. 抗原构造与分型 布鲁菌含有两种抗原物质,即A（abortus）抗原和M（melitensis）抗原。根据两种抗原量在布鲁菌中的比例的不同以及用A与M因子血清进行凝集试验可鉴别三种布鲁菌。主要布鲁菌的特性与鉴别见表16-1。

表 16-1 主要布鲁菌的特性与鉴别

菌种	CO_2需要	脲酶试验	H_2S产生	含染料培养基中生长		凝集试验	
				复红(1:50 000)	硫堇(1:20 000)	抗A因子	抗M因子
羊布鲁菌	-	不定	-	+	+	-	+
牛布鲁菌	+	+	+	-	+	+	-
猪布鲁菌	-	+	+/-	+	-	+	+

5. 抵抗力 抵抗力较强,在土壤、毛皮、病畜的脏器和分泌物、肉和乳制品中可生存数周至数月。但在湿热60℃或日光直接照射下20分钟可死亡;对常用化学消毒剂均较敏感;对常用的广谱抗生素也较敏感。

二、致病性与免疫性

1. 致病物质 布鲁菌的主要致病物质是内毒素,荚膜与侵袭性酶类（透明质酸酶、过氧化氢酶等）使该菌侵袭力更强。细菌借助自身产生的酶能突破完整皮肤和黏膜屏障进入宿主体内,并在机体脏器内大量繁殖和快速扩散入血流。

> **案例 16-1 提示:**
> 布鲁菌可侵入血流。

2. 所致疾病 布鲁菌感染家畜引起母畜流产,病畜还可表现为睾丸炎、附睾炎、乳腺炎、子宫炎等。人类易感,主要通过接触病畜及其分泌物或接触被污染的畜产品,经皮肤、黏膜、眼结膜、消化道、呼吸道等不同途径而感染。布鲁菌侵入机体经1~6周的潜伏期,此时菌被中性粒细胞和巨噬细胞吞噬,成为胞内寄生菌,并随淋巴侵入局部淋巴结,细菌大量繁殖后释放入血流,引起菌血症。由于内毒素的作用致患者发热,随后细菌进入肝、脾、骨髓和淋巴结等脏器细胞,发热也渐消退。细菌在细胞内繁殖到一定程度可再度入血,又引起菌血症而致体温升高。如此反复形成的菌血症,使患者的热型呈波浪式,临床上称为波浪热。感染易转为慢性,在全身各处引起迁徙性病变。

> **案例 16-1 提示:**
> 布鲁菌可随血流播散至多种脏器,引起相应的临床症状;热型为波浪热。

3. 流行环节 ①本病全球分布,每年上报 WHO 病例数愈 50 万。国内多见于内蒙古、东北、西北等地区。②传染源:牛、羊、猪是本菌主要自然宿主。③传播途径:直接接触、间接接触。④易感者:人和动物。

4. 免疫性 由于布鲁菌为胞内寄生菌,故机体感染布鲁菌后产生以细胞免疫为主的免疫力,且各菌种和生物型之间有交叉免疫。细胞免疫和Ⅳ型超敏反应所导致的免疫保护及病理损害,在慢性与反复发作的病程中往往交织存在。

三、微生物学检查

1. 标本 血液是最常用的标本,急性期血培养阳性率高达 70%。急性期、亚急性期患者的骨髓标本均可分离出该菌。病畜的子宫分泌物、羊水、流产动物的肝、脾、骨髓等也可作为分离培养的标本。

2. 分离培养与鉴定 将标本接种于双相肝浸液培养基,置 37℃ 5%~10% CO_2 孵箱中培养。菌落大多在 4~7 天形成,根据涂片染色镜检、CO_2 的要求、H_2S 产生、染料抑菌试验、玻片凝集等确定型别。

3. 血清学试验 常用凝集试验、抗球蛋白试验(Coomb 试验)和补体结合试验辅助诊断。

4. 皮肤试验 取布鲁菌素(brucellin)或布鲁菌蛋白提取物 0.1ml 做皮内注射,24~48 天后观察结果,局部红肿范围 1~2cm 者为弱阳性,2~3cm 为阳性,3~6cm 为强阳性。若红肿在 4~6 天内消退者为假阳性。皮试阳性可诊断慢性或曾感染过布鲁菌。

> **案例 16-1 提示:**
> 布鲁菌感染血培养阳性率高。感染 1 周血清中开始出现 IgM 抗体,凝集效价大于 1:200 有诊断意义。

四、防治原则

控制和消灭家畜布鲁菌病,切断传播途径和免疫接种是三项主要的预防措施。免疫接种以畜群为主,疫区人群也应接种减毒活疫苗(104M 株疫苗皮上划痕接种),有效期约为 1 年。

急性期患者用抗生素治疗。利福平与多西环素联合或四环素与利福平联合使用。

第二节 耶尔森菌属

> **案例 16-2**
> 患者,男,36 岁。私自猎捕旱獭,并与他人共同食用。4 天后自感畏寒,全身不适,自服药 4 天,未见好转,因剧烈头痛、恶心、呕吐,到卫生院就诊。入院时体温 39.8℃,烦躁不安,意识模糊,心律不齐,血压下降,呼吸急促。入院第 2 天,皮肤黏膜先有出血斑,继而大片出血并伴有黑便、血尿。腹股沟、腋下、颈部淋巴结肿大、坚硬、剧痛。医生初诊患者为腺鼠疫疑似病例。
> **思考题:**
> 1. 鼠疫的传染源、传播途径是什么?
> 2. 该病原体的微生物学诊断方法有哪些?
> 3. 预防该疾病流行的主要措施是什么?

耶尔森菌属(*Yersinia*)属于肠杆菌科,是一类革兰阴性小杆菌。现已知 13 个种和亚种,其中鼠疫耶尔森菌、小肠结肠炎耶尔森菌小肠结肠炎亚种和假结核耶尔森菌假结核亚种对人类的致病性已明确。本属细菌可寄生于所有恒温动物,引起出血性败血症。菌体两端易被碱性染料着染。该菌有侵犯中胚层性细胞的倾向,一般表现为淋巴腺鼠疫和肺鼠疫。鼠疫是鼠类的流行病,它通过蚤的传播而感染于人。

一、鼠疫耶尔森菌

鼠疫耶尔森菌(*Y. pestis*),俗称鼠疫杆菌,是鼠疫的病原菌。鼠疫是一种自然疫源性烈性传染病,是我国法定的 3 种甲类传染病之一。历史上发生过 3 次鼠疫的世界性大流行,1994 年印度还出现了鼠疫流行,目前,世界各地仍有散发的鼠疫病例,死亡率高达 10%~30%。

(一) 生物学性状

1. 形态与染色 为革兰染色阴性、两端钝圆并浓染的短杆菌。一般单个散在分布,偶尔成双或呈短链排列。有荚膜,无鞭毛,无芽胞(图 16-1)。

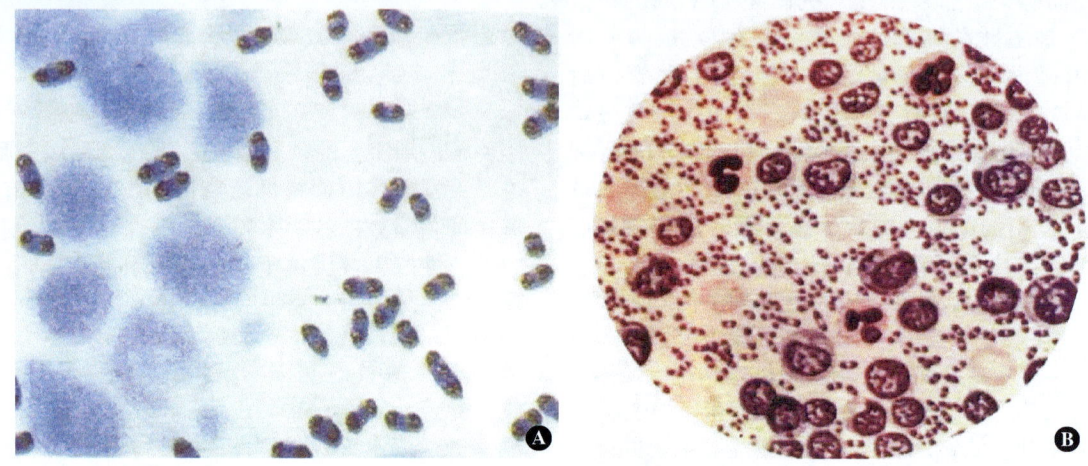

图 16-1　鼠疫耶尔森菌
A. 亚甲蓝染色;B. 革兰染色

2. 培养特性　兼性厌氧。营养要求不高,但在普通培养基中生长缓慢。最适生长温度为 27~30℃,最适 pH 为 6.8~7.2。在肉汤培养基中表现为沉淀生长,稍后形成菌膜,液体一般不浑浊。稍加摇动,菌膜呈 "钟乳石" 状下沉,此特征有一定的鉴别意义。

3. 生化反应　所有菌株均能发酵葡萄糖,大多数菌株酵解阿拉伯糖、木糖、甘露糖和麦芽糖,个别菌株分解乳糖和蔗糖。触酶阳性,多数菌株能还原硝酸盐,不分解尿素,不产生硫化氢。

4. 抗原构造　鼠疫杆菌的抗原至少有 18 种,其中重要的抗原有 F1、V/W、鼠毒素和内毒素等。

(1) **F1**(fraction 1)抗原:是鼠疫杆菌 37℃培养时产生的荚膜抗原,由质粒编码。F1 抗原的抗原性强,具有抗吞噬作用,故与细菌毒力有关,其相应抗体有免疫保护作用。

(2) **V/W 抗原**:有毒力的野生型菌株具有 V/W 抗原。V 和 W 抗原由同一质粒编码。V 抗原存在于菌细胞中,与毒力有关;W 抗原位于菌体表面。两种抗原都能阻止吞噬体与溶酶体融合,使菌在细胞内存活。

(3) **鼠毒素**(murine toxin,MT):是一种由质粒编码的外毒素,对鼠类有强烈毒性作用。鼠毒素作用于鼠心血管系统,引起不可逆的休克而导致死亡,对人的致病作用尚不清楚。鼠毒素具有良好的抗原性,用 0.2% 甲醛处理可以使其脱毒制成类毒素。

(4) **内毒素**理化性质与生物学活性与肠道杆菌内毒素相似。

5. 抵抗力　对理化因素抵抗力较弱。湿热 70~80℃ 10 分钟或 100℃ 1 分钟死亡,干热 160℃ 1 分钟死亡。5% 来苏水 20 分钟内可杀死痰液中的病菌。在蚤粪和土壤中能生存约 1 年,在痰液中能存活 36 天左右。

> **案例 16-2 提示:**
> 该病原体为革兰染色阴性、两端钝圆并浓染的短杆菌,有荚膜,无鞭毛,无芽胞;营养要求不高,易培养。重要抗原有 F1、V/W、鼠毒素和内毒素等。抗原性强,可脱毒制成类毒素。该菌抵抗力弱,易变异。

(二) 流行环节

鼠疫是自然疫源性传染病,可在啮齿动物、家畜和鸟类等多种动物中传播。尤其是鼠类中鼠疫的流行可导致大量病鼠死亡,失去宿主的鼠蚤转向人群,通过鼠蚤的叮咬而传染人类。接触感染动物或摄入污染食物等途径也可感染。

(三) 致病性与免疫性

1. 致病物质　鼠疫杆菌的毒力很强,少量细菌即可使人致病。其致病性主要与 F1 抗原、V/W 抗原、鼠毒素和内毒素等有关。鼠毒素虽为外毒素,但只有细菌自溶或裂解后才释放,对机体血管系统毒性强烈,可引起不可逆的休克而导致死亡。

2. 所致疾病　人患鼠疫后,可通过人蚤或呼吸道等途径在人群间流行。临床常见有腺型、败血症型和肺型鼠疫。

鼠疫杆菌侵入人体后,被吞噬细胞吞噬,因能在细胞内生长繁殖,故可沿淋巴管到达局部淋巴结,引起严重出血坏死性淋巴结炎。若病变仅限于淋巴结,称为腺鼠疫。若该菌从病变淋巴结侵入血流,导致败血症型鼠疫。感染严重者,鼠疫杆菌可直接侵入血流,引起原发性败血症型鼠疫。若吸入染菌尘埃则引起肺鼠疫。常因全身衰竭而于发病后 2~4 天死亡。肺鼠疫患者死亡后皮肤常呈黑紫色,故有 "**黑死病**" 之称。

3. 免疫性　感染鼠疫杆菌后能获得持久的免疫

力,再次感染罕见。机体可产生 F1 抗原、V/W 抗原等的抗体,这些抗体具有调理素、凝集素和杀菌素等功能。

> **案例 16-2 提示：**
> 　　该疾病的传染源为旱獭等动物和病人,鼠蚤和人蚤是主要的传播媒介,传播途径为带菌鼠蚤叮咬。如果带菌鼠蚤叮咬人,即可导致人体感染。人感染鼠疫后,可通过人蚤和呼吸道在人群间传播和流行。

(四) 微生物学检查

1. 标本 按不同病型采集淋巴结穿刺液、痰、血液等标本。人或动物尸体则取肝、脾、肺、肿大淋巴结等,陈旧尸体取骨髓。鼠疫杆菌的传染性极强,采取标本时必须十分小心并严格遵守有关操作规程。

2. 镜检 检材直接涂片并分别进行革兰染色和亚甲蓝染色,镜检观察形态与染色特点。

3. 培养 检材接种血琼脂平板或 0.025% 亚硫酸钠琼脂平板进行分离培养,血液标本先用肉汤培养基增菌后再接种平板。28℃孵育 24~48 小时后,如有可疑菌落,可用涂片染色镜检、凝集试验等进一步鉴定。

> **案例 16-2 提示：**
> 　　该病的诊断方法主要是以流行病学和临床表现进行诊断,非授权单位严禁实行微生物学检查,以防止病原体扩散。血清学诊断在疾病早期意义不大。

(五) 防治原则

灭鼠灭蚤是消灭鼠疫的根本措施。我国目前应用鼠疫无毒活疫苗接种进行预防。

治疗时必须早期足量使用抗生素并注射用药。氨基糖苷类抗生素、四环素和磺胺类药物等均有效。

> **案例 16-2 提示：**
> 　　预防该病流行的主要措施是:灭鼠灭蚤,切断传播环节;对疫区人员接种鼠疫无毒活疫苗等。

二、小肠结肠炎耶尔森菌小肠结肠炎亚种

小肠结肠炎耶尔森菌是 20 世纪 80 年代以来引起国际社会广泛关注的一种病原菌。1934 年美国 Mclverhe 和 Pike 首先对该菌作了描述,1964 年 Frederiksen 根据众多学者的研究成果将该菌命名为小肠结肠炎耶尔森菌。

小肠结肠炎耶尔森菌小肠结肠炎亚种(*Yersinia enterocolitica* subsp. *enterocolitica*)是引起人类严重的小肠结肠炎病原菌。本菌天然定植在多种动物体内,如鼠、兔、猪等,通过污染食物和水,经粪—口途径感染或因接触染疫动物而感染。

(一) 生物学性状

革兰阴性小杆菌,有毒菌株多呈球杆状,无毒株以杆状多见。对营养要求不高,较其他肠道杆菌生长缓慢,最适生长温度为 28℃、pH 为 7~8。根据菌体 O 抗原可将本菌分为 50 多种血清型,但仅几种血清型与致病有关,且致病型别各地区也不同,我国主要有 0:9、0:8、0:5 和 0:3 等。

(二) 致病性

本菌为一种肠道致病菌,0:9、0:8 和 0:3 等菌株可产生耐热肠毒素。该肠毒素 121℃ 30 分钟不被破坏,对酸碱稳定,pH 1~2 不失活。肠毒素是引起腹泻的主要因素。毒力型菌株均有 V-W 抗原,为毒力的重要因子,具有抗吞噬作用。本菌具有"嗜冷性",在水中和低温下(4℃)能生长,为肠道中能在 4℃生长繁殖的少数细菌之一。因此,食品冷藏保存时,应防止被该菌污染。

病变部位主要累及回肠及结肠黏膜,造成弥漫性充血,有多个大小不等的浅表溃疡,可深达固有层,严重者可引起穿孔及出血。还可引起结节性红斑与关节炎(自身免疫病)和败血症等。

(三) 微生物学检查

标本取粪便、血液和剩余食物等,根据该菌嗜冷特性,将标本置于 pH7.4~7.8 的磷酸盐缓冲盐水中,于 4℃增菌 2~3 周;再用耶尔森菌专用选择培养基 25℃培养 24~48 小时,挑取可疑菌落进行鉴定。

(四) 防治原则

本菌引起的肠道感染常呈自限性,不需要做特殊治疗。但对于肠道外感染包括败血症患者的治疗,临床上常采用广谱的头孢菌素与氨基苷类联用,可取得较好的疗效。

三、假结核耶尔森菌假结核亚种

假结核耶尔森菌假结核亚种(*Y. pseudotuberculosis* subsp. *pseudo-tuberculosis*)存在于多种动物的肠道中,人类感染较少,主要通过食用患病动物污染的食物而感染。由于该菌在动物感染的脏器中形成粟粒状结核结节,在人的感染部位形成结核样肉芽肿,故称假结核耶尔森菌。

本菌为革兰阴性,无荚膜、无芽胞。本菌的生化反应与鼠疫耶尔森菌相似,根据菌体 O 抗原将细菌分

为6个血清型,引起人类感染的主要是O1血清型。

假结核耶尔森菌对豚鼠、家兔、鼠类等有很强的致病性,患病动物的肝、脾、肺和淋巴结等可形成多发性粟粒状结核结节。人类感染多为胃肠炎,肠系膜淋巴结肉芽肿,回肠末端炎等,后者的症状与阑尾炎相似,多发生于5~15岁的学龄儿童,易发展为败血症。少数表现为高热、紫癜,并伴有肝、脾肿大,类似肠伤寒的症状。也可发生结节性红斑等自身免疫病。临床取粪便、血液等标本进行微生物学检查。多采用肠道选择性鉴别培养基进行分离培养,根据生化反应及动力等,作出初步诊断,最后用血清学试验进行鉴定。治疗本菌感染可采用广谱抗生素。

第三节　芽胞杆菌属

> **案例 16-3**
>
> 刘某某,家中饲养山羊多年,近日家中连续出现不明原因山羊死亡,羊尸体血液不凝固,昨日刘某某食用病死山羊肉后于今日出现连续性呕吐,右手部出现疖肿,继而出现坏死并形成特殊的黑色焦痂,查体发现患者全身中毒症状重,伴肠麻痹及血便。
>
> **思考题:**
> 1. 患者感染什么病,诊断依据是什么?
> 2. 家中病死山羊应如何处置,为什么?
> 3. 这样病例的处置原则如何?

芽胞杆菌属(*Bacillus*)细菌是一群革兰阳性菌,有芽胞,需氧或兼性厌氧,大多数有动力,无荚膜,多数溶血,通常过氧化氢酶阳性。本属包括对人和动物致病的炭疽芽胞杆菌,可引起食物中毒的蜡状芽胞杆菌,非致病性的枯草芽胞杆菌、蕈状芽胞杆菌、多黏芽胞杆菌等90多种菌。

一、炭疽芽胞杆菌

炭疽芽胞杆菌(*B. anthracis*)俗称炭疽杆菌,是动物和人类炭疽病的病原菌,属芽胞杆菌属。牛与羊等草食动物的发病率最高,人可通过接触或摄取患炭疽病的动物及畜产品而感染,皮肤炭疽较为多见,也有肠炭疽、肺炭疽和脑膜炎炭疽等。

(一)生物学性状

1. 形态与染色　炭疽杆菌是致病菌中最大的革兰阳性粗大杆菌,两端截平,无鞭毛;芽胞在有氧条件下形成,呈椭圆形,位于菌体中央;有毒株在体内或含血清的培养基中可形成荚膜。新鲜标本涂片时,常单个或呈短链,经培养后则形成竹节样排列的长链(图16-2)。

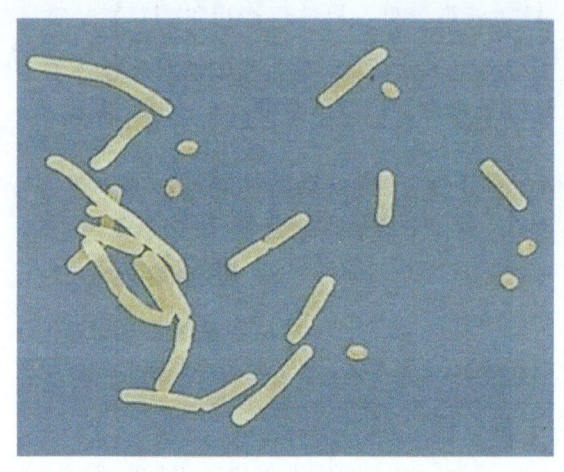

图 16-2　炭疽芽胞杆菌

2. 培养特性　需氧或兼性厌氧,最适生长温度为30~35℃,在普通琼脂培养基上生成灰白色、边缘不整齐如同卷发状菌落;在血琼脂平板上不溶血;在肉汤培养基中由于形成长链而呈絮状沉淀生长。有毒株在含 $NaHCO_3$ 的血平板上,置于5% CO_2 孵箱37℃培养24小时可产生荚膜,变为黏液性菌落。

3. 抗原结构　炭疽芽胞杆菌的抗原分为两部分:一部分是结构抗原,包括荚膜、菌体和芽胞等抗原成分;另一部分是外毒素复合物,如炭疽毒素。炭疽毒素由保护性抗原、致死因子和水肿因子三种蛋白质组成,注射给实验动物可引起炭疽病的典型中毒症状。但致死因子和水肿因子不能单独发挥生物活性作用,必须与保护性抗原组合后才能引起实验动物的水肿和致死。炭疽毒素具有免疫原性和抗吞噬作用。

4. 抵抗力　本菌的芽胞抵抗力很强,煮沸10分钟或干热140℃需3小时才能杀灭;对化学消毒剂的抵抗力也很强,如5%苯酚需5天方可杀死;对碘及氧化剂较敏感,1:2500 碘液10分钟、3% H_2O_2 1小时、0.5%过氧乙酸10分钟即可杀死;在干燥土壤或皮毛中能存活数年至20余年,牧场一旦被污染,传染性可持续数十年。本菌对青霉素、红霉素和氯霉素等敏感。

(二)致病性与免疫性

1. 致病物质　①荚膜:具抗吞噬作用,有助于细菌在宿主体内繁殖与扩散。②炭疽毒素:可直接损伤血管内皮细胞,增加血管通透性而导致水肿、休克和DIC,是致病和导致死亡的主要致病物质。

2. 所致疾病　炭疽芽胞杆菌主要为草食动物(牛、羊、马等)炭疽病的病原菌,可经多种途径传播,从而引起人类相应的炭疽病。

(1) **皮肤炭疽**:人接触患病动物或污染毛皮,细菌由颜面、四肢等皮肤小伤口侵入而感染,于1天左右局部出现小疖,继而周围出现水疱、脓疮、坏死并形成特有的黑色焦痂,故名**炭疽**(图16-3)。

第十六章 动物源性细菌 115

续表

性状	炭疽杆菌	其他需氧芽胞杆菌
NaHCO₃琼脂平板	黏液型菌落(有毒株)	粗糙型菌落
青霉素串珠试验	+	-
噬菌体裂解试验	+	-
动物致病力试验	+	-

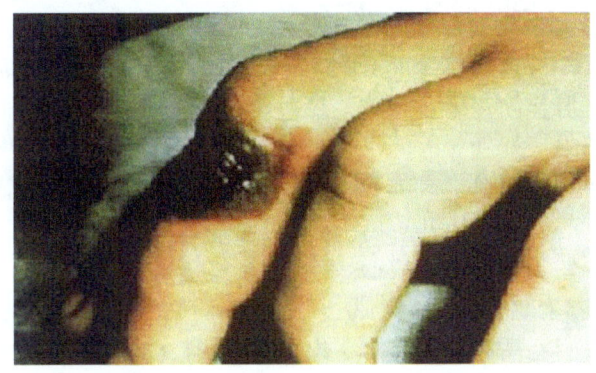

图16-3 皮肤炭疽

（2）**肺炭疽**：系因吸入含有大量病菌芽胞的尘埃而致肺炭疽。首先出现呼吸道症状，继而很快出现全身中毒症状而死亡。

（3）**肠炭疽**：因食入未煮熟的病畜肉类、奶或被污染食物而引起肠炭疽。症状为连续性呕吐、肠麻痹及血便，但以全身中毒为主，2～3天死于毒血症。

> **案例16-3提示：**
> 根据患者有接触和食用病畜史，以及手部疖肿，继而出现坏死并形成特殊的黑色焦痂的表现可初步诊断为炭疽芽胞杆菌感染。

以上三型均可并发败血症，炭疽性脑膜炎偶见，死亡率极高。

3. 免疫性 一般认为免疫与机体产生了针对抗原的保护性抗体及吞噬细胞的吞噬功能增强有关。

（三）微生物学检查

1. 标本 不同病型采取不同的标本。人类皮肤炭疽取水疱、脓疱内容物或血液；肠炭疽取粪便、血液等；肺炭疽取痰、胸腔渗出液及血液等；炭疽性脑膜炎取脑脊液。采取标本时应注意防护，避免污染。

2. 镜检 取标本涂片进行革兰染色镜检，发现呈竹节状排列、有荚膜的革兰阳性大杆菌、芽胞呈椭圆形位于菌体的中央或用特异性荧光抗体染色镜检，结合临床症状可做出初步诊断。

3. 培养与鉴定 标本接种于血琼脂平板和碳酸氢钠琼脂平板进行分离培养，孵育后观察菌落形态，用青霉素串珠试验、噬菌体裂解试验等进行鉴定。必要时用小鼠或豚鼠进行动物试验。本菌与其他需氧芽胞杆菌的鉴别见表16-2。

表16-2 炭疽杆菌与其他需氧芽胞杆菌的鉴别

性状	炭疽杆菌	其他需氧芽胞杆菌
荚膜	+	-
动力	-	+
血平板	不溶血或微溶血	多为迅速而明显溶血

（四）防治原则

预防重点应放在控制家畜的感染和牧场的污染上。病畜必须严格隔离或处死深埋，死畜严禁剥皮或煮食，必须焚毁或深埋2米以下。对疫区家畜应进行预防接种。

> **案例16-3提示：**
> 逐级上报疾控中心，由省市县三级卫生部门立即对余下的病死山羊进行了深埋2米以下处理，严禁擅自处理病畜、剥皮和煮食，预防重点应放在控制家畜的感染和牧场的污染上。对疫区家畜应进行预防接种。

特异性预防用炭疽减毒活疫苗进行皮上划痕接种，免疫力可维持1年。治疗以青霉素为首选，也可选用其他广谱抗生素。

> **案例16-3提示：**
> 尽快在当地医院明确诊断，立即接受隔离治疗，控制病情。

二、蜡样芽胞杆菌

蜡样芽胞杆菌（*B. cereus*）为革兰阳性大杆菌，菌体两端较平整，芽胞呈椭圆形，位于菌体中央稍偏一端，芽胞较菌体小。属需氧菌，生长温度在10～45℃，最适生长温度为28～35℃。在普通琼脂平板上生长良好，菌落呈灰白色，不透明，边缘不整齐，表面粗糙似融蜡状，故名。蜡样芽胞杆菌分布比较广泛，在土壤和植物上及许多食物上都能分离到，是仅次于炭疽芽胞杆菌的人类和其他动物的致病菌，可引起食源性疾病和机会性感染。引起食物中毒的食品必须含有较大量的蜡样芽胞杆菌，每克或每毫升食品中含约10^7个以上的本菌。蜡样芽胞杆菌生长型不耐热，100℃ 20分钟即可被杀死，对酸碱不敏感。pH在6～11对本菌基本上不受影响，pH在5以下，生长可受到抑制。

蜡样芽胞杆菌引起食物中毒，除了必须具有大量的细菌外，肠毒素也是重要的致病毒素。蜡样芽胞杆菌产生的肠毒素有两种：①耐热性肠毒素：100℃ 30分钟不能被破坏，为呕吐型中毒的致病因素，常在米饭中形成。②不耐热肠毒素：是引起腹泻型胃肠炎的病因，能在各种食物中形成。所以，蜡样芽胞杆菌食物中毒可分为呕吐型和腹泻型。此外，该菌有时也是外伤后眼部感染的常见病原菌，引起全眼球炎，治疗不及时易造成失明。

本菌对红霉素、氯霉素和庆大霉素敏感，对青霉素、磺胺类耐药。

第四节 其他菌属

一、柯克斯体属

柯克斯体属（*Coxiella*）归属于柯克斯体科，其下只有1个种，即贝纳柯克斯体（*C. burnetii*），亦称Q热柯克斯体，是Q热（query fever）的病原体。Q热，为疑问热，指原因不明的发热。

（一）生物学性状

贝纳柯克斯体具有高度多形性，球杆状或短杆状，甚至球形。革兰染色多为阴性。鸡胚卵黄囊中生长旺盛，能在多种细胞中繁殖。

贝纳柯克斯体有抗原相的变异，发生变异的主要成分是脂多糖。新分离的病原体为Ⅰ相，毒力强，含有完整的抗原组分。经人工传代后失去Ⅰ相中的表面抗原而成为毒力弱的Ⅱ相。Ⅱ相又可通过动物接种回复至Ⅰ相。

抵抗力大于一般无芽胞细菌。70～90℃30～60分钟才能杀灭，牛乳煮沸超过10分钟方可将其杀死。1%甲醛需48小时才能灭活。耐干燥，在蜱粪、尘土中4℃时可活1年以上。

（二）致病性与免疫性

Q热的传染源主要是受染家畜，如牛、羊等，传播媒介是蜱。病原体在蜱体内能保存很久并可经卵传代。贝纳柯克斯体通过蜱传播给野生啮齿动物和家畜，再经受染动物的粪便、尿污染环境，由接触或呼吸道（气溶胶）感染人。

该菌致病物质是与典型细菌内毒素毒性相似的脂多糖。贝纳柯克斯体某些抗原与相应抗体形成免疫复合物在组织表面沉积，从而引起Ⅲ型变态反应是Q热发病的机制之一。

Q热分急性与慢性两种。急性人类Q热的潜伏期一般为14～28天，症状类似流感或原发型非典型肺炎，发病突然，高热寒战，常有剧烈头痛、肌肉疼痛和食欲减退，很少出现皮疹。轻者可自愈，部分严重患者可并发心包炎和心内膜炎以及精神与神经等症状。近年慢性发病率日益增高，病变以心内膜炎为特征。贝纳柯克斯体感染后还可引起肉芽肿性肝炎。

病后可获得一定的免疫力，以细胞免疫为主，体液免疫也有一定的作用。

（三）微生物学检查

分离病原体可采血进行豚鼠腹腔接种，发热后取脾脏作涂片染色检查。还可选用鸡胚卵黄囊或细胞培养。如外斐氏试验阴性，可用补体结合试验或凝集试验检查血中有无特异性抗体以协助诊断。一般急性患者只产生Ⅱ相抗体。若Ⅰ相抗体持续较高水平，说明感染仍然存在，为慢性或隐性感染。

（四）防治原则

预防应着重于消除家畜的感染，对可疑乳制品严格消毒。对易感人群可接种用Ⅰ相菌株制成的灭活或减毒疫苗，有一定效果。对牛、羊也可接种疫苗。

急性Q热可口服四环素或多西环素；慢性Q热多联合应用多西环素和利福平治疗。

二、巴通体属

1905年，秘鲁医生Alberto Barton在血液中发现人类巴通体病（Bartonellae disease）Oroya热的致病因子；1919年，Battistini、Naguchi等分离出该病原体；为纪念Barton，将这种微生物命名为杆菌样巴通体（*B. bacilliformis*）。近年来，由于分子生物学方法的应用，巴通体由一种衍变为数种，目前巴通体已包括19个种及亚种，证明对人类有致病性的巴通体主要有五日热巴通体（*B. quintana*）、汉赛巴通体（*B. henselae*）、伊丽莎白巴通体（*B. elizabethae*）、克氏巴通体（*B. clarridgeiae*）和杆菌样巴通体（*B. bacilliformis*），而且随着深入广泛的研究，将会有更多新的病原被发现。

巴通体是一类常呈多形性的革兰阴性需氧菌，个别种有鞭毛，为兼性细胞内寄生。主要寄生在血细胞、血管内皮细胞及淋巴结细胞内，有的可存于红细胞内或表面。

（一）汉塞巴通体

1. 生物学性状 形态多样性，以小杆状多见。革兰染色阴性，Giemsa染色呈紫蓝色，镀银染色呈棕黄色。可在非细胞培养基中生长繁殖。初分离的汉赛巴通体有菌毛，传代后则失去菌毛。在菌体中发现噬菌体。汉赛巴通体初分离菌落大小一致，为灰色、凸起、粗糙并嵌入琼脂内，传代后多呈光滑黏稠状。

2. 致病性 猫的口腔和咽部的巴通体污染自身皮毛和爪，通过咬、抓或接触传播给人，引起猫抓病（Cat scratch disease，CSD）。该病散发，多数为2～14岁的儿童，男性略多于女性，温暖季节较寒冷季节多见。病例呈家庭集中分布，猫，特别是1岁以内的小猫为该病的主要传染源。传播媒介主要是跳蚤，虽然猫本身并无症状，但可长期地保持菌血症，跳蚤叮咬是否会直接传播给人则尚未得到证实，但理论有这种可能性,这也可能是少数 CSD 患者没有动物接触史的原因,狗在 CSD 传播中的作用尚待进一步研究。巴通体从伤口进入,潜伏期约 14 天左右,局部皮肤先出现丘疹,随后转变成脓疱,局部淋巴结肿大,出现发热、厌食、肌痛和脾肿大等临床综合征。

3. 免疫性 免疫功能低下患者如艾滋病患者可出现严重病损,最常见的症状是**杆菌性血管瘤-杆菌性紫癜**(bacillary angiomatosis-bacillary peliosis,BAP),其主要表现为,皮肤损害和内脏小血管壁增生,杆菌性血管瘤可通过活检来确诊。

4. 微生物学检查 取病灶组织做超薄切片,进行病理学检查。可采用羊血琼脂平板或传代细胞对标本进行分离鉴定。

5. 防治原则 对宠物定期检疫,杀灭感染宠物。咬或抓伤局部用碘酒消毒。治疗应用环丙沙星、红霉素和利福平等。

(二)五日热巴通体

五日热巴通体是一种营养条件要求苛刻,革兰染色阴性,形态为短棒状的兼性细胞内寄生菌。在细胞外生长,常为大小不一、光滑、扁平、有光泽、不透明的菌落。其所致疾病称为五日热或战壕热(Trench fever),传播媒介为虱,人是目前已知的唯一宿主。战壕热主要临床表现为周期性发热、肌肉疼痛、胫骨痛、眼球痛,可复发和引起持久菌血症,严重者可出现心内膜炎、多发性血管瘤、内脏紫癜等疾病。目前发病机制尚不清楚,可能与菌体外膜蛋白 HbpA 有关,五日热巴通体通过其获得生长必需的血红素(hemin)。

五日热巴通体感染多与战争、灾荒或卫生条件不良关系密切,其传播方式为"人—虱—人"。在第一、二次世界大战都有数百万人患五日热。战后在许多地区仍有散在病例报告,上世纪 90 年代非洲和东欧某些地区仍发生五日热暴发流行。五日热巴通体为潜在生物战剂/生物恐怖剂,我国人群感染五日热巴通体的潜在危险日益增加。

三、弗朗西斯菌属

弗朗西斯菌属(Francisella)是一类呈多形性的革兰阴性小杆菌,有 2 个种,其中土拉弗朗西斯菌(F. tularesis)有 4 个亚种。土拉弗朗西斯菌土拉亚种为土拉热(野兔热)的病原体。本菌引起一些野生动物的感染,特别常见于野兔中,故俗称野兔热杆菌,人类可通过皮肤、黏膜直接接触野生动物或病畜、节肢动物叮咬、吸入或食入而感染。

该菌为球杆状小杆菌,大小为 $(0.3 \sim 0.7)\mu m \times (0.2 \sim 0.3)\mu m$,经人工培养后呈显著多形态性。无芽胞、无动力,在动物组织内有荚膜。专性需氧,营养要求高,普通培养基上不易生长,常用卵黄培养基或胱氨酸血琼脂培养基(含兔血、胱氨酸及半胱氨酸),孵育 24~48 小时形成灰白色细小、光滑,略带黏性的菌落。对热敏感,56℃ 5~10 分钟即死亡。但对低温有很强的耐受力,在 4℃ 水中或湿土中可存活 4 个月,在 0℃ 以下可存活 9 个月。对一般化学消毒剂敏感。该菌与布鲁菌、鼠疫耶尔森菌有共同抗原,可产生血清学交叉反应。

土拉弗朗西斯菌分布广泛,所致野生动物疾病为自然疫源性疾病。动物之间主要通过蜱、蚊、蚤等吸血节肢动物叮咬传播,人类也易感,可通过多种途径感染,如直接接触患病的动物或被动物咬伤、节肢动物叮咬、食入污染食物,亦可经空气传播引起呼吸道感染。其致病物质主要是荚膜和内毒素。细菌侵袭力强,能穿过完整的皮肤和黏膜。另外,菌体多糖抗原可引起速发型超敏反应,蛋白质抗原可引起迟发型超敏反应等也参与致病。人感染后潜伏期一般为 2~10 天,发病较急,临床表现为发热、剧烈头疼、关节痛等,重者出现衰竭与休克。由于感染途径不同,临床类型可多样化,有溃疡腺型、胃肠炎型、肺炎型和伤寒样型等。

病后 2~3 周出现 IgM 和 IgG 抗体,可持续存在多年,但无保护作用。由于人对土拉弗朗西斯菌有高度的易感性,较少量的病原菌即可引起感染发病,所以在战争时期该菌被用作生物战剂。土拉弗朗西斯菌为细胞内寄生菌,抗感染当以细胞免疫为主。

病原学检查采取病人血液、组织穿刺液或活检组织。标本革兰染色镜检的价值不大,可用免疫荧光染色镜检,但与军团菌、布鲁菌等有交叉反应,应注意假阳性的出现。分离培养较困难,可接种于卵黄培养基或胱氨酸葡萄糖血琼脂,37℃ 孵育至少需 3 周。除观察典型菌落外,可取培养物用本菌的抗血清作玻片凝集试验进行鉴定。血清学试验是土拉热诊断最常用的方法,在病程中血管凝集效价呈 4 倍或以上增长或单份血清效价达 1:160 有诊断意义。

预防可用减毒活疫苗经皮上划痕接种。治疗选用链霉素或庆大霉素效果较好,也可用四环素类。

四、巴斯德菌属

巴斯德菌属(Pasteurella)为革兰阴性、球杆状细菌,有 20 个种和亚种,常寄生于哺乳动物和鸟类上呼吸道和肠道黏膜上。对人类致病的主要是多杀巴氏菌(P. multocida),为革兰阴性球杆菌,常呈两极浓染,无鞭毛,无芽胞,有荚膜。营养要求较高,需在含血的培养基上生长,在血平板上形成白色、不溶血的半透明小菌落。

本菌属为动物源性细菌,致病物质为荚膜与内毒素。可引起低等动物的败血症和鸡霍乱。人可通过接触染病的动物而感染,患者常在被病畜咬伤 1~2

周后出现低热、伤口感染、局部红斑、疼痛、肿胀、渗出、淋巴结肿大，继而出现各器官被侵犯症状，如肺部感染、脑膜炎、腹膜炎、关节炎等。

巴斯德菌易于培养和鉴定。实验室检查应采取患者血液、痰液、骨髓、脑脊液或脓等直接涂片染色镜检，并接种血平板作分离培养。根据菌落特征和形态染色的结果，再作生化反应和血清学试验进行鉴定。治疗上可选择青霉素 G、四环素类或喹诺酮类抗生素。

Summary

Brucella are Gram-negative, nonmotile, coccobacilli. They are strict aerobes and grow very slowly on blood agar. In the host, they live as facultative intracellular pathogens. Brucellosis is primarily a disease of animals. The organism localizes in these animal organs and cause infertility, mastitis, abortion or resides as carriage. Humans in closed contact with infected animals (slaughterhouse workers, veterinarians, farmers, dairy workers) are at risk of developing undulant fever.

Yersinia pestis is a pleomorphic, Gram-negative, bipolar staining, facultatively aerobic, nonmotile, bacillus. Humans are infected by carrier rodent fleas or by contact with infected animals. The resulting infection spreads to the draining lymph nodes which become hot, swollen, tender and hemorrhagic giving rise to the characteristic black buboes whence the name of the disease, bubonic plague is derived. Within hours the organism spreads into the spleen, liver and lungs resulting in pneumonia. While in circulation, the organism causes diffuse intravascular coagulation resulting in intravascular thrombi and purpuric lesion all over the body. If untreated, the infection has a very high (upto 90%) mortality rate. The organism in exhaled cough droplets, infect other humans close proximity and cause pneumonic plague, which in more difficult to control and has 100% mortality.

Bacillus anthracis is a Gram-positive, aerobic, spore-forming large bacillus. Spores are formed in culture, in the soil, and in the tissues and exudates of dead animals, but not in the blood or tissues of living animals. People become infected by the cutaneous route (direct contact with diseased animals, industrial work with hides, wool, brushes, or bone meal), by inhalation (Woolsorter´s disease), or by ingestion (meat from diseased animals). There are cutaneous anthrax, pulmonary anthrax and gastrointestinal anthrax. The virulence factors of *B. anthracis* include a number of exotoxins (such as Edema Factor, Lethal Factor, Protective Antigen) and the capsule.

（廖　芳）

第十七章 棒状杆菌属

> **案例 17-1**
>
> 患儿,女,5岁。发热、声音嘶哑、喉痛伴咳嗽4天,急诊入院。查体:体温38.5℃,面色苍白,唇稍紫,咽后壁、腭弓和腭垂等处发现灰白色膜状物,用灭菌棉拭子不易擦掉,心率130次/分钟,心律不齐。初诊为白喉。
>
> **思考题:**
>
> 1. 本病的病菌是什么?还需做哪些微生物学检查以确定诊断?
> 2. 该菌是如何传播的?所致疾病怎样进行特异性预防?

棒状杆菌属(*Corynebacterium*)细菌是一群革兰染色阳性杆菌,因其成员的一端或两端膨大呈棒状而得名。本属细菌的特点是多形态,排列不规则,常呈栅栏状或V字状等;染色不均匀,两端有着色较深的异染颗粒。无芽胞,无荚膜、大多数菌株无动力。需氧或兼性厌氧,营养要求特殊。与分枝杆菌属、奴卡氏菌属和放线菌属相似,有交叉反应。本属菌种类较多,广泛分布于动、植物。可在人体皮肤、上呼吸道和泌尿生殖道黏膜等处定居。大多为非致病菌或条件致病菌,其中白喉棒状杆菌是唯一能引起人类致病且具较强传染性的菌种。

白喉棒状杆菌(*C. diphtheriae*)俗称白喉杆菌,是白喉的病原菌。白喉是一种急性呼吸道传染病,主要症状为咽喉部出现灰白色假膜。该菌能产生强烈的外毒素,进入血液可引起全身中毒症状。

一、生物学性状

菌体一端或两端膨大呈棒状,排列不规则,革兰染色阳性。用美蓝短时间染色菌体着色不均匀,有深染颗粒;用Neisser或Albert法染色,这些颗粒与菌体着染颜色不同,称为**异染颗粒**,有鉴定意义(图17-1)。颗粒的主要成分是核糖核酸和多偏磷酸盐。细菌衰老时异染颗粒可消失。需氧或兼性厌氧,最适温度37℃,最适pH7.2~7.8。在含有凝固血清的吕氏培养基(Loffler medium)上生长快速,12~18小时就能长出细小、灰白色菌落,涂片染色菌体形态典型,异染颗粒明显;在含有0.03%~0.04%的亚碲酸钾($K_2TeO_3 \cdot 3H_2O$)血琼脂培养基上,细菌生长后能吸收碲盐还原为元素碲,使菌落呈黑色。此外,亚碲酸钾也能抑制样本中其他杂菌的生长,故此培养基可作为白喉棒状杆菌的选择与鉴别培养基。白喉棒状杆菌对湿热抵抗力不强,100℃ 1分钟或58℃ 10分钟可致死;对青霉素及红霉素敏感。但对干燥和日光的抵抗力比其他无芽胞菌要强,在衣物、儿童玩具等物品中存活可达数日至数周。

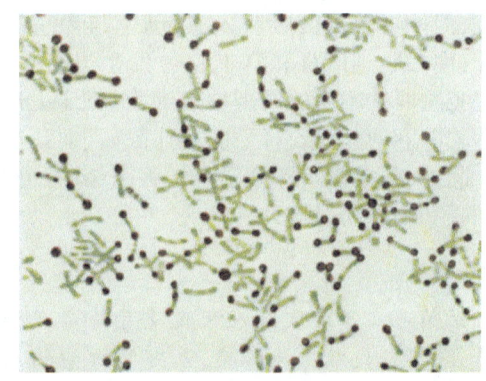

图17-1 白喉棒状杆菌异染颗粒(Albert染色)

> **案例17-1 提示:**
>
> 病变部位假膜及边缘取材经Albert染色,找到细长微弯、一端或两端膨大呈棒状、排列不规则并有异染颗粒者,可初步确定为白喉棒状杆菌。再将标本接种于亚碲酸钾血平板或Loffler血清斜面,根据菌落特征和毒力Elerk确诊。

二、致病性与免疫性

1. 致病物质 白喉外毒素是主要致病物质。此外,还有索状因子和K抗原。

白喉外毒素(diphtherotoxin):是由单一肽组成的蛋白质,分A、B两个肽链经二硫键连接而成。A肽链是白喉毒素的毒性功能区,能抑制易感细胞蛋白质的合成;B链上有一个受体结合区和一个转位区,本身无毒性,但能与易感细胞膜表面受体结合,以协助A肽链进入细胞。毒素作用机制:细胞内蛋白质合成需要延伸因子1(elongation factor 1,EF-1)和延伸因子2(EF-2),当白喉外毒素A肽链进入细胞后可促使辅酶Ⅰ(NAD)上的腺苷二磷酸核糖(ADPR)与EF-2结合,使EF-2失活,抑制肽链延长,阻断蛋白质合成,引起宿主细胞坏死和病变。该毒素是一种毒性强、抗原性强的蛋白质。白喉棒状杆菌自身缺乏产该毒素基因，必须被携带tox基因的β棒状杆菌噬菌体感染后才具有产白喉外毒素的能力。

2. 所致疾病　在白喉患者呼吸道假膜及带菌者鼻咽腔或鼻分泌物中可分离到此菌，经飞沫传染，也可经污染物品或饮食而传播。白喉棒状杆菌侵入易感者上呼吸道，通常在鼻咽腔黏膜生长繁殖，并分泌外毒素及侵袭性物质，引起鼻咽腔局部炎症和全身中毒症状。由于细菌和毒素对鼻咽腔局部的作用，使局部黏膜上皮细胞发生坏死，血管扩张，粒细胞浸润及纤维渗出，形成灰白色膜状物称为假膜（pseudomembrane），导致白喉病。若病损进一步扩展至喉部或气管内，可引起呼吸道阻塞，甚至窒息。细菌一般不侵入血流，但外毒素可被吸收入血，迅速与易感组织细胞结合，使心肌、肝、肾和肾上腺等发生退行性病变，并可侵犯腭肌和咽肌的周围神经细胞，临床上出现心肌炎和软腭麻痹、声嘶、肾上腺功能障碍、血压下降等症状。此外，白喉棒状杆菌偶有侵害眼结膜、外耳道、阴道黏膜和皮肤伤口等处。

> **案例17-1提示：**
> 该菌存在于白喉病人假膜及带菌者鼻咽腔或鼻分泌物内，经飞沫传染，也可经污染物品或饮食而传播。

3. 免疫性　白喉病后可获牢固体液免疫，主要是抗毒素中和外毒素。抗毒素可阻止B肽链与敏感细胞结合，使A肽链不能进入细胞。人对白喉棒状杆菌普遍易感。新生儿可通过母体胎盘被动获得抗毒素，故出生后6个月内不易感染白喉，6个月后易感性逐渐增高，1～5岁易感性最高。但近年来由于婴幼儿及学龄前儿童普遍进行预防接种，儿童与少年发病率明显降低。

三、微生物学检查

白喉外毒素毒性强，因此，临床上对可疑白喉患者一般不必等微生物学检查确诊，就应立即给予抗毒素及抗生素治疗，同时进行实验室诊断确诊。从患者病变部位假膜及其边缘用棉拭取材，直接做涂片，若找到有白喉棒状杆菌典型形态、排列，并有异染颗粒者，结合临床即可做初步诊断。毒力鉴定是鉴别白喉棒状杆菌与其他棒状杆菌的重要试验。检测方法分体外与体内两类，体外法可用SPA协同凝集试验或Elerk平板试验；体内法可用豚鼠做中和试验。

四、防治原则

注射白喉类毒素是预防白喉的重要措施。目前我国在出生3个月以后儿童中普遍接种白喉类毒素、百日咳菌苗、破伤风类毒素的混合制剂（DPT混合疫苗）免疫效果良好。疫苗共种3次，每次间隔4～6周。2岁和7岁时各加强注射1次。对密切接触白喉病人的易感儿童需肌内注射1000～2000U白喉抗毒素进行紧急预防，同时应注射白喉类毒素以获人工主动免疫。对白喉患者的治疗应采取抗毒素与抗生素联合使用原则，早期、足量白喉抗毒素的应用是治疗关键。为避免血清过敏症的发生，在注射前应做皮肤试验，过敏试验阳性者，需用脱敏法注射。抗菌治疗可选用青霉素、红霉素等，以防继发感染。

> **案例17-1提示：**
> 注射白喉类毒素是预防白喉的重要措施。我国在出生3个月以后婴儿中接种DPT三联疫苗免疫效果良好。对密切接触白喉患者的易感儿童需肌内注射1000～2000U白喉抗毒素进行紧急预防。

Summary

Corynebacterium diphtheriae grows best under strict aerobic conditions. It is Gram positive and pleomorphic. Colonization of the upper respiratory tract (pharynx and nose) and less commonly skin with *C. diphtheriae* can lead to diphtheria. The organism does not produce a systemic infection. However, in addition to a pseudomembrane being formed locally (which can cause choking), systemic and fatal injury results primarily from circulation of the potent exotoxin (diphtheria toxin). The latter begins over a period of a week. Thus treatment involves rapid therapy with anti-toxin. The gene for toxin synthesis is encoded on a bacteriophage (the tox gene). Corynebacteria, not infected with phage, thus do not generally cause diphtheria. Diphtheria is now a disease of almost historic importance in the U.S. due to effective immunization of infants (in conjunction with pertussis and tetanus, DPT) with a toxoid (inactive toxin) which causes production of neutralizing antibodies. However, colonization is not inhibited and thus *C. diphtheriae* is still found in the normal flora (i.e. a carrier state exists). Immunity can be monitored with the Schick skin test. Treatment in non-immune individuals primarily involves injection of anti-toxin. Antibiotics are also administered at this time. The term "metachromatic" refers to the color difference of the intracellular polyphosphate granules (pink) compared to the rest of the cell (blue). Characteristic black colonies are seen on tellurite agar from precipitation of tellurium on reduction by the bacteria. Production of exotoxin can be determined by in vivo or in vitro tests.

(廖 芳)

第十八章 与医学相关的其他细菌

第一节 军团菌属

> **案例 18-1**
> 一老年男性慢性支气管炎患者住院期间经雾化吸入治疗后约 10 天出现乏力不适、头痛,继之出现高热,体温 39.8℃。咳嗽有脓痰伴胸痛、恶心、腹泻。查体:相对缓脉,肺部有实变体征,白细胞 $15×10^9/L$。经红霉素口服 3 周后体温降至正常。
>
> **思考题:**
> 1. 引起本病最可能的病菌是什么?还需做哪些微生物学检查以确定诊断?
> 2. 哪些人易患军团菌病?该菌是如何传播的?怎样预防嗜军团菌感染?

1976 年 7 月在美国费城的一次退伍军人大会期间,暴发流行了一种原因不明的肺炎,当时称为军团病(legionnaires disease),与会 149 人中,有 34 人死亡。后从 4 例死亡者肺组织中分离出一种新的革兰阴性杆菌,命名为**嗜肺军团菌**(*L. pneumophila*)。军团菌在 1984 年被正式命名为军团菌属(*Legionella*)。已知该菌属包括 46 个菌种和 61 个血清型,从人体分离的有 19 个种,其中主要致病菌为嗜肺军团菌。

嗜肺军团菌

(一) 生物学性状

嗜肺军团菌为革兰阴性杆菌,常规染色不易着色,多采用 Dieterle 镀银染色(呈黑色)或 Giemsa 染色(呈红色)。该菌有菌毛和微荚膜,为端生或侧生单鞭毛,无芽胞(图 18-1)。培养时营养要求较苛刻,铁和半胱氨酸为必需生长因子,专性需氧,兼性胞内寄生(图 18-2),最适生长温度为 36℃,多数菌株在 2.5%~5% CO_2、pH6.4~7.2 环境中生长良好,但生长缓慢。在**费-高**(Feeley-Garman)**琼脂培养基**中,3~5 天培养可见针尖大小菌落,在紫外线照射下发出黄色荧光。该菌具有菌体(O)抗原和鞭毛(H)抗原。O 抗原具型特异性,根据 O 抗原可将嗜肺军团菌分为 14 个血清型(Lp1~14),其中 1 型就是 1976 年军团病的病原菌。在我国分离较多的嗜肺军团菌为 1(Lp1)和 6(Lp6)血清型。嗜肺军团菌对常用化学消毒剂、干燥、紫外线敏感,对氯或酸的抵抗力比肠道菌大。

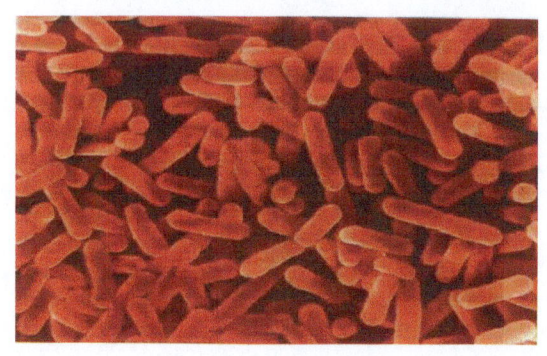

图 18-1 嗜肺军团菌

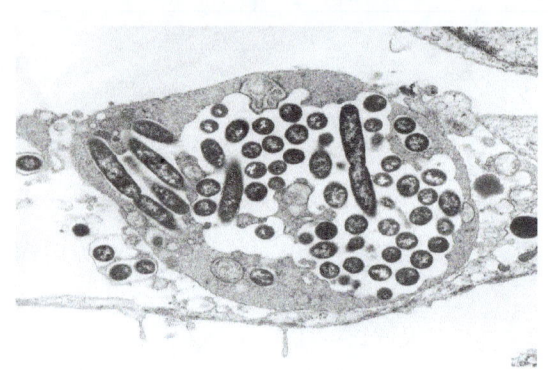

图 18-2 嗜肺军团菌在培养细胞内寄生繁殖(横切面和纵切面)

> **案例 18-1 提示:**
> 军团菌用 Dieterle 镀银染色或 Giemsa 染色,可染成黑褐色或红色。有菌毛,无芽胞,有微荚膜。在费-高(Feeley-Garman)培养基中,3~5 天培养可见针尖大小菌落,根据染色、菌落特征、生化反应等做出鉴定。

(二) 致病性与免疫性

该菌广泛存在于自然界,特别易存在于各种天然水源及人工冷、热水管道系统中,如医院空调冷却水、淋浴头、辅助呼吸机等产生的**气溶胶**中,故能以气溶胶方式传播,经呼吸道感染。

1. 致病物质 与其产生的微荚膜、菌毛、毒素和多种酶类有关。微荚膜具有抗吞噬作用,菌毛能使细菌黏附到下呼吸道上皮细胞并定居增殖,各种酶能抑制吞噬体与溶酶体融合和引起组织损伤。此外,嗜肺军团菌被吞噬细胞吞噬后可在细胞内繁殖,导致细胞死亡裂解,故该菌是重要的胞内寄生菌。

2. 所致疾病　人吸入带菌飞沫、气溶胶而感染,多流行于夏秋季,为全身性疾患,有流感样型(轻症型)、肺炎型(重症型)和肺外感染三种临床类型。流感样型又称为庞提阿克热(Pontiac fever),可出现发热、不适、头痛和肌肉疼痛,预后良好。肺炎型多见夏季流行,免疫力低下者易感染,此型起病骤然,寒战高热、咳嗽、胸痛,以肺部感染为主伴多器官损害,全身症状明显,最终导致呼吸衰竭。肺外感染型为继发性感染,当重症军团病发生菌血症而扩散到脑、肠、肾、肝、脾等部位时,会出现多脏器感染的症状,临床表现多种多样。后两型如不及时治疗,死亡率可达15%以上,多发于50岁以上的男性。

> **案例 18-1 提示:**
> 军团菌病易感者为免疫力低下者,包括免疫缺陷、免疫抑制、原有呼吸道疾患者等。

3. 免疫性　机体感染细菌后可产生抗体,并能促进吞噬细胞的吞噬作用,但不能加强细胞内的杀菌作用。嗜肺军团菌为胞内寄生菌,细胞免疫在抗感染中起主要作用。

(三) 微生物学检查

可采集下呼吸道分泌物、胸水、活检肺组织及血液等标本。因痰中正常菌群对军团菌有影响,故用痰标本检出困难。直接用免疫荧光染色法可快速诊断培养的病菌。活检肺组织标本用 Dieterle 镀银染色。

(四) 防治原则

至今尚无有效的军团菌特异性疫苗。预防应加强水源管理及人工输水管道和设施的消毒处理,防止军团菌造成空气和水源的污染。治疗首选大环内酯类抗生素,对治疗效果欠佳的合用利福平及其他药物。

> **案例 18-1 提示:**
> 控制军团菌污染、气溶胶形成、阿米巴等原虫的污染是预防军团菌感染的关键。如有空调的室内要经常通风,冷却塔和空调系统的管道和过滤部件要经常进行清洁,对供水系统要定期进行检查和消毒。

第二节　假单胞菌属

假单胞菌属(*Pseudomonas*)为革兰阴性、有荚膜和鞭毛、无芽胞、需氧、直或稍弯曲杆状。能运动,氧化酶阳性,营养要求简单,大部分菌种在不含维生素、氨基酸的合成培养基中仍能良好生长。假单胞菌属的细菌多具有分解蛋白质和脂肪能力,部分菌株可产生水溶性荧光色素。该属菌多分布于土壤和水中及各种植物体上,繁殖速度快,种类繁多,引起人类感染的主要有**铜绿假单胞菌**(*P. aeruginosa*)、**荧光假单胞菌**(*P. fluorescens*)和**类鼻疽假单胞菌**(*P. Pseudomallei*)等。荧光假单胞菌是人类罕见的机会致病菌,可从伤口、痰、胸水、尿和血液中分离到,是乳类、蛋类在低温条件下保存导致腐败变质的主要细菌之一,病人输入了被荧光假单胞菌污染的血液或血制品后,可出现败血症或不可逆的休克。类鼻疽假单胞菌在东南亚地区可引起地方性人和动物的类鼻疽病。

铜绿假单胞菌

铜绿假单胞菌是 Gessard 于 1882 年首先从患者脓液标本中分离出的,因其脓液呈绿色,故俗称绿脓杆菌。

(一) 生物学性状

铜绿假单胞菌为革兰阴性、直或微弯杆菌,有菌毛和荚膜,无芽胞,1~3 根鞭毛,运动活泼(图 18-3),专性需氧,在普通培养基上生长良好,培养基及菌落上可见带荧光的水溶性色素(青脓素和绿脓素)(图 18-4)。能够分解葡萄糖,产酸不产气,但不分解甘露糖、麦芽糖、蔗糖和乳糖,可分解尿素,氧化酶阳性。该菌的 O 抗原含内毒素和原内毒素蛋白(original endotoxin protein, OEP)。OEP 是一种高分子、低毒性、免疫原性强的物质,其抗体不仅能与同一血清型细菌特异性结合,也能与不同血清型细菌结合。OEP 广泛存在于一些革兰阴性菌,如肺炎克雷伯菌、大肠埃希菌、肺炎克雷伯菌和霍乱弧菌等。就其免疫作用而言,可能是很有意义的类属抗原。铜绿假单胞菌抵抗力较其他无芽胞菌强,对多种抗生素和消毒剂不敏感。对热敏感,56℃1 小时可将其杀死。

(二) 致病性与免疫性

铜绿假单胞菌是人体正常菌群之一,在肠道中繁殖,为环境的主要污染源。它能根据特定信号分子的浓度来监测周围环境中自身或其他细菌的数量变化,当信号达到一定阈值时,即启动菌体中相关基因的表达来适应环境中的变化,这一调控系统被称为细菌的密度感知信号系统(Quorum-sensing system, QS)。QS系统在调控铜绿假单胞菌各种毒力因子表达中起重要作用,同时影响宿主免疫功能。

1. 致病物质　有内毒素、荚膜和菌毛。内毒素是该菌的主要致病物质,此外,尚有多种致病物质,如外毒素 A、胞外酶 S 抑制蛋白质合成;弹性蛋白酶和碱性蛋白酶损伤组织和血管,抑制中性粒细胞功能;磷酸酯酶 C 损伤细胞膜;杀白细胞素抑制白细胞功能等。

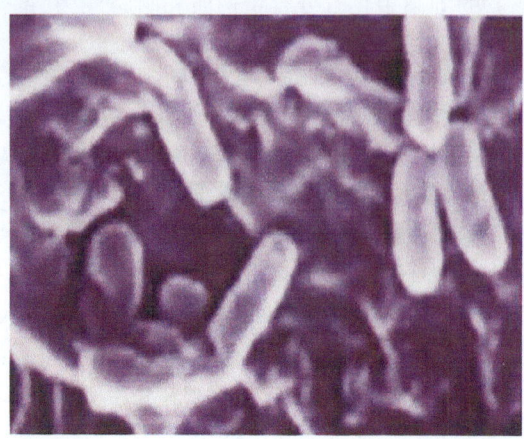
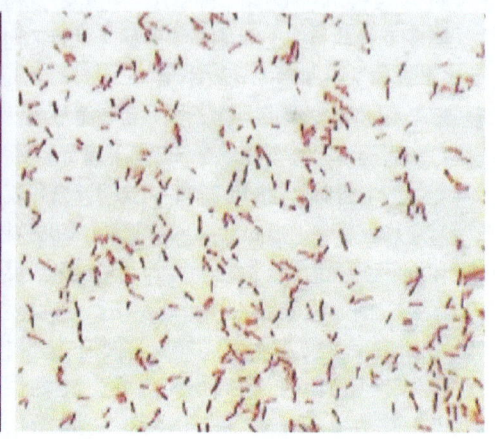

图 18-3　铜绿假单胞菌

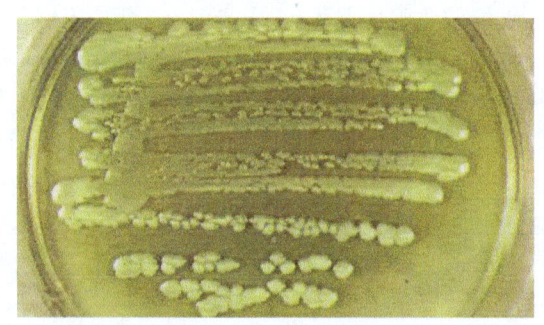

图 18-4　铜绿假单胞菌产生绿色水溶性色素

2. 所致疾病　铜绿假单胞菌广泛分布于医院环境中,也存在于人的肠道、呼吸道及皮肤,是人体正常菌群,是医源性感染中常见条件致病菌。其感染多见于皮肤黏膜受损部位,如烧伤、创伤等,也可引起长期化疗或使用免疫抑制剂患者呼吸系统、消化系统、尿道、角膜、脑膜、骨髓、心内膜和中耳等部位的炎症,表现为局部化脓性感染;全身感染有菌血症和败血症。

3. 免疫性　铜绿假单胞菌为胞外寄生菌,以体液免疫为主。中性粒细胞的吞噬作用在抗该菌感染中起重要作用。感染后产生的特异性抗体,尤其是 SIgA 在局部抗感染免疫中发挥作用。

（三）微生物学检查

取脓汁、创面渗出液、痰、尿、血液等标本,接种于血琼脂平板,可根据菌落特征、蓝绿色荧光色素及生化反应等对可疑菌落进行鉴定。应用血清学、噬菌体和绿脓菌素进行分型,可为流行病学研究和医院内感染追踪调查等提供方法和依据。

（四）防治原则

医务人员要加强无菌观念,对烧伤病房、手术器械及治疗器械等均应进行严格消毒,切断传播途径。已研制出多种铜绿假单胞菌苗,其中以 OEP 具有不受菌型限制、保护范围广、毒性低等优点为首选。治疗选用多黏菌素 B、庆大霉素、氨苄西林等。

第三节　鲍特菌属

> **案例 18-2**
>
> 患儿,男,5岁。咳嗽 1 个月。初起有发热、喷嚏、轻咳等症,现已退热,但咳嗽日渐加重尤夜间为重,为阵发性痉咳伴呕吐。查体:患儿精神委靡,眼结膜出血,舌系带溃疡,血白细胞 30×10^9/L,红霉素治疗 3 天后症状减轻。疑似"百日咳"。
>
> **思考题:**
> 1. 引起本病的病菌是什么?还需做哪些微生物学检查以确定诊断?
> 2. 该病菌是如何传播的?所致疾病怎样进行特异性预防?

鲍特菌属(*Bordetella*)是一类革兰阴性小球杆菌,共有 8 个菌种。其中百日咳鲍特菌(*B. pertussis*)、副百日咳鲍特菌(*B. parapertussis*)和支气管败血鲍特菌(*B. bronchiseplica*)是引起哺乳动物呼吸道感染的病原菌,但宿主范围各不相同。百日咳鲍特菌专一感染人,1~10 岁儿童易感,引起百日咳;副百日咳鲍特菌感染人和绵羊,可引起人急性呼吸道感染,症状和百日咳相似,但较百日咳轻;支气管败血鲍特菌具有广泛的宿主范围,宿主包括狗、羊、树袋熊等哺乳动物,很少感染人。

百日咳鲍特菌

百日咳鲍特菌(*B. pertussis*)简称百日咳杆菌,是引起百日咳的病原菌,百日咳传染性强。

（一）生物学性状

百日咳鲍特菌为革兰阴性、短小卵圆形球杆菌,无芽胞、无鞭毛,毒力菌株有荚膜和菌毛。营养要求很高,专性需氧,生长过程中需要添加血液或淀粉。初次分离用含甘油、马铃薯、血液的鲍-金(Bordet-Gengou)培养基,最适生长温度 35~37℃。新分离菌株为光滑型,有荚膜,称Ⅰ相菌,具有菌体(O)和表面(K)抗原,有毒力,人工培养后可发生变异,表现为荚膜和菌毛的逐渐消失,形态、菌落、溶血性、抗原结构、致病力等也全面变异。Ⅱ、Ⅲ相为过渡相,Ⅳ相即为粗糙型菌落的无毒株。百日咳鲍特菌的生化反应极不活泼,不发酵任何糖类、不生成硫化氢、不产生吲哚,过氧化氢酶试验阳性。

该菌有菌体 O 抗原和 K 抗原。K 抗原是菌体表面成分,又称凝集原,包括凝集因子 1~6,它们有不同组合的血清型。凝集因子 1 为 I 相菌共同抗原,是种的特异性抗原。百日咳鲍特菌对外界理化因素抵抗力较弱,对紫外线敏感,56℃加热 30 分钟均可被杀死,但在 0~10℃存活较长,干燥尘埃中能存活 3 天。

> **案例 18-2 提示:**
> 百日咳鲍特菌为革兰阴性小杆菌,无芽胞,无鞭毛,光滑型菌株有荚膜和菌毛。卡他期取鼻咽拭子或痉咳期用咳碟法将标本接种于鲍-金培养基上,37℃培养 2~3 天后形成细小、光滑、凸起、灰色露滴状菌落,周围有不明显的溶血环。根据菌落特征、生化反应或用免疫荧光法进行检查以确定诊断。

(二)致病性与免疫性

百日咳鲍特菌一般不侵入血液,致病物质包括荚膜、菌毛及产生的多种毒素。毒素的生物学活性:①百日咳外毒素是存在于百日咳鲍特菌细胞壁中一种蛋白质,由五种非共价链亚单位(S1~S5)所组成,亚单位(S2~S5)为无毒性单位,能与宿主细胞膜结合(图 18-5),通过具有酶活力的亚单位 S1 介导毒性作用,S1 能通过腺苷二磷酸(ADP)-核糖转移酶的活力,催化部分 ADP-核糖从烟酰胺腺嘌呤二核苷酸(NAD)中分离出来,转移至细胞膜抑制鸟苷三磷酸(GTP)结合即 G 蛋白合成,导致细胞变性,百日咳外毒素是百日咳的主要毒力因子,与细菌附着纤毛上皮细胞及引起发热和阵发性咳嗽有关。②腺苷酸环化酶毒素(adenylcyclase toxin,ACT)存在于百日咳鲍特菌表面的一种酶,此酶进入吞噬细胞后被钙调蛋白所激活,催化 cAMP 的生成,干扰吞噬作用,并抑制中性粒细胞的趋化和吞噬细胞杀菌能力,使其能持续感染,ACT 也是一种溶血素,能起溶血作用。③丝状血凝素在百日咳鲍特菌黏附于呼吸道上皮细胞的过程中起决定作用,为致病的主要原因,能凝集红细胞。④气管细胞毒素对气管纤毛上皮细胞有特殊亲和力,低浓度时能抑制纤毛的摆动,高浓度时能使细胞坏死脱落。⑤皮肤坏死毒素可致外周血管收缩,白细胞渗出血管外或出血,从而导致局部组织缺血、坏死等。

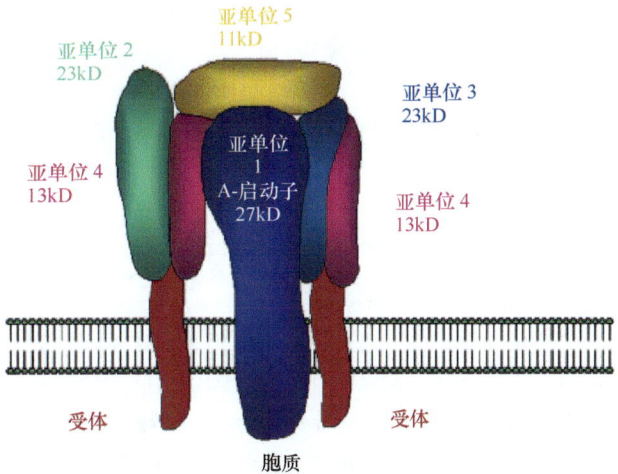

图 18-5 百日咳外毒素与宿主细胞膜结合

人是百日咳鲍特菌的唯一自然宿主,传染源为早期患者和带菌者,通过飞沫传播。当细菌随空气飞沫侵入易感者呼吸道后,细菌的丝状血凝素黏附于咽喉至细支气管黏膜的纤毛上皮细胞表面;继之,细菌在局部繁殖并产生多种毒素如百日咳外毒素,腺苷环化酶等引起上皮细胞纤毛麻痹和细胞变性,使其蛋白合成降低,上皮细胞坏死脱落及全身反应,由于上皮细胞的病变发生和纤毛麻痹使小支气管中黏液及坏死上皮堆聚潴留,分泌物排出受阻,不断刺激呼吸道周围神经,传入大脑皮质及延髓咳嗽中枢,反射性引起痉挛性咳嗽,由于长期刺激使咳嗽中枢形成兴奋灶,以致非特异性刺激,如进食、咽部检查、冷风、烟雾及注射疼痛等,均可引起反射性的痉咳。由于局部表皮细胞坏死、中性粒细胞和淋巴细胞浸润,导致支气管炎和间质性肺炎。病程一般分为三期:①卡他期:类似普通感冒,如低热、咳嗽、打喷嚏等,此期维持 1~2 周,患者呼出的飞沫中含有大量的病菌,传染性很强。②痉挛期:患者出现阵发性支气管痉挛咳嗽,并伴有吸气吼声、呕吐、呼吸困难、发绀现象。这种剧烈阵咳 1 天中可出现 10~20 次。此期为 3~6 周,并可出现肺炎、中耳炎、出血及中枢神经系统症状。③恢复期:约 4~6 周后进入恢复期,阵咳减轻,但完全恢复需数周到数月。由于整个病程较长,故名百日咳。

> **案例 18-2 提示:**
> 传染源为早期患者和带菌者,通过飞沫传播。细菌以菌毛黏附在呼吸道上皮细胞上生长繁殖,产生毒素,刺激支气管黏膜感觉神经末梢,反射性地引起剧烈的连续性咳嗽。病程较长,咳嗽为主,故名百日咳。

病后可获较持久免疫力,再次感染少见。由于新生儿对百日咳也易感,提示母体血清 IgG 抗体未能提供对新生儿的保护,故认为抗百日咳感染的免疫主要是局部黏膜免疫。

(三) 微生物学检查

此检查以分离百日咳鲍特菌为主。在卡他期取鼻咽拭子或咳碟法接种于鲍-金培养基,37℃培养4~5天后,选可疑菌落涂片镜检,并进行生物化学反应鉴定,然后用百日咳鲍特菌I相免疫血清做凝集试验并鉴定血清型;另外,也可用荧光抗体法检查标本中抗原。

(四) 防治原则

我国选用I相百日咳鲍特菌死菌苗与白喉、破伤风的类毒素混合,制成白百破(DPT)三联疫苗,对出生3~5个月婴儿进行基础免疫,效果较好。鉴于百日咳鲍特菌血清型的特异性,世界卫生组织(WHO)推荐在菌苗中应含有1、2、3因子血清型的菌株。治疗首选红霉素,也可用其他广谱抗生素。由于全球实行计划免疫,百日咳已基本得到控制。

> **案例18-2 提示:**
> 人工自动免疫用白百破三联疫苗;被动免疫用高效价百日咳免疫球蛋白。

第四节 弯曲菌属

弯曲菌属(*Campylobacter*)细菌是一类微需氧,不分解糖类,氧化酶阳性,菌体弯曲呈逗点状、S形或螺旋状,有动力的革兰阴性菌。共有21个菌种,广泛分布于动物界,常定居于家禽和野鸟的肠道内。对人类致病的主要是**空肠弯曲菌**(*C. jejuni*)和**胎儿弯曲菌胎儿亚种**,前者是人类腹泻最常见的病原菌之一,后者在免疫功能低下时可引起败血症、脑膜炎等,为动物源性疾病。

空肠弯曲菌

(一) 生物学特性

革兰阴性,细长、螺旋形或海鸥展翅状、S形的弯曲杆菌(图18-6)。一端或两端具有单鞭毛,运动活泼,有时呈螺旋状运动。无芽胞,无荚膜。微需氧菌,初次分离时需在含5% O_2、85% N_2、10% CO_2气体环境中生长,传代培养时能在10% CO_2环境中生长。本属菌最适生长温度随菌种而异(生长温度差异可作为菌种鉴别要点)。生长在42℃中比37℃好,此温度可使粪便中其他细菌的生长受到抑制而起到选择作用。营养要求高,在普通培养基上不生长,需加入血液、血清才能生长。常用的选择培养基有Skirrow琼脂和Campy-BAP培养基。这些培养基以血琼脂为基础,加入多种抗生素,能抑制肠道正常菌群,而有利于本菌的分离。本属细菌生化反应不活泼,不分解糖类和尿素,V-P和甲基红试验均阴性,氧化酶为阳性。有菌体(O)抗原、热不稳定抗原和鞭毛(H)抗原。根据O抗原可将空肠弯曲菌分为42个血清型。抵抗力较弱,56℃ 5分钟即被杀死。干燥环境中仅能存活3小时。培养物放置冰箱中很快死亡,放室温可存活2~24周。

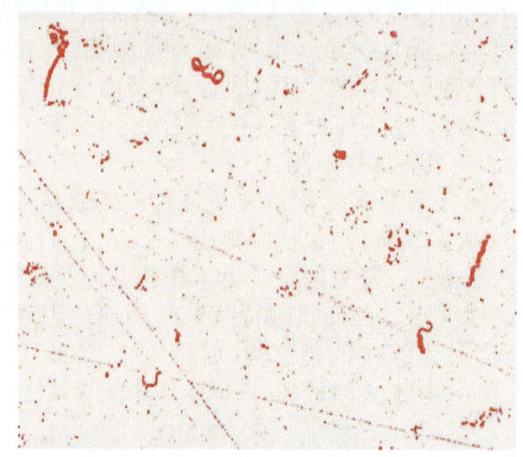

图18-6 胎儿弯曲菌

(二) 致病性与免疫性

致病物质有黏附素、细胞毒性酶类和肠毒素,其作用机制尚不清楚。空肠弯曲菌是散发性细菌性胃肠炎最常见的菌种之一。该菌常通过污染饮食、牛奶、水源等被食入。在发展中国家,50%以上感染由污染的鸡肉而引起。由于空肠弯曲菌对胃酸敏感,经口食入至少10^4个细菌才有可能致病。肠上端微需氧环境适宜本菌生存及繁殖,造成空肠、回肠和大肠组织损伤,通过肠黏膜侵入血液。患者表现发热、腹泻、呕吐和肌肉痛。潜伏期平均3~5天,病程7~10天。1~2天后,粪便的特征是带血,镜检中有多形核白细胞,重症病例也有痢疾样血或果酱样便、黏液便,量多及头痛、不适、发热,常误诊为急性溃疡性肠炎。通常该病有自限性,病程5~8天。抗生素能进一步限制感染病人粪便中细菌的存活时间。感染空肠弯曲菌后2~4周可产生特异性IgM和IgG抗体,能通过免疫调理和活化补体等作用增强吞噬细胞的吞噬杀灭细菌功能。肠道分泌的SIgA对鞭毛和菌毛等侵袭因子具有拮抗作用。

(三) 微生物学检查

标本采集后立即送检。可悬滴标本镜下观察有无投镖式或螺旋状运动的细菌;粪便和肛拭子标本直接接种于改良的Skir-row血琼脂平板和Campy-BAP平板;血液或脑脊液标本接种布氏肉汤增菌后,转种弯曲菌分离培养基,置42℃、37℃,在微需氧环境下培养24~72小时,观察菌落特征。

(四) 防治原则

目前尚无特异性疫苗。预防主要是注意饮水和食品卫生,如加强人畜、禽类的粪便管理。空肠弯曲菌对红霉素、克林霉素、氨基糖苷类、氯霉素及氟喹诺酮类敏感,由于可产生β-内酰胺酶,一般对β-内酰胺类耐药。

第五节 不动杆菌属

不动杆菌属(Acinetobacter)细菌是需氧的革兰阴性菌,球形或球杆形,无芽胞,有16个菌种。广泛分布于水体和土壤中,易在潮湿环境中生存,如浴盆、肥皂盒等处,也存在于健康人的皮肤、咽、结膜、唾液、胃肠道及阴道分泌物中,是条件致病菌。该属中鲍曼不动杆菌(A. baumanii)较多见,是导致医院感染的次常见菌;鲁菲不动杆菌(A. lwoffii)、溶血不动杆菌(A. haemolyticus)、琼氏不动杆菌(A. junii)和约翰逊不动杆菌(A. johnsonii)及其他不动杆菌也偶尔可分离出。来自于病人标本的细菌在各种培养基上都生长很好。该类细菌黏附力极强,易在各类医用材料上黏附,而可能成为贮菌源。感染源可以是病人自身(内源性感染),亦可以是不动杆菌感染者或带菌者,尤其是双手带菌的医务人员。传播途径有接触传播和空气传播。在医院里,污染的医疗器械及工作人员的手是重要的传播媒介。易感者为老年患者、早产儿和新生儿,手术创伤、严重烧伤、气管切开或插管、使用人工呼吸机、行静脉导管和腹膜透析者及广谱抗菌药物或免疫抑制剂应用者也易感染。

该菌导致的肺部感染,既有外源性感染,又有内源性感染。口咽部菌体的吸入,很可能是内源性感染的主要发病机制,常有发热、咳嗽、胸痛、气急及血性痰等表现。手术切口、烧伤及创伤的伤口,均易继发不动杆菌皮肤感染,或与其他细菌一起造成混合感染,临床特点与其他细菌所致感染并无明显不同,多无发热,偶可表现为蜂窝织炎。不动杆菌还可引起肾盂肾炎、膀胱炎、尿道炎、阴道炎等,其诱因多为留置导尿、膀胱造瘘等。菌血症为不动杆菌感染中最严重的临床类型,病死率达30%以上,多为继发于其他部位感染或静脉导管术后,少数原发于输液。脑膜炎多发于颅脑手术后,有发热、头痛、呕吐、颈强直、凯尔尼格征阳性等化脓性脑膜炎表现。

该菌带多种耐药基因,可将其耐药性传递给其他细菌,也可接受其他细菌的耐药基因,故可对多种抗生素耐药。治疗可用庆大霉素、卡那霉素或妥布霉素。影响本病预后的因素是基础病的严重程度、引起感染的诱因能否消除、治疗的早晚以及抗菌方案是否合理等。肺部感染与菌血症的预后较差。

第六节 莫拉菌属

莫拉菌属(Moraxella)与不动杆菌属同属莫拉菌科,共有15个种。革兰染色阴性,小杆菌、球杆菌或球菌,无鞭毛,不发酵,氧化酶阳性。该属细菌100多年来一直被认为是上呼吸道正常菌群中成员,近20年才证实可导致呼吸道感染,属条件致病菌。感染多发生于肿瘤及化、放疗等免疫功能低下的患者。该菌是儿童社区获得性肺炎、上颌窦炎、中耳炎以及成年人慢性下呼吸道感染的第三位最常见致病菌,仅次于流感嗜血杆菌和肺炎链球菌。自1976年首次报道分离出卡他莫拉菌β内酰胺酶阳性菌株后,该菌β内酰胺酶阳性率急剧升高,在多个国家和地区都高达90%以上,因而对β内酰胺类抗生素的耐药率不断增加,故临床应根据药物敏感试验结果选用抗生素进行。

卡他莫拉菌为革兰阴性双球菌,营养要求不高,普通培养基上即可生长,为苛氧菌,最适生长温度35℃,产氧化酶和DNA酶,对糖类均不发酵,抵抗力较强,在干痰中可存活27天,65℃时可存活30分钟。其菌体结构有外膜蛋白、肽聚糖和脂低聚糖(lipooligosaccharide,LOS)。肽聚糖有利于细菌激发巨噬细胞的各种功能,且可增加肿瘤坏死因子的分泌。LOS是细菌的重要毒力因子,当机体免疫力低下时,该菌可单独或与其他菌类共同引起黏膜卡他性炎症、急性咽喉炎、支气管炎、肺炎、急性中耳炎或脑膜炎等,是医院内病人上呼吸道感染的常见病原菌。

第七节 气单胞菌属

气单胞菌属(Aeromonas)是一类具有单端鞭毛、有荚膜的革兰阴性杆菌,共有27个菌种,其中嗜水气单胞菌嗜水亚种(A. hydrophila subsp. hydrophila)和豚鼠气单胞菌(A. caviac)为主要致病的菌种,可引起人类胃肠炎、食物中毒、败血症及创伤感染等。气单胞菌可在普通常规培养基上生长,如血、巧克力平板及许多肠道鉴别培养基,故从除粪便外的其他临床标本中分离该菌并不困难,而许多特殊的鉴别和选择培养基也用于分离气单胞菌。在普通营养琼脂平板28℃培养24小时后的菌落有特殊芳香气味。该类菌生长温度范围广(0~45℃),人分离菌株(嗜常温菌株)在10~42℃间生长,而无运动性的嗜冷菌株生长的最高温度为37℃。气单胞菌属兼营有氧和无氧代谢,触酶和氧化酶均为阳性,可还原硝酸盐为亚硝酸盐,发酵葡萄糖以及其他许多糖类产酸或产酸产气,产生许多胞外酶如淀粉酶、DNA酶及其他的水解酶类。

气单胞菌在自然界分布广泛,主要存在于水生环境,包括食品、地面水、海水、河水、湖泊、蓄水池和供水系统中。嗜水气单胞菌可产生外毒素、胞外蛋白酶、S蛋白、菌毛、外膜蛋白、脂多糖等致病物质,最主要致病因素是外毒素,如肠毒素、溶血素和细胞毒素。肠毒素分为细胞溶解性、细胞毒性和细胞兴奋性三种。临床上以急性出血性败血症为主要特征。还可感染鱼类、两栖类、爬行类、鸟类和哺乳类等动物。气单胞菌可引起人肠道感染和肠道外感染，如败血症、伤口、眼、骨关节、腹腔感染和其他感染，其中嗜水气单胞菌是一种典型的人-畜-鱼共患病原菌，人类可因致病性嗜水气单胞菌感染而发生腹泻、食物中毒、继发感染等等。

根据不同疾病分别采取粪便或肛试、血液、脓汁、脑脊液和尿液等标本进行微生物学检查。用血平板和选择性培养基同时进行分离培养，对分离菌落作氧化酶、吲哚试验等进行鉴定，并注意与弧菌属和邻单胞菌的鉴别，必要时用分子生物学技术对气单胞菌的基因进行鉴定。

大多数气单胞菌对青霉素、氨苄西林、替卡西林耐药，但对广谱抗生素先锋霉素、氨基糖苷类、碳青霉烯、氯霉素、复方新诺明和喹诺酮类敏感。我国气单胞菌对抗生素的耐药比较普遍。

第八节　李斯特菌属

李斯特菌属（*Listeria*）有 8 个菌种，仅单核细胞增多性李斯特菌（*L. monocytogenes*）可引起人类的脑膜炎、败血症、流产及新生儿感染等疾病，如果免疫缺陷者发生李斯特菌感染，其病情严重，病死率高达 33%。

单核细胞增多性李斯特菌为短小的革兰阳性无芽胞杆菌，有鞭毛，可产生荚膜。营养要求不高，20～25℃时具运动性，37℃运动消失，此特征可作为初步判定。在脑脊液中常成对排列，易误认为肺炎链球菌，染色过度脱色易误认为流感杆菌。普通培养基上能生长，血清平板上生长良好，菌落周围有狭窄的溶血环。根据菌体与鞭毛抗原不同分为若干型，90% 的临床感染由 Ia、Ib 及Ⅳb 型引起。能发酵多种糖类，与多种革兰阳性菌有共同抗原，故血清学诊断无意义。

单核细胞增多性李斯特菌在自然界普遍存在，不易被冻融、强光等环境因素所杀灭。土壤、烂菜、污水、江河水道、饲料中均可有该菌存在，因此常被人和动物所携带，在健康人群中的携带率为 1%～5%。易感人群为新生儿、高龄孕妇和免疫功能低下者。污染的动物性食品如牛奶、鸡肉、冷藏食物可致感染暴发流行。李斯特菌属细胞内寄生菌，不产内毒素，可产生一种溶血性的外毒素——李斯特菌溶素 O（listeriolysin O），与链球菌溶素 O 和肺炎链球菌溶素（pneumolysin）的基因具有同源性。此溶素需细菌被吞噬后在细胞内生长时释放，这与细菌能在巨噬细胞和上皮细胞内生长以及在细胞间的传播有关。

细菌可直接累及胎盘、羊水和宫腔或胎儿，造成死胎、早产或新生儿感染，感染部位常能分离到细菌，以婴儿的胃肠道和肺部的细菌密度最高，提示感染由吸入羊水而致，并非血源性。因此，本菌所致新生儿疾患可分为早发和晚发两型。早发型为宫内感染，常致婴儿败血症，病死率极高。晚发型在出生后 2～3 天引起脑膜炎、脑膜脑炎和败血症等。本菌致成人感染主要是引起脑膜炎和败血症等。

微生物学检查可取血液、脑脊液进行检查，也可采集宫颈、阴道、鼻咽部分泌物，新生儿脐带残端、羊水等，引起肠道感染者可取可疑食物、粪便和血液等。根据细菌形态学、培养特性及生化反应作出诊断。治疗可用青霉素、氨苄西林、庆大霉素、红霉素等。

Summary

L. pneumophila is an organism that resides in the environment in pools of stagnant water. In man, it also survives as a facultative intracellular pathogen. The organism is transmitted in contaminated air but not spread person-person. *L. pneumophila* was recognized as a newly described pathogen after an investigation by the Centers for Disease Control (CDC) of an outbreak of pneumonia, with several fatalities, among a group of Legionnaires at a convention

Nosocomial infections by *P. aeruginosa* are particularly common in intensive care units and can lead to fatal pneumonia in which the patient has a productive cough, chills, breathing difficulties and cyanosis. The problem is compounded by the often encountered resistance of pseudomonads to common antibiotics. Identification of a pseudomonad infection includes pigment production: pyocyanin (blue-green) and fluorescein (green-yellow, fluorescent) and biochemical reactions.

Bordetella pertussis is extremely small, strictly aerobic, and Gram-negative. The organism, contained in aerosol droplets, gains access via inhalation and colonizes the bronchial ciliary epithelial cells. Most of the patients with whooping cough are less than a year old although older children may also get the disease. The severity of disease is also age-related.

C. jejuni infects the intestinal tract of several animal species (including cattle and sheep) and is a major cause of abortions. The organism is transmitted to man in milk and meat products. Watery diarrhea predominates but dysentery is common.

（廖　芳）

第十九章 放线菌属与诺卡菌属

放线菌是一大类微生物,大多数不致病。对人致病的放线菌可分含和不含分枝菌酸两类。含分枝菌酸的放线菌有诺卡菌属、分枝杆菌属和棒状杆菌属;不含分枝菌酸的有放线菌属。放线菌是抗生素的主要产生菌,许多医学上的重要抗生素,如氨基糖苷类、蒽环类、内酰胺类、大环内酯类等都是由放线菌产生的。

第一节 放线菌属

> **案例 19-1**
> 患者,男,24 岁。因牙周炎就诊,口腔科检查发现右上 5、6、7 颗牙釉质上有菌斑形成,牙龈组织表面有黄色小颗粒,将颗粒制成压片染色,显微镜下可见放射状排列的菌丝,似菊花。
> **思考题:**
> 患者牙龈上的黄色颗粒是什么?是否具有诊断意义?

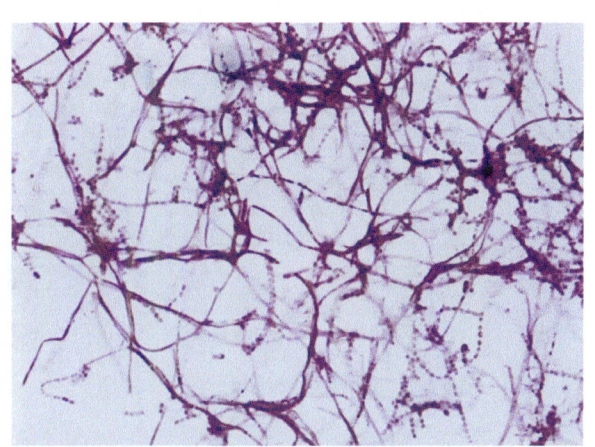

图 19-1 放线菌镜下形态(1000×)

放线菌属(*Actinomycetes*),是一类具有丝状分枝细胞的革兰阳性细菌,因菌落呈放射状而得名。放线菌广泛分布于自然界,喜欢生活在有机质丰富的微碱性土壤中,泥土所特有的"泥腥味"就是由放线菌产生的。放线菌大多数不致病。正常寄居在人和动物口腔、上呼吸道、胃肠道和泌尿生殖道。对人和动物有致病性的有衣氏放线菌(*A. israelii*)、牛放线菌(*A. bovis*)、内氏放线菌(*A. naeslundii*)、黏液放线菌(*A. viscous*)和龋齿放线菌(*A. odontolyticus*)等。其中对人致病性较强的主要为衣氏放线菌。

一、生物学性状

放线菌的形态比细菌复杂些,但仍属于单细胞。革兰染色阳性、非抗酸性丝状菌,菌丝细长无隔,直径 0.5~0.8μm,有分枝,菌丝 24 小时后断裂成链球或链杆状,不形成气生菌丝,形似类白喉杆菌(图 19-1)。

放线菌人工培养比较困难,厌氧培养或微需氧。初次分离加 5% CO_2 可促进其生长,在固体培养基上形成与细菌不同的菌落特征,放线菌菌丝相互交错缠绕形成质地致密的菌落,干燥、不透明、难以挑取,表面为粉末状或颗粒状,由于培养基内菌丝常有颜色,使得菌落的正反面呈现出不同的色泽(图 19-2)。血琼脂平板上不溶血。

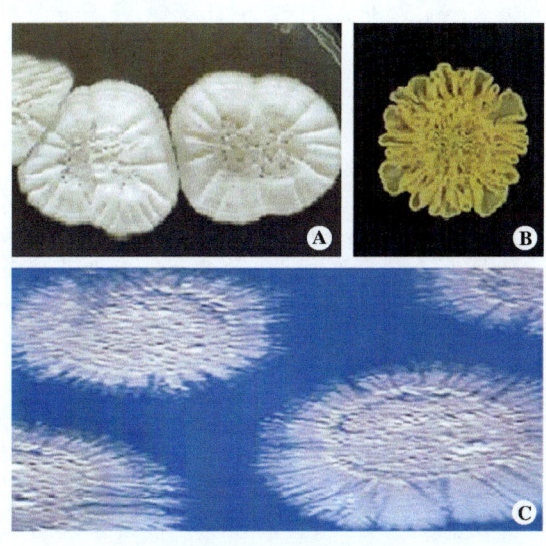

图 19-2 放线菌的菌落

过氧化氢酶试验阴性。能分解葡萄糖,产酸不产气,不形成吲哚。衣氏放线菌能还原硝酸盐和分解木糖,以此与牛放线菌区别。

放线菌在患者病灶组织和瘘管流出的脓样物质中,可找到肉眼可见的黄色硫黄状小颗粒,称为硫黄样颗粒(sulfur granule)。它是放线菌在组织中形成的菌落。将硫黄样颗粒制成压片或组织切片,在显微镜下可见颗粒呈菊花状,核心部分由分枝的菌丝交织组成;周围部分长丝排列成放线状,菌丝末端有胶质样物质组成鞘包围,且膨大成棒状体。部分呈革兰阴性。病理标本经苏木精伊红染色,中央部为紫色,末端膨大部红色(图19-3)。

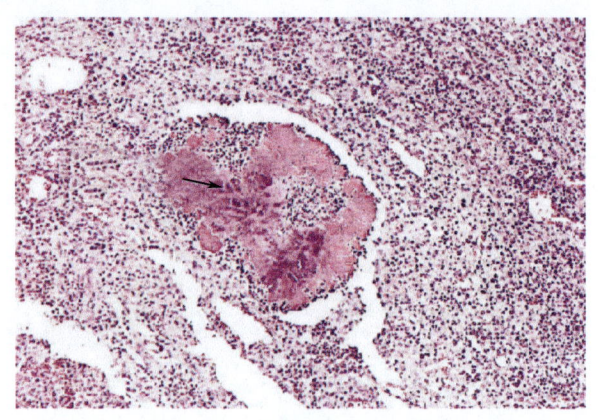

图19-3 放线菌硫黄样颗粒压片染色

二、致病性与免疫性

放线菌大多存在于正常人口腔等与外界相通的腔道,属正常菌群。一般不在人间及人与动物间传播。主要引起内源性感染,在机体抵抗力减弱、口腔卫生不良、拔牙或外伤时引起软组织的化脓性炎症。若无继发感染大多呈慢性无痛性过程,并常伴有多发性瘘管形成,排出硫黄样颗粒是其主要特征,称为放线菌病。

> **案例19-1提示:**
> 放线菌属正常菌群,当机体免疫功能下降、口腔卫生不良、拔牙或外伤等因素存在时可引起内源性感染。患者牙龈上的黄色颗粒即是硫黄样颗粒,是放线菌在牙龈组织中形成的菌落,此颗粒压片,在显微镜下可见颗粒呈菊花状,有诊断意义。

根据感染途径和涉及的器官,临床分为面颈部、胸部、腹部、盆腔和中枢神经系统等感染。最常见的为面颈部感染,约占患者的60%。放线菌病与龋齿和牙周炎有关。患者常有近期口腔炎、拔牙史或下颌骨骨折后颈面肿胀,不断产生新结节、多发性脓肿和瘘管形成。病原体可沿导管进入唾液腺和泪腺,或直接蔓延至眼眶和其他部位。若累及颅骨可引起脑膜炎和脑脓肿。胸部感染常有吸入史,也可由颈面部感染通过血行传播。开始在肺部形成病灶,症状和体征似肺结核。损害大多广泛连续蔓延,可扩展到心包、心肌,并能穿破胸膜和胸壁,在体表形成多数瘘管,排出脓液。腹部感染常由吞咽含病原性唾液或由于腹壁外伤或阑尾穿孔。原发性皮肤放线菌病常由外伤或昆虫叮咬引起,先出现皮下结节,然后结节软化破溃形成瘘管。中枢神经系统感染常继发于其他病灶。

放线菌病患者血清中可找到多种抗体,但抗体无诊断价值。机体对放线菌的免疫主要靠细胞免疫。

三、微生物学检查

放线菌最简单的检查方法是从脓汁中发现硫黄样颗粒。将可疑颗粒制成压片,在显微镜下检查是否有放线状排列菌丝。必要时作厌氧培养于不含抗生素的沙保培养基及血平板上。放线菌生长缓慢,常需观察2周以上,可形成白色、边缘不规则的粗糙菌落。亦可取活组织切片染色检查。放线菌病患者血清中可找到多种抗体,但无诊断价值,对机体也无保护作用。

四、防治原则

慎用抗生素,注意口腔卫生、牙病早日修补是预防的主要方法。患者的脓肿和瘘管应进行外科清创处理,选用环丝氨酸和磺胺类药物,同时配合青霉素治疗。亦可用克林达霉素、红霉素或林可霉素等治疗。

第二节 诺卡菌属

> **案例19-2**
> 某患者,52岁。体温40℃持续2周,伴咳嗽、咳痰,X线胸片示"左下肺球形阴影,边缘光滑",曾静脉滴注克林霉素8天,无好转。体检:体温39.5℃,热性面容,肺听诊可闻及湿啰音。血常规表现白细胞增高,其他未见异常,痰培养(-)。入院后胸部CT示左下肺厚壁偏心空洞,周边光滑,双侧胸腔少量积液,拟诊为肺脓肿。经皮胸腔肺穿刺,抽出约10ml黏稠黄色脓性物,送细菌室检查发现革兰阳性丝状菌,菌丝有横隔并断裂,抗酸染色阳性,普通培养基培养1周出现黄色、干燥粗糙的菌落。
> **问题:**
> 1. 患者的检查结果应考虑什么微生物感染?
> 2. 患者的临床表现应考虑与哪些感染鉴别,以防止误诊?

诺卡菌属(*Nocardia*)是一群需氧性放线菌,主要分布于土壤中,非人体正常寄生菌。多数诺卡菌为腐生的非致病菌,只有少数诺卡菌可以引起人类外源性感染。主要有**星形诺卡菌**(*N. asteriodes*)和**巴西诺卡菌**(*N. brasiliensis*),我国常见感染的是星形诺卡菌。

一、生物学性状

1. 形态与染色 诺卡菌为**丝状菌**,菌丝有横隔并断裂(图19-4)。革兰染色阳性,细胞壁含分枝菌酸,抗酸染色阳性,但若用1%盐酸乙醇延长脱色时间则变为抗酸染色阴性,可与结核分枝杆菌区别。痰或脓汁中可出现淡黄、红或黑色的菌丝颗粒(硫黄颗粒),直径<1mm,压片观察菌丝末端无膨大。

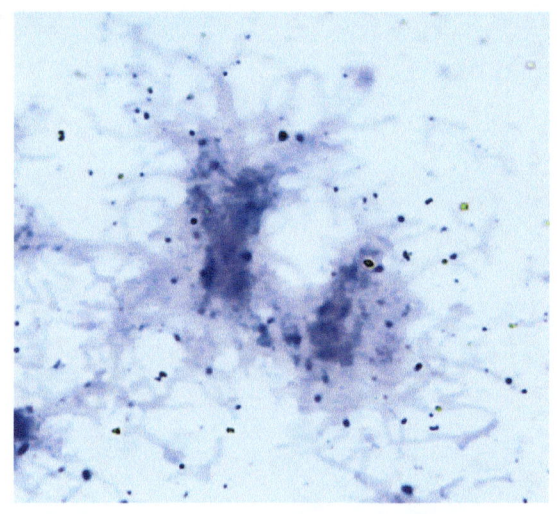

图19-4 诺卡菌镜下形态(1000×)

2. 培养特性 专性需氧。营养要求不高,在普通培养基或沙保培养基生长良好。对生长温度适应性强,室温至45℃均能生长,以37℃为宜。生长缓慢,培养7天后始见各种颜色干燥粗糙的菌落,星形诺卡菌菌落呈黄色或深橙色;巴西诺卡菌有白色菌丝生长。液体培养,形成菌膜,液体澄清。

3. 生化反应 不分解蛋白,液化明胶情况不等,分解葡萄糖和尿素。

二、致病性与免疫性

诺卡菌主要经创口或呼吸道侵入机体,引起外源性化脓性感染,称**诺卡菌病**(nocardiosis)。星形诺卡菌主要由呼吸道吸入感染致病,免疫功能低下者(AIDS、白血病和移植等)易感,由呼吸道吸入可引起肺炎、肺脓肿和肺空洞等,类似结核病和肺真菌病。此菌易于血行传播,1/3感染患者引起脑膜炎或脑脓肿。巴西诺卡菌主要通过创伤感染,创伤患者感染以化脓坏死为特点,可形成结节、脓肿和瘘管。感染好发于腿足部,称**足菌肿**(mycetoma)。

三、微生物学检查

取脓汁、脑脊液和痰涂片染色镜检,可发现革兰染色阳性和抗酸染色阳性的丝状菌。检查硫黄颗粒。分离培养采用不含抗生素的沙保培养基或血平板,观察其菌落形态和涂片镜检。诺卡菌易形成L型菌,应采用高渗培养基分离培养。

> **案例19-2提示:**
> 诺卡菌病的诊断要依靠实验室检查,找到病原体。因此,对临床表现怀疑的病例,应及时进行相应检查及鉴别试验。

四、防治原则

无特异性预防方法。诺卡菌为外源性感染,主要是加强无菌观念,加强对免疫功能低下患者的护理。创伤伤口要认真消毒,脓肿瘘管外科切除和清创。治疗采用抗生素或磺胺类,治疗时间不应少于6周。

> **Summary**
>
> Actinomyces is a genus of the actinobacteria class of bacteria. They are all Gram-positive and can be either anaerobic or facultatively anaerobic. Actinomyces species do not form endospores, while individual bacteria are rod-shaped, morphologically Actinomyces colonies form fungus-like branched networks of hyphae. Actinomyces are known for causing disease in humans, and for the important role they play in soil ecology. Many Actinomyces species are opportunistic pathogens of humans and other mammals, particularly in the oral cavity. These bacteria can cause actinomycosis, a disease characterized by the formation of abscesses in the mouth, lungs, or the gastrointestinal tract. Actinomycosis is most frequently caused by *Actinomyces israelii*.
>
> Actinomycosis is most frequently caused by *Actinomyces israelii* and is sometimes known as the "most misdiagnosed disease," as it is frequently confused with neoplasms. *A. israelii* is a normal colonizer of the vagina, colon, and mouth. Infection is established first by a breach of the mucosal barrier during various dental procedures, aspiration. "Sulfur" granules form in a central purulence surrounded by neutrophils. Symptoms

of actinomycosis may be chest pain, fever, and weight loss. Treatment for actinomycosis consists of antibiotics such as penicillin or amoxicillin for six to twelve months, as well as surgery if the disease is extensive. Consider actinomycosis when the patient has chronic progression of disease and recur, and refractory infection after a typical course of antibiotics.

The most common manifestation of nocardial infection is pneumonia. The bacteria are Gram-positive, partially acid-fast rods, which grow slowly in branching chains resembling fungal hyphae. Three species cause nearly all human infections: *N asteroides*, *N brasiliensis*, and *N caviae*. These are distinguished by proteolytic and fermentation patterns in culture. Infection is by inhalation of airborne bacilli from an environmental source (soil or organic material), the disease is not contagious. Nocardiosis usually occurs in recipients of organ transplants, in patients with leukemia, lymphoma, humoral, or leukocyte defects or after prolonged steroid therapy. Diagnosis is by Gram stain, modified acid-fast stain, and culturing of organisms from sputum, bronchoscopic specimens (washing, brushing), aspirates of abscesses, or by biopsy. Nocardiosis is treated by prolonged (up to 1 year) therapy with trimethoprim-sulfamethoxazole.

(刘　新　王　岚)

第二十章 支 原 体

支原体(*Mycoplasma*)是一类目前已知在无生命培养基上生长繁殖的最小的原核细胞型微生物。Nocard 于1898年首先分离出来这种微生物。1967年被正式命名。支原体属于柔膜体纲(Mollicute),与医学相关的支原体目(Mycoplasmtales)分支原体属(*Mycoplasma*)和脲原体属(*Ureaplasma*),具有致病性的主要有肺炎支原体(*M. pneumoniae*)、人型支原体(*M. hominis*)、解脲脲原体(*U. urealyticum*)、穿透支原体(*M. penetrans*)、发酵支原体(*M. fermentans*)、梨支原体(*M. pirum*)和生殖支原体(*M. genitalium*)。

第一节 肺炎支原体

案例 20-1

患者,男,20岁。阵发性、刺激性咳嗽,咳少量黏痰或黏液脓性痰,头痛,乏力,咽痛,食欲减退2月余,最近1周头痛明显,畏寒,自认为感冒即口服阿莫西林2盒未见好转。查体:咽红充血,口唇轻度发绀,体温37.7℃,双肺呼吸音粗,可闻及痰鸣、喘鸣及中小湿啰音。入院摄胸片提示支气管肺炎,血常规及粪尿常规均在正常范围。

思考题:

1. 如何快速确定病因?
2. 为什么口服阿莫西林未见好转?应该首选什么药物治疗?
3. 该病原体是如何传播的?致病物质是什么?

肺炎支原体(*M. pneumoniae*),是引起急性呼吸道感染的常见病原,占非细菌性肺炎的50%左右。

一、生物学性状

肺炎支原体形态呈高度多形性,如球形、球杆形、棒状、分枝形和丝状等。大小为0.2~0.3μm,营养要求较高,初次分离培养时,尚须添加10%的酵母浸膏、10%~20%的人或动物血清,以提供支原体不能合成的固醇和长链脂肪酸。并置于5% CO_2 条件下生长才较好。在1.4%琼脂培养基上培养10天左右可形成油煎蛋状菌落(见图20-1),肺炎支原体可发酵葡萄糖,但不能利用精氨酸及尿素,能破坏红细胞使血平板呈现β溶血,对醋酸铊、结晶紫有抵抗力,可用于分离培养时去除杂菌。对青霉素不敏感。

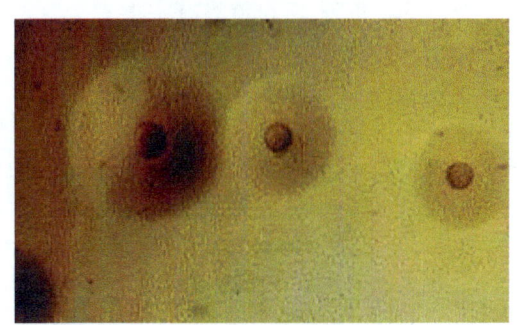

图20-1 支原体典型的"荷包蛋样"菌落

二、致病性与免疫性

1. 感染途径 肺炎支原体主要引起呼吸道外源性感染,由口、鼻分泌物经空气传播。传染源为患者或带菌者。儿童和青少年为易感人群,但现在发现在成人中亦非少见,一年四季均可发病,但多发生在夏末秋初。

2. 致病物质 有以下几种:①黏附因子P1蛋白,能吸附于宿主呼吸道黏膜细胞受体神经氨酸酶上,继而在局部增殖,获取宿主细胞膜固醇等脂类,导致宿主细胞的损伤;②荚膜,具有抗吞噬作用,亦有毒性;③毒性代谢产物,如神经毒素、核酸酶、过氧化氢和超氧阴离子等引起宿主黏膜上皮细胞的病理性损害,出现肿胀、坏死和脱落,微纤毛运动减弱或停止。

3. 所致疾病 为支原体肺炎,此病的病理变化以间质性肺炎为特征,故又称原发性非典型肺炎(primary atypical pneumonia)。潜伏期2~3周,起病缓慢,约1/3病例无症状。呼吸道感染有咽炎和支气管炎,少数累及肺。发病初有乏力、头痛、咽痛、发冷、发热、肌肉酸痛、食欲减退、恶心、呕吐等,头痛显著。发热高低不一,可高达39℃。2~3天后出现明显的呼吸道症状,如阵发性刺激性咳嗽,咳少量黏痰或黏液脓性痰,有时痰中带血。发热可持续2~3周。热度恢复正常后尚可遗有咳嗽,伴胸骨下疼痛。支原体肺炎临床症状轻重不一,婴幼儿病情较重,发病急,病程长,以呼吸困难为主,主要症状一般在10天后减轻。

> **案例 20-1 提示：**
> 支原体引起呼吸道感染，患者起病缓慢，病程长，表现不典型。

X线改变可有：①肺门阴影增浓；②支气管肺炎改变；③间质性肺炎改变；④均一的实变影像。

支原体肺炎以1~15岁人群发病率较高，其中婴幼儿发病率占25%~69%，病情严重。肺炎支原体引起的呼吸道感染每隔4~6年将有一次较大规模的流行，严重患者可发生死亡。

4. 免疫性 机体感染肺炎支原体后，血清中可检出多种抗支原体抗体，只有呼吸道sIgA对再感染有一定防御作用，但仍可再感染。患者血清中还可诱发一种非特异冷凝集素，它可能是支原体作用于红细胞I型血型抗原，使其变性后产生的自身抗体，是某些患者由支原体感染引起的一种自身免疫现象。肺炎支原体感染者冷凝集素的阳性率为50%以上，常用于辅助诊断。

三、微生物学检查

肺炎支原体的诊断方法主要靠分离培养和血清学检查。因肺炎支原体生长缓慢，快速诊断有赖于寻找抗原。

1. 分离培养 取可疑患者痰、鼻和喉拭子接种在含有血清和酵母浸膏的培养基中培养，可获肺炎支原体。初分离时生长缓慢，需时约1~2周，长出的菌落没有明显周边。多次传代后生长加快，典型菌落成油煎蛋样。分离的支原体可经形态、血细胞吸附、生长反应以及特异性抗血清作生长抑制试验（GIT）进行鉴定。培养阳性率差，血清学诊断阳性者而培养阳性率仅为64%。

2. 血清学检查 常用冷凝集试验。此试验是用患者血清与人O型红细胞或自身红细胞混合，4℃过夜，观察红细胞凝集现象。肺炎支原体感染时有50%~90%左右患者可出现阳性。此试验为非特异性，呼吸道合胞病毒感染、腮腺炎、流感等也可出现冷凝集素效价升高。故只能作为辅助诊断。此外，亦可采用间接ELISA检测肺炎支原体的特异性IgM抗体，有早期诊断意义。

3. 快速诊断 ①用ELISA试验从患者痰、鼻洗液或支气管洗液中检测分子量为43kD多肽或190kD的P1肺炎支原体蛋白；②用PCR技术从患者痰中检测肺炎支原体DNA，特异性强。

四、防治原则

肺炎支原体减毒活疫苗在动物试验中有免疫预防效果，但人群中的应用还没有报道。治疗大多采用大环内酯类抗生素如罗红霉素、克拉霉素、阿奇霉素等治疗有效，但可产生耐药性。

第二节　解脲脲原体

> **案例 20-2**
> 患者，女，婚后2年未孕，去妇科保健医院检查，被检出生殖道脲原体（+），医生告诉她需要请她先生也去男性科检查，请问：章女士是否被脲原体感染，这是一种什么类型的疾病？它会造成什么样的伤害，为什么要检查其配偶呢？

引起泌尿生殖道感染的支原体主要有溶脲脲原体、人型支原体和生殖支原体，其中溶脲脲原体是引起泌尿生殖道感染的常见的病原体之一。**解脲脲原体**（ureaplasma urealyticum，UU）亦称溶脲脲原体，在分类学上属支原体科脲原体属，是1954年Shepard首次从非淋菌性尿道炎患者的尿道分泌物中获得，我国于1986年首次分离出溶脲脲原体，20世纪90年代开始受到广泛重视。

一、生物学性状

脲原体呈球形或球杆状，直径约为50~300nm，单个或成双排列。革兰染色阴性，但不易着色，无动力，微需氧。能在人工培养基上生长，营养要求较高，需提供胆固醇和酵母浸液。溶脲脲原体形成的菌落仅15~30μm，呈颗粒状或具有较窄边缘的油煎蛋状，需放大200倍才能观察到，故曾称"T"株（tiny strain）。能分解尿素产氨，使培养基变碱，使培养基中酚红变红，但培养基不变混浊。

二、致病性

> **案例 20-2 提示：**
> 解脲脲原体可通过性接触传播，可引起泌尿生殖系统感染和不育。

解脲脲原体是人类泌尿生殖道常见的寄生菌之一，在一定条件下可引起泌尿生殖系统感染和不育，致病机制可能与其产生的侵袭性酶和毒性产物有关，为局部感染，是**非淋菌性尿道炎**（nongonococcal urethritis，NGU）的重要病因。脲原体可吸附于精子表面，阻碍精子的运动；产生神经氨酸酶样物质干扰精子和卵子的结合；与精子有共同抗原成分，对精子可造成免疫损伤。国内报道不育（不孕）男女，溶脲脲原体检出率明显高于正常生育对照组；经多西环素（强力霉素）为主的治疗后,大部分转阴,其中恢复妊娠者占治疗者 1/3。

三、微生物学检查

溶脲脲原体的分离可用加尿素和酚红的含血清支原体肉汤。肉汤内可加青霉素抑制杂菌生长。溶脲脲原体具有尿素酶,可分解尿素产氨,使酚红变红,但培养液澄清,表示阳性。在固体培养基上用低倍镜观察,可见有微小的荷包蛋样或颗粒样菌落生长。免疫斑点试验(IDT)是将待检材料加于硝酸纤维滤膜上,干燥后加免疫血清。若两者特异性相同就不能被洗去,可用酶标 SPA 显色,表示阳性反应。此法可用于检测溶脲脲原体抗原或鉴定培养物。

此外可应用 PCR 技术,通过对特异性引物扩增尿素酶基因等方法检测溶脲脲原体。

四、防治原则

溶脲脲原体感染的预防包括宣传教育,注意性卫生,通过防止不洁性交切断传播途径,治疗可选用四环素、阿奇霉素、红霉素等,但要注意耐药株的产生。

第三节　其他致病性支原体

一、人型支原体

Dienes 等于 1937 年从一女性病人巴氏腺脓肿部位分离到人型支原体。人型支原体形态结构与解脲脲原体相似。能分解精氨酸,不分解尿素和葡萄糖。对红霉素不敏感,对四环素与林可霉素敏感。主要通过性接触传播,可引起附睾炎、盆腔炎、产褥热等。

二、生殖支原体

1981 年 Tully 自非淋菌性尿道炎患者尿中分离出来生殖支原体。形态为烧瓶状。生殖支原体能发酵葡萄糖,不分解尿素和精氨酸,培养较难,且生长缓慢。其顶端结构有黏附素,与肺炎支原体 P1 黏附蛋白在血清学上有明显的交叉反应。生殖支原体黏附于人的泌尿生殖道上皮细胞上,引起尿道炎。临床检查不宜分离病原体,最好的方法是进行核酸检测。

三、穿透支原体

1991 年,从 1 例艾滋病患者的尿中首次分离出来的一株新型支原体,具有黏附与穿入细胞的作用,被命名为穿透支原体。穿透支原体能发酵葡萄糖,分解精氨酸,不分解尿素,具有磷脂酶活性。目前所知穿透支原体为条件致病性支原体,可能是 AIDS 发病的辅助因素。

Summary

The family Mycoplasmataceae contains two genera that infect humans: *Mycoplasma* and *Ureaplasma*, which are usually referred to collectively as mycoplasmas.

Mycoplasmas are spherical to filamentous cells with no cell walls. There is an attachment organelle at the tip of filamentous. *Mycoplasmas* are the smallest self-replicating organisms with the smallest genomes (a total of about 500 to 1000 genes); they are low in guanine and cytosine. *Mycoplasmas* are nutritionally very exacting. Many require cholesterol, a unique property among prokaryotes. Fried-egg-shaped colonies are seen on agar.

Mycoplasmas have surface antigens such as membrane proteins, lipoproteins, glycolipids, and lipoglycans. Antibodies to surface antigens inhibit growth; various serological tests have been developed and are useful in classification.

Mycoplasmas are surface parasites of the human respiratory and urogenital tracts. *Mycoplasma pneumoniae* attaches to sialoglycoproteins or sialoglycolipid receptors on the tracheal epithelium via protein adhesins on the attachment organelle. The major adhesin is P1 protein. If cough, fever, and headache may persist for several weeks, that infection maybe by *Mycoplasma pneumoniae*. Convalescence is slow. *Ureaplasma urealyticum* infection causes non-gonococcal urethritis in men, resulting in dysuria, urgency, and urethral discharge. IgM antibodies, followed by IgG and secretory IgA, are important in host resistance.

Culture of *M. pneumoniae* from sputum or a throat swab is possible, but very slow; therefore diagnosis is usually based on serologic tests. Tests using diagnostic DNA probes and amplification of specific genomic mycoplasma sequences by the polymerase-chain reaction (PCR) are being developed. There is no certified vaccine for *M. pneumoniae*. Treatment with erythromycin or tetracyclines is effective in reducing symptoms in both *M. pneumoniae* and *U. urealyticum* infections.

(刘　新　李舒音)

第二十一章 立克次体

立克次体是1909年美国病理学家立克次（Howard Taylor Ricketts，1871～1910）在研究落基山斑疹热和鼠型斑疹伤寒时首先发现的。第二年，他不幸因感染斑疹伤寒而为科学献身。1934年，我国科学工作者谢少文首先应用鸡胚培养立克次体成功，为人类认识立克次氏体做出了重大的贡献。

立克次体（*Rickettsia*）是一类以节肢动物为传播媒介严格细胞内寄生的原核细胞型微生物。根据Bergey细菌学分册（2005年版）的分类，立克次体目分为立克次体科（Rickettsiaceae）、无形体科（Anaplasmataceae）和全孢菌科（Holosporaceace）。其中对人类致病的立克次体主要包括3个属，即立克次体科的立克次体属（*Rickettsia*）和东方体属（*Orientia*）以及无形体科的埃立克体属（*Ehrlichia*）。常见立克次体的分类、所致疾病、流行环节见表21-1。

表 21-1 常见立克次体的分类、所致疾病和流行环节

属群		种	细胞内定位	媒介	储存宿主	所致疾病	地理分布	外斐反应
立克次体属	斑疹伤寒群	普氏立克次体	胞质内	人虱	人	流行性斑疹伤寒	世界各地	OX_{19}
		斑疹伤寒立克次体	胞质内	鼠蚤	啮齿类	地方性斑疹伤寒	世界各地	OX_{19}
	斑点热群	立氏立克次体	胞质内和核内	蜱	各种啮齿类、犬、鸟类	落基山斑点热	西半球	OX_{19}, OX_2
		西伯利亚立克次体	胞质内和核内	蜱	啮齿类、家畜、鸟类	北亚蜱传染斑疹伤寒	北亚、内蒙古	OX_{19}, OX_2
		康氏立克次体	胞质内和核内	蜱	小野生动物	纽扣热	地中海国家、中东、非洲等	OX_{19}, OX_2
		澳大利亚立克次体	胞质内和核内	蜱	有袋动物、家鼠、田鼠	昆士兰热	澳大利亚	OX_{19}, OX_2
		小株立克次体	胞质内和核内	革螨	家鼠	立克次体痘	美国、东北亚、南非	阴性
东方体属	恙虫病群	恙虫病东方体	胞质内	恙螨	各种啮齿类、小哺乳类	恙虫病	亚洲、大洋洲	OX_k
埃立克体属		腺热埃立克次体	胞质内	?	?	人单核细胞埃立克体病	日本、马来西亚	
		查菲埃立克次体	胞质内	蜱	啮齿类	人单核细胞埃立克体病	美国	
		嗜吞噬细胞埃立克次体	胞质内	蜱	人、狗	人粒细胞埃立克体病	北美、欧洲	

立克次体的共同特征：①有多种形态，主要为球杆状，革兰阴性；②严格细胞内寄生，以二分裂方式繁殖；③含有DNA和RNA两类核酸；④以节肢动物作为传播媒介或储存宿主；⑤对多数抗生素敏感。

> **案例 21-1**
>
> 患者，女，48岁。以"发热、头痛、全身疼痛6天"入院，体温持续在39.0℃左右，并出现低血压，体检躯干、四肢及肋下可见散在的充血性斑丘疹及出血点，尿蛋白（++）。经抗病毒、抗渗出对症治疗，血压很快稳定在100/70mmHg，尿蛋白（-），但体温持续在39.0～40.0℃，剧烈头痛，全身斑丘疹增多，外斐氏OX_{19} 1:320以上。
>
> **思考题：**
> 1. 此病例最可能的诊断是什么？哪项检查可用于确诊？
> 2. 病人最可能通过什么途径感染的？预防该疾病流行的主要措施是什么？

第一节 立克次体属

一、普氏立克次体

普氏立克次体(R. prowazekii)是**流行性斑疹伤寒**(epidemic typhus,亦称虱传斑疹伤寒)的病原体。为纪念首先发现病原体的捷克科学家 Von Prowazek 而命名。

1. 感染途径 普氏立克次体是流行性斑疹伤寒(虱传斑疹伤寒)的病原体。病人是唯一的传染源,传播媒介是人虱,传播方式是虱—人—虱。虱叮咬病人并吸血,血中立克次体进入虱肠管上皮细胞内繁殖,破坏肠管上皮细胞,并随粪便排出体外。当感染的人虱叮咬健康人时,立克次体随粪便排泄于人的皮肤上,进而可从搔抓的皮肤破损处侵入人体内致病。此外,立克次体在干虱粪便能保持感染性达 2 个月,可经呼吸道和眼结膜使人感染。

2. 所致疾病 普氏立克次体所致疾病为流行性斑疹伤寒。潜伏期约 10~14 天,发病急骤,主要症状为高热、剧烈头痛和周身疼痛、皮疹,有的伴有神经系统、心血管系统或其他脏器损害。成年人感染多见。婴幼儿发病率低。

3. 免疫性 普氏立克次体是严格细胞内寄生,体内抗感染免疫以细胞免疫为主,体液免疫为辅。由于有两次立克次体血症,病后可获得牢固的免疫力,与斑疹伤寒立克次体感染有交叉免疫力。

> **案例 21-1 提示:**
> 普氏立克次体是流行性斑疹伤寒(又称虱传斑疹伤寒)的病原体。病人是唯一的传染源,体虱是主要传播媒介,传播方式为虱—人—虱。根据病人的临床表现持续高热、剧烈头痛、全身斑丘疹等可确诊就是普氏立克次体感染引起的流行性斑疹伤寒。

4. 微生物学检查

(1)标本的采集:一般在发病初期或急性期和应用抗生素前采血,以提高阳性分离率。流行病学调查需采取野生动物、家畜脏器以及节肢动物的组织悬液。

(2)分离培养:通常采用接种豚鼠腹腔分离立克次体,如被接种动物体温>40℃,有阴囊红肿,表示有立克次体感染。

(3)血清学检查:**外斐试验**(变形杆菌 OX_{19} 抗原)抗体效价≥1:160 有意义。如晚期血清效价高于早期效价 4 倍以上也有诊断价值。但要结合临床症状,以排除外斐反应假阳性。亦可将核酸探针及 PCR 技术用于立克次体病原学快速诊断。

> **案例 21-1 提示:**
> 确诊可依据外斐氏反应结果 OX_{19} 1:320 以上,同时结合临床症状发热发冷、剧烈头痛、全身斑丘疹,体温持续在 39.0℃左右。

5. 防治原则 改善卫生生活条件,消灭体虱,加强个人防护。在特异性预防上,以接种灭活疫苗为主,采用γ射线辐射的全细胞灭活鼠肺疫苗和鸡胚疫苗,具有一定免疫作用,免疫力可持续 1 年。氯霉素和四环素类抗生素对各种立克次体均有很好效果,禁用磺胺类药物治疗。

> **案例 21-1 提示:**
> 预防该病最主要措施就是讲究个人卫生,做好个人防护,消灭体虱,切断传播途径。确诊后应用四环素类抗生素治疗,禁用磺胺类药物。

二、斑疹伤寒立克次体

斑疹伤寒立克次体(R. typhi)亦称**莫氏立克次体**(R. mooseri),是**地方性斑疹伤寒**(endemic typhus)又称鼠型斑疹伤寒(murine typhus)的病原体。地方性斑疹伤寒可在世界各地散发,主要发生在非洲和南美洲。

1. 感染途径 斑疹伤寒立克次体主要传播媒介是鼠蚤和鼠虱,鼠类是其主要储存宿主,鼠间流行主要通过鼠蚤和鼠虱。当鼠蚤叮咬人时可将立克次体再传染给人。斑疹伤寒立克次体在鼠蚤肠上皮细胞内增殖,并随蚤粪排出。带有立克次体的干燥蚤粪有可能经口、鼻、眼结膜等途径进入人体致病。鼠蚤一般不因感染而引起死亡,所以鼠蚤亦是储存宿主(图 21-1)。

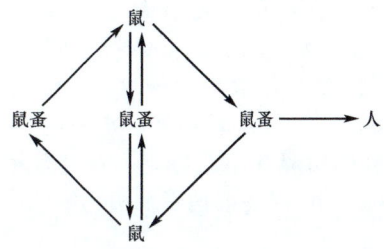

图 21-1 地方性斑疹伤寒传播方式

2. 所致疾病 斑疹伤寒立克次体致病物质同普氏立克次体。引起疾病为地方性斑疹伤寒。临床症状比流行性斑疹伤寒症状轻,起病缓慢,很少累及中枢神经系统和心肌。病死率低。

3. 免疫性 斑疹伤寒立克次体体内抗感染免疫以细胞免疫为主,体液免疫为辅。病后能获得牢固的免疫力,与普氏立克次体感染有交叉免疫力。

4. 微生物学检查 检查原则同普氏立克次体基本相同。接种豚鼠后 5～6 小时后，可观察到豚鼠发热、阴囊肿大，睾丸鞘膜液涂片可在胞质内找到立克次体。血清学实验有外斐反应和补体结合试验等。

5. 防治原则 预防主要是改善居住条件，讲究个人卫生，灭虱、灭蚤和灭鼠，疫苗接种可提高机体免疫性。氯霉素和四环素类抗生素治疗有效。

第二节 东方体属

> **案例 21-2**
>
> 　　患者，男，49 岁。因持续高热 1 周入院。体温持续 39～40.5℃，体检颈胸部皮肤散在丘疹样皮疹，左肩颈部可见一直径约 1.5cm 椭圆形皮损，表面有焦痂中央凹陷，左颈下淋巴结触痛明显。本次发病前 1 周曾外出赴广州、汕头等地并在野外山地露宿。外斐氏反应：OX_2 1：40，OX_{19} 1：40，OX_k 1：1280。
>
> **思考题：**
> 　　1. 本病例可能的诊断是什么？其诊断依据主要有哪些？
> 　　2. 病人最可能通过什么途径感染的？该病主要预防措施是什么？

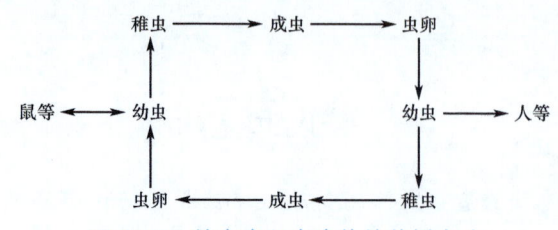

图 21-2　恙虫病立克次体的传播方式

2. 所致疾病 所致疾病为恙虫病，亦称丛林斑疹伤寒（scrub typhus），是一种急性传染病。人被恙螨叮咬后，约经 6～21 天潜伏期，突然发病，高热、剧烈头痛，并伴结膜感染充血。在叮咬处出现红斑样皮疹，可形成水疱，破裂后发生溃疡，以后中心部坏死，形成黑色痂皮（称为焦痂）。是恙虫病的特征之一。全身表浅淋巴结肿大，尤以焦痂附近的淋巴最明显。

3. 免疫性 以细胞免疫为主，病后可获得较牢固的免疫力。

> **案例 21-2 提示：**
> 　　该病的可能诊断为恙虫病。其诊断依据为：①在流行区生活 1 周以上，有野外作业史而发病；②有突发高热，特征性皮疹焦痂和溃疡伴邻近淋巴结肿大等特征。

东方体属只有恙虫病东方体（*O. tsutsugamushi*）1 个种，是恙虫病的病原体。最早于 1920 年由 Hayashi 首先发现于日本。恙虫病主要流行于热带和亚热带，东南亚流行较为广泛，我国大部省份都有病例报告。

一、生物学性状

恙虫病东方体在宿主细胞细胞核附近的胞质内寄生，行二分裂繁殖。大小为 $0.3\sim0.5\mu m \times 1.2\sim3.0\mu m$，形态多形性。细胞壁结构不同于立克次体，无肽聚糖、脂多糖和微荚膜样黏液层。与变形杆菌 OX_k 有交叉抗原。其分离和鉴定常采用小白鼠，培养多采用鸡胚卵黄囊和组织细胞。在外环境的抵抗力较立克次体为低，对一般消毒剂极为敏感。

二、致病性与免疫性

1. 感染途径 恙虫病为自然疫源性疾病。恙虫病东方体由恙螨（常为红纤恙螨及地理纤恙螨）经卵传递，恙螨是恙虫病东方体的寄生宿主、储存宿主和传播媒介。在其生活史中，幼虫要吸取 1 次动物和人的组织液才能发育成稚虫。人体感染在恙螨幼虫叮咬后发生。传播方式见图 21-2。

三、微生物学检查

取发热期患者血液 0.5ml，接种小白鼠腹腔，剖检取腹膜或脾脏作涂片，镜检，也可作鸡胚接种、组织培养分离病原体。外斐反应（变形杆菌 OX_k 抗原）阳性。应用 ELISA 检测血清中的特异性抗体，对流行病学调查意义较大。

> **案例 21-2 提示：**
> 　　该病诊断依据③外斐反应 OX_k 凝集试验阳性（凝集效价 > 1：80），同时结合病史，可作出诊断。

四、防治原则

消灭传染源，主要是灭鼠。加强个人防护，防止恙螨幼虫叮咬。目前尚无有效的疫苗可以预防。治疗原则同普氏立克次体。

> **案例 21-2 提示：**
> 　　该病的主要预防措施是在流行区加强个人防护，防止恙螨幼虫叮咬，灭鼠除草，治疗药物可选用四环素类和氯霉素类药物。

第三节 埃立克体属

埃立克体属（Ehrlichia）隶属于无形体科，包括7种病原体。其中3种埃立克体可致人类埃立克体病（Human ehrlichiosis，HE）。查菲埃立克体（E. chaffeensis）、腺热埃立克体（E. sennetsu），二者均引起人单核细胞埃立克体病；嗜吞噬细胞埃立克体（E. phagocytophilum）引起人粒细胞埃立克体病。埃立克体病可能呈世界性分布。该病多散发，我国1999年报告了首例埃立克体病例。

近年来对埃立克体的宿主动物及传播媒介进行大量调查研究的结果表明：蜱是埃立克体的主要传播媒介。蜱叮咬携带有埃立克体的野生动物、家畜动物和小型啮齿类动物后，再次叮咬人时可将埃立克体注入人体引起人类埃立克体病。

人感染埃立克体后，潜伏期约12~14天。临床表现主要包括发热、头痛、肌痛，严重时可有中枢神经系统受损。血液检查显示血小板和白细胞数减少。查菲埃立克体病常引起严重致死性感染，但嗜吞噬细胞埃立克体病病情通常较轻。白细胞和血小板计数下降可作为埃立克体感染的一个特征而与其他发热性感染相鉴别。预防应搞好个人防护，避免野外被蜱叮咬。此外，患有埃立克体病的宠物，如犬、猫等也可通过节肢动物传染给人。

目前尚未研制出有效疫苗。治疗上可选用利福霉素（rifamycin）或多西霉素（doxycycline），二者对埃立克体都有杀灭作用。

Summary

The human pathogens in the family Rickettsiaxeae are small bacteria of the genera rickettsia, orientia, and ehrlichia. They are obligte intracellular parasites and are trammsitted to humans by arthropods. Many rickettsial infections typically are manifested by fever, rashes, and vasculitis except the ehrlichioses.

Rickettsiae are pleomorphic coccobacilli, They do not stain well with Gram's stain but are readily visible under the light microscope when stained with Gimenez, acridine orange, or other stains. They have gram-negative cell wall structures that include peptidoglycan -containing muramic acid and diaminopimelic acid. Rickettsiae grow in different parts of the cell. they survive only for short times outside of the vector or host.Tetracyclines and chloramphenicol inhibit the growth of rickettsiae and can be therapeutically effective.

（孟 玮）

进一步阅读文献

1. Rikihisa, Y. New findings on members of the family A naplasmataceae of veterinary importance[J]. Ann. N. Y. Acad. Sci, 2006, 1078：438-445
2. Buller RS et al：Ehrlichia ewingii, a newly recognized agent of human ehrichiosis. N Engl J Med 1999；341：148
3. Fournier P-E, Marrie TJ, Raoult D：Diagnosis of Q fever. J Clin Microbiol 1998；36：1823

第二十二章 衣原体

衣原体（*Chlamydia*）是一类在真核细胞内寄生、有独特发育周期、能通过滤菌器的原核细胞型微生物。这类微生物和革兰阴性细菌相似。衣原体的特征是：①严格的真核细胞内寄生，具有独特的发育周期，以二分裂方式繁殖；②革兰染色阴性，球形或椭圆形，具有与革兰阴性菌类似的细胞壁；③含有核糖体，能进行多种代谢，因缺乏供代谢所需的能量来源，故表现为严格的细胞内寄生；④有 DNA 和 RNA 两种类型的核酸；⑤对多种抗生素敏感，特别是对四环素和红霉素敏感。

衣原体广泛寄生于人、哺乳动物及禽类体内，仅少数有致病性。根据衣原体抗原构造、包涵体的性质、DNA 的同源性及对磺胺敏感性等的不同，将衣原体科分为衣原体属和嗜衣原体属 2 个属。其中，衣原体属含有 3 个种，嗜衣原体属含有 6 个种。对人致病的主要是衣原体属的沙眼衣原体、嗜衣原体属的肺炎嗜衣原体和鹦鹉热嗜衣原体 3 个种（主要特征见表 22-1），其中沙眼衣原体最多见。

表 22-1　三种致病性衣原体的比较

性状	沙眼衣原体	肺炎嗜衣原体	鹦鹉热嗜衣原体
原体形态	圆或椭圆	梨形	圆或椭圆
自然宿主	人和小鼠	人	鸟类和人以外哺乳动物
包涵体糖原	+	-	-
血清型	19	1（TWAR 株）	6
对人类所致疾病	沙眼、性传播疾病、幼儿肺炎	肺炎（以青少年为主）	主要引起动物宿主感染，偶尔传染人引起肺炎等
对磺胺药敏感性	敏感	不敏感	不敏感

第一节　沙眼衣原体

> **案例 22-1**
> 某小学学生体检发现，许多学生视力减退，有些学生常流泪、个别眼角有黏液脓性分泌物、多数同学有结膜充血及滤泡增生。个别同学出现结膜瘢痕、眼睑内翻、睫毛倒睫等损害。

> **思考题：**
> 1. 这些小学生患何种眼病，如果不及时采取措施，可能还会发生什么严重后果？
> 2. 这种病原体的传播途径有哪些？可以通过疫苗接种预防吗？

> **案例 22-2**
> 患者，女，22 岁。结婚 2 年余始终未受孕。白带量稍多，色微黄，无明显异味。偶有外阴瘙痒及尿频、尿急、尿痛。查体：一般情况好；妇科检查：宫颈轻度糜烂伴少许脓性分泌物。实验室检查：血常规正常。尿常规：WBC 12/HP。EIA 检测宫颈拭子及宫颈拭子培养沙眼衣原体阳性。
>
> **思考题：**
> 该病原体可引起哪些疾病？

沙眼衣原体（*Chlamydia trachomatis*）是引起人类沙眼的病原体，也是引起非淋菌性尿道炎最常见的病原体，还可引起性病性淋巴肉芽肿（lymphogranuloma venereum, LGV）。1956 年我国学者汤飞凡首次用鸡胚卵黄囊接种法分离出沙眼生物亚种。

> **视窗：　　汤飞凡生平**
> 1897 年 7 月 23 日汤飞凡生于湖南醴陵县。1914 年考入湘雅医学院，1921 年毕业并获得美国康涅狄克大学医学博士学位。先后任上海中央大学医学院教授、上海雷斯德研究院细菌学系主任等职。1949 年新中国成立后，主持组建了我国最早的生物制品质量管理机构——中央人民政府卫生部生物制品研究所。1951 年任中国菌种保藏委员会首任主任委员，1955 年被选为中国科学院生物地学部委员。
>
> 汤飞凡早在 20 世纪 20 年代中期已开始用物理学的方法研究病毒性状，用离心和过滤的方法研究疱疹、牛痘等病毒，给当时病毒是否为生物的观点的争论以肯定支持。他是最早研究介于病毒和细菌之间的支原体的微生物学家之一。40 年代在国内首次报道了鼠疫斑疹伤寒的地方流行，出血性黄疸钩端螺旋体和伊氏锥虫。1954 年汤飞凡重新开始搁置了 30 年的沙眼病原研

究。1955年首次分离出沙眼衣原体，无可争辩地结束了半个多世纪关于沙眼病原的争论。在沙眼衣原体研究中，他为了证实病原，竟两次用自己的眼睛做实验，最具体的表现了为人类健康勇于献身的崇高品质。他是世界上发现重要病原体的第一个中国人，也是迄今为止中国微生物学家被世界所承认的最高成就。1958年9月30日卒于北京。

一、生物学性状

1. 形态 圆形或椭圆形，不同发育阶段，大小染色不一。原体（elementary body，EB）直径约0.3μm，中央有致密核质；大而疏松、有纤细网状结构的为始体（initial body），即网状体（reticulate body，RB）。网状体直径0.5~1μm，核质分散。根据沙眼衣原体生物学特征和致病性的不同，将沙眼衣原体分为2个生物型，即沙眼生物型（Biovar trachoma）和性病淋巴肉芽肿（Biovar lymphogranuloma venereum，LGV）生物型。根据2个生物型 MOMP 的氨基酸序列的差异，用微量免疫荧光测定法（MIF），又可将沙眼衣原体分为19个血清型，其中沙眼生物亚种包括 A、B、Ba、C、D、Da、E、F、G、H、I、Ia、J、Ja 及 K 共15个血清型，LGV 生物亚种包括 L_1、L_2、L_{2a} 和 L_3 共4个血清型。

2. 培养特性 沙眼衣原体不能在人工无细胞培养基中生长，需要活的宿主细胞支持其生长。可在鸡胚卵黄囊或小鼠脑细胞中繁殖，也可用组织或细胞培养。

3. 抵抗力 对热和常用消毒剂敏感，在室温中迅速丧失传染性，60℃仅能存活5~10分钟。在-70℃可保存数年。对大环内酯类和四环素类抗生素敏感。

二、致病性与免疫性

1. 致病性 衣原体侵入人体后，一般首先在杯状或柱状上皮细胞内生长繁殖，然后进入单核-吞噬细胞内增殖。衣原体产生的内毒素样物质，可抑制宿主细胞代谢，溶解破坏细胞并导致溶酶体释放。其主要外膜蛋白能阻止吞噬体和溶酶体的融合，在吞噬体内繁殖时产生的代谢产物具有细胞毒作用，可引起超敏反应。大部分炎症及组织损伤归因于宿主对衣原体的免疫应答。

（1）沙眼：由沙眼亚种 A、B、Ba 和 C 血清型引起。主要通过眼-眼或眼-手-眼的途径进行直接或间接接触传播。沙眼衣原体感染眼结膜上皮细胞后，在其中增殖并在细胞质内形成包涵体，引起局部炎症。沙眼早期症状是流泪、有黏液脓性分泌物、结膜充血及滤泡增生。后期出现结膜瘢痕、眼睑内翻、倒睫以及角膜血管翳引起角膜损害，影响视力或致盲，是目前世界上致盲的第一位病因。

> **案例22-1 提示：**
> 某些血清型沙眼衣原体引起的沙眼，通过直接或间接接触传播。早期表现为流泪、黏液脓性分泌物、结膜充血及滤泡增生，后期可出现结膜瘢痕、眼睑内翻、倒睫以及角膜血管翳最终导致角膜损害，影响视力或致盲。目前尚无疫苗。

（2）包涵体结膜炎：由沙眼亚种 B、Ba、D、Da、E、F、G、H、I、Ia、J、Ja 及 K 血清型引起。包括婴儿结膜炎和成人结膜炎两类。前者经产道感染引起包涵体结膜炎，其分泌物含大量衣原体；后者系性接触经手传染至眼或通过游泳池水传染至眼，引起滤泡性结膜炎。病变类似沙眼，但不出现角膜血管翳，不形成结膜瘢痕，经数月痊愈。

（3）沙眼衣原体所致性传播疾病

1）非淋菌性尿道炎：性接触传播，由沙眼生物型 D~K 血清型所致，涉及的血清型与包涵体结膜炎相同。潜伏期1~3周。男性患者表现为尿道刺痒及尿痛、烧灼感，疼痛较淋病轻，尿道口轻度红肿，常有浆液性或浆液脓性尿道分泌物，较淋病尿道分泌物稀薄而少。未经治疗或不彻底治疗，可并发急性附睾炎、前列腺炎及尿道狭窄。女性患者主要感染部位为子宫颈，尿道炎症状不明显，表现为急、慢性宫颈炎和宫颈糜烂，白带增多，或轻度排尿困难和尿频。可并发急性输卵管炎、子宫内膜炎及盆腔炎，导致不育症和宫外孕。

> **案例22-2 提示：**
> 沙眼衣原体除引起沙眼外，还可引起泌尿生殖道感染。男性尿道刺激症状明显；女性尿道刺激症状不明显，而表现为急、慢性宫颈炎和宫颈糜烂，白带增多，可并发急性输卵管炎、子宫内膜炎及盆腔炎，导致不育症和宫外孕。

2）性病性淋巴肉芽肿：经性接触传播，由性病性淋巴肉芽肿生物型 L_1、L_2、L_{2a} 和 L_3 血清型引起，人是性病性淋巴肉芽肿衣原体的自然宿主，以女性感染多见。感染后经1~4周潜伏期，男性多在龟头、冠状沟、包皮，女性多在小阴唇、前庭、阴道口及尿道口发生小丘疹、疱疹或溃疡，常单个，并互相融合成团块与周围组织粘连，表面呈红色，有明显疼痛及压痛。当腹股沟淋巴结、股淋巴结均被累及时，则肿大的淋巴结位于腹股沟韧带两侧，中间形成沟槽状，具有诊断特征。1~2周后软化破溃溢出黄色脓性分泌物，形成多数窦管，病程持续数周或数月，预后遗留挛缩性瘢痕。

(4) 沙眼衣原体肺炎:沙眼生物亚种 D~K 血清型亦可引起婴儿沙眼衣原体肺炎。

2. 免疫性　沙眼衣原体为胞内寄生的病原体,以细胞免疫为主。主要由主要外膜蛋白活化的 $CD4^+$ T 细胞释放细胞因子激活单核-吞噬细胞破坏清除感染或未感染的黏膜细胞,产生免疫病理性损害,并易引起继发性感染。

衣原体感染后,患者血清和局部分泌物中出现的特异性中和抗体可抑制衣原体对宿主细胞的吸附,或通过调理作用增强吞噬细胞的摄入。

主要外膜蛋白易发生变异,病后建立的免疫力不强且不持久,常造成持续、反复或隐性感染。

三、微生物学检查

1. 直接涂片镜检　对急性期沙眼或包涵体结膜炎患者,以临床诊断为主。必要时可取结膜刮片或眼穹隆部及眼结膜分泌物作涂片。对泌尿生殖道感染者,可采集淋巴结脓肿、脓液、生殖器溃疡或直肠组织标本待检。尿道分泌物查不到奈瑟菌,高倍镜下白细胞 10 个以上,油镜下白细胞 5 个以上即可初步诊断为非淋菌性尿道炎。进一步确诊可用直接荧光抗体法或 Giemsa 染色法检测上皮细胞内的衣原体包涵体。

2. 分离培养　做衣原体培养,应注意标本保存并及时接种到培养细胞中。当标本 2 小时内接种时阳性检出率最高,如果 24 小时内接种,标本应暂时保存在 4℃备用。去淋巴结抽吸液接种于鸡胚卵黄囊中或小鼠脑内进行衣原体分离培养,是目前较为敏感和特异的方法。

3. 血清学试验　性病性淋巴肉芽肿的诊断可用补体结合试验特别是微量免疫荧光试验做出判断。

4. PCR 或 LCR　应用 PCR 或连接酶链反应(LCR)等核酸扩增技术检测衣原体 DNA,可得到高度敏感性和特异性诊断。

四、防治原则

沙眼无特异的预防方法,应注意个人卫生,避免直接或间接的接触传染。广泛开展性病知识宣传,提倡健康的性行为。可选用四环素、多西环素或米诺环素(二甲胺四环素)进行治疗。对以上药物不能耐受或治疗不佳者,可用红霉素、阿奇霉素或氧氟沙星。

第二节　肺炎嗜衣原体

一、生物学性状

1. 形态特征　肺炎嗜衣原体在生物学性状上与其他衣原体有所不同。肺炎嗜衣原体大小为 0.38μm,原体在电镜下观察呈梨形,并有清晰的周浆间隙,无质粒 DNA。可用 HEp-2 和 HeLa 细胞株或人气管上皮细胞分离和传代。Giemsa 染色呈紫红色,Macchiavello 染色呈红色,形成胞质内包涵体。

2. 抗原构造　肺炎嗜衣原体只有 1 个血清型,抗原主要有脂多糖(LPS)和蛋白质抗原两类。其中,MOMP 中的 98kDa 蛋白为特异性抗原,对应的单克隆抗体与沙眼衣原体及鹦鹉衣原体无交叉反应。

二、致病性与免疫性

人类是肺炎嗜衣原体的唯一宿主。肺炎衣原体通过飞沫或呼吸道分泌物传播,其感染扩散速度较为缓慢,具有散发和流行交替出现的特点,在人群中流行可持续 6 个月左右。主要引起青少年急性呼吸道感染,引起儿童咽炎、鼻窦炎、支气管炎和肺炎等,还可引起心包炎、心肌炎和心内膜炎。半数肺炎患者常伴有结膜炎,也可引起如红斑结节、甲状腺炎和吉兰-巴雷综合征等肺外症状。

近年来研究发现并证实肺炎嗜衣原体与冠状动脉硬化性心脏病的发生有关。有资料表明慢性肺炎嗜衣原体感染及其形成的免疫复合物可引起自身免疫应答而损伤内皮细胞,同时诱导许多炎症介质如 TNF、IL-1、IL-2 等产生,这可能是冠心病发病的一个重要因素。

对肺炎嗜衣原体的免疫性以细胞免疫为主,建立的免疫力相对稳定。

三、微生物学检查

微生物学检查可为肺炎嗜衣原体引起的各种临床感染提供确切的诊断依据。

1. 直接涂片镜检　可先涂片,应用 ELISA 或直接免疫荧光法检测标本中是否有肺炎嗜支原体的存在。

2. 分离培养　通常取咽拭标本或支气管肺泡灌洗液。标本最好用膜式滤菌器除去杂质,不加抗生素。多用 Hep-2 和 HeLa 细胞株培养肺炎嗜支原体较易生长,易于分离鉴定。

3. 血清学方法　应用微量免疫荧光试验检测患者血清中的特异性 IgM 和 IgG 抗体,有助于区别近期感染和既往感染,也可区别原发病感染和继发感染。

4. 分子生物学检测　可采用 PCR 技术进行检测,亦可应用 AR-39 株的 DNA 片段作核酸探针进行杂交检测。

四、防治原则

避免直接接触感染人群,加强防护,切断传染源。治疗可选用红霉素等大环内酯类抗生素和诺氟沙星等喹诺酮类抗生素治疗。对磺胺类药物无效。

第三节　鹦鹉热嗜衣原体

鹦鹉热嗜衣原体首先从鹦鹉体内分离出来,以后陆续从鸽子、海鸥和相思鸟等130种鸟类的体内分离出来,是引起禽类呼吸道和消化道疾病的病原体,可引起人类和多种动物的感染。

一、生物学性状

鹦鹉热嗜衣原体为圆形或椭圆形,在细胞空泡中增殖,形成结构疏松、不含糖原、碘染色阴性、遍及宿主细胞质的包涵体。鹦鹉热衣原体在鸡胚卵黄囊、McCoy细胞、HeLa细胞及猴肾细胞中均可生长。动物以小鼠易感。鹦鹉热嗜衣原体可分为A、B、C、D、E、F6个血清型,每个血清型感染均表现出一定的宿主特异性。

二、致病性与免疫性

鹦鹉热为自然疫源性疾病,可在哺乳动物之间传播。鸟类多为隐性持续性感染,甚至终生携带。哺乳动物可通过禽畜、蚊虫叮咬和粪-口等途径传播。

鸟类可通过粪便和上呼吸道排出的分泌物传染给人类。传播途径为呼吸道吸入或经破损皮肤黏膜及眼结膜感染,潜伏期为5~21天。临床表现多为急剧发病,寒战、发热、咳嗽和胸痛,所致疾病为间质性肺炎,亦称鹦鹉热或称鸟疫,可并发心肌炎。一般不会发生人与人之间的传播。

机体对鹦鹉热嗜衣原体的免疫以细胞免疫为主。

三、微生物学检查

标本采用患者痰和血液,可先直接涂片染色镜检观察包涵体。必要时标本经链霉素处理后接种于小鼠腹腔、鸡胚卵黄囊、HeLa细胞株和猴肾细胞,可连续传代,检查其包涵体。

标本也可应用ELISA、核酸探针和放射性核素进行检测,或采用PCR做快速诊断。

四、防治原则

严格控制传染源。对从事禽类加工和运输的人员应注意个人防护。进口的禽类要检疫。

鹦鹉热嗜衣原体对磺胺不敏感。一般采用四环素类、大环内酯类和喹诺酮类抗生素治疗。

> **Summary**
>
> Members of the family *Chlamydia* are obligate intracellular bacteria, which have all the elements of bacteria except a rigid cell wall. Of the three species causing disease in humans, *Chlamydia trachomatis* is the most common as a major cause of genital infection and conjunctivitis. All chlamydiae exhibit similar morphologic features, share a common group antigen, and multiply in the cytoplasm of their host cells by a distinctive developmental cycle. A chronic form of *C. trachomatis* conjunctivitis, called trachoma, is the leading preventable cause of blindness in the world. *Chlamydia pneumoniae* and *Chlamydia psittaci* are respiratory pathogens. Our knowledge of biology and pathogenesis of these bacteria is based primarily on the study of *C. trachomatis*.

(王　琦)

进一步阅读文献

1. Kuo CC, et al. Chlamydia pneumoniae (TWAR). Clin Microbiol Rev 1995;8：451-461
2. Buimer M, et al. Detection of Chlamydia trachomatis and Neisseria gonorrhoeae by ligase chain reaction-based assays with clinical specimens from various sites：Implications for diagnostic testing and screening. J Clin Microbiol 1996;34:2395-2400
3. Schachter J. Biology of Chlamydia trachomatis. In Holmes KK et al (eds). Sexually Transmitted Diseases, 3rd ed. New York：McGraw Hill;1999;391-405
4. Schnoles D, et al. Prevention of pelvic inflammatory disease by screening for cervical chlamydial infection. N Engl J Med 1997;334：1362-1366

第二十三章　螺　旋　体

螺旋体（Spirochete）是一类细长、柔软、弯曲呈螺旋状、运动活泼的原核细胞型微生物。在生物学上的位置介于细菌与原虫之间。与细菌相似的基本结构有：具有类似细菌的细胞壁，内含脂多糖和胞壁酸，以二分裂方式繁殖，原始核质，对抗生素敏感；与原虫的相似之处有：体态柔软，胞壁与胞膜之间绕有鞭毛或称轴丝，借助它的屈曲和收缩能活泼运动，易被胆汁或胆盐溶解。螺旋体广泛分布在自然界和动物体内，种类很多，根据第9版《伯杰鉴定细菌学手册》（1994年）在螺旋体科中分8个属，螺旋体与宿主之间相互关系多数是无害的，但某些螺旋体对人与动物有致病力。对人有致病性的是钩端螺旋体属、密螺旋体属和疏螺旋体属（图23-1）。螺旋体如同其他细菌一样，在某些因素影响下，可在体内或体外形成L型。L型螺旋体仍有一定致病能力。

病原性螺旋体的特性见表23-1。

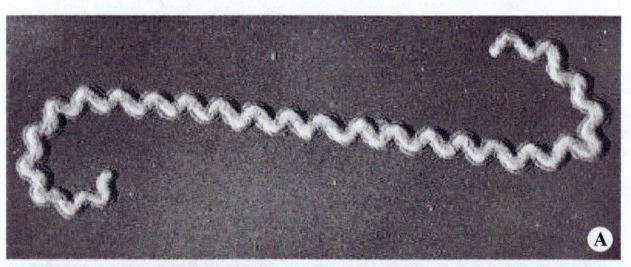
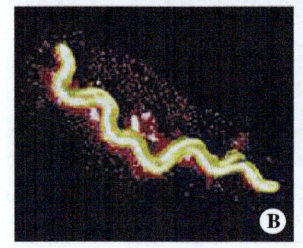
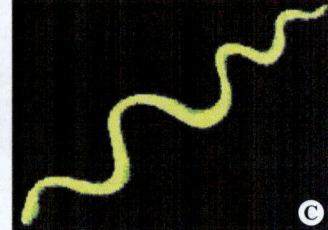

图 23-1　螺旋体形态模式图
A. 钩端螺旋体；B. 疏螺旋体；C. 密螺旋体

表 23-1　病原性螺旋体的特性

特性	钩端螺旋体	疏螺旋体	密螺旋体
外形	螺旋细密两端呈钩状	螺旋稀疏,呈波浪状	螺旋细密,两端尖直
轴丝数	2	15~20	1~8
染色方法	镀银法	瑞氏或姬姆萨法	镀银法
体外培养	28~30℃,pH6.8~7.5,3~4天	不佳	不佳
需气特性	需氧	微需氧	厌氧
抵抗力	中性水中能活20天以上酸性水土中很快死亡	室温下存活60天以上 0℃下至少活100天	自然环境下不能存活
抗原特性	稳定、有型、群、属特异性,群及属抗原间有交叉	易变,属内抗原有交叉,型、株的抗原特异性高	较稳定、有种属特异性、属内抗原有交叉
储存宿主	野生鼠类、猪、牛、家畜、人	虱、蜱、人、动物	人
所致疾病	钩端螺旋体病	回归热、咽炎等	梅毒、雅司病等

第一节　梅毒螺旋体

> **案例 23-1**
>
> 患者，男，42岁。曾有不洁性生活史，主诉：低热，全身不适，关节酸痛，全身淋巴肿大，质软，无压痛，皮肤有椭圆形斑疹，境界清楚，初为红色，后转为蔷薇色，双侧手掌和足底出现圆形暗红色斑，表面有鳞屑。外阴及肛周皮疹为湿疹，扁平湿疣，不痛但瘙痒，头部出现虫蛀样脱发。腹股沟淋巴结肿大，暗视野显微镜检查淋巴结穿刺液可见运动活泼的苍白螺旋体（+）。血清学检查：RPR试验阳性。
>
> **思考题：**
> 1. 本病例应诊断为什么疾病？为什么？
> 2. 患者血清学检查与诊断有什么关系？

梅毒螺旋体（Treponema pallidum，TP）为梅毒的病

原体。人是梅毒螺旋体的唯一宿主。

一、生物学性状

（一）形态与染色

为细长的螺旋体，大小为(7~8)μm×(0.1~0.15)μm，有8~14个螺旋。两端逐渐整齐，固定不变，折光力强，用姬姆萨染色可染成桃红色。螺旋体本身透明不易着色，用普通显微镜很难看到，故又称苍白螺旋体。在暗视野显微镜下可见其运动缓慢而有规律。特殊运动方式有三种：延长轴旋转而前后移动；螺旋自身屈伸如蛇行；靠螺旋伸缩旋距而移动。

> **案例 23-1 提示：**
> 梅毒螺旋体普通染料不易着色，又称苍白螺旋体。在暗视野显微镜下可见其形态和运动方式。

电镜下观察，梅毒螺旋体的最外层为包膜，包膜有一定的强度，含有丰富的脂类及少量的蛋白。其内为细胞壁、细胞膜，细胞膜内为含有细胞质和核质的螺旋形圆柱体。包膜与细胞壁之间有3~4根内鞭毛，鞭毛围绕细胞壁和外膜之间的空间旋转。细胞壁主要成分为肽聚糖，故梅毒螺旋体对青霉素敏感。

（二）繁殖方式与培养特性

苍白密螺旋体苍白亚种不能在无活细胞的人工培养基中生长繁殖。但可在猿猴、家兔、白鼠体内繁殖，其中以家兔的睾丸最为敏感，梅毒螺旋体不是严格的厌氧微生物，最适氧浓度为3%~4%。皮肤和睾丸组织含有浓度合适的氧，故梅毒螺旋体可以在人体内大量繁殖和长期存活，而在体外不易生存。一般多用家兔进行接种，以保存梅毒螺旋体菌株，制作梅毒血清反应抗原。

（三）抗原结构

梅毒螺旋体基因组是一环状的染色体，大小为1.38Mb。目前，已重组的梅毒螺旋体抗原有20多种，用双向电泳技术鉴定的外膜多肽分子有60余种。

（四）抵抗力

梅毒螺旋体离开人体1~2小时则死亡，阳光、肥皂水和一般消毒剂可将梅毒螺旋体杀死。在血液中4℃经3天可死亡，故在血库冰箱冷藏3天以上的血液无传染性。不耐干燥和湿热，加热50℃5分钟即无感染力，100℃立即死亡，但耐寒力强。0℃可存活48小时，如将梅毒病人标本置于-20℃时，经1周仍可致病。-80℃经数年仍具有传染性。

二、致病性与免疫性

（一）致病物质

目前未证明梅毒螺旋体具有内毒素或外毒素，但已发现有很强的侵袭力。与致病力有关的主要是：

1. 黏多糖 螺旋体表面有荚膜样的黏多糖。完整的黏多糖层是梅毒螺旋体繁殖与存活所必需。在体内梅毒螺旋体黏多糖可阻止大分子物质（如抗体）穿透，并有抗吞噬作用，从而保护菌体。

2. 透明质酸酶 可分解组织、细胞基质内和血管基膜的透明质酸，有利于梅毒螺旋体扩散。也有实验证实透明质酸酶与梅毒螺旋体黏附宿主细胞有关。

3. 外膜蛋白 一些梅毒螺旋体外膜蛋白是黏附因子，可帮助梅毒螺旋体黏附于宿主细胞。

（二）所致疾病

根据传播途径，梅毒可分为后天(获得性)梅毒与先天性(胎传)梅毒。根据病程的发展，获得性梅毒在临床上可分为三期。

1. Ⅰ期(初期)梅毒 梅毒螺旋体从完整的黏膜和受损的皮肤侵入人体后，数小时即进入附近淋巴结，2~3天经血液循环播散全身。大约经过3周的潜伏期后，在入侵部位发生初疮，即硬下疳(chancre)，绝大多数发生于生殖器。其特点是起初为直径1~2cm大小的暗红色斑丘疹或丘疹，常为单个，无疼痛或触痛，逐渐增大，很快表面形成肉红色糜烂面，并演变为浅溃疡。此时传染力最强。由于机体逐渐产生抗体，可将大部分螺旋体从病灶中清除，硬下疳未经治疗，于4~8周后可自行痊愈。感染后4周，梅毒血清反应阳性。

> **案例 23-1 提示：**
> 硬下疳是梅毒患者的重要临床特征表现，大约在感染3周左右出现，多见于外生殖器，其溃疡渗出物中含有大量梅毒螺旋体，传染性最强。其特点是起初为直径1~2cm大小的暗红色斑丘疹或丘，常为单个，无疼痛或触痛，逐渐增大，很快表面形成肉红色糜烂面，并演变为浅溃疡。

如果Ⅰ期梅毒未经治疗或治疗不规范，梅毒螺旋体因黏多糖的保护作用，并不能全部被杀死，从而进入Ⅰ期潜伏梅毒。

2. Ⅱ期梅毒 梅毒螺旋体在体内大量繁殖，约经6~8周后，可由淋巴系统进入血液循环播散，引起Ⅱ期早发梅毒。出现以皮肤黏膜疹(梅毒疹)为主要的临床表现，但骨、内脏、眼、心血管及神经系统症状较轻或少见。梅毒的特点是：皮损广泛对称，不融合；发展和消退均缓慢；好发于掌跖；常呈褐红色。

随着宿主抗体的大量产生,大部分螺旋体被杀死,Ⅱ期早发梅毒亦自然消失,但部分病例进入Ⅱ期潜伏梅毒。残存的螺旋体经一定潜伏期,通常为2~4年后,一旦宿主抵抗力下降,可再次进入血液循环,约有1/3患者发生Ⅱ期复发梅毒。

3. Ⅲ期(晚期)梅毒 发生于感染2年后,也可长达10~15年。除皮肤、黏膜出现损害外,尚侵犯内脏、骨、肝、脾,特别是心血管及中枢系统等重要器官,导致主动脉炎、主动脉瘤、麻痹性痴呆等,危及生命。

梅毒螺旋体进入人体后,早期侵犯皮肤黏膜,梅毒损害的组织中含有大量梅毒螺旋体,传染性很强。晚期可侵袭全身的各个器官,特别容易侵犯心脏和神经系统,产生多种症状和体征,患者皮肤黏膜等损害中螺旋体极少,临床上几乎无传染性。

先天(胎传)梅毒是患梅毒母亲体内的梅毒螺旋体经胎盘进入胎儿体内所致。受感染的胎儿可发生死产、流产或分娩出先天梅毒儿。

(三)免疫性

人类对梅毒螺旋体无先天或自然免疫,感染梅毒螺旋体后,机体逐渐产生免疫力。梅毒的免疫是感染性免疫,又称有菌免疫,既当机体有螺旋体感染时才产生免疫力。硬下疳发生后2~3周,机体开始产生免疫,至Ⅱ期梅毒时,免疫力达到高峰,以后逐渐减退。因此,Ⅰ期和Ⅱ期梅毒疹可以自愈。但是,梅毒的免疫力仅仅是不完全免疫,大多数病人不能完全清除梅毒螺旋体,因而导致复发和疾病迁延。

三、微生物学检查

(一)梅毒螺旋体检查

适用于早期和Ⅱ期梅毒疹皮肤黏膜损害,如硬下疳、湿丘疹、扁平湿疣等,其中硬下疳尤为重要。

1. 暗视野显微镜检查 可观察活的梅毒螺旋体形态和运动特征。取材部位一般在硬下疳、皮损附近肿大的淋巴结,以及Ⅱ期梅毒的湿丘疹、扁平湿疣、口腔黏膜白斑等。梅毒螺旋体在暗视野显微镜下的特点为:螺旋形状固定不变,有8~14个螺旋,其运动缓慢而速度均匀,能旋转、波动及前后移动。

2. 直接荧光抗体检查法 用异硫氰荧光素(FITC)标记的抗梅毒螺旋体血清与待检早期梅毒损害分泌物中梅毒螺旋体结合,在荧光显微镜下观察,可见梅毒螺旋体呈亮绿色荧光。但该法敏感性较差。

3. 涂片染色检查法 可用镀银染色法,螺旋体染成棕黑色,背景为黄色。

(二)梅毒血清学检查

梅毒血清学检查是目前实验室诊断的主要方法。梅毒血清反应在硬下疳出现2~3周始呈阳性。

> **案例23-1提示:**
> 梅毒的血清学诊断包括非梅毒螺旋体抗原试验和梅毒螺旋体抗原试验。由于目前不能人工培养梅毒螺旋体,梅毒螺旋体抗原可由正常牛心肌的心脂质代替,来测定患者血清中的反应素,为特异性梅毒血清反应。

1. 非密螺旋体抗原试验 反应素既能与梅毒螺旋体结合,又能与正常牛心肌的心脂质等发生交叉反应。由于目前不能人工培养梅毒螺旋体,故可用正常牛心肌的心脂质代替梅毒螺旋体作为抗原,测定患者血清中的反应素,为特异性梅毒血清反应。常用的有:①VDRL试验(venereal disease research laboratory, VDRL);②不加热血清反应素试验(unheatedserum regain, USR);③快速血浆反应素环状卡片试验(rapid plasma regain circle card test, RPR)等。大多数梅毒患者可发生阳性反应,方法简单,敏感性高,故可作为常规试验及初筛试验,亦可作定量试验,用于疗效观察、复发或再感染的判断。

2. 密螺旋体抗原试验 是用梅毒螺旋体或其成分作为抗原测定抗螺旋体抗体,敏感性及特异性均高,用作确证试验,判断非梅毒螺旋体试验阳性的真假,常用的有:①荧光螺旋体抗体吸收试验(fluorecenttreponemal antibody-absorption test, FTA-ABS test);②梅毒螺旋体微量间接血凝试验(microhemagglutination assay for antibody to treponema pallidum, MHA-TP);③酶联免疫吸附试验(ELISA)等。

3. 蛋白印迹试验 该方法结合了免疫学和分子生物学的特点,敏感性高,特异性强,优于FTA-ABS和MHA-TP等方法。

4. 检测抗梅毒螺旋体IgM抗体 这是近几年发展起来的,能早期诊断和判断治疗疗效,主要方法有:19S-IgM-FTA-ABS试验、IgM-SPHA、TP-IgM-HA以及IgM-CAP-ELISA。

5. PCR法 可扩增梅毒螺旋体各种特异膜蛋白的编码基因。PCR具有高度灵敏性和特异性,亦被用于检测各种梅毒病人的血清、脑脊液、羊水、分泌物和组织中的螺旋体。

四、防治原则

目前尚无预防梅毒的疫苗。梅毒螺旋体的膜脂蛋白受到研究者的广泛重视,是未来疫苗的发展方向。在性活动之中使用避孕套是最为有效的防范手段。应尽早对Ⅰ期梅毒彻底治疗,防止扩散。治疗后应定期追踪观察,并对其配偶及性伴侣同时进行检查及治疗。

治疗梅毒的首选药物是青霉素,有很强的抑制梅毒螺旋体作用,其作用机制是制止梅毒螺旋体细胞壁的合成。阿奇霉素治疗早期梅毒亦有效,该药口服方便,副作用少,但价格昂贵。

第二节 伯氏疏螺旋体

> **案例 23-2**
>
> 患者,男,27岁。因心悸、头痛、游走性肌肉关节痛 6 周来诊,患者 3 个月前有长白山野营经历,野营 2 周后腿上出现微隆起红斑,逐渐扩大形成环状,直径约 5cm,有灼热及痒感。外缘红色边界不清,中央稍变硬,约 3 周后消退。患者入院检查血及脑脊液伯氏疏螺旋体抗体(BB),结果:IgM 效价≥1:128(正常≤1:4),从脑脊液标本中可检出疏螺旋体及淋巴细胞,没有发现中性粒细胞。
>
> **思考题:**
> 1. 此病例最可能的疾病是什么?
> 2. 哪项检查可用于确诊?
> 3. 患者最可能通过什么途径感染的?
> 4. 预防该疾病流行的主要措施是什么?

伯氏疏螺旋体(*B. burgdorferi*)是莱姆病(lyme disease)的主要病原体,在分类学上属于螺旋体目(Spirochaetales)、螺旋体科(Spirochaetaceae)中的包柔螺旋体属(*Borrelia*),也称疏螺旋体属。莱姆病最初于 1977 年在美国康涅狄格州的莱姆镇发现,5 年后由 Burgdorfer 从硬蜱及患者体内分离出伯氏疏螺旋体。1985 年我国在黑龙江省林区首次发现莱姆病,1988 年从病人血液分离出病原体,迄今已有 10 多个省和自治区证实有莱姆病存在。

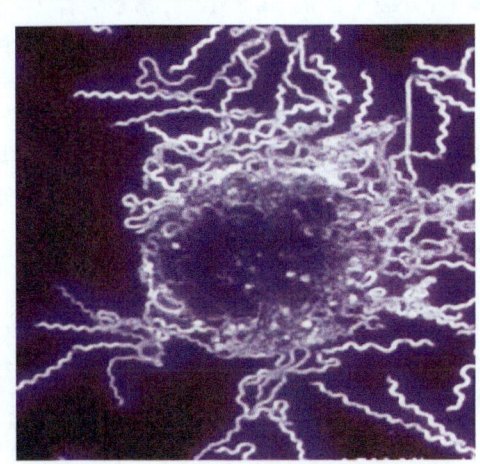

图 23-2　伯氏疏螺旋体(荧光染色)

伯氏疏螺旋体大小为长 10～40μm,宽 0.1～0.3μm,两端稍尖,有 2～100 根周浆鞭毛,运动活泼。在培养基中,数个螺旋体可不规则地缠绕在一起,呈卷圈状。革兰染色阴性,但不易着色。Giemsa 或荧光染色效果较好(图 23-2)。营养要求高,培养基需含有长链饱和及不饱和脂肪酸、葡萄糖、氨基酸和牛血清白蛋白等。微需氧,5%～10% CO_2 促进生长。适宜生长温度为 35℃。生长缓慢,一般需培养 2～3 周。

伯氏疏螺旋体的致病机制迄今尚无定论,其致病可能是某些致病物质以及病理性免疫反应等多因素作用的结果。伯氏疏螺旋体能黏附、穿入成纤维细胞及人脐带静脉内皮细胞,并在胞质内生存;其外膜蛋白 OspB 有抗吞噬作用;细胞壁中的 LSP 具有类似细菌内毒素的生物学活性。此外,菌体蛋白 41kD 的单克隆抗体可与人神经轴突结合,提示病理性免疫反应参与了致病过程。

伯氏疏螺旋体是莱姆病的病原体,莱姆病是一种自然疫源性传染病。储存宿主主要是野生和驯养的哺乳动物,以啮齿类中的白足鼠和畜类中的鹿更为重要。主要传播媒介是硬蜱,已确定 4 种:美国单敏硬蜱、太平洋硬蜱,欧洲篦子硬蜱和亚洲全沟硬蜱。伯氏疏螺旋体可在蜱的中肠生长繁殖,叮咬宿主时,通过肠内容物反流、唾液或粪便而使宿主感染。

> **案例 23-2 提示:**
> 伯氏疏螺旋体感染是自然疫源性传染病,自然疫源地以野外丛林为主,患者野营时进入自然疫源地,被传播媒介——蜱叮咬后被感染。

人被疫蜱叮咬后,伯氏疏螺旋体在局部繁殖。经 3～30 天潜伏期,在叮咬部位可出现 1 个或数个慢性**移行性红斑**(erythema chronicum migrans,ECM)。开始时为红色斑疹或丘疹,随后逐渐扩大形成一片大的圆形皮损,外缘有鲜红边界,中央呈退行性变,似枪靶形。皮损逐渐扩大,直径可达 5～50cm。一般经 2～3 周,皮损自行消退,偶留有瘢痕与色素沉着。早期症状可有乏力、头痛、发热、肌痛等。未经治疗的莱姆病患者,约 80% 可发展至晚期,所需时间差异较大,快者发病后 1 周,慢者超过 2 年。晚期主要表现为慢性关节炎、慢性神经系统或皮肤异常。

> **案例 23-2 提示:**
> 此病例有过野营史,随后腿上出现红疹,伴有游走性肌肉关节痛,以及周围神经根神经症状;同时具有局部红疹微微隆起,逐渐扩大成直径约 5cm 圆形皮损,外缘鲜红,中央呈退行性病变的"枪靶形"损害。为伯氏疏螺旋体感染后典型体征。

伯氏疏螺旋体感染后可产生特异性抗体。体内清除感染的伯氏疏螺旋体主要依赖于特异性体液免疫。特异性细胞免疫的保护作用尚有争议。在特异性抗体存在时,吞噬细胞才有较为明显的吞噬伯氏疏螺旋体的作用。伯氏疏螺旋体侵入宿主体内后,能有效地诱导巨噬细胞等产生 IL-1、IL-6 和 TNF 等细胞因子;亦能活化补体替代途径而释放 C3a、C5a 等炎症介质。这些细胞因子和炎症介质既能造成机体的损伤,但也有助于宿主的免疫防御。

微生物学检查使用最广泛的是免疫荧光法和ELISA。特异性 IgM 抗体在移行性红斑出现后 2～4 周形成,6～8 周达峰值,4～6 个月后恢复正常。IgG 抗体出现较迟,其峰值在发病后 4～6 个月,并持续至病程的晚期。若脑脊液中查有特异抗体,表示中枢神经系统已被累及。

> **案例 23-2 提示:**
> 伯氏疏螺旋体感染的确诊主要用免疫荧光和 ELISA 等方法,检测特异性 IgM 抗体为主,在典型皮损出现 6～8 周后,其阳性率最高。

进入疫区人员要加强保护,避免硬蜱叮咬。灭活全细胞疫苗已在美国获准在家犬中使用。目前正在研制人用的伯氏疏螺旋体重组蛋白疫苗。

> **案例 23-2 提示:**
> 预防该疾病的主要措施是避免被硬蜱叮咬。

第三节 钩端螺旋体

> **案例 23-3**
> 患者,女,30 岁,农民。主述:畏寒、发热、全身乏力、四肢肌肉酸痛。发病前当地曾发洪水。查体:体温 38.8℃,精神困倦,全身皮肤及巩膜黄染明显,双下肢腓肠肌压痛(+)。实验室检查:WBC 17.4×10^9/L,NEU 55%,LYM 45%,ALT 68U/L,BIL 415.5/218.7μmol/L,BUN 24.4μmol/L。嗜肝病毒血清标记物全部阴性。显微镜凝集试验:黄疸出血群钩体 IgG 1:640 阳性。
> **思考题:**
> 1. 该患者为何种病原体感染引起的何种疾病?
> 2. 该病原体的传播方式有哪些?可致哪些病理性改变?有哪些典型症状?

钩端螺旋体在分类学上属于**钩端螺旋体属**(Leptospira),可分为两个种:**问号状钩端螺旋体**(L. interrogans)和**双曲钩端螺旋体**(L. biflexa)。前者可引起人和动物的钩端螺旋体病,后者一般为无致病性的腐生性微生物。

一、生物学性状

(一) 形态与染色

钩端螺旋体大小为宽 0.1～0.2μm,长为 6～12μm。螺旋细密、规则,形似细小珍珠排列的细链。一端或两端呈钩状。运动活泼,常使菌体呈 C、S 或 8 字形(图 23-3)。钩端螺旋体的最外层为外膜(outer envelope),其内为螺旋状的肽聚糖层和细胞膜包绕的圆柱状原生质(cytoplasmic cylinder),在外膜与肽聚糖层间有两根内鞭毛。两根内鞭毛紧紧缠绕在柱型原生质体表面呈螺旋状,具有与细菌鞭毛相似的功能,使钩端螺旋体沿长轴活泼地旋转运动。内鞭毛由 6 种不同的蛋白质组成,而细菌鞭毛为单一的蛋白质。革兰染色阴性,但不易着染。常用 Fontana 镀银染色法,钩端螺旋体被染成棕褐色。

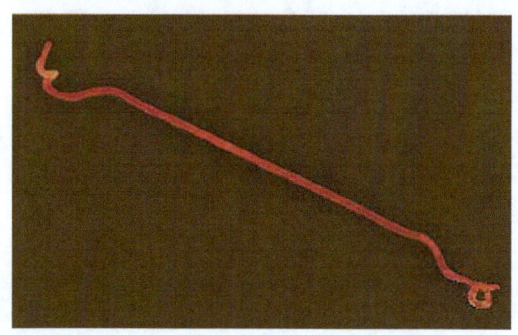

图 23-3 钩端螺旋体电镜照片

(二) 培养特性

需氧或微需氧。营养要求较高,常用含 10% 兔血清或牛血清的 Korthof 培养基,血清除促进钩端螺旋体生长外,尚有中和其代谢过程中产生的毒性物质。另外也可用不含兔血清的 EMJH 培养基。适宜生长温度为 28～30℃,最适 pH7.2～7.6,小于 pH6.5 则死亡,最高能耐 pH8.4。

钩端螺旋体在人工培养基中生长缓慢。在液体培养基中,分裂 1 次需 6～8 小时;28℃孵育 1～2 周呈半透明云雾状生长。在固体培养基上,经 28℃孵育 1～3 周,可形成透明、不规则、直径小于 2mm 的扁平细小菌落。

钩端螺旋体的生化反应不活泼,不分解糖类和蛋白质。能产生过氧化氢酶,有些菌株可产生溶血素。

(三) 抗原结构与分类

1. 抗原分类

(1) **属特异性蛋白抗原**(genus-specific protein antigen,GP-AG):可能是糖蛋白或脂蛋白,可用于钩端螺旋体病的血清学诊断和钩端螺旋体属的分类。

(2) **群特异性抗原**(serogroup-specific antigen):系菌体类脂多糖复合物。

(3) **型特异性抗原**(serovar-specific antigen):系表面抗原,为多糖与蛋白复合物。

应用显微镜凝集试验(microscopic agglutination test,MAT)和凝集吸收试验(agglutination absorption test,AAT),可将钩端螺旋体属进行血清群和血清型的分类。目前问号状钩端螺旋体至少可分为 25 个血清群、273 个血清型。我国已发现的致病性钩端螺旋体至少有 19 个血清群、74 个血清型。

2. DNA 分类 应用 DNA 杂交技术对不同钩端螺旋体株进行 DNA 同源性分析,可将腐生性的双曲钩端螺旋体分成 3 个基因种,致病性的问号状钩端螺旋体分成 7 个基因种。

(四) 抵抗力

钩端螺旋体对热抵抗力弱,60℃ 1 分钟即死亡。0.2% 来苏、1:2000 升汞、1% 苯酚经 10~30 分钟被杀灭。对青霉素敏感。在湿土或水中可存活数月,这在传播上有重要意义。

二、致病性与免疫性

(一) 致病物质

钩端螺旋体具有类似细菌外毒素和内毒素的致病物质。

1. 内毒素样物质(endotoxin-like substance, ELS) 钩端螺旋体的细胞壁中含有类似革兰阴性菌的脂多糖物质。动物试验表明其引起的病理变化与典型的内毒素相似,只是活性较低。重症患者的病理变化与临床症状亦与革兰阴性菌内毒素血症类同。ELS 与革兰阴性菌的内毒素 LPS 在结构上有一定差异。例如,ELS 缺乏 2-酮-3 脱氧辛糖酸(KDO),脂质 A 不含 3-羟基豆蔻酸,这些可能与 ELS 的毒性较低有关。

2. 溶血素 波摩那型、犬型、七日热型等钩端螺旋体培养物上清液中有溶血素,能破坏红细胞膜,注射入小羊体内可引起贫血、出血、肝肿大、黄疸和血尿。溶血素不耐热,56℃经 30 分钟失活。对氧稳定,对胰蛋白酶敏感。溶血素的本质是鞘磷酶 C。

3. 细胞毒性因子(cytotoxicity factor, CTF) 急性期钩端螺旋体患者血浆中存在有一种 CTF,将其注射入小鼠,可导致肌肉痉挛、呼吸困难而死亡。症状与钩端螺旋体接种至金地鼠临死前的症状相同。钩端螺旋体无毒株不产生 CTF。

另发现致病钩端螺旋体能产生一种细胞致病作用(cytopathic effect, CPE)物质。56℃经 30 分钟被破坏。注射入家兔,可形成红斑和水肿。

(二) 所致疾病

钩端螺旋体病是一种人畜共患传染病。我国已从 50 多种动物中检出有致病性钩端螺旋体,其中以鼠类和猪为主要储存宿主。人类与污染的水或土壤接触而受感染。钩端螺旋体也可通过胎盘垂直感染胎儿,导致流产;偶有经哺乳传给婴儿或吸血昆虫传播。若侵入的钩端螺旋体数量少,毒力低,可被完全或大部分杀灭,不形成感染或呈隐性感染。多数情况下能引起钩端螺旋体病。

钩端螺旋体纤细、运动极为活泼,能穿透完整的黏膜或经皮肤破损处进入人体。病原体进入后,即在局部迅速繁殖,并经淋巴系统或直接进入血循环引起菌血症,导致全身中毒症状的出现。由于钩端螺旋体的血清型别不同、毒力不一,宿主免疫水平差异,临床表现轻重相差甚大。轻者似感冒,仅出现轻微的自限性发热;重者可有明显的肝、肾、中枢神经系统损害,表现为黄疸、肺大出血、DIC、休克,甚至死亡。钩端螺旋体病的主要临床特点是起病急、高热、乏力、全身酸痛、眼结膜充血、腓肠肌压痛、表浅淋巴结肿大等。

> **案例 23-3 提示:**
> 该病例为钩端螺旋体感染引起的钩端螺旋体病。人因直接或间接与带菌动物的尿污染的水体接触,钩端螺旋体通过破损皮肤或黏膜进入血循环,引起菌血症和中毒血症,并随血流侵犯肝脏等多种脏器,导致相应脏器的损害。主要临床表现为:高热、乏力、全身酸痛、腓肠肌压痛等。

(三) 免疫性

抗钩端螺旋体感染的免疫主要依赖于特异性体液免疫。发病后 1~2 周,可产生特异性的保护性抗体。一般认为,特异性细胞免疫有一定的保护作用。中性粒细胞不能吞噬病菌,单核-巨噬细胞可以吞噬,特异性抗体能显著增强其吞噬作用。

随着特异性抗体的产生并逐渐增多,使吞噬细胞的吞噬和杀伤效率大为加强,血循环中的钩端螺旋体迅速被清除。但抗体等对侵入肾脏的病菌作用较小,它们能在肾小管等组织中继续有一定程度的繁殖并经尿排出,一般排菌在半年左右,其机制迄今未明。

三、微生物学检查

(一) 病原学诊断

发病 10 天内取血液;2 周后取尿液;有脑膜刺激症状者取脑脊液。

1. 直接镜检 经差速离心集菌后的标本作暗视野检查,或用 Fontana 镀银法染色后镜检。也可用免疫荧光法或免疫酶染色法检查。

2. 分离与鉴定 将标本接种于 Korthof 培养基,置 28℃ 孵育。多数阳性标本在 2 周内可见培养液呈轻度混浊,再用暗视野显微镜检查有无钩端螺旋体存在。若有,则用显微镜凝集试验和凝集吸收试验鉴定其血清群和血清型。分离培养标本应连续观察至 4 个月,仍无生长者方判定为阴性。

3. 动物试验 是分离钩端螺旋体的敏感方法,尤其适用于有杂菌污染的标本。方法是将标本接种于幼龄豚鼠或金地鼠腹腔。接种 1 周后,可用暗视野显微镜检查腹腔液;亦可取心血检查并作分离培养。

动物死后解剖,可见皮下、肺部等有大小不等的出血斑,肝、脾脏器中有大量钩端螺旋体存在。

4. 分子生物学方法 采用同位素或生物素、地高辛标记的特异 DNA 探针法,其检出标本中钩端螺旋体的特异性、敏感性均优于培养法,且得出结果快速。若先用 PCR 技术将特异 DNA 片段先行扩增,再用探针确定,则灵敏度更高。限制性内切酶指纹图谱可用于钩端螺旋体株的鉴定、分型和变异的研究。

> **案例 23-3 提示:**
> 显微镜凝集试验和凝集吸收试验可用于鉴定钩端螺旋体的血清群和血清型。

(二) 血清学诊断

应采取病程早、晚期双份血清,一般在病初和发病后第 3 周和第 4 周各采一次。有脑膜刺激症状者采取脑脊液。

1. 显微镜凝集试验(MAT) 简称显凝试验。以当地常见的群、型或我国标准株的活钩端螺旋体为抗原,与不同稀释度的患者血清37℃孵育1小时,用暗视野显微镜检查有无凝集现象,并确定凝集效价。单份血清标本的凝集效价 1:400 以上或双份血清标本效价增长 4 倍以上有诊断意义。此法特异性和敏感性均较高。

2. 间接凝集试验 将钩端螺旋体可溶性抗原吸附于乳胶(聚苯乙烯)或活性炭微粒载体上,制备成致敏颗粒,用以检测病人血清中的相应抗体,即进行间接凝集反应。炭粒凝集效价大于 1:8、乳胶凝集效价大于 1:2,可判为阳性,双份血清效价呈 4 倍或以上增长者则更有诊断价值。

四、防治原则

钩端螺旋体病是一种人畜共患病,要做好防鼠、灭鼠工作,以及加强对带菌家畜的管理,保护水源,对易感人群宜接种包含当地流行株在内的多价钩端螺旋体全细胞死疫苗。我国研制的钩端螺旋体外膜疫苗,经过动物保护试验、毒力试验和安全试验,皆获得满意结果。经志愿者试验,接种后无反应或反应极为轻微。免疫后 1~3 个月,血清特异抗体明显上升,持续时间长。

钩端螺旋体病的治疗首选青霉素,过敏者可改用庆大霉素和多西环素(强力霉素)等。部分患者在使用青霉素后出现寒战、高热和低血压,有的甚至出现抽搐、休克、呼吸和心跳暂停,即赫氏反应。这可能与钩端螺旋体被青霉素杀灭后释放的大量毒性物质有关。

第四节　回归热疏螺旋体

回归热是由多种疏螺旋体引起的疾病。其临床特点为急起急退的高热,全身肌肉酸痛,单次或多次复发,肝、脾肿大,重症可出现黄疸和出血倾向。根据回归热传播媒介昆虫的不同,可分为两类。一为虱传回归热,或称流行性回归热,其病原体为**回归热疏螺旋体**(B. recurrentis)。另一为蜱传回归热,又称地方性回归热,其病原体多至 15 种,例如**杜通疏螺旋体**(B. duttonii)、**赫姆斯疏螺旋体**(B. hermsii)等。我国流行的回归热主要是虱传型。

1. 流行性回归热 主要通过人体虱在人类中传播。当虱吸吮病人血液后,螺旋体从中肠进入血液淋巴大量繁殖,不进入唾液或卵巢。人被虱叮咬后,因抓痒将虱压碎,螺旋体经皮肤创口进入人体。螺旋体在血流中大量繁殖,数量可高达 $10^4/mm^3$。患者高热,持续 3~4 天后热退;由于螺旋体外膜蛋白易发生变异,故隔 1 周左右,又出现高热。如此反复发作 3~9 次或更多。

2. 蜱传回归热 主要通过软蜱传播,储存宿主是啮齿类动物。螺旋体在蜱的体腔、唾液、粪便内均可存在,且经卵传代。故蜱叮咬人后,病原体可直接从皮肤伤口注入体内。蜱传回归热的病程和临床表现与虱传型相似,只是病程较短、症状较轻。

回归热的免疫机制主要是以特异性抗体为主的体液免疫。当第一次高热消退前,患者血清中已出现特异性 IgM 类抗体。这些抗体与补体协同作用可裂解螺旋体,清除血流中的螺旋体。但隐匿在组织内的螺旋体,其外膜蛋白可因基因重排形成新的突变株,逃逸初次感染产生的特异抗体的攻击。当这些突变株繁殖至一定数量,则引起第二次高热。如此多次,直至螺旋体的突变类型不再超越宿主产生的多种特异性抗体的范围为止。

回归热的微生物学检查法主要采取发热期血液,直接涂片后进行 Giemsa 或 Wright 染色,在光镜下可查见比红细胞长数倍的螺旋体。

Summary

The bacteria in the order Spirochaetales have been grouped together on the basis of their common morphologic properties. These spirochetes are thin, helical, motile bacteria. The order Spircheaetales is subdivided into two families and eight genera, of which three (*Treponema*, *Borrelia*, and *Leptospira*) are responsible for human disease. *Treponema pallidum* causes syphilis. Natural infection with *T. pallidum* is limited to the human host. *B. burgdorferi* cause Lyme disease. The disease produced by *Leptospira interrogans* are termed "leptospriosis" and can vary from subclinical to fatal.

(刘　新　方　芳)

第二篇 真　菌　学

第二十四章 真菌学总论

真菌(fungus)是一类真核细胞型微生物,结构比较完整,有细胞壁、细胞核和细胞器,不含叶绿素,无根、茎、叶。大部分真菌为多细胞结构,少数为单细胞结构。真菌以腐生或寄生方式生存,按有性或无性方式繁殖。

真菌分布广泛,数量较大、种类繁多,目前已有1万个属、数十万种之多。其中绝大多数有益于人类,如酿酒、制酱、发酵饲料、农田增肥、制造抗生素、食品加工及提供中草药药源(如灵芝、茯苓、冬虫夏草)等。与医学有关的真菌达400余种,常见的有50~100种,可引起人类感染性、中毒性及超敏反应性疾病。

目前真菌在生物界的位置尚未统一,但真菌属于真核细胞型微生物已为大家所公认。大多数学者认为真菌应作为一个独立界——真菌界,分为黏菌、真菌2个门。真菌门又根据其生物学性状传统地分为鞭毛菌亚门(Mastigomycotina)、接合菌亚门(Zygomycotina)、子囊菌亚门(Ascomycotina)、担子菌亚门(Basidiomycotina)及半知菌亚门(Deutemycotina, or Imperfect fungi)。

与医学有关的真菌主要分布在真菌门的以下四个亚门:①接合菌亚门(Zygomycotina):大多数为无隔多核菌丝体,多属机会致病性真菌,如毛霉菌属(Mucor)、根霉菌属(Rhizopus)等;②子囊菌亚门(Ascomycotina):具有子囊和子囊孢子,如酵母菌属(Saccharomyces)、芽生菌属(Blastomyces)及组织胞浆菌属(Histoplasma)等;③担子菌亚门(Basidiomycotina):菌丝分隔,有性孢子为担孢子,这类真菌包括食用真菌和药用真菌,如蘑菇、木耳、灵芝等,及致病性真菌隐球菌(Cryptococcus)等;④半知菌亚门(Deutermycotina, or Imperfect fungi):由于对此类菌生活史了解不完全,未发现其有性阶段,故称之为半知菌。在医学上具有重要意义的真菌绝大部分属于本亚门,如各种皮肤癣菌(Dermatophytes)、曲霉属(Aspergillus)和假丝酵母属(Candida)等,可引起人类各种皮肤癣和深部真菌感染等。

第一节　真菌的生物学性状

> **案例24-1**
>
> 患者,男,52岁。长年务农。慢性肝炎、肝硬化病史25年。每年7~8月雨季时,出现咳嗽、发热、胸部不适,服用抗生素效果不明显。最近1个月咳嗽加重,痰呈脓性。胸部CT显示双肺感染。血清学检查为乙肝小三阳。腹部B超检查见肝脏有大结节状肿块。考虑可能是肝癌,进一步检测血中AFP含量为425μg/L。二次痰真菌培养均阳性,菌落呈黄绿色。镜检见有隔菌丝,分生孢子梗顶端膨大形成球形顶囊,小梗双层,顶端的分生孢子呈链状排列、表面粗糙。
>
> **思考题:**
> 该患者为哪种病原真菌感染?是何原因引起的?如何避免感染?

一、形态与结构

真菌的形态多种多样,小到肉眼不可见的白假丝酵母(白色念珠菌)、新生隐球菌,大到肉眼可见的蘑菇、木耳等。真菌比细菌大几倍至几十倍,结构比细菌复杂。细胞壁不含肽聚糖,主要由多糖(75%)与蛋白质(25%)组成,从外到内为糖苷类、糖蛋白、蛋白质及几丁质微原纤维四层不同的结构。因缺乏肽聚糖,故青霉素或头孢菌素对真菌无效。

真菌可分单细胞和多细胞两类。单细胞真菌呈圆形或卵圆形,如酵母型真菌和类酵母型真菌,对人致病的主要有新生隐球菌(图24-1)和白假丝酵母(图24-2)。这类真菌以出芽方式繁殖,前者不产生菌丝,后者可形成假菌丝。多细胞真菌基本上都是由菌丝(hypha)和孢子(spore)两大基本结构组成。菌丝交织成团,称丝状真菌(filamentous fungi),又称霉菌(mold)(图24-3)。有些真菌可因环境条件如营养、温度、氧气等改变,两种形态可互变,此类真菌称二相型真菌(dimorphic fungi)。各种丝状菌的菌丝和孢子形态不同,是鉴定的重要标志。

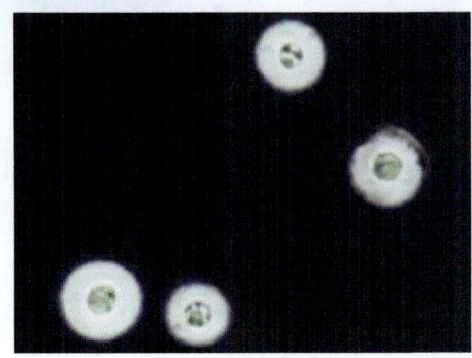

图 24-1 单细胞真菌
(新生隐球菌,墨汁染色,1000×)

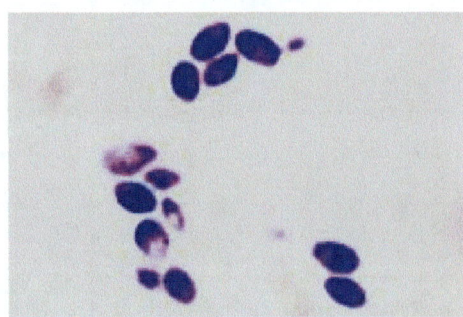

图 24-2 单细胞真菌
(白假丝酵母,革兰染色,1000×)

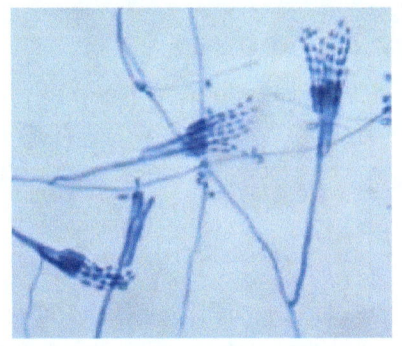

图 24-3 多细胞真菌
(青霉,乳酸酚棉兰染色,400×)

(一) 菌丝

真菌的孢子生出嫩芽,称为芽管(germ tube)。芽管逐渐延长呈丝状,称菌丝(hypha)。菌丝可长出许多分枝,交织成团称菌丝体(mycelium)。显微镜下菌丝的形态不同,如球拍状、结节状、破梳状、鹿角状、螺旋状等,可作为识别的依据。菌丝按结构可分为:①有隔菌丝(septate hypha):在一定间距处菌丝形成横隔,称为隔膜(septum),把菌丝分成一连串的细胞。绝大部分的病原性丝状真菌为有隔菌丝。②无隔菌丝(nonseptate hypha):菌丝内无横隔,整条菌丝含有多个细胞核,为多核单细胞。菌丝按功能及生长特性可分为:①营养菌丝(vegetative mycelium):菌丝伸入培养基中吸取养料,以供生长;②气生菌丝(aerial mycelium):菌

丝向上生长,暴露于空气中;③生殖菌丝(reproductive mycelium):可产生具有不同形状、大小和颜色孢子。

(二) 孢子

孢子(spore)是真菌的繁殖结构,由生殖菌丝产生。在适宜条件下孢子可发芽伸出芽管,发育成菌丝。真菌孢子与细菌芽胞不同,其抵抗力不强,加热 60～70℃ 短时间可将其杀死。孢子可分有性孢子和无性孢子,是鉴定和分类真菌的主要依据。

1. 无性孢子 是不经两性细胞的配合而产生的孢子。病原性真菌大多数产生无性孢子。无性孢子根据形态大体可分为三种:

(1) 分生孢子(conidium):是真菌常见的一种无性孢子。由生殖菌丝末端的细胞分裂或收缩形成,也可在菌丝侧面出芽形成。其形状、大小、结构、颜色及着生情况可作为分类、鉴定的依据。①大分生孢子(macroconidium):由多个细胞组成,体积较大,常呈棒状、梭状等(图 24-4)。其大小、细胞数和颜色是鉴定的重要依据;②小分生孢子(microconidium):为单细胞性,体积较小,外壁薄,呈球形、梨形、卵形等(图 24-5)。真菌都可产生小分生孢子,其诊断价值不大。

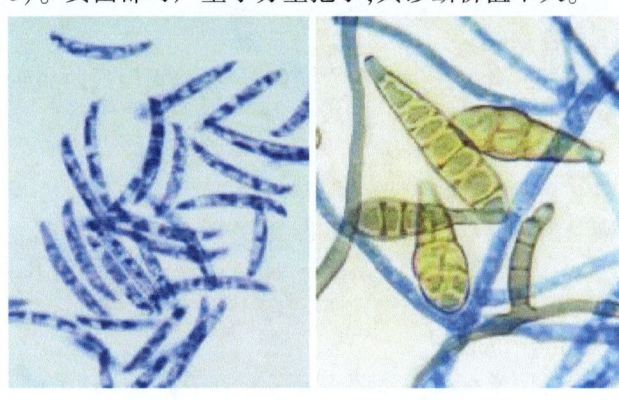

图 24-4 真菌的大分生孢子
(乳酸酚棉兰染色,400×)

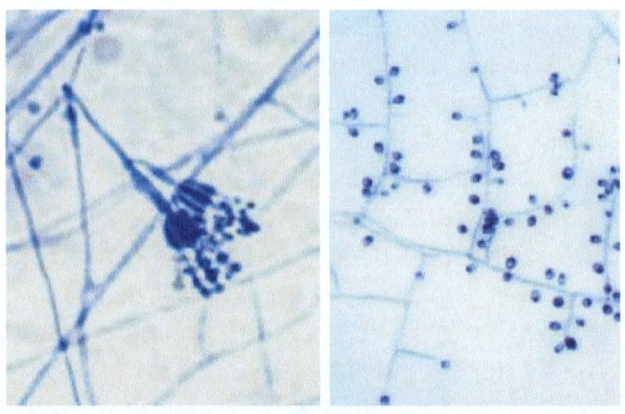

图 24-5 真菌的小分生孢子
(乳酸酚棉兰染色,400×)

(2) 叶状孢子(thallospore):由菌丝细胞直接形成,有三种类型:①芽生孢子(blastospore):由菌丝体

细胞出芽生成,常见于假丝酵母(图24-6)和隐球菌。一般芽生孢子长到一定大小即与母体脱离,若不脱离则形成假菌丝。②**厚膜孢子**(clamydospore):又称厚壁孢子。由菌丝顶端或中间部分变圆,细胞质浓缩,细胞壁加厚而形成的孢子。是真菌的一种休眠细胞,在适宜的条件下可再发芽繁殖。③**关节孢子**(arthrospore):在陈旧培养物中常见。菌丝胞壁增厚,形成长方形节段,呈链状排列。

(3)**孢子囊孢子**(sporangiospore):菌丝末端膨大成孢子囊,内含许多孢子囊孢子,成熟后破囊而出,如毛霉(图24-7)。

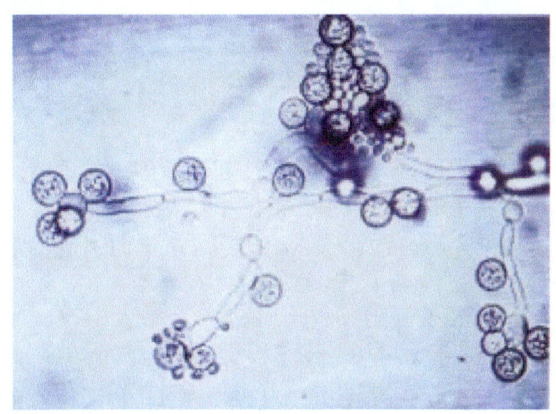

图24-6 真菌的芽生孢子

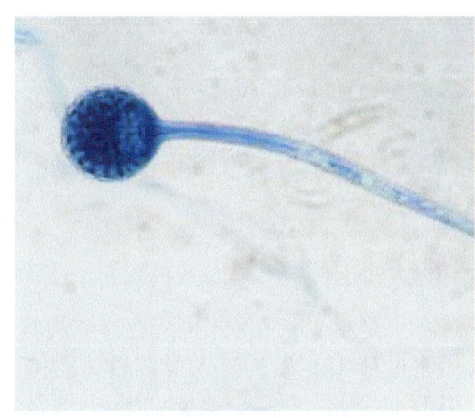

图24-7 真菌的孢子囊孢子
(毛霉,乳酸酚棉兰染色,400×)

2. **有性孢子** 是由细胞间配合(质配和核配)产生的孢子,有接合孢子、子囊孢子及担孢子。有性孢子绝大多数为非致病性真菌所具有。

二、繁殖与培养

(一)繁殖

真菌依靠菌丝和孢子繁殖,繁殖方式多样。无性繁殖是真菌的主要繁殖方式,具有简单、快速、产生新个体多的特点。主要形式有四种:

1. **芽生** 从细胞壁发芽,母细胞进行核分裂,产生横隔,子细胞成熟后从母体分离。酵母型和类酵母型真菌多以此种形式繁殖。

2. **裂殖** 细胞分裂产生子细胞,多发生在单细胞真菌中,如裂殖酵母。

3. **萌管** 有些真菌孢子以萌管方式进行繁殖,芽管伸延后形成菌丝。

4. **隔殖** 有些分生孢子梗某一段落形成一隔膜后,原生质浓缩形成新的孢子。孢子可再独立繁殖。

(二)培养

真菌对营养要求不高,常用**沙保弱培养基**(Sabouraud medium)。该培养基的成分相对简单,主要含有葡萄糖、蛋白胨、氯化钠和琼脂。真菌在各种不同培养基中皆能生长,但菌落形态差别很大。大多数病原性真菌生长缓慢,培养1~4周才出现典型菌落,故在培养基内常加入抗生素,抑制细菌生长。培养真菌的温度为22~28℃,但某些深部感染真菌的最适生长温度为37℃。最适酸碱度为pH4.0~6.0。培养真菌需较高的湿度与氧。

真菌在沙保弱培养基上的菌落有三类:

1. **酵母型菌落**(yeast type colony) 是单细胞真菌的菌落形式。菌落光滑、湿润、柔软而致密。镜下见单细胞芽生孢子,无菌丝。隐球菌菌落属于此类型。

2. **类酵母型菌落亦称酵母样菌落**(yeast like type colony) 是单细胞真菌的菌落形式。外观类似酵母型菌落,但显微镜下可见伸入培养基中的假菌丝。假菌丝是某些单细胞真菌出芽繁殖后,芽管延长不与母细胞脱离而形成的,由菌落向下生长,伸入培养基中。假丝酵母菌落属此类型。

3. **丝状菌落**(filamentous type colony)是多细胞真菌的菌落形式。由许多疏松的菌丝体构成。菌落成棉絮状、绒毛状或粉末状(图24-8),菌落正背两面可呈现不同的颜色。丝状菌落的形态、结构和颜色常作为鉴定真菌的参考。

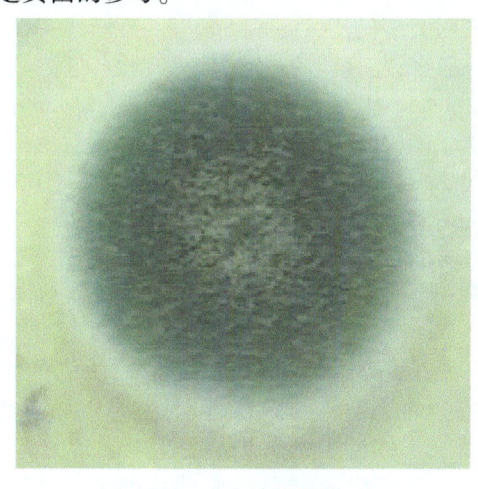

图24-8 丝状菌落

真菌有从中心向四周等距离生长形成圆形菌落的倾向,所以临床体癣、股癣、叠瓦癣等皮损常表现为环形或多环形。若要观察真菌菌丝与孢子的形态,可作小培养,3~7天后,用乳酸酚棉兰(lactophenol cottonblue)染色镜检观察菌丝和孢子的结构和排列。

三、变异性与抵抗力

真菌易发生变异。在人工培养基中多次传代或培养时间过长,可出现形态、结构、菌落性状、色素及各种生理性状(包括毒力)的改变。用不同成分的培养基和不同温度培养的真菌,其性状也有所不同。

真菌对热的抵抗力不强。真菌孢子不同于细菌芽胞,一般60℃ 1小时菌丝和孢子均可被杀死。真菌对干燥、阳光、紫外线及一般消毒剂均有较强的抵抗力。对2%苯酚、2.5%碘酊、0.1%升汞或10%甲醛溶液较敏感。对常用于抗细菌感染的抗生素均不敏感,灰黄霉素、制霉菌素、两性霉素B、克霉唑、酮康唑、伊曲康唑等对真菌有一定的抑制作用。

> **提示 24-1:**
> 实验证明,紫外线距离1米照射30分钟可杀死物品表面的丝状真菌与假丝酵母。实验室或物品被真菌污染后,可用甲醛液熏蒸达到彻底消毒的目的。

第二节 真菌的致病性与免疫性

一、致病性

(一) 真菌性感染

自然界存在的真菌种类很多,目前发现对人有致病性和机会致病性真菌已超过百种。由真菌引起感染并表现临床症状者称为**真菌病**(mycoses)。其中,同一种疾病可以由不同种真菌引起;一种真菌也可以引起不同类型的疾病。

一般来说,真菌的致病力比细菌弱。除**球孢子菌**(*Coccidiodes*)、**皮炎芽生菌**(*Blastomyoes dermatitidis*)、**组织胞浆菌**(*Histoplasma*)等可引起原发性感染外,真菌引起的感染,特别是深部真菌病多是由于诱因使机体免疫功能显著下降时发生。另一方面真菌本身的特征也与能否引起感染有一定关系。某些真菌如白假丝酵母、烟曲霉中可分离出高分子的强毒素或低分子毒素。这些毒素在致病中都有一定作用。另外,真菌的黏附能力、对免疫系统功能的抑制以及胞壁中的酶类也与致病性有关系。白假丝酵母具有黏附人体细胞的能力,随着其芽管的形成,黏附力加强。新生隐球菌的荚膜有抗吞噬作用。近来研究表明白假丝酵母菌和烟曲霉的热休克蛋白HSP90,能与宿主细胞和血清蛋白结合改变其功能,是致病的一种原因。

> **提示 24-2:**
> 近年来,由于抗生素、抗肿瘤药物、免疫抑制剂等的滥用,器官移植、介入性诊疗技术的开展,艾滋病、糖尿病、恶性肿瘤等引起机体免疫功能低下等原因,导致真菌感染的发病率,尤其机会致病性真菌引起的感染明显增高,已引起医学界的高度重视。对于临床上感染性疾病长期应用抗生素或抗病毒药物治疗无效者,应考虑可能为真菌感染,需要进行真菌检查。

(二) 真菌性超敏反应

按性质可分为:①感染性超敏反应,在真菌感染基础上发生的超敏反应,属Ⅳ型超敏反应;②接触性超敏反应,吸入或食入真菌孢子或菌丝而引起的超敏反应,分别属Ⅰ~Ⅳ型超敏反应。

按部位分为:①皮肤超敏反应,主要表现有过敏性皮炎、湿疹、荨麻疹、瘙痒症等;②呼吸道超敏反应,最主要的是支气管哮喘及过敏性鼻炎;③消化道超敏反应,与真菌有一定关系,多由于食物中混入真菌所致。

> **提示 24-3:**
> 农民肺(farmer's lung)是由于吸入含真菌孢子的霉草尘而引起的接触性超敏反应,以呼吸困难、咳嗽、发热、不适、发绀等为特征的一种综合病症。

(三) 真菌毒素中毒

真菌毒素是由生长在农作物、食物或饲料上的真菌在其代谢过程中产生的。人类因食入含有真菌的食物而引起急、慢性中毒。真菌毒素中毒极易引起肝、肾、神经系统功能障碍以及造血机能损伤。另外,有些真菌毒素与肿瘤有关。已证明黄曲霉所产生的黄曲霉毒素有致癌作用。

> **提示 24-4:**
> 研究表明:一些曲霉可以产生类似黄曲霉毒素的致癌物质,如棒状曲霉、烟曲霉、黑曲霉、红曲霉、棕曲霉、寄生曲霉、温特曲霉以及杂色曲霉等,可能与肝癌、胃癌、胰腺癌等有关。

二、免疫性

抗真菌感染免疫包括固有免疫和适应性免疫。

机体的固有免疫在阻止真菌病的发生上起重要作用，而适应性免疫与真菌病的恢复密切相关。

（一）固有免疫

1. 皮肤黏膜屏障作用 健康的皮肤黏膜对皮肤癣菌具有一定屏障作用。如皮脂腺分泌的不饱和脂肪酸有杀真菌作用。儿童皮脂腺发育不够完善，故易患头癣，成人掌跖部缺乏皮脂腺，且手、足汗较多，易促进真菌生长，因而手足癣较多见。

2. 正常菌群拮抗作用 白假丝酵母是机体正常菌群，存在于口腔、肠道、阴道等部位，正常情况下与其他肠道菌构成拮抗关系。但长期应用广谱抗生素导致菌群失调可引起继发性白假丝酵母感染。

3. 吞噬作用 真菌进入机体后易被单核巨噬细胞及中性粒细胞吞噬。但被吞噬的真菌孢子并不能完全被杀灭。有的可能在细胞内增殖，刺激组织增生，引起细胞浸润形成肉芽肿；有的还被吞噬细胞带到深部组织器官（如脑或内脏器官）中增殖引起病变。此外，正常体液中的抗菌物质如 IFN-γ、TNF 等细胞因子在抗真菌感染方面也具有一定作用。

（二）适应性免疫

真菌侵入机体，刺激机体的免疫系统，以细胞免疫为主，同时可诱发迟发型超敏反应。

1. 细胞免疫 真菌感染与细胞免疫有较密切的关系。真菌刺激机体后，特异性淋巴细胞增殖，释放 IFN-γ 和 IL-2 等激活巨噬细胞、NK 细胞和 CTL 等，参与对真菌的杀伤。AIDS、恶性肿瘤或应用免疫抑制剂的患者其 T 细胞功能受到抑制，易并发播散性真菌感染，导致死亡。某些真菌性感染后可发生迟发型皮肤超敏反应，如临床常见的癣菌疹。

2. 体液免疫 真菌是完全抗原，深部真菌感染可刺激机体产生相应抗体。抗体的抗真菌作用尚有争议。但已有一些研究证明保护性抗体在抗深部真菌感染中的作用。如抗白假丝酵母菌黏附素抗体，能阻止白假丝酵母菌黏附于宿主细胞；抗新生隐球菌荚膜特异性 IgG 抗体有调理吞噬作用。检测抗体对深部真菌感染的诊断有参考价值。

第三节 真菌感染的微生物学检查

一、标本的采集

浅部感染可取病变部位的鳞屑、病发或甲屑。深部感染真菌则取病变部位分泌物、排泄物、体液、痰液及血液等。

标本采取应注意：①标本量应充足，如血液、脑脊液不少于 5 毫升，胸水不少于 20 毫升。②标本应新鲜，取材后立即送检，最长不得超过 2 小时。③严格无菌操作，避免污染。

二、形态学检查

各种真菌的形态结构有其一定的特殊性，一般可以通过直接镜检和培养进行鉴定，但具体方法应根据标本种类和检查目的而异。

1. 直接镜检 浅部真菌感染的病变标本如毛发、皮屑、甲屑置于载玻片上，滴加 10% KOH，覆盖玻片微热熔化角质层。显微镜下观察，见皮屑、甲屑中有菌丝，或毛发内部或外部有成串孢子，即可初步诊断为真菌感染。深部真菌感染，如疑似白假丝酵母等感染，可取痰、血液等标本涂片后革兰染色镜检，若发现卵圆形、大小不均、着色不匀，还有芽生孢子，甚至有假菌丝的革兰阳性菌体即可初步诊断。怀疑隐球菌感染时取脑脊液做墨汁染色观察，见有肥厚荚膜的酵母型菌体即可确诊。

2. 分离培养 常用于直接镜检不能确定有无真菌感染，或需要确定感染真菌的种类，则应考虑做真菌培养。一般常用含抗生素和放线菌酮（抑制细菌、放线菌的生长）的沙保弱培养基培养数日至数周，培养温度以 25℃（丝状真菌）或 37℃（酵母型真菌）为宜。根据实际需要，有时还可选用其他特殊培养基（如科玛嘉显色培养基）。对于丝状真菌可于培养后，乳酸酚棉兰染色观察镜下菌丝、孢子的特征，结合菌落特征作出鉴定。

三、血清学检查

血清学检查可作为诊断真菌性疾病的辅助方法，检测真菌抗原或机体感染后所产生的抗体。如用对流免疫电泳法（CIE）检测内脏真菌病的沉淀素，ELISA 法检测血清中或 CSF 中的特异性抗体或抗原，荧光抗体染色法对标本中抗原进行鉴定和定位。

四、核酸检测

真菌学诊断除依据真菌形态结构等表型特征外，还可应用分子生物学技术检测核酸，如核酸 G+Cmol% 测定、限制性片段长度多态性（RFLP）分析、DNA 序列测定等，可以对真菌快速作出鉴定。

第四节 真菌感染的防治原则

皮肤癣菌感染以预防为主，注意清洁，保持干燥，避免直接或间接与患者接触。浅部真菌感染的治疗以外用药为主，可选用抗真菌霜剂或软膏，必要时内服抗真菌药物，但较难根治，易复发。深部真菌感染的治疗，主要应除去各种诱因，提高机体抵抗力。治疗药物有两性霉素 B、5-氟胞嘧啶、氟康唑、伊曲康唑等。一些抗真菌药物,如两性霉素 B、5-氟胞嘧啶,副作用都较大,治疗有效剂量与中毒剂量接近,实用性差。抗真菌新药酮康唑、伊曲康唑等具有抗菌谱较广,尤其对曲霉菌疗效好、毒副作用低的特点。预防真菌性食物中毒,应严禁销售和食用发霉的食品,加强市场管理及卫生宣传。

Summary

Fungus is a kind of eukaryotic organism, which has typical nucleus and cell walls, filamentous structures and produce spores, but do not contain chlorophyll. It grows as saprophytes, and reproduce in asexual or sexual manner.

There are more than tens of thousands species of fungi existed in nature, most of them are beneficial to humankind. About 400 species of fungi are presently known to be pathogens for human infection. Mycoses may be classified as superficial, cutaneous, subcutaneous, systemic and opportunistic.

The taxonomy of the Kingdom Fungi is evolving and controversial. Medically important fungi are in four subphyla of Eumycophyta: ①Zygomycotina: such as *Mucor* and *Rhizopus*. ② Ascomycotina: such as *Saccharomyces*, *Blastomyces* and *Histoplsma*. ③ Basidiomycota: such as *Cryptococcus*. ④ Deutermycotina (Imperfect fungi): such as Dermatophytes, *Candida* and *Aspergillus* which can cause a variety of tinea and systemic fungal infection.

Pathogenic fungi can exist as yeasts or hyphae. Yeasts are unicellular organisms and mycelia are multicellular filamentous structures. The yeasts reproduce by budding. The mycelial forms branch and the characters of produced spores aid the morphological identification. Some fungi occur in both the yeast and mycelial forms. These are called dimorphic fungi.

During the past decades, fungal infection has increased continuously, due to widely using of antibiotics and hormones, increasing number of immunocompromised hosts, and the emergence of antibiotic-resistant strains. Most mycoses are difficult to diagnose and treat. Fortunately, more interests focus on medically significant fungi of searching for virulence factors and potential therapeutic targets.

(王 丽)

第二十五章 主要的病原性真菌

第一节 表面感染真菌

> **案例 25-1**
> 患者,男,14 岁。面部红斑、丘疹伴瘙痒 1 个月,伴脓疱和发热 9 天。经头孢唑林、头孢哌酮等抗生素治疗无效,仍不断出现脓疱。无接触狗、猫等动物史,无手足癣。取鳞屑及结痂直接镜检见大量有隔菌丝;真菌培养菌落绒毛状,产生红色色素;镜检可见棒棒状大分生孢子和大量散在的圆形或卵圆形小分生孢子。
> **思考题:**
> 该患者与哪种皮肤癣菌的感染有关?

寄生或腐生于表皮角质、毛发、甲板的真菌统称为浅部真菌。浅部真菌一般不侵入皮下组织或内脏,因此不引起全身感染。浅部真菌可分为皮肤癣菌和角层癣菌两类。人类多因接触患者、患畜或染菌的物体而被感染。

一、皮肤癣菌

皮肤癣菌(Dermatophytes)是寄生于皮肤角蛋白组织的浅部真菌,可引起的皮肤癣(tinea),其中以手足癣最常见。皮肤癣菌大约有 40 余个种,分属于毛癣菌属(Trichophyton)、表皮癣菌属(Epidermophyton)和小孢子菌属(Microsporum)三个属(表 25-1)。根据菌落颜色、性状及产生大、小分生孢子的形态,可进行初步鉴定。毛癣菌属的红色毛癣菌(T. rubrum)、石膏样毛癣菌(T. gypseum,异名为须毛癣菌 T. mentagrophytes)及表皮癣菌属的絮状表皮癣菌(E. floccosum)在我国是侵犯表皮和甲板的三种常见皮肤癣菌。

表 25-1 皮肤癣菌的种类、侵犯部位及传染来源

真菌种类	种数	感染部位			传染源		所致疾病
		皮肤	毛发	甲板	人	动物	
毛癣菌属	20	+	+	+	石膏样毛癣菌红色毛癣菌	石膏样毛癣菌	体癣、手足癣、股癣、甲癣、发癣、须癣、黄癣、叠癣
表皮癣菌属	1	+	-	+	絮状表皮癣菌	无	体癣、手足癣、股癣、甲癣
小孢子菌属	15	+	+	-	奥杜安小孢子菌	犬小孢子菌石膏样小孢子菌	体癣、手足癣、股癣、发癣、须癣、黄癣

(一)毛癣菌属

本属有 20 余种,其中对人有致病性的有 13 种,可侵犯皮肤、毛发和甲板。常见种有红色毛癣菌(图 25-1)和石膏样毛癣菌。临床上可致体癣、手足癣、股癣、甲癣、发癣、须癣等。

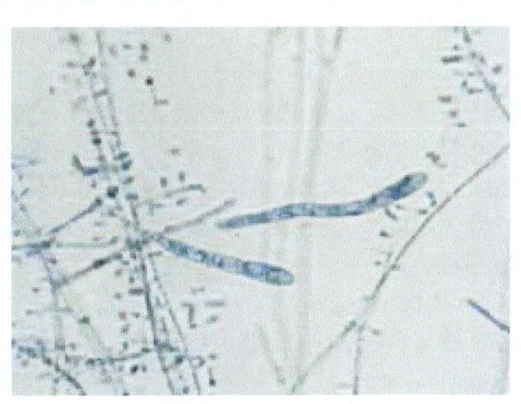

图 25-1 红色毛癣菌形态
(乳酸酚棉兰染色,400×)

不同菌种在沙保弱培养基上的菌落性状及颜色各异,可呈粉末状、绒毛状、颗粒状等。颜色为乳白色、黄色、红色、橙色、紫色等。镜下可见大分生孢子细长、薄壁、棒状、两端钝圆,小分生孢子圆形或梨形,侧生、散在或呈葡萄状。

> **案例 25-1 提示:**
> 皮肤红斑、丘疹伴有发热,抗生素治疗无效,提示可能为真菌感染。根据菌落及镜下形态特征,可诊断为红色毛癣菌感染。

(二)表皮癣菌属

本属只有 1 个种,即絮状表皮癣菌(图 25-2),对人类有致病作用,可侵犯人表皮、甲板,但不侵犯毛发。临床上可致体癣、足癣、手癣、股癣和甲癣等,多发生于热带地区。

在沙保弱培养基上室温或 28℃ 生长较快,菌落由蜡状变成粉末状,由白色变成黄绿色。镜检可见大

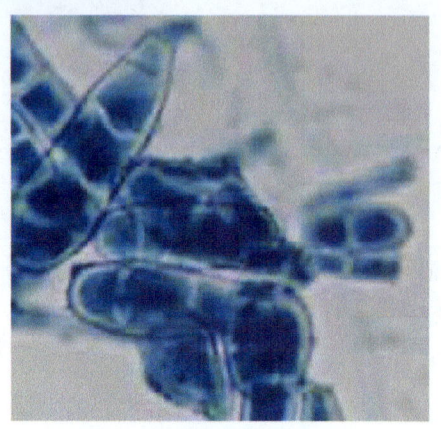

图 25-2 絮状表皮癣菌形态
（乳酸酚棉兰染色，400×）

分生孢子顶生或侧生、壁薄、棍棒状，由 3~5 个细胞组成。无小分生孢子。菌丝较细、有分隔，偶见结节状、球拍状及螺旋状菌丝。

（三）小孢子菌属

本属有 15 个种，多数对人有致病性，如石膏样小孢子菌（*M. gypseum*）（图 25-3）、犬小孢子菌（*M. canis*）、铁锈色小孢子菌（*M. ferrugineum*）等，主要侵犯皮肤及毛发，不侵犯甲板。

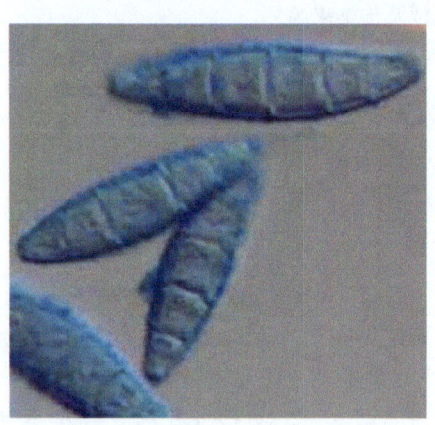

图 25-3 石膏样小孢子菌形态
（乳酸酚棉兰染色，400×）

在沙保弱培养基上菌落表面粗糙，呈粉末状或绒毛状，灰色、棕黄色或橘红色。镜检可见大分生孢子壁厚、梭形，小分生孢子侧生、卵圆形。菌丝有隔，呈梳状、球拍状或结节状。

二、角层癣菌

角层癣菌是腐生于皮肤角质层浅表及毛干表面的浅部真菌，引起角层型和毛发型病变。主要病原菌有**秕糠马拉色菌**（*Malassezia furfur*）和**何德毛结节菌**（*Piedraia hortae*）。

秕糠马拉色菌可引起皮肤表面出现黄褐色的花斑癣，好发于颈、胸、腹、背和上臂，形如汗渍斑点，俗称汗斑，多发于夏秋季，只有碍美观，不影响健康。患处标本直接镜检可见短粗、分枝状有隔菌丝及成簇的酵母形细胞。此菌具有嗜脂性特点，培养时需加入橄榄油等，形成酵母型菌落。镜检观察可见球形或卵圆形的酵母形细胞，及短粗、分枝状有隔菌丝。

何德毛结节菌可引起硬的黑色结节，使毛干上结节如砂粒状。

第二节 皮下感染真菌

> **案例 25-2**
> 患者，女，62 岁，农民。右手背、右前臂结节、溃疡、淋巴结肿大 2 个月。有木刺刺伤史。就诊于当地医院给予抗生素及局部换药等治疗，症状未见缓解。查体：右手背至右前臂可见多个直径 1~4 cm 红色结节，沿淋巴管呈线状分布，表面有痂壳，挤压有脓液溢出。皮肤组织病理显示：真皮内多细胞肉芽肿，血管纤维增生。培养菌落呈褐色皱膜状，镜下可见有隔菌丝及梨形小分生孢子。口服碘化钾治疗 2 个月后，结节消失，溃疡愈合，遗留色素沉着斑。
> **思考题：**
> 该患者与哪种病原真菌的感染有关？

皮下组织感染真菌主要有孢子丝菌和着色真菌，经外伤侵入皮下，一般引起局部感染，也可扩散至周围组织。孢子丝菌常经淋巴管扩散，着色真菌经血行或淋巴管扩散。

（一）申克孢子丝菌

孢子丝菌（*Sporothrix*）为腐生性真菌，其中主要病原菌种是**申克孢子丝菌**（*S. schenckii*）。申克孢子丝菌为二相型真菌。患者标本（脓、血、痰及病变组织）镜下可见梭形或圆形孢子。在沙保弱培养基上 25℃ 培养 3~5 天，可见灰褐色皱膜状菌落，镜下可见有隔菌丝及成群的梨形小分生孢子（图 25-4）。在含胱氨酸的血平板培养基上 37℃ 培养，则以芽生方式形成酵母型菌落。人类通过皮肤伤口接触染菌的土壤或植物而引起感染，在皮肤局部形成亚急性或慢性肉芽肿，淋巴管出现链状硬结，称为**孢子丝菌性下疳**（sporotrichotic chancre）。也可经口或呼吸道侵入，沿血行扩散至其他器官。我国大部分地区皆有发现，以东北地区为多见。

以申克孢子丝菌制备的抗原与患者血清作凝集试验，效价 ≥1:320 有诊断意义。也可用**孢子丝菌素**（sporotricin）作皮肤试验，若 24~48 小时局部出现结节，可辅助临床诊断。孢子丝菌病在某些患者是可以自限的。治疗可口服饱和碘化钾、特比萘芬或伊曲

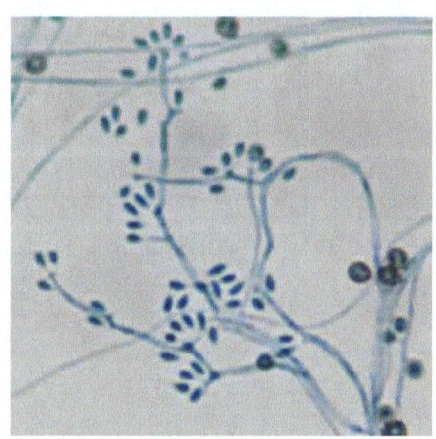

图 25-4　申克孢子丝菌形态
(乳酸酚棉兰染色,400×)

康唑。

> **案例 25-2 提示**：
> 农民、外伤史、抗生素治疗无效,提示可能为真菌感染。另外,皮肤组织病理活检为肉芽肿。根据菌落、镜下形态特征及口服碘化钾治疗有效,可诊断为申克孢子丝菌感染。

(二) 着色真菌

着色真菌是分类上相近,引起临床症状也相似的一些真菌的总称,多为腐生菌,广泛分布于土壤及植物。常见致病菌有**裴氏着色霉**(*Fonsecaea pedrosoi*)、**卡氏枝孢霉**(*Cladosporium carrionii*)、**疣状瓶霉**(*Phialophora verrucosa*)、**甄氏外瓶霉**(*Exophiala jeanselmei*)等。一般由外伤侵入人体,多引起颜面、下肢、臀部等暴露部位的感染,病损皮肤呈境界鲜明的暗红色或黑色,故称**着色真菌病**(chromomycosis),也可侵犯深部组织,呈慢性感染过程。在全身免疫力低下时还可侵犯中枢神经系统,引起脑内感染。

着色真菌在组织中多为厚壁、圆形细胞。培养基上生长缓慢,菌落呈暗棕色。镜检可见棕色有隔菌丝,侧枝或顶端形成分生孢子梗,梗上产生棕色的圆形、椭圆形分生孢子。分生孢子有树枝形、剑顶形、花瓶形等不同形状,是鉴定的重要依据。由于其形态多样,形态学鉴定较为困难,近年来,二次代谢产物、分子生物学方法已被用于此类真菌的鉴定、诊断。

第三节　机会致病性真菌

侵犯表皮及其附属器以外的组织和器官的病原性真菌或机会致病性真菌称为深部真菌。近年来,由于抗生素、激素、免疫抑制剂及抗肿瘤药物的广泛应用、器官移植、介入性诊疗技术的开展,艾滋病、糖尿病等的不断增多,导致深部真菌感染日益增加。

一、白假丝酵母

> **案例 25-3**
> 患者,男,38 岁。舌部白斑 7 个月。就诊于当地医院,给予抗生素治疗半年,未见好转。既往体健,1 年前离异,否认有输血史、吸毒史和冶游史,无肝炎、结核病史。查体:慢性病容,全身体检未见异常。舌黏膜充血发红,舌面可见大小不等散在黄白色膜状斑块,表面有白色颗粒,略高于黏膜表面,不易擦去。刮片见大量真菌孢子及菌丝。接种于沙保弱培养基 3 天后,呈酵母样菌落。镜检见圆形或卵圆形芽生孢子及假菌丝。在玉米培养基中,可见厚膜孢子。血清芽管试验,可见有较多芽管生长。血清学检查:抗 HIV (+)。
> **思考题**：
> 该患者与哪种病原真菌的感染有关？是由什么原因引起的？

> **案例 25-4**
> 患者,男,64 岁。慢性气管炎病史 20 年。受凉后出现发热、咳嗽、咳痰,抗生素治疗 2 周后未见好转,近 2 天咳嗽加重,痰呈脓性来院。查体:体温 38.3℃,口唇发绀,口腔黏膜可见点状白膜。痰涂片见真菌菌丝,未找到抗酸杆菌。3 次痰培养见白假丝酵母菌,对氟康唑敏感。胸部 X 线:肺见纤维条索影,斑片状密度半高影。
> **思考题**：
> 本病例诊断为肺炎,发病原因是什么？

假丝酵母属(*Candida*)中有 81 个种,其中有致病性的有 10 个种。**白假丝酵母**(*C. albicans*)是本属中最常见的致病菌,可引起皮肤、黏膜及内脏的急性或慢性炎症,即**白假丝酵母病**(candidiasis)。

(一) 生物学特征

菌体圆形或卵圆形,直径 3～6 μm,革兰染色阳性,以出芽方式繁殖(图 25-5)。在组织内易形成芽生孢子及假菌丝。培养后,在假菌丝中间或顶端常有较大、壁薄的圆形或梨形孢子,可发展成厚膜孢子,为本菌特征之一。

在普通琼脂、血琼脂及沙保弱琼脂培养基上均生长良好。37℃ 培养 2～3 天后,出现乳白或奶油色、表面光滑、带有酵母气味的类酵母型菌落。血琼脂 37℃ 培养 10 天,可形成中等大小暗灰色菌落。在 1% 吐温-80 玉米粉琼脂培养基上可形成丰富的假菌丝,也可产生真菌丝和厚膜孢子。

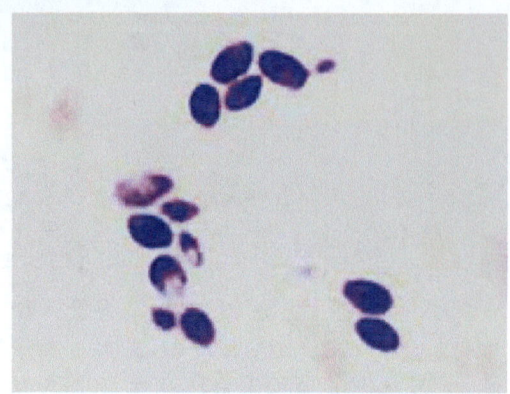

图 25-5　白假丝酵母形态
（革兰染色，1000×）

> **案例 25-3 提示：**
> 抗生素治疗未见好转，刮片可见大量真菌菌丝及孢子，提示可能为真菌感染。根据真菌培养、厚膜孢子形成试验及芽管形成试验结果，可诊断为白假丝酵母感染。

（二）致病性

白假丝酵母是机会致病性真菌，常存在于人的皮肤、口腔、上呼吸道、阴道及肠道黏膜，当机体出现菌群失调或免疫力降低时，可引起各种白假丝酵母病。

> **案例 25-3 提示：**
> 抗 HIV（+）可诊断为艾滋病，患者免疫力低下导致口腔白假丝酵母感染，是艾滋病患者的典型表现。

1. 皮肤、黏膜感染　皮肤潮湿、皱褶的部位好发生皮肤白假丝酵母感染，引起湿疹样皮肤白假丝酵母病、指间糜烂症、肛门周围瘙痒症及肛门周围湿疹等，易与湿疹混淆。黏膜感染则可引起鹅口疮（thrush）、口角糜烂、外阴与阴道炎等，其中以鹅口疮最常见。

2. 内脏感染　可引起肺炎、支气管炎、肠炎、膀胱炎及肾盂肾炎等，偶尔也可引起败血症。

3. 中枢神经系统感染　可引起脑膜炎、脑膜脑炎、脑脓肿等，多由原发病灶转移而来。

> **案例 25-4 提示：**
> 白假丝酵母是条件致病菌，当机体出现菌群失调或免疫功能下降时，可引起各部位的感染。本病例慢性支气管炎病史，抗生素治疗后引起了菌群失调出现肺炎。

（三）微生物学检查

1. 直接镜检　痰、脓汁标本可直接涂片，革兰染色后镜检。患部如为皮肤或甲板，取皮屑或甲屑用 10% KOH 消化后镜检。如看到有圆形或卵形菌体、芽生孢子及假菌丝，可确认为白假丝酵母感染。

2. 分离培养　将标本接种于沙保弱培养基中，37℃培养 2~3 天，可见乳白色类酵母型菌落。镜检可见假菌丝及成群的卵圆形芽生孢子。

3. 鉴定　假丝酵母种类繁多，可根据形态结构、培养特性、生化反应等进行鉴别（表 25-2）。

（1）芽管形成试验：将菌株接种于 0.5~1.0ml 正常人血清或羊血清中，37℃培养 1.5~4 小时，镜检可见芽生孢子及芽管形成。

（2）厚膜孢子形成试验：将菌株接种于 1% 吐温-80 玉米粉培养基，37℃培养 24~48 小时后，在菌丝顶端、侧缘或中间可见厚膜孢子。

（3）科玛嘉显色培养：将菌株接种于科玛嘉显色培养基，37℃培养 48 小时后，菌落呈不同颜色。

表 25-2　4 种常见病原性假丝酵母的鉴别要点

菌种	菌膜生长	厚膜孢子形成试验	芽管形成试验	科玛嘉显色培养	糖发酵试验			
					葡萄糖	乳糖	麦芽糖	蔗糖
白假丝酵母（C. albicans）	−	+	+	翠绿色	+	−	+	+
热带假丝酵母（C. tropicalis）	+	±	−	铁蓝色	+	−	+	+
克柔假丝酵母（C. krusei）	+	−	−	粉红色	+	−	−	−
近平滑假丝酵母（C. parapsilokis）	−	−	−	白色	+	−	+	+

（四）防治原则

目前对假丝酵母病的高危人群尚未建立起有效的预防措施。常用氟康唑治疗，效果较好。

二、新生隐球菌

> **案例 25-5**
> 患者，女，33 岁。有喂养鸽子史。2 个月前无明显诱因头疼，以前额为甚，伴低热、呕吐，当地医院疑诊为"病毒性脑膜炎"，经抗病毒、降颅压处理，头疼减缓，近半个月症状加重。体温 38℃。血常规：WBC $10.5×10^9$/L，中性粒细胞 87%，淋巴细胞 8%，单核细胞 5%。腰穿检查：压力＞400mmH_2O，细胞总数增加，以单核、淋巴细胞为主，另有少数圆形物，疑似隐球菌。CSF 墨

汁染色可见圆形透亮菌体,外周有一层肥厚荚膜,革兰染色及抗酸染色未见异常。

思考题:
本病例诊断为何疾病?依据是什么?患者反复发热、头疼、呕吐与其喂养鸽子史有何关系?

新生隐球菌(Cryptococcus neoformans)属于隐球菌属(Cryptococcus)。该属种类较多,广泛分布于自然界,鸽粪中大量存在,也存在于人体的体表、口腔和粪便中。

(一)生物学特征

菌体为圆形酵母样细胞,直径为4~12μm。菌体外周有一层肥厚的胶质样荚膜,可比菌体大1~3倍。用墨汁染色后可见圆形或卵圆形的透亮菌体(图25-6)。本菌以芽生方式繁殖,常呈单芽,有时出现多芽。芽颈较细,但不产生假菌丝。

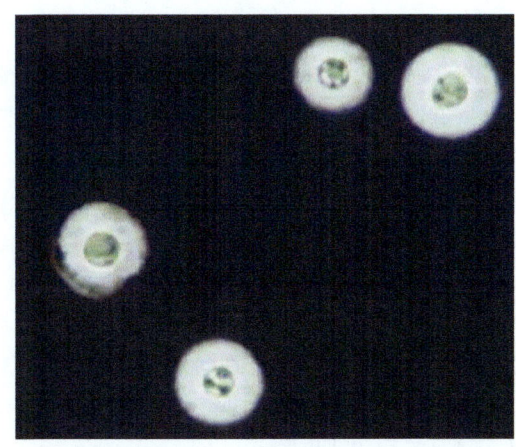

图25-6 新生隐球菌形态
(墨汁负染色,1000×)

在沙保弱或血琼脂培养基上,25℃和37℃下均生长良好。数天后形成酵母型菌落,初为乳白色光滑细小菌落,逐渐变成棕褐色黏稠菌落。在麦芽汁液体培养基中,25℃培养3天后呈混浊生长,可有少量沉淀或菌膜。

新生隐球菌荚膜由多糖构成,根据其抗原性分为A、B、C、D 4个血清型。临床分离株多属于A与D型。

(二)致病性

新生隐球菌的荚膜多糖是重要的致病物质,有抑制吞噬、诱使动物免疫无反应性、降低机体抵抗力的作用。新生隐球菌可在土壤、鸟粪、尤其是鸽粪中大量存在,也可存在于人体的体表、口腔及粪便中,可侵犯人和动物引起隐球菌病(cryptococcosis)。多引起外源性感染,也可引起内源性感染。属于机会致病性真菌,由呼吸道吸入后引起感染,最初感染灶多为肺部,一般预后良好。但从肺部可以播散至全身各个脏器,皮肤、黏膜、淋巴结、骨、内脏等均可受累,最易侵犯的是中枢神经系统,引起慢性脑膜炎。脑及脑膜隐球菌病预后不良,治疗不当常可导致患者死亡。

(三)微生物学检查

1. 直接镜检 痰、脓汁、脑脊液沉渣标本经墨汁染色镜检,如见圆形或卵圆形的、有折光性的菌体,外周有一圈透明的、肥厚的荚膜即可确诊。

2. 分离培养 将标本接种于沙保弱琼脂培养基,室温或37℃培养2~5天后形成乳白色、表面有蜡样光泽的不规则酵母型菌落。镜检可见圆形或卵圆形菌体,无假菌丝。

3. 其他检查法 检查尿素酶可鉴定此菌,或在含有二酚底物的培养基上培养,由于新生隐球菌具有酚氧化酶,可在细胞壁中产生黑素,使菌落成褐色。还可用胶乳凝集试验检查患者血清和脑脊液中的新生隐球菌荚膜抗原。隐球菌性脑膜炎患者阳性率可达90%,在治疗见效后抗原滴度下降。艾滋病患者的高抗原滴度可持续很长时间。

案例25-5提示:
新生隐球菌分布广泛,可存在于人体表、口腔及粪便中,也可大量存在于干燥的鸽粪中。人因吸入后可感染,引起急、慢性隐球菌病,以慢性感染多见。临床表现与机体状态、免疫功能、感染途径、受累脏器等有密切关系,呼吸道、中枢神经系统感染发病率较高,感染后可累及全身脏器,甚至出现败血症,可采集血、痰、胸水、脑脊液、脓汁等标本墨汁染色镜检和培养,检查出有肥厚荚膜的新生隐球菌是确诊依据,也可检测血清中抗体和脑脊液中抗原作为辅助证据。

(四)防治原则

鸟粪是动物和人的主要传染源。减少鸽子数量或用碱处理鸽粪,可控制此病的发生。治疗肺部或皮肤病变,用5-氟胞嘧啶、酮康唑、伊曲康唑有效。中枢神经系统隐球菌病可选用两性霉素B静脉滴注或伊曲康唑口服,必要时加用鞘内注射。

三、曲 霉

案例25-6
患者,女,54岁。反复咳嗽、咳痰、喘息40年并加重10天,伴有头痛、胸闷、乏力。曾被明确诊断为"支气管哮喘",长期服用抗生素及激素进行治疗。胸部CT检查显示双肺感染。二次痰真菌培养均阳性,菌落呈深绿色、粉末状。镜检见有隔菌丝,分生孢子梗顶端呈烧瓶状的顶囊,小梗呈单层,顶端有长短不等呈链状的分生孢子。伊曲康唑治疗病情好转。

思考题：
该患者与哪种病原真菌的感染有关？是由什么原因引起的？

曲霉（*Aspergillus*）在自然界中广泛分布，种类繁多，达800余种，分类鉴定比较复杂，少数属于机会致病性真菌。主要致病菌有烟曲霉（*A. fumigatus*）、黄曲霉（*A. flavus*）、构巢曲霉（*A. nidulans*）、黑曲霉（*A. niger*）及土曲霉（*A. terreus*）5种，其中以烟曲霉最常见。

（一）生物学特征

曲霉菌丝为分枝状多细胞性有隔菌丝。接触培养基的菌丝可分化出厚壁、膨大的足细胞，并向上直立生长出分生孢子梗。孢子梗顶端膨大形成顶囊，呈烧瓶状（如烟曲霉）、球形（如黄曲霉、黑曲霉）等。在顶囊上以辐射方式生长出杆状小梗，单层（如烟曲霉）或双层（如黄曲霉、黑曲霉、构巢曲霉），位于顶囊的上半部（如烟曲霉）或全部（如黄曲霉、黑曲霉）。小梗顶端再形成链状排列的分生孢子（图25-7）。分生孢子有黄（如黄曲霉）、深绿（如烟曲霉、构巢曲霉）、黑（如黑曲霉）、褐（如土曲霉）等不同颜色，呈球形或柱状，与顶囊、小梗共同形成菊花样头状结构，称分生孢子头。

在沙保弱培养基上生长良好，在室温或37~45℃均能生长。菌落开始为白色，逐渐形成絮状或粉末状的丝状菌落。由于产生分生孢子的颜色不同，形成的菌落颜色也各异。烟曲霉在25℃培养7天后，菌落直径可达3~5cm，呈深绿色。

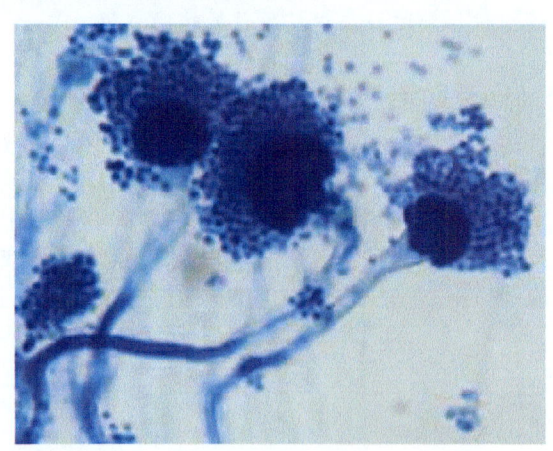

图25-7　烟曲霉形态
（乳酸酚棉兰染色，400×）

案例25-6提示：
胸部CT显示双肺感染。二次痰真菌培养均阳性，根据菌落及镜下形态特征，可诊断为烟曲霉感染。

（二）致病性与免疫性

曲霉侵犯机体许多部位，统称为曲霉病（aspergillosis），包括直接感染、超敏反应及曲霉毒素中毒等类型。

1. 肺曲霉病

（1）真菌球型肺曲霉病（aspergilloma or fungus ball）：又称局限性肺曲霉病，在器官已有空腔（如结核空洞，鼻旁窦，扩张的支气管）存在的基础上发生。曲霉不侵犯组织，不播散。本病应着重治疗基础疾患。

（2）肺炎型曲霉病：曲霉在肺内播散，引起坏死性肺炎或咯血，并可继发播散到其他器官。本病常见于免疫受损的患者。

（3）过敏性支气管肺曲霉病：是一种超敏反应疾病。

案例25-6提示：
患者因患有慢性支气管哮喘，长期使用抗生素及激素治疗，导致机体免疫力低下，易发生真菌感染。

2. 全身性曲霉病　肺是主要的原发病灶，消化道较少见，多数由败血症引起全身性感染。本病多发生于某些重症疾病晚期，生前很难正确诊断。

3. 中毒与致癌　有些曲霉产生的毒素，可引起人或动物急、慢性中毒，损伤肝、肾、神经等组织。特别是黄曲霉毒素与人类肝癌的发生有密切关系。

（三）防治原则

呼吸系统曲霉病可试用两性霉素B，采取雾化吸入法治疗。真菌球型肺曲霉病，可用5-氟胞嘧啶进行腔内注射，伊曲康唑也适于治疗曲霉病。

四、毛　霉

毛霉（*Mucor*）属于接合菌亚门，广泛分布于自然界，常引起食物霉变。毛霉引起的感染称毛霉病（mucormycosis），通常发生于重症疾病晚期，机体免疫力低下时易合并本菌感染。

在沙保弱培养基上生长迅速，形成丝状菌落，开始为白色，逐渐变为灰黑色或黑色。镜下可见无隔菌丝，成直角分枝，长出长短不等的孢囊梗，顶端着生球形孢子囊（图25-8），囊内充满着大量孢子囊孢子，成熟后孢子囊孢子破囊而出。

毛霉感染常首先发生在鼻、耳，经唾液流入上颌窦和眼眶，引起坏死性炎症和肉芽肿，再经血流侵入脑部，引起脑膜炎，也可扩散至肺、胃肠道等全身各器官，死亡率较高。由于本病发病急，病情进展迅速，故生前诊断困难，多通过尸检病理诊断

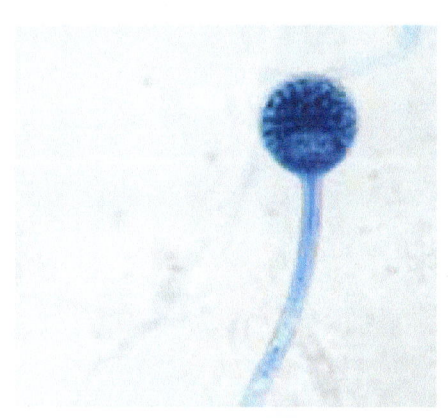

图25-8 毛霉形态
(乳酸酚棉兰染色,400×)

确诊。微生物学检查取痰、活检或尸检标本,滴加10% KOH 直接镜检,可见粗大、不规则、直角分枝的无隔菌丝。菌丝呈明显嗜苏木素性,在 HE 染色中非常清晰。用沙保弱培养基培养后,镜检可见无隔菌丝、孢子囊及孢子囊孢子。

毛霉病无特效治疗方法,可早期应用两性霉素B、试用外科切除病灶及积极治疗相关疾病。

五、肺孢子菌

肺孢子菌属(Pneumocystis)分布于自然界及人和多种哺乳动物肺内,机体免疫力低下时可引起机会感染,即肺孢子菌肺炎(pneumocystis pneumonia,PCP)。常见的有卡氏肺孢子菌(P. carinii)和伊氏肺孢子菌(P. jiroveci)。肺孢子菌因其具有原生动物的生活史及虫体形态曾被归为原虫称为肺孢子虫。近年发现肺孢子菌的超微结构及基因和编码蛋白均与真菌相似,故将其归属于真菌。

肺孢子菌为兼具原虫和酵母菌特点的单细胞真菌,其发育过程经历滋养体、囊前期、孢子囊几个阶段。小滋养体由孢子囊释放的孢子形成,圆形,直径1.2~2.0μm,含1个核;大滋养体由小滋养体逐渐增多形成,不规则,直径1.2~5.0μm,含1个核。大滋养体细胞膜增厚形成囊壁,进入囊前期,呈近圆形或卵圆形,直径3~5μm,壁薄。随后囊壁继续增厚形成孢子囊,圆形,直径4~6μm,成熟孢子囊内含4~8个孢子。肺孢子菌为机会性致病菌,经呼吸道吸入肺内,多为隐性感染。当宿主免疫力低下时,可引起肺孢子菌肺炎。发病初期为间质性肺炎,病情进展迅速,重症患者因窒息2~6周内死亡。肺孢子菌也可引起中耳炎、肝炎、结肠炎等。

微生物学检查取痰或支气管灌洗液,经革兰或亚甲蓝染色镜检,如发现滋养体或孢子囊可确诊。也可检查血清中的特异性抗体,但多数正常人曾有过肺孢子菌的隐性感染,故血清学检查仅可作为辅助诊断。

近年来PCR及DNA探针技术已用于肺孢子菌感染的诊断,敏感性及特异性较高。

本菌引起的疾病无有效预防方法。本菌对多种抗真菌药物不敏感。用药首选复方新诺明,喷他脒(戊烷脒)气雾吸入效果也较好,还可联合应用克林霉素和伯氨喹。

Summary

Mycoses are fungal infections in which fungi pass the resistant barriers of the human or animal body and cause infection of tissues and organs. Most pathogenic fungi are exogenous and mainly cause superficial (cutaneous), subcutaneous and systemic mycoses.

The superficial mycoses usually limit to the outer layers of the skin, hair, and nails, and do not invade the tissues and organs. The pathogenic fungi are called dermatophytes, including *Trichophyton*, *Epidermophyton* and *Microsporum*, which cause tinea.

The subcutaneous mycoses involve the dermis, subcutaneous tissues, muscle, and fascia. These infections are chronic and can be initiated by trauma of the skin, from where fungi are able to enter. These infections are difficult to treat and may require surgical interventions such as debridement. The commonly pathogen is *Sporothrix* which can cause sporotrichotic chancre. Another kind pathogen is dematiaceous fungi such as *Fonsecaea pedrosoi*, *Cladosporium carrionii*, *Phialophora verrucosa* and *Exophiala jeanselmei*, which can cause chromomycosis.

The systemic mycoses caused by opportunistic pathogens frequently develop in most patients who have serious immunocompromised conditions including alteration of normal flora by antibiotics, immunosuppressive therapy, AIDS and malignant tumours. Examples of opportunistic mycoses include candidiasis, cryptococcosis and aspergillosis.

Antifungal drugs are used to treat the mycoses. A topical or systemic agent may be used depending on the infection character. The primary antifungal agents are amphotericin B, azoles, 5-fluorocytosine and terbinofine. Among them, fluconazole and itraconazole are often used in clinic.

(王 丽)

第三篇 病 毒 学

第二十六章 病毒的基本性状

案例 26-1

19世纪，伊万诺夫斯基（D. Iwanowski, 1864—1920）在研究烟草花叶病的病因时，推想这种病是由细菌引起的。他将患花叶病的烟草榨出汁液，用能将细菌滤去的过滤器进行过滤，再用过滤后的汁液去感染正常的烟叶，结果发现正常的烟叶还能患病。这表明烟草花叶病是由比细菌还小的病原体引起的，他把这种病原体叫做"滤过性病毒"。1898年，荷兰学者贝杰林克（Beijerinck）重复证明了该项发现。便给这种比细菌更小的微生物起了个名字叫"病毒"，即有毒的意思。

思考题：
1. 病毒的大小、形态如何？
2. 病毒的结构、化学组成如何？
3. 病毒的增殖方式如何？

病毒是一群体积微小，结构简单，严格寄生在易感细胞内，以复制方式增殖的非细胞型微生物。其主要特点是：①体积微小，可以通过细菌滤器，一般需用电子显微镜方能观察到；②结构简单，无完整的细胞结构；③遗传物质单一，仅含有一种类型核酸（DNA或RNA）；④严格的活细胞内寄生性，只能在一定种类的活细胞中增殖；⑤病毒的增殖方式是复制；⑥对抗生素不敏感，但对干扰素敏感。病毒在自然界分布极其广泛，可在人、植物、动物、昆虫、真菌和细菌中寄居并引起感染。病毒与人类疾病的关系非常密切，人类的传染病约75%是由病毒引起的。有些病毒传染性强，可引起世界性大流行（如流感等）。有些病毒病的病情严重，病死率高（如艾滋病等）。除急性感染外，病毒还可引起持续性感染，有些病毒还与肿瘤、先天畸形和自身免疫病的发生关系密切。近年来，新现和再现病毒的感染和生物安全已成为事关全球的重大问题，因此病毒感染的防治成为人类关注的热点。

第一节 病毒的形态与结构

一、病毒的大小与形态

（一）病毒的大小

完整的具有感染性的成熟病毒颗粒称为病毒体（virion）。它是病毒在细胞外的典型结构形式，并且有感染性。每种病毒具有一定的大小、形状和结构组成，这些特征为病毒的分离纯化、分类鉴定、病毒的进化和遗传功能研究提供了可靠依据。

用以测量病毒大小的单位是纳米（nanometer, nm，为1/1000μm），亦称毫微米。不同病毒大小差别较大，如最大的痘病毒约300nm，在普通光学显微镜下勉强可见；最小的脊髓灰质炎病毒、鼻病毒等只有20~30nm，只能通过电子显微镜才能观察到；一般病毒介于50~250nm之间，其中绝大多数病毒都在100nm左右。病毒与其他微生物大小的比较见图26-1。

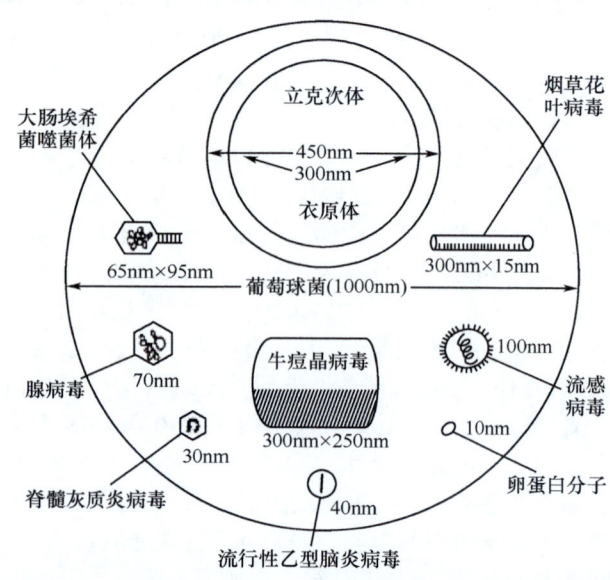

图26-1 病毒与其他微生物的比较

（二）病毒的形态

不同种类的病毒具有不同的形态（图26-2），绝大多数病毒呈球形和近似球形（如流感病毒、疱疹病毒、腺病毒等),少数为子弹形(如狂犬病毒)、砖块形(如痘病毒)、蝌蚪形(如噬菌体),而植物病毒多数为杆状(如烟草花叶病毒)。大部分病毒的形态较为固定呈圆球形(如小核糖核酸病毒),但有些病毒则具有多形性,如黏病毒(orthornyxoviriae)形状可呈球形、丝状和杆状。

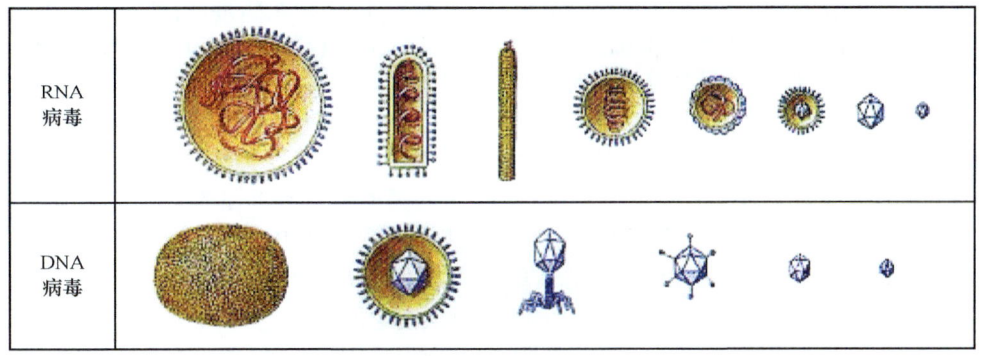

图26-2 病毒的各种形态

案例 26-1 提示：

用以测量病毒大小的单位是纳米,亦称毫微米。不同病毒大小差别悬殊较大,如最大的痘病毒约300nm,最小的脊髓灰质炎病毒、鼻病毒等只有20~30nm,一般病毒介于50~250nm之间,其中绝大多数病毒都在100nm左右。

不同病毒的形状也不同,但多数病毒呈球形和近似球形,少数为子弹形、砖块形。有的呈蝌蚪形,而植物病毒多数为杆状。大部分病毒的形态较为固定呈圆球形,但有些病毒则具有多形性,如粘病毒形状可呈球形、丝状和杆状。

二、病毒的结构、化学组成及功能

(一) 病毒的结构

病毒的基本结构是核心(core)和衣壳(capsid),二者统称**核衣壳**(nucleocapsid),有些病毒的核衣壳外还有**包膜**(envelope)(图26-3)。

1. 病毒核心 是病毒的中心结构,病毒的核心主要是核酸,构成病毒基因组(genome)。病毒体核心除由一种核酸DNA或RNA组成外,还有少量的功能性蛋白质参与,如病毒自身编码的一些酶类。

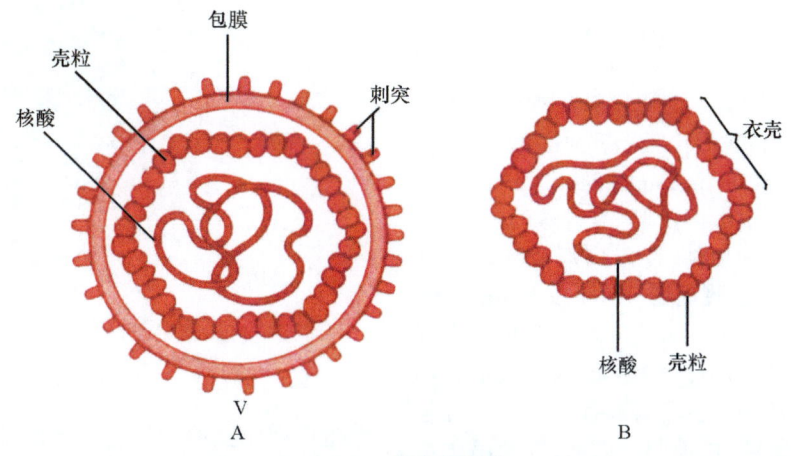

图26-3 病毒的结构
A. 包膜病毒；B. 裸病毒

2. 病毒衣壳 包围在核酸外面的蛋白外壳称衣壳,其主要功能是保护核心内的核酸免受破坏,并能介导病毒核酸进入宿主细胞。衣壳具有抗原性,是病毒体的主要抗原成分。核心和衣壳共同组成核衣壳。无包膜病毒的核衣壳就是病毒体。

衣壳由一定数量的**壳粒**(capsomere)组成,在电子显微镜下可见壳粒的形态。壳粒是构成衣壳的**形态学亚单位**(morphologic subunit)。每个壳粒是由一些多肽分子组成,多肽分子又称**结构亚单位**(structural subunit)或化学亚单位。不同核酸类型的病毒,壳粒数目和排列方式不同,可作为病毒鉴别和分类的依据(图26-4)。

根据壳粒排列方式的不同,病毒结构有以下几种对称型:

(1) 螺旋对称型(helical symmetry):在动物和人的病毒中,正黏病毒(流感病毒)、副黏病毒(副流感、麻疹等病毒)和弹状病毒都属于螺旋对称病毒。这些病毒都含有RNA,由大分子核酸与蛋白质结合而构成精巧的螺旋状共聚体。这种核酸与蛋白质共聚体扭曲呈双链结构,盘旋在杆状病毒或弹状的(如狂犬病毒)包膜之内,成为病毒的生命中心。

(2) 二十面体立体对称型(icosahedral symmetry):核酸浓集成球形或近似球形结构,外周壳粒排列成二十面体对称型,它包括有12个顶角、20个三角面、30条边,呈5:3:2轴对称。腺病毒是一个典型的二十面体,其顶角的子粒总是与周围5个相等的子粒为邻,呈梅花状排列,此谓五邻体;在三角面或边上的每个子粒则与6个间距相等的子粒为邻,称为六邻体。

(3) 复合对称(complex symmetry):结构复杂的病毒体,既有螺旋对称又有二十面体立体对称,仅见于痘病毒和噬菌体等。经测定用二十面立体构成的外壳最为坚固,内部容积最大,螺旋对称型衣壳则相对不坚固,衣壳外需有包膜。

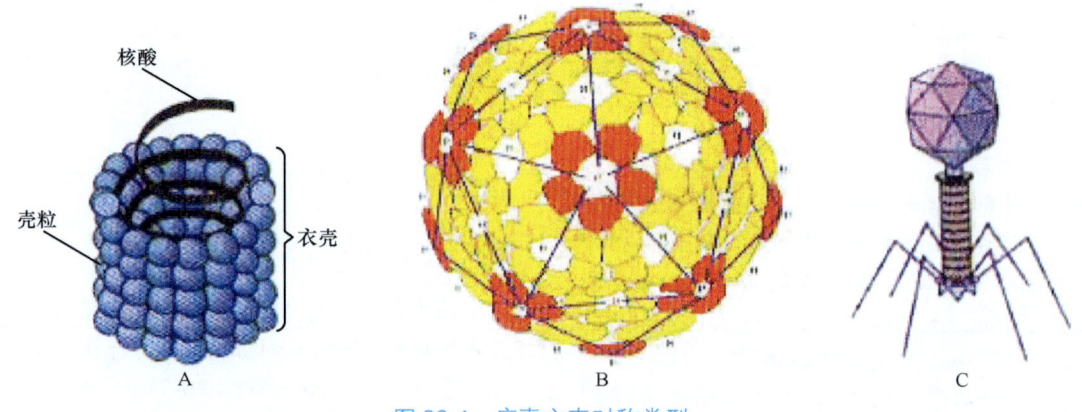

图 26-4 病毒衣壳对称类型
A. 螺旋对称;B. 二十面立体对称;C. 复合对称

3. 包膜 是包绕在病毒核衣壳外面的双层膜。主要成分是蛋白质、多糖及脂类。蛋白质是由病毒基因编码,多糖、脂类来自宿主细胞膜或核膜。包膜病毒成熟并以"出芽"方式释放时,穿过胞膜或核膜并获得脂类、多糖成分和少许蛋白质而形成包膜。有些病毒的包膜表面有突起,称刺突(spike)(图 26-5),赋予病毒一些特殊功能。例如,流感病毒包膜上有血凝素(hemagglutinin,HA)和神经氨酸酶(neuraminidase,NA)两种刺突。HA对呼吸道上皮细胞和红细胞有特殊的亲和力;NA能破坏易感细胞表面受体,便于病毒从细胞内释放。有包膜的病毒称为**包膜病毒**(enveloped virus),无包膜的病毒体称**裸露病毒**(naked virus)。有包膜病毒对脂溶剂(如乙醚、氯仿和胆汁)敏感,乙醚因其能破坏包膜而灭活病毒,常被用于鉴定病毒有无包膜。有包膜病毒(如呼吸道病毒)因可被胆汁灭活,故经消化道侵入一般不致病或致病力弱。

包膜的主要功能是:

(1) 维护病毒体结构的完整性:包膜中脂类的主要成分是磷脂、胆固醇及中性脂能加固病毒体的结构;

(2) 具有与宿主细胞膜亲和及融合的性能:病毒体包膜与细胞膜脂类成分同源,彼此易于亲和及融合,因此起到了辅助病毒感染的作用;

(3) 具有病毒抗原的特异性:病毒包膜中含有的

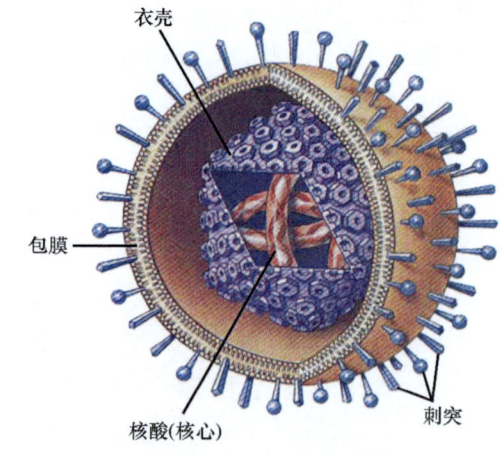

图 26-5 包膜病毒结构模式

糖蛋白或脂蛋白均具有抗原性,如甲型流感病毒根据其HA抗原性的不同可划分若干亚型。

4. 其他辅助结构 腺病毒在二十面体的各个顶角上有触须样纤维,亦称纤维刺突或纤突,能凝集某些动物红细胞并破坏宿主细胞。

病毒的大小、形态和结构在病毒分类学中具有重要价值,在诊断病毒感染过程中也起到重要作用。

(二) 病毒的化学组成及其功能

1. 病毒核酸 位于病毒体的核心,病毒的核酸是 **DNA 或 RNA**,据此可将病毒划分成 DNA 病毒和

RNA 病毒两大类。病毒核酸的存在形式是多样的,可以为线型或环型,可为单链或双链,DNA 病毒大多为双链,微小 DNA 病毒(parvovirus)和环状病毒(circovirus)除外;RNA 病毒大多是单链,呼肠病毒(reovirus)和博尔纳病毒(birna virus)除外。单链 RNA 有正链与负链之分。双链 DNA 或 RNA 皆有正链与负链。有的病毒核酸分节段。病毒核酸大小随病毒大小差异较大,微小病毒(parvovirus)仅由 5 000 个核苷酸组成,而最大的痘类病毒则由约 4 000 000 个核苷酸组成。病毒核酸是主导病毒感染、增殖、遗传和变异的物质基础。其主要功能有:

(1) 决定病毒增殖复制:病毒的增殖是以基因组为模板,经过转录、翻译过程合成病毒的前体形式,如子代核酸、结构蛋白,然后再装配成子代病毒体;

(2) 决定病毒的特性:病毒核酸链上的基因密码记录着病毒全部信息,由它复制的子代病毒保留亲代病毒的一切特性,故亦称为病毒的基因组;

(3) 决定病毒感染性:有的病毒核酸在去除衣壳蛋白后,仍可进入易感宿主细胞并增殖,同时具有感染性,被称为感染性核酸。感染性核酸不受衣壳蛋白和宿主细胞表面受体的限制,易感细胞范围较广。但易被体液中核酸酶等因素破坏,因此感染性比完整的病毒体要低。

2. 病毒蛋白质 蛋白质是病毒的主要组成部分,占病毒体总量的 70%,由病毒基因组编码。病毒蛋白可分为结构蛋白和非结构蛋白两大类。结构蛋白指的是组成病毒体的蛋白成分,主要分布于衣壳、包膜和基质中,具有良好的抗原性。包膜蛋白多突出于病毒体外,即刺突糖蛋白。能与宿主细胞表面受体结合的蛋白称为病毒吸附蛋白(viral attachment proteins,VAP),VAP 与受体的相互作用决定了病毒感染的组织亲嗜性,如与红细胞结合的 VAPs 称为血凝素。有些糖蛋白还是免疫保护作用的主要抗原。基质蛋白是连接衣壳蛋白和包膜蛋白的部分,多具有跨膜和锚定的功能。病毒结构蛋白有以下几种功能:

(1) 保护病毒核酸:衣壳蛋白包绕着核酸,避免了环境中的核酸酶和其他理化因素对核酸的破坏。

(2) 参与病毒感染过程:VAP 能特异地吸附至易感细胞表面受体上,介导病毒核酸进入宿主细胞,引起感染。

(3) 具有抗原性:衣壳蛋白、包膜蛋白具有良好的抗原性,可以用于特异性诊断,也可激发机体的免疫学反应。

病毒的非结构蛋白是指由病毒基因组编码,但不参与病毒体构成的病毒蛋白多肽。它不一定存在于病毒体内,也可存在于感染细胞中。它包括病毒编码的酶类和特殊功能的蛋白,如蛋白水解酶、DNA 多聚酶、逆转录酶、胸腺嘧啶核苷激酶和抑制宿主细胞生物合成的蛋白等,因其广泛用作抗病毒药物的作用靶点而备受重视。

3. 脂类和糖 病毒体的脂质主要存在于包膜病毒的包膜中,有些病毒含少量糖类,以糖蛋白形式存在,也是包膜结构成分之一。包膜的主要功能是维护病毒体结构的完整性。来自宿主细胞膜的病毒体包膜中的脂类与细胞脂类成分同源,彼此易于亲和及融合,因此包膜也起到辅助病毒感染的作用。包膜构成病毒体的表面抗原,与致病性和免疫性有密切关系。另外,包膜具有病毒种、型特异性,是病毒鉴定、分型的依据之一。

> **案例 26-1 提示:**
> 病毒的基本结构是核心和衣壳,二者统称核衣壳,有些病毒的核衣壳外还有包膜。
> 病毒的化学组成是由病毒核酸、蛋白质、脂类和糖组成。

三、研究病毒大小、形态和结构及提纯的方法

(一) 观察病毒形态、结构及测定病毒大小的主要方法

1. 电子显微镜检查法 扫描电镜用于观察感染细胞表面的变化。透射电镜除用于测量病毒大小和观察病毒形态之外,还可观察病毒在细胞内的增殖状态。

2. 超滤法 用不同孔径火棉胶滤膜过滤病毒悬液,将获得滤液接种于组织培养、实验动物或鸡胚,或用血凝反应来测定病毒是否通过滤膜,从而估计病毒大小。

3. 超速离心法 病毒的大小不同,其沉降速度也不同。可用超速离心法测得病毒的沉降系数(S),借以计算病毒大小。

4. X 线衍射法 用于研究病毒结构的亚单位等。

(二) 提纯病毒的方法

因为病毒检材中常混有宿主细胞碎片及培养液的成分。所以研究病毒的化学成分时,首先要提纯病毒。常用方法有两种:

1. 化学提纯法 用聚乙二醇或硫酸铵将病毒沉淀,或把病毒先吸附到 DEAE 纤维素、磷酸钙、氢氧化铝凝胶、离子交换树脂或葡聚糖的吸附柱上或红细胞表面上,然后用不同 pH 和离子强度的缓冲液在不同温度中洗脱,再进一步用下述物理方法浓缩提纯。

2. 物理提纯法 经上法初步提纯的病毒材料,可先用差速离心,即是交替使用低速和高速离心分别去除较大的杂质后留取病毒。为了进一步提纯,通常用两种离心法,即速度梯度离心法和平衡密度梯度离

心法。让病毒在等同密度的溶液中沉积于一个明显区带中,而与其相近的杂质由于浮力密度不同都会与病毒分开,从而可以取得纯病毒。

第二节 病毒的增殖

病毒缺乏增殖所需的酶系统、能量和原料。因此必须在活细胞内进行生命活动和增殖。病毒的增殖不是二分裂方式,而是以其基因组为模板,藉 DNA 聚合酶或 RNA 聚合酶以及其他必要因素,经过复杂的生化合成过程,复制出病毒基因组。此时宿主细胞的生化合成受到抑制,病毒基因组则经过转录、翻译过程,产生大量病毒蛋白质,再经装配,最终释放出子代病毒。病毒这种以病毒核酸分子为模板进行复制的方式称为**自我复制**(self replication)。

一、病毒复制周期

从病毒进入宿主细胞开始,经过基因组复制,到最后释放出子代病毒,称为**一个复制周期**(replication cycle)。感染性病毒颗粒从复制初期结构消失,即进入隐蔽期,继而进入增殖期。病毒量逐渐增多的时间长短视病毒种类而异。人和动物病毒的复制周期依次包括吸附、穿入、脱壳、生物合成及组装、成熟和释放等步骤。

(一)吸附(adsorption)

病毒对易感细胞的吸附是病毒增殖的第一步。吸附可分为两个阶段:

(1)吸附的早期为静电引力结合,是一种非特异性的可逆过程。

(2)吸附后的结合主要由包膜或无包膜病毒衣壳表面的吸附蛋白与细胞表面的特异受体所介导,是不可逆的特异结合。病毒与受体的结合具有高度的特异性,这些特异性决定病毒的宿主范围和组织嗜性,但体外培养细胞的受体不一定与体内组织或细胞的受体相同。例如,人类免疫缺陷病毒(HIV)的包膜糖蛋白 gp120 的受体是人辅助 T 淋巴细胞表面的 CD4 受体。

(二)穿入(penetration)

病毒吸附在宿主细胞膜后,穿过细胞膜的过程称为穿入。主要有以下两种方式:

1. 吞饮(endocytosis)**或胞饮**(viropexis) 即病毒与细胞表面结合后内凹入细胞,细胞膜内陷形式类似吞噬泡,病毒原封不动地进入细胞质内。无包膜的病毒多以吞饮形式进入易感动物细胞内;

2. 融合(fusion) 是指病毒包膜与细胞膜密切接触,在融合蛋白的催化下,融合孔开口,病毒包膜与细胞膜融合,而将病毒的核衣壳释放至细胞质内。有包膜的病毒,如正黏病毒、副粘病毒等都以融合的形式穿入细胞。

(三)脱壳(uncoating)

病毒脱去蛋白衣壳后,核酸才能发挥作用。多数病毒在穿入细胞之后,随即在细胞的溶酶体酶的作用下脱壳释放出核酸。但痘病毒特殊,分为两步脱壳,先由溶酶体酶作用脱去外壳蛋白质,病毒核心(含有内层衣壳和核酸)释放于细胞质中,然后再经病毒编码产生一种脱壳酶,脱去内层衣壳方能释放出核酸。

(四)生物合成(biosynthesis)

病毒基因组一旦从衣壳中释放后,就进入到病毒复制的生物合成阶段,即病毒利用宿主细胞提供的环境和物质合成大量病毒核酸和结构蛋白。病毒核酸在细胞内复制的部位因核酸类型不同而异。除痘病毒外,DNA 病毒都在细胞核内复制;除正黏病毒和反转录病毒外,RNA 病毒均在细胞质内复制。

生物合成一般分早期和晚期两个阶段。早期蛋白合成阶段是病毒亲代基因组在细胞内进行转录、翻译而产生病毒生物合成中必需的酶类及某些抑制或阻断细胞核酸和蛋白质合成的非结构蛋白,亦称功能蛋白。以利于病毒进一步复制,阻断宿主细胞的正常代谢。晚期蛋白合成阶段是根据病毒基因组指令,开始复制子代病毒核酸,并经过子代病毒基因的转录、翻译而产生病毒的结构蛋白。生物合成阶段用电镜方法在细胞内查不到完整病毒颗粒,用血清学方法也测不到病毒抗原,故称为隐蔽期(eclipse)。各病毒隐蔽期长短不一,如脊髓灰质炎病毒为 3~4 小时,而腺病毒为 16~18 小时。

由于病毒核酸类型不同,病毒生物合成过程可归纳为 6 大类型:即双链 DNA 病毒、单链 DNA 病毒、单正链 RNA 病毒、单负链 RNA 病毒、双链 RNA 病毒和逆转录病毒。

1. 双链 DNA(dsDNA)病毒 病毒在细胞核内合成 DNA,在细胞质内合成病毒蛋白。双链 DNA 病毒首先利用细胞核内依赖 DNA 的 RNA 聚合酶,转录早期 mRNA,再于胞质内的核糖体转译成早期蛋白。这些早期蛋白主要是非结构蛋白,为合成病毒子代 DNA 所需要的 DNA 聚合酶及脱氧胸腺嘧啶激酶,利用这两种酶类来合成子代 DNA 分子。然后以子代 DNA 分子为模板转录大量晚期 mRNA,继而在胞浆核糖体上转译出病毒的晚期蛋白即结构蛋白,主要为衣壳蛋白。dsDNA 复制为半保留复制形式,即亲代 DNA 的双链在解链酶的作用下,解开成为正、负两个 DNA 单链。再分别以这两条单链为模板,在 DNA 聚合酶的作用下,分别合成互补的 DNA(负链或正链),形成子代 DNA。通过此复制过程,生成大量与亲代结构完全相同的子代 DNA(图 26-6)。

2. 单链 DNA(ssDNA)病毒 以亲代为模板,在

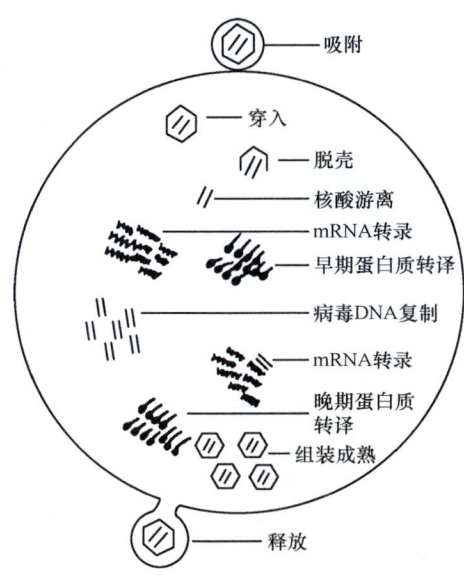

图26-6 双链DNA复制示意图

DNA 聚合酶的作用下,产生互补链,并与亲代 DNA 链形成 ±dsDNA 作为复制中间型(replicative intermediate,RI),然后解链,以半保留形式进行复制,由新合成互补链为模板复制出子代 ssDNA,转录 mRNA 并翻译合成病毒蛋白质。

3. 单正链 RNA(+ssRNA)病毒 由于该病毒 RNA 具有 mRNA 功能,其 RNA 可直接附着于宿主细胞的核糖体上转译早期蛋白——依赖 RNA 的 RNA 多聚酶。在该酶的作用下,转录出与亲代正链 RNA 互补的负链 RNA。形成双股 RNA(±RNA)即复制中间型,其中正链 RNA 起 mRNA 作用转译晚期蛋白,即病毒衣壳蛋白及其他结构蛋白。负链 RNA 起模板作用,转录与负链 RNA 互补的子代病毒 RNA。

4. 单负链 RNA(-ssRNA)病毒 大多数有包膜的 RNA 病毒都属于此类。这些病毒含有依赖 RNA 的 RNA 聚合酶。病毒 RNA 在此酶的作用下,首先转录出互补正链 RNA,形成 RNA 复制中间型,再以其正链 RNA 为模板起 mRNA 作用,转录出与其互补的子代负链 RNA,再翻译出病毒结构蛋白和酶。

5. 双链 RNA(dsRNA)病毒 在依赖 RNA 的 RNA 聚合酶作用下转录 mRNA,然后再翻译出蛋白。双链 RNA 病毒由原负链 RNA 复制出正链 RNA,再由正链 RNA 复制出新的负链 RNA,构成子代 RNA。

6. 逆转录病毒 此类病毒自身携带有逆转录酶,其基因组独特,是由两条相同的正链 RNA 构成,称为单正链双体 RNA。但不具有 mRNA 的功能。故生物合成过程与其他单链 RNA 不同。首先以病毒 RNA 为模板,在逆转录酶的作用下合成 cDNA,构成 RNA:DNA 中间体。中间体中的 RNA 链由 RNA 酶 H 水解,DNA 链进入细胞核内,在 DNA 聚合酶作用下复制成双链 DNA。该双链 DNA 则整合至宿主细胞的染色体 DNA 上,形成前病毒(provirus),并可随宿主细胞的分裂存在于子代细胞内。前病毒在细胞核内转录出子代病毒 RNA 和 mRNA。mRNA 在胞浆核糖体上翻译出子代病毒的蛋白质。

(五)组装、成熟和释放(assembly maturation and release)

病毒核酸与蛋白质合成之后,根据病毒的种类不同,在细胞内组装的部位和方式亦不同。除痘病毒外,DNA 病毒均在细胞核内组装;除正黏病毒外大多数 RNA 病毒则在细胞质内组装。装配一般要经过核酸浓聚、壳粒集聚及装灌核酸等步骤。有包膜病毒还需在核衣壳外加一层包膜。包膜中的蛋白质是由病毒基因编码合成的,脂质及糖类都来自宿主细胞的细胞膜,个别病毒如疱疹病毒则来自细胞核膜。裸露病毒和 RNA 病毒,在组装完成后,随宿主细胞破裂而把病毒全部释放到周围环境中,而有包膜的 DNA 病毒和 RNA 病毒,在装配完成后则以出芽方式释放到细胞外,宿主细胞通常不死亡。有些病毒如巨细胞病毒,很少释放到细胞外,而是通过细胞间桥或细胞融合,在细胞之间传播。另有致癌病毒,其基因组以整合方式,随细胞分裂而出现在子代细胞中。

> **案例 26-1 提示:**
> 病毒的增殖不是二分裂方式,而是以核酸分子为模板进行繁殖的方式即自我复制。一个复制周期依次包括吸附、穿入、脱壳、生物合成及组装、成熟和释放等步骤。

二、病毒的异常增殖

病毒进入细胞并在细胞内复制的实质是病毒和细胞相互作用的过程,但并非所有的病毒成分均能组装成完整的子代病毒,可因病毒自身和宿主细胞两方面的原因导致病毒不能完成复制。此外,若两种或两种以上病毒感染同一细胞时,病毒之间也会发生相互影响。

(一)顿挫感染(abortive infection)

病毒进入宿主细胞后,如细胞不能为病毒增殖提供所需要的酶类、能量及必要成分,则病毒在其中不能合成本身的成分;或者虽合成部分或全部病毒成分,但不能装配和释放,称为顿挫感染。如人腺病毒感染人胚肾细胞能正常增殖;若感染猴肾细胞则发生顿挫感染。猴肾细胞对人腺病毒而言,被称为非容纳细胞,而对脊髓灰质炎病毒则是容纳细胞。

(二)缺陷病毒(defective virus)

因病毒基因组不完整或因某一基因位点改变,不能进行正常增殖,复制不出完整的有感染性病毒颗粒,此病毒称为缺陷病毒。当与其他病毒共同感染细胞时,若其他病毒能为缺陷病毒提供所需要的条件,使缺陷病增殖出完整的病毒体,将这种有辅助作用的病毒称为辅助病毒(helper virus)。腺病毒伴随病毒(adeno-associated viruses,AAV)就是一种缺陷病毒,用任何细胞培养都不能增殖,只有和腺病毒共同感染细胞时才能产生成熟病毒,故腺病毒是其辅助病毒。丁型肝炎病毒(HDV)也是一种缺陷病毒,必须依赖于乙型肝炎病毒(HBV)才能复制。缺陷病毒虽然不能复制,但具有干扰同种成熟病毒体进入细胞的作用,又称其为缺陷干扰颗粒(defective interfering particle, DIP)。DIP 具有正常病毒的衣壳和包膜,只是内含缺损的基因组。DIP 不仅能干扰非缺陷病毒的复制,还能影响细胞的生物合成。

(三) 干扰现象(interference)

当两种病毒感染同一细胞,可发生一种病毒抑制另一种病毒增殖复制的现象,称为病毒的干扰现象。干扰现象可发生在异种病毒之间,也可在同种、同型及同株病毒之间发生。发生干扰的主要机制是:

(1) 一种病毒诱导细胞产生干扰素(interferon, IFN),抑制另一种病毒增殖。

(2) 病毒吸附时与宿主细胞表面受体结合,改变了宿主细胞代谢途径,阻止了另一种病毒的吸附和穿入等复制过程。

(3) DIP 所引起的干扰。

病毒之间干扰现象能够阻止发病,也可以使感染中止,使宿主康复。但在预防病毒性疾病使用疫苗时,要避免由于干扰对疫苗的免疫效果产生影响。

第三节 病毒的遗传与变异

作为一种生命体的病毒也有遗传性和变异性。病毒体在外界因素的影响下,通过病毒与细胞、机体之间的相互作用和病毒体之间的相互作用,导致遗传学方面发生改变。最早发现的病毒变异是病毒性状的变异,如毒性、抗原性、抵抗性、依赖性等。传统遗传学就是利用不同表型的病毒株之间遗传物质交换来分析病毒基因的生物学功能。随着分子遗传学的兴起,对病毒的遗传与变异有了更深入的认识。病毒基因组的差异决定了病毒的生物学性状不同,也决定了病毒遗传变异的机制。

一、基因突变(gene mutation)

病毒基因组中的碱基序列由于置换、缺失或插入而发生改变。病毒基因复制时发生自发突变,其自发突变率为 $10^{-6} \sim 10^{-8}$。当用物理因素(如紫外线或 X 射线)、化学因素(如亚硝基胍、5-氟尿嘧啶或 5-溴氧尿苷)处理病毒时,也诱发突变,提高突变率。由基因突变产生的病毒表型性状发生改变的毒株称为突变株(mutant)。它可呈多种表型,如病毒空斑(或痘斑)的大小、病毒颗粒形态、抗原性、宿主范围、营养要求、细胞病变以及致病性的改变等,但其中最常见的并有实际意义的是条件致死性突变株等。

(一) 条件致死性突变株(conditional lethal mutant)

条件致死性突变株是指在某种条件下能够增殖,而在另一种条件下不能增殖的病毒株。如温度敏感性突变株(temperaturesensitive mutant,ts)在 28~35℃ 条件下可增殖(称为容许性温度),而在 37~40℃ 条件下不能增殖(称为非容许性温度)。这是因为引起 ts 变异的基因所编码的蛋白质或酶在较高温度下失去功能,故病毒不能增殖。ts 变异可来源于基因任何部位的改变,能产生各种各样的 ts 突变株。ts 突变株常具有毒力减低而保持其免疫原性的特点,是生产减毒活疫苗的理想毒株。但 ts 突变株容易回复(回复率为 10^{-4}),因此必须经多次诱变后,方可获得在一定宿主细胞内稳定传代的突变株,亦称变异株。脊髓灰质炎病毒活疫苗即为这种变异株。

(二) 缺陷型干扰突变株(defective interference mutant,DIM)

缺陷型干扰突变株指因病毒基因组中碱基缺失突变引起,其所含核酸较正常病毒明显减少,并发生各种各样的结构重排。多数病毒可自然地发生 DIM。当病毒以高感染复制传代时可出现 DIM。其特点是由于基因的缺陷而不能单独复制,必须在辅助病毒(通常是野生株)存在时才能进行复制,并同时能干扰野生株的增殖。

(三) 宿主范围突变株(host-range mutant,hr)

宿主范围突变株指病毒基因组突变而影响了对宿主细胞的感染范围,能感染野生型病毒所不能感染的细胞,利用此特性可制备狂犬病疫苗,也可以对分离的流感病毒株等进行基因分析,及时发现是否带有非人来源(禽、猪)流感毒株血凝素的毒株等。

(四) 耐药突变株(drug-resistant mutant)

常因编码病毒酶基因的改变而降低了靶酶对药物的亲和力或作用,从而使病毒对药物产生抗药性而能继续增殖。

二、基因重组与重配

当两种或者两种以上病毒感染同一宿主细胞时,

它们之间可发生多种形式的相互作用，但常发生于有近缘关系的病毒或宿主敏感性相似的病毒之间。两种病毒的基因组互换基因，产生具有两个亲代特征的子代病毒，并能继续增殖，该过程称为基因重组（gene recombination）。子代病毒称为重组体（recombinants）。重组不仅能发生于两种活病毒之间，也可发生于一种活病毒与另一灭活病毒之间，甚至发生于两种灭活病毒之间。对于基因分节段的RNA病毒，通过交换RNA节段而进行基因重组的被称为重配（reassortment）。一般而言，发生重配几率可高于不分节段病毒的基因重组的几率。已灭活的病毒在基因重组中可成为具有感染性的病毒。如经紫外线灭活的病毒与另一近缘的活病毒感染同一宿主细胞时，经基因重组而使灭活病毒复活，称为交叉复活（crossing reactivation）；两个或两个以上同种灭活病毒感染同一细胞时，经过基因重组而出现感染性的子代病毒，称为多重复活（multiplicity reactivation）。

三、基因整合

基因整合指病毒基因组与宿主细胞基因组的整合。在病毒感染宿主细胞的过程中，有时病毒基因组中DNA片段可插入到宿主染色体DNA中，这种病毒基因组与细胞基因组的重组过程称为基因整合（gene integration）。逆转录病毒、多种DNA病毒等均有整合宿主细胞染色体的特性，整合既可引起病毒基因的变异，也可引起宿主细胞染色体基因的改变，导致细胞转化发生肿瘤等。

四、病毒基因产物的相互作用

当两种病毒感染同一细胞时，除可发生基因重组外，也可发生病毒基因产物的相互作用，包括互补、表型混合与核壳转移等，产生子代病毒的表型变异。

（一）互补作用和加强作用

互补作用（complementation）是指两种病毒感染同一细胞时，通过基因产物相互作用，一种或两种病毒都能产生感染性子代病毒。这种现象可发生于感染性病毒与缺陷病毒或灭活病毒之间，甚至发生于两种缺陷病毒之间。其机制不是病毒基因的重组，而是一种病毒能产生另一缺陷病毒所需的基因产物，例如病毒的衣壳、包膜或酶等。加强作用（enhancement）是一种病毒与另一非杀细胞性病毒同时感染细胞，后者能增加前一种病毒复制产量的现象。这种现象仅发生于个别病毒之间。如Ⅰ型副流感病毒与水泡性口炎病毒（visicular stamatitis virus, VSV）同时感染细胞可产生更多的VSV。

（二）表型混合与核壳转移

两株病毒共同感染同一细胞时，一种病毒复制的核酸被另一病毒所编码的蛋白质衣壳或包膜包裹，也会发生诸如耐药性或细胞嗜性等生物学特征的改变，这种改变不是遗传物质的交换，而是基因产物的交换，称表型混合（phenotypic mixing）。因为不是遗传物质的变异，所以不稳定，细胞培养传代后又可恢复为亲代表型。无包膜病毒发生的表型混合称核壳转移（transcapsidation），如脊髓灰质炎病毒与柯萨奇病毒感染同一细胞时，常发生衣壳的张冠李戴，甚至有两亲代编码的壳粒相互混合所组成的衣壳。因此，在获得新表型病毒株时，应通过传代来确定病毒新性状的稳定性，以区分是基因重组体还是表型混合。

第四节　理化因素对病毒的影响

病毒受理化因素作用后失去感染性，称为病毒的灭活（inactivation）。灭活的病毒仍保留其抗原性、红细胞吸附、血凝和细胞融合等特性。不同病毒对理化因素的敏感性不同，理化因素对病毒的灭活机制可以是：①破坏包膜病毒的脂类结构，如冻融、脂溶剂或去垢剂等；②直接损伤核酸，如高温、化学消毒剂和射线等；③使病毒蛋白变性，如酸、碱和高温等。了解理化因素对病毒的影响，不仅对采取正确的消毒措施有实用价值，而且在病毒分离、疫苗制备和预防病毒感染等方面具有重要的意义。

一、物 理 因 素

（一）温度

大多数病毒耐冷不耐热，在0℃以下的温度，特别是在低温（-70℃）和液氧（-196℃）下，可长期保持其感染性。大多数病毒于50~60℃ 30分钟即被灭活。热对病毒的灭活作用，主要是使病毒衣壳蛋白变性和病毒包膜的糖蛋白刺突发生变化，阻止病毒吸附于宿主细胞。热也能破坏病毒复制所需的酶类，影响病毒的复制。

（二）pH

多数病毒在pH5~9范围内稳定，强碱或强酸条件下可被灭活。但有些病毒如肠道病毒在pH为2时感染性可保持24小时，披膜病毒在pH为8时也可保持稳定，所以可利用对pH的稳定性来鉴别病毒。病毒实验室常用酸性或碱性消毒剂处理污染病毒的器材和用具。

（三）射线和紫外线

X射线、γ射线和紫外线都能破坏核酸而使病毒灭活。射线可以使病毒核酸链发生致死性断裂；而紫外线则使病毒基因组中核苷酸结构形式变化或形成双聚体，变性而影响核酸复制。有些病毒如脊髓灰质炎病毒经紫外线灭活后，再用可见光照射，可因除去双聚体而复活,称为光复活(photoreactivation),故不宜用紫外线来制备灭活病毒疫苗。

二、化学因素

(一)脂溶剂

乙醚、氯仿、去氧胆酸盐等脂溶剂可使有包膜病毒的包膜脂质溶解而灭活病毒,失去吸附能力。但对无包膜的病毒几乎无作用。因此,可用乙醚灭活试验鉴别包膜病毒与无包膜病毒。

(二)化学消毒剂

除强酸、强碱消毒剂外,酚类、氧化剂、醇类和卤素类等对病毒也有很强的灭活作用。但消毒剂灭活病毒的效果不如细菌,可能是由于病毒缺乏酶类。不同病毒对化学消毒剂的敏感性不同,无包膜的小病毒抵抗力较强。醛类消毒剂由于能破坏病毒感染性但可保持抗原性,故常用来制备灭活病毒疫苗。

三、抗生素与中草药

现有的抗生素对病毒无抑制作用,但待检标本加抗生素的目的是抑制细菌,有利于分离病毒。近年来研究证明,有些中草药如大青叶、板蓝根、黄芪、大黄和七叶一枝花等对某些病毒有一定的抑制作用。

第五节 病毒的分类

病毒的分类,其目的在于从整体上对病毒的起源、进化、共性和个性特点进行归纳和研究,以便更好地揭示病毒的本质、生物遗传特性和控制病毒感染。病毒分类的原则是:①病毒形态与大小:病毒体呈球形、砖型、杆状或多形性。②宿主种类:动物病毒、植物病毒和细菌病毒(噬菌体)。③核酸类型:基因组是 DNA 或 RNA 分子;核酸是线状、环状;是否分节段;分子量大小及 G+C 含量等。④核衣壳的对称型:立体、螺旋或复合对称。⑤有无病毒包膜及对乙醚等脂溶剂的敏感性。⑥抗原性。⑦病毒在宿主细胞中的增殖部位、过程及生长特性。⑧人类病毒还考虑传播方式、媒介种类、流行病学特征及病理学特点等。国际病毒分类委员会(International Committee on Taxonomy of Viruses,ICTV)定期对病毒的分类进行重新修订。2004 年 ICTV 公布的病毒分类命名第八次报告中病毒分类系统将病毒分为 73 个科、11 个亚科、289 个属(表 26-1)。

表 26-1 病毒分类表

核酸	病毒科	病毒体大小	包膜	乙醚敏感否	衣壳对称型	衣壳装配	基因组类型	大小(kb)	人类有关病毒
DNA	微小 DNA	18~26nm	无	否	立体	核内	ssDNA	5.6	B19
	乳多空	40~55nm	无	否	立体	核内	环状 dsDNA	4.5~7.8	HPV
	腺病毒	70~90nm	无	否	立体	核内	dsDNA	70~90	人腺病毒
	疱疹病毒	120~200nm	有	敏	立体	核内	dsDNA	120~225	HSV,VZV CMV,EBV
	痘病毒	230nm×300nm	有,复杂	敏	复合	胞质	dsDNA	130~370	疫苗病毒
	嗜肝病毒	42nm	有,复杂	敏	立体	胞质	dsDNA 部分环状	3.2	HBV
RNA	小核糖核酸	20~30nm	无	否	立体	胞质	+ssRNA	7~9	肠道病毒
	杯状病毒	30~39nm	无	否	立体	胞质	+ssRNA	5	HEV
	黄病毒	30~50nm	无	否	立体	胞质	+ssRNA	9~10	HCV 乙脑
	披膜病毒	50~70nm	有	敏	立体	胞质	+ssRNA	12	风疹病毒
	呼肠病毒	60~80nm	有	敏	立体	胞质	dsRNA 分节段	30	轮状病毒
	正黏病毒	80~120nm	有	敏	螺旋	胞质	-ssRNA 分节段	14	流感病毒
	副黏病毒	100~300nm	有	敏	螺旋	核内	-ssRNA	16~20	麻疹病毒
	布尼雅病毒	90~100nm	有	敏	螺旋	胞质	-ssRNA 分节段	16~30	出血热病毒
	冠状病毒	80~160nm	有	敏	螺旋	胞质	+-ssRNA	20	冠状病毒
	弹状病毒	75nm×80nm	有	敏	螺旋	胞质	-ssRNA 分节段	11	狂犬病毒
	反转录病毒	80~110nm	有	敏	未知/复合	胞质	+ssRNA 双倍体	5~8	HIV

亚病毒(subvirus):自然界中还存在一类比病毒更小,结构更简单的微生物,称为亚病毒。它是一些新的非寻常病毒的致病因子,包括类病毒、卫星病毒和朊粒。

一、类病毒

类病毒(viroid)为植物病毒,是1971年美国Diener发现的,迄今已发现有12种植物病由类病毒引起。类病毒很小,是具有感染性的RNA分子。其特点是:

(1) 仅由250~400个核苷酸组成,具有棒状二级结构的单链环状RNA分子。

(2) 病毒RNA在细胞核内复制,不需要辅助病毒参与复制。

(3) 类病毒无包膜和衣壳,不含蛋白质,不编码蛋白质。

(4) 对核酸酶敏感,对热、有机溶剂有一定抵抗力。

二、卫星病毒

在研究类病毒过程中发现的又一种与植物病害有关的致病因子。卫星病毒(satellite virus)多数与植物病毒有关,少数与噬菌体和动物病毒有关,如人类腺病毒卫星病毒。基因组是小RNA分子,其特点是:①基因组为500~2000核苷酸构成的单链RNA分子。②复制必须依靠辅助病毒,复制地点与辅助病毒完全相同。③具有自己的蛋白质衣壳。④与辅助病毒基因组之间没有或很少有同源序列。⑤常干扰辅助病毒的增殖。

三、朊粒(Prion)

1982年Prusiner首先发现于羊瘙痒病(scrapie),其结构仅由一种$3.0×10^4$ dal耐蛋白酶K的蛋白质组成,称为朊蛋白(PrP)。由于它具有感染性,故其亦称蛋白侵染子(prion来自proteinaceous infectious particles)。近年证明侵犯中枢神经系统慢发病毒感染的羊瘙痒病和人的库鲁病(Kuru)、克雅病(CJD)以及疯牛病均是由朊粒引起的。Prusiner因此项研究获得了1997年诺贝尔生理学医学奖(详见朊粒章节)。

Summary

Viruses are the smallest infectious agents (ranging from about 20nm to about 300nm in diameter) and contain only one kind of nucleic acid (RNA or DNA). The nucleic acid is encased in a protein shell called a coat, which may be surrounded by a lipid-containing membrane named envelope. Viruses can replicate only in living cells for they can't generate energy or synthesize proteins to replicate independently.

Although the details of viral replication vary from group to group, the general outline of the replication cycles is similar. The cycles include the following steps: ①Attachment; ②Penetration; ③Uncoating; ④ Expression of viral genomes and synthesis of viral components; ⑤Assembly, mature and release.

(孙 艳)

第二十七章 病毒的感染与免疫

病毒通过多种传播途径进入机体并在细胞中增殖的过程称为病毒感染（viral infection）。病毒感染的实质是病毒与机体、病毒与易感细胞相互作用的过程。病毒感染的结果取决于病毒的毒力和机体免疫状态。两者的平衡关系被打破，则导致疾病的发生。

第一节 病毒的致病作用

一、病毒的传播方式与途径

病毒的传播方式和途径与细菌基本相同，但在某些方面较为特殊。

（一）水平传播

水平传播（horizontal transmission）是病毒在人群不同个体之间的传播方式。病毒主要通过皮肤和黏膜如呼吸道、消化道或泌尿生殖道等传播，但在特定条件下可直接进入血循环，如输血、注射、机械损伤和昆虫叮咬等而感染机体。水平传播还包括由寄生虫媒介和动物参与的传播，导致水平感染（表27-1）。

表27-1 水平传播的病毒及常见传播途径

主要传播途径	传播方式及媒介	病毒种类
呼吸道	空气、飞沫、痰、唾液、皮屑或气溶胶	流感病毒、鼻病毒、麻疹病毒、风疹病毒、腮腺炎病毒、部分EB病毒、肠道病毒及水痘病毒等
消化道	污染的水或食物	脊髓灰质炎病毒、其他肠道病毒、轮状病毒、HAV、HEV、部分腺病毒、
血液	输血、注射、器官移植	HIV、HBV、HCV、CMV等
眼或泌尿生殖道	密切接触、游泳池、性交	HIV、疱疹病毒、肠道病毒、腺病毒、HPV等
破损皮肤	昆虫叮咬、狂犬、鼠类	脑炎病毒、出血热病毒、狂犬病毒等

案例 27-1

患者，女，28岁。为乙型肝炎病毒携带者。已婚3年，计划近期要小孩。目前体检肝功能正常，HBsAg(+)、HBeAg(+)、HBeAb(+)。

思考题：

此患者如不采取预防措施所生小孩会出现什么结果？为什么？

提示：

乙型肝炎病毒携带者在孕期或分娩期可通过垂直传播方式将乙型肝炎病毒传给胎儿或新生儿，使其成为乙肝病毒携带者。

表27-2 可垂直传播的常见微生物

类型	途径	病原体
产前	胎盘	风疹病毒、CMV、梅毒螺旋体、弓形体、淋病奈瑟菌
围生期	已感染的产道	衣原体
产后	哺乳	CMV、HBV
生殖细胞	人基因组含病毒DNA	多种反转录病毒

（二）垂直传播

垂直传播（vertical transmission）指存在于母体的病毒经胎盘或产道由亲代传播给子代的方式。孕妇发生病毒血症可造成子代的感染。此外，母婴可通过哺乳、密切接触发生病毒接触。极少数有微生物基因直接感染生殖细胞。多种微生物可经垂直传播引起子代的感染，其中以病毒最为常见。垂直传播是病毒感染的特点之一（表27-2）。已知有10余种病毒可致垂直感染，其中以风疹病毒、HBV、CMV、HIV为多见，可引起死胎、流产、早产或先天畸形，子代也可以没有任何症状而成为病毒携带者，如HBV。垂直传播较难控制，应注意孕妇及围生期保健，尤其是在妊娠3个月内应注意预防。

二、病毒的感染类型

机体感染病毒后，根据病毒的种类、毒力强弱和机体免疫力等不同，表现出不同的临床类型。如不引起临床症状的隐性感染和出现临床症状的显性感染。显性感染根据病程的长短，又可分为急性感染与持续性感染。

（一）隐性病毒感染

病毒在宿主细胞内增殖但不出现临床症状者称为隐性病毒感染（inapparent viral infection）或亚临床感染（subclinical infection）。可能是入侵机体的病毒数量少、毒力弱及机体防御能力强，病毒在体内不能大量增殖，或不能到达靶细胞，因而对组织的损伤不明显，故不表现出明显症状。隐性感染过程结束后，多数人可获得对该病毒的特异性主动免疫，病原体被清除，从而终止感染。但也有少数人为病毒携带者（viral carrier），或称"健康携带者"，病毒在体内增殖并持续排出体外，成为重要的"隐性"传染源。

（二）显性病毒感染

病毒在宿主细胞内大量增殖，引起细胞结构或功能损伤，而出现临床症状的感染类型，称为显性病毒感染（apparent virul infection）或临床感染（clinical infection）。显性感染可以是局部的如腮腺炎、单纯疱疹等，也可以是全身的。

1. 急性病毒感染（acute viral infection） 病毒感染机体后在宿主细胞内增殖，潜伏期短、发病急。除死亡病例外，患者数日或数周即恢复，机体内往往不再有病毒，如流行性感冒和甲型肝炎等。

2. 持续性病毒感染（persistent viral infection） 是病毒感染中的一种重要类型。病毒可在机体内持续存在数月、数年甚至数十年，可成为重要的传染源。患者可出现症状也可不出现症状。其发生机制主要由机体和病毒两方因素决定：①机体免疫功能弱，不能清除病毒，病毒在体内长期存留；②病毒存在于受保护的部位，可逃避宿主的免疫作用；③病毒抗原性弱或抗原性发生变异，以致机体不能识别，导致免疫逃逸；④某些病毒在感染过程中产生 DIP 颗粒，干扰病毒增殖，改变了病毒的感染过程；⑤病毒基因组整合于宿主细胞染色体上，与细胞长期共存；⑥病毒侵犯免疫细胞导致机体不能形成有效的免疫应答。持续性病毒感染可分为慢性感染、潜伏感染及慢发病毒感染。

（1）潜伏感染（latent viral infection）：某些病毒在显性或隐性感染后，病毒基因存在于某些组织或细胞中，但并不能产生感染性病毒，也不出现临床症状。在某些条件下病毒被激活又开始复制，感染急性发作而出现症状。急性发作期可以检测出病毒。例如，单纯疱疹病毒Ⅰ型感染后，潜伏于三叉神经节，此时机体既无临床症状也无病毒排出；机体免疫力低下或受劳累、环境、内分泌和辐射等因素影响，潜伏的病毒被激活，沿感觉神经到达皮肤和黏膜，引起口唇单纯疱疹。水痘带状疱疹病毒初次感染儿童时引起水痘，临床症状消失后，病毒可长期潜伏在脊髓后根神经节或颅神经的感觉神经节，当局部神经受冷、热、压迫或 X 线照射以及肿瘤或使用免疫抑制剂等使机体免疫力降低时，潜伏的病毒可被激活，经神经扩散至皮肤，引起沿肋间神经分布的带状疱疹。

（2）慢性感染（chronic viral infection）：某些病毒在显性或隐性感染后，病毒未能完全清除，患者可有症状，也可无症状而长期带毒。在慢性感染全过程中患者体内随时都可检测到病毒，如巨细胞病毒、EB 病毒、乙型肝炎病毒等。

（3）慢发病毒感染或迟发感染（slow viral infection or delay infection）：较为少见但后果严重。病毒感染后有很长的潜伏期，数年或数十年，其间既不能分离出病毒也无症状，一旦症状出现多为亚急性、进行性加重并导致死亡。慢发病毒感染如：①HIV 引起 AIDS；②朊粒感染与羊瘙痒病、库鲁（Kuru）病、克-雅病等有关。至今还有一些病因未知的疾病如多发性硬化症（multiple sclerosis）也被认为可能是一种慢发病毒感染；又如动脉硬化症及糖尿病，因发现病变组织中存在巨细胞病毒及肠道病毒基因片段，也被认为可能是慢发病毒感染。

（4）急性病毒感染的迟发并发症（delayed complication after acute viral infection）：指在病毒急性感染后 1 年或数年，发生致死性的病毒病，如儿童期感染麻疹病毒恢复后，经过 10 余年后可发生亚急性硬化性全脑炎（subacute sclerosing panencephalitis, SSPE）。

三、病毒感染的致病机制

病毒是严格细胞内寄生的微生物，其生物学特性、致病机制均有其特殊性。病毒感染是否会造成个体严重损伤，甚至死亡，还是仅出现隐性感染，最终病毒被清除而恢复健康，均由病毒与机体两方面因素所决定。病毒致病的基础是在细胞中增殖导致宿主细胞结构损害和功能障碍。机体的生理、遗传特性、固有和适应性免疫应答均影响感染的结局。病毒感染的致病机制由病毒的直接损伤和病毒对机体致病作用两方面所决定。

（一）病毒对宿主细胞的直接作用

1. 杀细胞效应（cytocidal effect） 病毒在宿主细胞内复制成熟后，可在短时间内一次大量释放子代病毒，导致细胞裂解死亡。主要见于无包膜、杀伤性强的病毒，如脊髓灰质炎病毒等。其发生机制有：①病毒阻止细胞的核酸与蛋白质合成，使细胞新陈代谢功能紊乱，造成细胞病变或死亡；②病毒增殖引起细胞溶酶体膜的通透性增高或被破坏，导致溶酶体酶释放，引起细胞溶解；③病毒抗原成分插入细胞膜后，引起细胞膜抗原改变，使细胞融合或发生自身免疫性细胞损伤；④病毒的毒性蛋白对细胞的毒性作用，如腺病毒的刺突；⑤病毒感染对细胞的损伤，包括核、内质网和线粒体等。发生溶细胞性感染的病毒多数引起急性感染。

2. 稳定状态感染(steady state infection) 某些病毒进入细胞后能够复制,却不引起细胞裂解、死亡,常见于有包膜的病毒,如流感病毒和疱疹病毒等以出芽方式释放子代病毒,其过程缓慢,不阻碍细胞的代谢,也不破坏溶酶体膜,因而不使细胞死亡,这些不具有杀细胞效应的病毒所引起的感染称稳定状态感染。宿主细胞病变相对较轻,在短时间内不出现溶解和死亡,其中以出现细胞融合及细胞表面出现新抗原更具有重要意义。

(1) 细胞融合:有些病毒感染细胞时,导致感染细胞膜与邻近细胞膜融合形成多核巨细胞,利于病毒扩散,并具有病理学特征。如麻疹病毒引起的肺炎,在肺部可出现融合的华新(Warthin)多核巨细胞,有诊断价值。

(2) 细胞表面出现病毒基因编码的抗原:病毒感染细胞后,在复制的过程中,细胞膜上常出现病毒基因编码的新抗原。如有些病毒的血凝素成分使细胞具有吸附红细胞的功能;胞膜表面嵌有病毒特异抗原,可被机体的特异抗体或杀伤性T细胞(CTL)所识别。

稳定状态感染的细胞,因不断大量释放子代病毒以及机体的免疫细胞和抗体的作用最终仍会死亡。

3. 包涵体的形成 某些病毒感染细胞后在普通显微镜下可见胞质或胞核内出现嗜酸或嗜碱性,大小和数量不同的圆形、椭圆或不规则的斑块结构,称为包涵体(inclusion body)。如狂犬病病毒感染后在脑细胞的胞质内出现嗜酸性包涵体,称内基小体(Negri body),可作为狂犬病的辅助诊断。病毒包涵体由病毒颗粒或未装配的病毒成分组成,也可以是病毒增殖的场所或细胞对病毒作用的反应物。包涵体破坏细胞的正常结构和功能,有时引起宿主细胞死亡。

4. 细胞凋亡(cell apoptosis) 细胞凋亡是一种由基因控制的程序性死亡,属正常的生物学现象。有些病毒如HIV和腺病毒等感染细胞后可由病毒直接或由病毒编码的蛋白质间接作为诱导因子引发细胞凋亡。了解病毒引起细胞凋亡的机制,对研究如何阻断或减少细胞损伤有重要价值。

5. 细胞增生与细胞转化(cell proliferation and transformation) 少数病毒感染细胞后,不但不抑制细胞的DNA复制,反而促进细胞的DNA合成,如引起动物肿瘤的SV_{40}编码的一种T蛋白可以与宿主细胞DNA复制起始点及细胞的DNA多聚酶结合,从而促进细胞的增生。给小鼠注射SV_{40}病毒可致肿瘤。

6. 病毒基因组的整合(viral genome integration)
某些DNA病毒的基因组或RNA病毒经反转录产生的DNA,插入到宿主细胞染色体中称为整合。病毒基因组整合有两种方式:一种是全基因整合,如反转录病毒复制过程中以双链DNA整合入细胞DNA中;另一种称失常式整合(aberration),即病毒基因组中部分DNA片段随机整合入细胞DNA中,这多见于DNA病毒。整合的病毒DNA可随细胞分裂带入子代细胞中。整合后的病毒核酸称为前病毒。病毒基因组的整合导致插入部位细胞染色体基因或附近基因的失活或激活,如果整合部位或附近有宿主细胞抑癌基因或癌基因(C-onc)存在,或某些病毒整合片段本身携带癌基因(V-onc),则细胞可发生与肿瘤相关的一系列变化。

(二) 病毒感染对机体的致病作用

1. 病毒对组织器官的亲嗜性与组织器官的损伤
病毒侵入机体感染细胞有一定选择性,即病毒对机体特定的细胞易感,并在一定种类细胞内寄生,称为病毒对组织器官的亲嗜性。病毒的亲嗜性主要取决于不同的细胞上是否表达病毒受体和细胞是否具有病毒增殖的条件。如肝炎病毒对肝脏组织有亲嗜性而引起肝炎。

病毒感染细胞并在细胞内复制造成细胞结构和功能损伤,进而影响整个组织器官的结构与功能。病毒直接导致的细胞病变及病毒核酸编码的毒性蛋白可造成组织器官炎症反应。与细菌性感染不同,病毒感染的炎性细胞是单核细胞。

2. 病毒感染的免疫病理损伤 在病毒感染中,病理性免疫导致的损伤很常见。诱发免疫病理反应的抗原有病毒本身的抗原、被感染的宿主细胞膜出现新抗原,正常情况下隐蔽在细胞内的一些自身抗原的暴露或释放,均可以导致超敏反应和炎症反应为主的免疫病理损伤。

(1) 体液免疫病理损伤:在病毒感染中,病毒的包膜和衣壳蛋白为良好的抗原,能刺激机体产生相应抗体,抗原抗体结合,激活补体,导致宿主细胞裂解、损伤,属Ⅱ型超敏反应。

抗原抗体复合物引起的属Ⅲ型超敏反应。免疫复合物沉积于肾小球基底膜,引起肾小球肾炎;登革热病毒与相应抗体结合后,黏附在红细胞和血小板表面,激活补体引起Ⅲ型超敏反应,导致血细胞和血小板破坏,出现出血和休克综合征。

(2) 细胞免疫病理损伤:特异性细胞免疫在病毒感染的恢复上起着非常重要的作用,然而特异性细胞毒性T细胞(CTL)对出现了新抗原的宿主细胞造成损伤,属Ⅳ型超敏反应。如受HBV感染的肝细胞膜存在HBsAg、HBeAg和HBcAg,CTL介导的效应具有双重性:既清除病毒也造成肝细胞损伤。其免疫应答的强弱决定了临床过程的转归。此外,病毒蛋白与宿主细胞之间存在共同抗原而导致自身免疫应答。对700种病毒蛋白进行序列分析和单克隆抗体分析表明,约4%与宿主有共同抗原决定簇,如麻疹病毒引起的脑炎。

(3) 免疫抑制作用:某些病毒感染致免疫抑制,甚至导致免疫缺陷,HIV侵犯$CD4^+$辅助性T细胞和巨噬细胞,可使辅助性T细胞数量大量减少而发生AIDS,最终因多种微生物机会感染而死亡。多种病毒感染都能引起免疫抑制,如麻疹病毒可侵入巨噬细胞和T、B淋巴细胞,并可致淋巴组织中出现多核巨细胞,因而麻疹患儿对结核菌素皮肤试验应答低下或由阳性转为阴性。

第二节 抗病毒感染免疫

抗病毒免疫由固有免疫和适应性免疫组成。对初次病毒感染的机体,在适应性免疫力产生之前,主要依靠固有免疫阻止病毒迅速复制及扩散,但不能将病毒从体内清除。适应性免疫在抗病毒感染免疫过程中发挥主要作用,由抗体介导的体液免疫应答和T细胞介导的细胞免疫应答完成抗病毒作用,最终清除病毒。

一、固有免疫的抗病毒作用

在抗病毒感染的固有免疫中宿主的屏障结构、吞噬细胞、补体系统等组织结构和细胞以及免疫分子均起作用,但干扰素和NK细胞起主要作用。

(一)干扰素

干扰素(interferon,IFN)是由病毒或其他干扰素诱生剂诱导人或动物细胞产生的一类具有抗病毒、抗肿瘤和免疫调节等多种生物学活性的糖蛋白。1957年Isaac和Lindenmann发现在流感病毒感染的组织细胞培养物中,存在一种能抑制病毒增殖的物质,由于这种物质是在研究病毒干扰现象时发现的,故称之为干扰素。

1. IFN 的种类 根据IFN产生细胞和抗原性的不同,将人类细胞产生的干扰素分为IFN-α、IFN-β和IFN-γ三种(表27-3)。IFN-α、IFN-β属于Ⅰ型IFN,抗病毒作用强于免疫调节作用;IFN-γ属于Ⅱ型IFN,又称免疫IFN,其免疫调节作用比抗病毒作用强。

表 27-3 干扰素的种类

型别	产生细胞	理化性状		主要作用
		56℃ 30min	pH2	
IFN-α	白细胞	稳定	稳定	抗病毒
IFN-β	成纤维细胞	稳定	稳定	抗病毒
IFN-γ	致敏T细胞	不稳定	不稳定	免疫调节

2. IFN 的诱生 编码人IFN-α和IFN-β的基因位于第9号染色体的短臂上,编码人IFN-γ的基因则位于第12号染色体的长臂上。病毒或其他干扰素诱生剂,如细菌内毒素、人工合成的双链RNA等诱导细胞产生IFN,其中以病毒和人工合成的双链RNA的诱生能力最强。巨噬细胞、淋巴细胞及体细胞被病毒感染或其他IFN诱生剂作用,编码IFN的基因被活化而表达IFN。目前,三种IFN均有基因工程的产品。

3. IFN 抗病毒作用的机制 IFN的抗病毒作用不是直接杀病毒,而是通过与受感染靶细胞上的干扰素受体结合,经信号转导等一系列生化反应,通过调控宿主细胞的基因,使之合成抗病毒蛋白(antiviral proteins,AVP)发挥抗病毒效应,抗病毒蛋白只作用于病毒,对宿主细胞的蛋白质合成没有影响(图27-1)。AVP主要有2'-5'腺嘌呤核苷合成酶(2'-5'A合成酶)和蛋白激酶(protein kinase R,PKR)等。通过2'-5'A合成酶途径和PKR途径,降解病毒mRNA,抑制蛋白质合成,以发挥抗病毒作用。

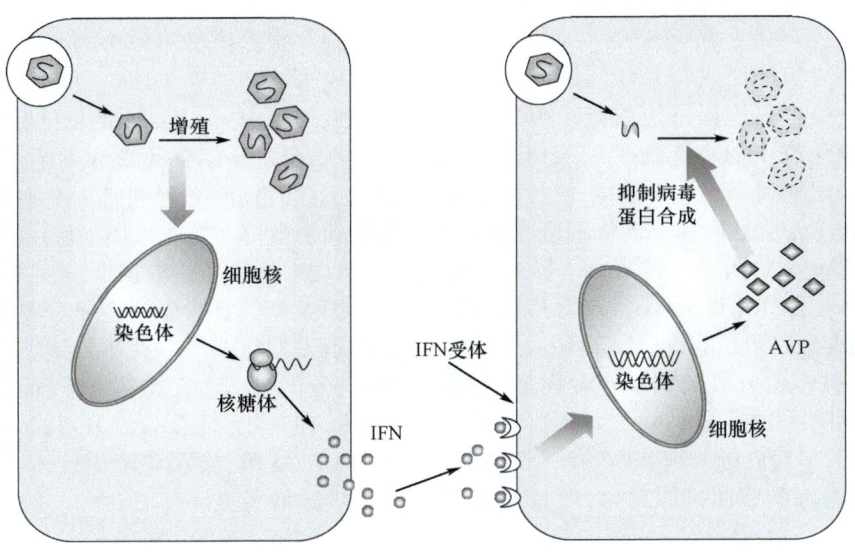

图 27-1 IFN 作用模式图

4. IFN 的抗病毒活性的特点

（1）高活性：约 1mg 纯化的 IFN 就有约 2 亿个活性单位，1~10 个 IFN 分子即可使一个细胞产生抗病毒蛋白，进入抗病毒状态。

（2）广谱性：FN 对多种类病毒均有抑制作用，作用无特异性。

（3）选择性：干扰素作用于受感染细胞，而对正常宿主细胞无作用或作用微弱。

（4）间接性：不能直接使病毒灭活，其抗病毒作用是通过诱导产生酶类等效应蛋白而发挥作用。

（5）相对种属特异性：一般在同种细胞中活性最高。

（6）不同的敏感性：同一个体的不同细胞对干扰素作用的敏感性不同；不同病毒对干扰素敏感性不同；同种病毒的不同株，甚至同株病毒的不同变种对干扰素的敏感性也不同。

（二）NK 细胞

NK 细胞是来源于骨髓，存在于人外周血及淋巴组织中的一类淋巴细胞亚群。病毒进入机体后，首先刺激巨噬细胞等固有免疫细胞产生 IFN-α、IFN-β、TNF-α 和 IL-2 等细胞因子。在病毒感染后 2 天，NK 细胞即通过趋化作用聚集到感染部位，在上述细胞因子作用下，NK 细胞被活化，对病毒感染细胞的溶解破坏作用大大增强，同时释放细胞毒性介质，如穿孔素、IFN-γ 和 IFN-β 等，通过干扰病毒复制和进一步活化吞噬细胞等固有免疫效应细胞，扩大和增强机体抗病毒免疫能力。由于 NK 细胞发挥作用在机体特异免疫应答之前，其杀伤过程不受 MHC 限制，不依赖抗体，对靶细胞无特异性，且多种分子均可激活 NK 细胞，因此，具有抗病毒时间早、范围广和作用强的特点。

二、适应性免疫的抗病毒作用

病毒感染能诱导机体产生特异性体液和细胞免疫应答。病毒是一类严格胞内寄生的非细胞型微生物，因此，机体细胞免疫中的杀伤性 T 细胞（CTL）通过杀伤病毒感染的靶细胞来清除病毒，是使机体康复的主要机制。活化 T 细胞还能释放多种细胞因子，如 IL-2、IFN-γ 和 TNF-α 等共同参与抗病毒。特异性体液免疫产生的中和抗体作用如下：①可与游离病毒结合，改变病毒表面构型以阻止病毒吸附和穿入易感细胞；②病毒与中和抗体还可形成免疫复合物，使之易被巨噬细胞吞噬清除；③中和抗体还可对再次入侵的病毒体有预防作用，但对已进入细胞内的病毒不能发挥作用；④与受感染细胞表面抗原结合，通过补体依赖的细胞毒作用（complement dependent cytotoxicity，CDC）或抗体依赖的细胞介导的细胞毒作用（antibody dependent cell-mediated cytotoxicity，ADCC）来破坏受病毒感染的细胞。

（一）体液免疫

机体受病毒感染或接种疫苗后，体内出现针对病毒结构蛋白，如衣壳蛋白、基质蛋白或包膜蛋白等的特异性抗体，包括中和抗体和非中和抗体，对机体具有保护作用的主要是中和抗体，非中和抗体无抗病毒作用，有时可用于诊断某种病毒感染。中和抗体主要包括三类免疫球蛋白。

1. IgM　IgM 是病毒感染或疫苗接种后最早出现的抗体，分子量最大，可中和血循环中的病毒，但作用不如 IgG 类抗体强。IgM 具有强大的固定补体功能，可通过 CDC 效应破坏受感染宿主细胞和有胞膜的病毒体。IgM 不能通过胎盘，如新生儿血中出现特异的病毒 IgM 抗体可诊断为宫内感染。由于 IgM 抗体出现早、消失快，故患者血清中测出 IgM 抗体可诊断为近期感染。

2. IgG　IgG 是重要的病毒中和抗体，体液中含量最高，出现较晚但持续时间长，中和作用强。IgG 类抗体不仅可以中和血循环中的病毒体，还可通过 ADCC 或 CDC 效应破坏感染细胞，也可通过与病毒形成免疫复合物使巨噬细胞更易于吞噬。IgG 通过胎盘进入胎儿血循环，使出生 6 个月内的新生儿获得先天被动特异免疫。

3. sIgA　sIgA 主要存在黏膜分泌液中，在局部黏膜免疫中发挥重要作用，如存在于呼吸道和消化道黏膜的 sIgA，可有效地防御呼吸道和消化道病毒的侵入。

（二）细胞免疫

已进入宿主细胞内的病毒，主要依靠 CD8⁺ CTL 细胞和 CD4⁺ Th 细胞释放的细胞因子在病毒感染的局部发挥抗病毒作用。

1. CTL 的作用　CTL 是清除病毒感染的主要效应细胞。病毒感染早期非特异性 NK 细胞起着重要的抗病毒作用。约 1 周后，出现特异性 CTL 细胞，它能识别与 MHC 分子结合的靶细胞表面的病毒抗原特异肽段，通过分泌穿孔素和细胞毒素，使靶细胞出现很多小孔而致使细胞裂解。细胞被破坏后释放的病毒体和蛋白可在抗体作用下由巨噬细胞吞噬清除。

2. Th 的作用　根据所分泌的细胞因子不同，分为不同亚型。Th1 细胞主要分泌 IL-2、IL-12 和 IFN-γ，与迟发型超敏反应性 T 细胞（T_{DTH}）和 CTL 细胞的增殖、分化与成熟有关，因此可促进抗病毒细胞免疫应答。Th2 细胞主要分泌 IL-4、IL-5、IL-6、IL-10 等，与 B 细胞的增殖、成熟和产生抗体有关，故可促进抗介导的体液免疫。

3. 细胞因子　在特异性抗病毒细胞免疫应答中，被激活的 Th 细胞可分泌多种细胞因子，如 IL-2、

IL-4、IL-5、IL-6、IL-10、IL-12、IFN-γ 和 TNF 等，以进一步活化 CTL、Th、Mφ、NK 细胞和 B 淋巴细胞，使之发挥抗病毒作用。

在抗病毒免疫中，机体的 IFN、NK 细胞，中和抗体和致敏的 T 细胞共同发挥作用。一般认为能引起全身感染、病毒性状稳定并有显著病毒血症者，病愈后可获得持久甚至终身免疫，如脊髓灰质炎、水痘、天花、腮腺炎、麻疹和流行性乙型脑炎病毒。局部或黏膜表面的感染，病毒仅在细胞间扩散而不进入血流，或抗原性易发生变异的病毒，感染后只能获得短暂的免疫力，可反复多次感染，如流感病毒和鼻病毒等。

Summary

The ability of viruses to cause disease can be viewed on two distinct levels (1) the changes that occur with individual cells and (2) the process that takes place in the infected patient. The fundamental process of viral infection is the viral replicaton cycle in a host cell. The cellular response to that infection may range from no apparent effect cell to death or cancer. The host response to an invading virus will depend upon the types of the infectious agent and where it is encountered. Virus infections may be clinical, sub-clinical, acute, chronic, latent, and delayed. Interferon (IFN) are host-coded proteins of the large cytokine family that inhabit viral replication and can modulate humoral and cellular imminity. Host defenses against viruses fall into two major categories (1) nonspecific, of which the important are interferons; and (2) specific, including both humoral and cellular immunity.

(张　佩　徐　佳)

第二十八章 病毒感染的检查方法与防治原则

病毒的感染在自然界极其普遍,过去因缺乏快速、简便、有效的病毒学检查方法,病毒学诊断在临床极少开展,现在随着实验室病原学诊断的研究力度加大以及不断取得的新进展,病毒感染的确诊率已大为提高,且检查方法已日趋完善与常规化。目前治疗病毒感染性疾病尚无理想的抗病毒药物,因此控制病毒感染主要依靠人工特异性免疫。

第一节 病毒感染的检查方法

常用的病毒感染的检查方法主要包括病毒分离与鉴定、病毒核酸与蛋白抗原的直接检出以及病毒的血清诊断。

一、标本的采集与送检

采集病毒标本基本原则同细菌,结合病毒特殊性,强调以下原则:

1. 标本采集 分离培养病毒或检测病毒成分应在急性期采集合适的标本,通常在感染部位采集,对于污染标本则需使用抗生素抑制标本中杂菌的生长。

2. 快速送检 标本应在采集后保冷速送。病变组织可置于含抗生素的50%甘油缓冲盐水中低温保存,不能立即送检的标本应置于-70℃保存。

3. 病毒感染血清学诊断 通常取急性期和恢复期**双份血清**,动态观察血清抗体效价变化,血清标本应置-20℃保存。

二、病毒的分离培养与鉴定

目前,常用鸡胚接种、细胞培养和易感动物接种等方法分离培养和鉴定病毒。现在临床实验室很少做动物实验,而更多地应用组织培养技术。

(一)病毒的分离培养

1. 鸡胚接种 鸡胚适合多种病毒生长,对流感病毒最为适合。常用接种部位有羊膜腔,尿囊腔,卵黄囊,绒毛尿囊膜(图28-1)。羊膜腔和尿囊腔适合接种流感病毒、腮腺炎病毒等;绒毛尿囊膜适合接种痘病毒、疱疹病毒等;卵黄囊适合接种嗜神经的狂犬病毒、乙型脑炎病毒等。

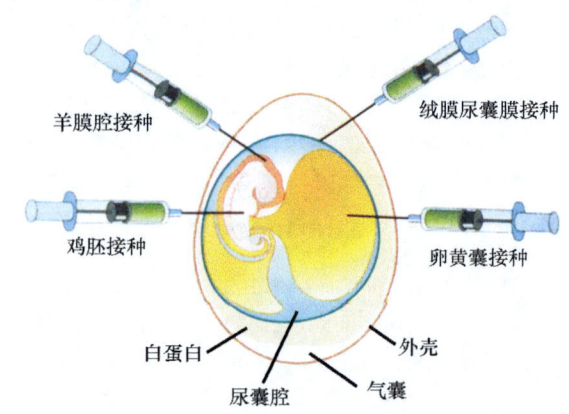

图28-1 鸡胚培养病毒的各接种部位

2. 动物接种 是最原始的病毒分离方法,现少有应用。常用动物有小鼠、豚鼠、家兔等,经滴鼻、皮内、皮下、静脉、腹腔和脑内等途径感染动物。但有些动物对人类病毒不敏感,或感染后症状不明显。

3. 细胞培养 是目前最常用的分离鉴定病毒方法。可根据细胞生长方式分为单层细胞培养(monolayer cell culture)和悬浮细胞培养(suspended cell culture)。根据细胞的来源、染色体特征及传代次数,可分为三种类型:①原代细胞(primary cells),来源于动物、鸡胚、人胚组织的分散单个细胞。这类细胞对病毒敏感,但只能传2~3代即退化衰亡;②二倍体细胞(diploid cell),指在体外分裂50代后仍能保持其二倍染色体数目的单层细胞,如人胚肺成纤维细胞是目前常用的细胞株。多用于人用病毒疫苗的生产及病毒分离;③传代细胞系(continuous cell line),指来源于人和动物的肿瘤细胞,在体外能无限分裂传代的细胞,如HeLa细胞。这类细胞对病毒敏感性稳定,易于传代,因而被广泛应用于病毒的实验室诊断工作,但不能用于生产疫苗。

病毒在细胞内增殖的常用指征:

(1) 细胞病变(cytopathy):某些病毒尤其无包膜病毒感染组织细胞后,在细胞内增殖引起特征性的细胞病变称为致细胞病变效应(cytophathic effect, **CPE**)。例如,使正常生长的梭状细胞变圆、变性坏死,并从培养瓶壁脱落,细胞堆积呈现葡萄形(图28-2);而某些有包膜病毒,如呼吸道合胞病毒、麻疹病毒等,可引起细胞膜的融合而形成多核巨细胞;有些病毒感染后则在细胞质内或核内形成嗜酸性或嗜碱性的包涵体,如狂犬病毒感染后在神经细胞质内形成内基小体。

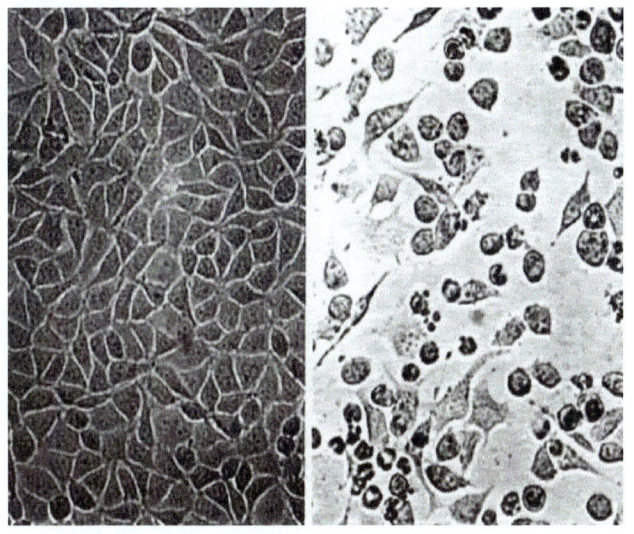

图 28-2　正常细胞(左)与病毒感染细胞(右)

（2）红细胞吸附（hemadsorption）：带有血凝素的病毒感染细胞后，可在感染细胞表面表达血凝素（hemagglutinin），加入红细胞悬液后，红细胞可吸附于感染细胞膜上。这种现象可作为识别黏病毒和副黏病毒复制的一个指标。若加入特异性抗体即能中和病毒，红细胞吸附现象即被抑制。

（3）病毒干扰作用（viral interference）：某些病毒感染细胞后无 CPE 现象，但能干扰后接种的另一种病毒的增殖，此为干扰现象。如风疹病毒干扰埃可病毒Ⅱ型的复制。

（4）细胞代谢的改变：病毒感染细胞后，细胞的代谢发生生化改变，使细胞培养液 pH 发生改变，可作为判断病毒增殖的指标。

（二）病毒的鉴定

病毒的鉴定方法包括：①通过电子显微镜和免疫电镜进行病毒体大小测定与形态观察；②利用已知抗体通过免疫标记法或血凝抑制试验对病毒进行种、型和亚型的鉴定；③利用 PCR、核酸杂交、基因芯片、基因测序等技术进行病毒核酸检测。除上述方法外，还可采用核酸酶、耐酸试验、乙醚敏感试验、免疫荧光抗体染色、基因测序和生物对比等方法对未知病毒进行鉴定。

（三）病毒数量与感染性的测定

1. 50% 组织细胞感染量（50% tissue culture infectious dose，$TCID_{50}$）**测定**　本法可估计所含病毒的感染量。先将病毒原液作 10 倍系列稀释，接种于单层细胞，培养后观察细胞病变。以半数组织培养细胞受感染的最高病毒稀释度作为判定终点，经统计学方法算出 $TCID_{50}$，以推测原液中病毒含量。

2. 空斑形成试验（plaque forming test）　将适当浓度的病毒接种单层细胞培养后，单个病毒的复制使局部单层细胞脱落，用中性红等活性染料染色后清楚显示出空斑。每个空斑由单个病毒颗粒复制形成，故以此计数出病毒数量。通常以每毫升病毒液的空斑形成单位（plaque forming unit，PFU），即 pfu/ml 表示。

3. 红细胞凝集（red cell agglutination test）　将含有血凝素的病毒接种于鸡胚或感染细胞，病毒在细胞内增殖后从细胞内释放出来，收集培养上清液与红细胞作用，则可出现红细胞凝集。将病毒悬液作不同稀释，以血凝反应的最高稀释度作为血凝效价，可定量检测病毒体含量。

三、病毒感染的血清学诊断

用已知病毒特异性抗原检测患者血清中的相应抗体，具有辅助诊断病毒性疾病的价值。检测抗体的类型对确定感染阶段有指导意义，如检出过量的特异性 IgM 表示新近感染，IgG 表示感染后期或曾经感染过。如果检测出患者体内 IgG 含量，恢复期是急性期的 4 倍及以上有诊断价值。常用方法有中和试验、补体结合试验、血凝抑制试验、凝胶免疫扩散试验及 ELISA。

四、病毒感染的快速诊断

（一）细胞病理学方法

用于检查病变组织或脱落细胞中特征性病毒包涵体。通常 DNA 病毒产生核内包涵体，RNA 病毒产生胞质内包涵体，进行病理诊断。

（二）电镜诊断技术

一般不作为常规技术，含有高浓度病毒颗粒（≥10^7 颗粒/ml）的样品可直接用电镜进行观察。常用技术有负染技术、免疫电镜技术、超薄切片电镜技术。

（三）检测病毒抗原

利用免疫学原理和单克隆抗体技术，可在标本中直接检测病毒蛋白特异性抗原，待检标本中无需有完整的病毒体存在，既节省分离鉴定病毒的时间又化简了繁杂的实验步骤，已被广泛应用于病毒性疾病的早期快速诊断。常用的检测方法包括：①免疫荧光技术；②酶免疫技术；③蛋白印迹分析技术（Western blot analysis），该技术对病毒抗原的检测具有确诊意义。

（四）检测病毒核酸

1. 核酸分子杂交　利用病毒的基因作为探针进行杂交以检测标本中有无相应的病毒核酸。核酸探针先用同位素如 ^{32}P 或非放射性物质如生物素、地高辛标记,在适宜条件下核酸探针与临床标本的核酸形成双链结构而被保留,然后通过放射自显影或免疫学技术检测标记的核苷酸片段。常用方法有斑点杂交、原位杂交、DNA 印迹杂交、RNA 印迹杂交等,目前已成功地应用于一些病毒性(如腺病毒、巨细胞病毒、疱疹病毒)疾病的快速诊断。

2. PCR 技术 对已知核苷酸序列的病毒,可设计相应病毒基因的引物,进行聚合酶链反应。该法适用于目前难以培养或增殖缓慢的病毒如 HBV、HCV、HPV、HIV、CMV 等的诊断。由 PCR 技术衍生出的荧光实时定量 PCR 技术,不但能准确地对病毒的 DNA、RNA 样品进行定量和定性分析,还可用于检测病毒的耐药突变。

3. 基因芯片技术 可同时对多个样本的基因进行快速、高效地检测与分析,故在病毒的基因诊断和流行病学调查方面有广阔的应用前景。

第二节 病毒感染的预防

对病毒感染的药物治疗效果至今远不如对细菌感染的药物疗效,因此病毒感染的免疫预防尤为重要。

一、人工主动免疫预防

常用的病毒疫苗有灭活疫苗、减毒活疫苗、基因重组疫苗等(表28-1)。这些疫苗各有优缺点,其中减毒活疫苗和基因重组疫苗一直受到高度重视,在各国都被置于优先和重点发展的地位。

表 28-1 常用病毒疫苗

疫苗名称	疫苗种类	培养细胞	毒株来源
脊髓灰质炎疫苗	减毒活疫苗	人二倍体 Vero 细胞	美国 Sabin Ⅰ,Ⅱ型中Ⅱ$_{17}$,中Ⅱ$_2$株
麻疹疫苗	减毒活疫苗	鸡胚细胞	沪191,长$_{47}$株
流行性腮腺炎疫苗	减毒活疫苗	鸡胚细胞	上海 S$_{79}$株
风疹疫苗	减毒活疫苗	人二倍体细胞	北京 BRD Ⅱ 株
甲型肝炎疫苗	减毒活疫苗	人二倍体细胞	杭州 H$_2$株,上海-长春 L-A-1 株
人用狂犬病疫苗	灭活疫苗	地鼠肾细胞	北京 aG 株
乙型脑炎疫苗	灭活疫苗	地鼠肾细胞	北京 P$_3$株
森林脑炎疫苗	灭活疫苗	地鼠肾细胞	森长株
乙型肝炎疫苗	基因工程疫苗	酵母菌表达	由美国 Merck 公司引进

1. 灭活疫苗(inactivated vaccine) 常用的有流感、乙型脑炎、狂犬病、甲型肝炎等灭活疫苗。

2. 减毒活疫苗(attenuated live vaccine) 常用的有流感、麻疹、风疹、腮腺炎、脊髓灰质炎、甲型肝炎、乙型脑炎等减毒活疫苗。

3. 重组载体疫苗(recombinant carrier vaccine) 常用的载体为牛痘苗病毒,已用于甲型肝炎病毒、乙型肝炎病毒、麻疹病毒、狂犬病毒等重组载体疫苗研制。

4. 亚单位疫苗(Subunit vaccines) 目前已广泛应用的是基因重组乙肝疫苗。

5. 核酸疫苗 包括 DNA 疫苗和 RNA 疫苗。某些病毒的核酸疫苗已进行了预防性临床研究,在动物模型中已证实具有预防效果,例如乙型肝炎核酸疫苗。

二、人工被动免疫预防

人工被动免疫的生物制品有免疫球蛋白及相关的细胞因子等。在人群中,大多数人均受过不同种类病毒的感染,因而体内含有较高效价的病毒抗体。从正常人血清中提取的免疫球蛋白,可用于进行短期或紧急预防。人血清免疫球蛋白可用于紧急预防甲肝、麻疹、脊髓灰质炎等疾病。

第三节 病毒感染的治疗

目前对大多数病毒性疾病而言,尚缺少有效的抗病毒药物治疗,这是由于病毒与细胞关系的密切性,其生命活性几乎与细胞同在,体外实验证实有抗病毒作用的化学药物不一定能在体内适用,且常常会对机体产生副作用,因此抗病毒的特异药物治疗一直是医学上的重要问题。经过长期不懈的努力,目前,抗病毒治疗在理论和实践上已取得了不少进展。

一、抗病毒化学药物治疗

根据病毒的复制规律,设计不同的药物抑制复制过程中的不同环节,是抗病毒治疗的主要策略。安全、有效的抗病毒药物必须具备的特性是药物能达到靶器官,在胞内外均有活性,且代谢过程稳定,抑制病毒增殖时不损伤宿主细胞功能。研制抑制病毒基因复制、转录和蛋白翻译的药物是开发抗病毒药物的关键。

> **案例 28-1**
> **"鸡尾酒"治疗方案之一：3TC+d4T+IDV**
>
> | 药物名称 | 用法、用量 |
> |---|---|
> | 拉米夫定（3TC） | 成人：每天 300mg，晨服 |
> | 司坦夫定（d4T） | 成人：体重>60kg，1 次 40mg，口服，每 12 小时 1 次；体重<60kg，1 次 30mg，每 12 小时 1 次 |
> | 英迪纳瓦（IDV） | 成人：1 次 800 mg，每 8 小时 1 次 |
>
> **思考题：**
> 本方案中使用了哪几类抗病毒药物？其抗病毒作用的原理是什么？

（一）核苷类药物

核苷类化合物是最早应用于临床、亦是应用最广泛的抗病毒药物。1959 年 Prusoff 合成 5′-碘 2-脱氧尿苷（idoxuridine，IDU，碘苷），1962 年 Kaufman 报道局部应用 IDU 治疗疱疹病毒引起的角膜炎获得成功，并沿用至今，被誉为抗病毒发展史上的里程碑。核苷类药物结构与核苷酸类似，可模拟核苷成分掺入病毒基因组，并合成异常嘧啶以取代病毒 DNA 前体的胸腺嘧啶，阻止子代病毒核酸的合成和抑制 DNA 多聚酶，从而终止病毒复制。这类药物还包括：

1. 阿昔洛韦（acyclovir）和更昔洛韦（ganciclovir，GCV） 为脱氧鸟苷的类似物，该药可被病毒编码的胸苷激酶磷酸化，借助病毒 DNA 多聚酶，掺入病毒 DNA 中，阻断 DNA 链的延伸。是目前最有效的抗疱疹病毒药物之一，广泛用于治疗疱疹病毒感染，特别是单纯疱疹病毒感染。

2. 阿糖腺苷（adenine arabinoside，Ara-A） 为嘌呤类核苷类似物，在细胞内被磷酸化形成 Ara-AT，后者与 dTMP 竞争阻断病毒 DNA 合成。可用于单纯疱疹性角膜炎的局部治疗，也用于慢性乙型肝炎的治疗。

3. 叠氮胸苷（azidothymidine，AZT） 原名齐多夫定，为胸苷类化合物，可模拟天然的二脱氧核苷底物，经过一系列磷酸化后，作为类似的底物竞争并抑制病毒的逆转录酶。它对人免疫缺陷病毒有明显的抑制作用，是最早用于治疗艾滋病的药物，能有效降低艾滋病的发病与病死率，但因有抑制骨髓作用和形成病毒的耐药性而面临淘汰。

4. 双脱氧肌苷（dideoxyinosine，ddI）和双脱氧胞苷（dideoxycytidine，ddC） 为脱氧胞苷类似物，有抗 HIV 感染作用，可用于临床治疗艾滋病。

5. 司坦夫定（stavudine，d4T） 为脱氧胸苷类化合物，有抗 HIV 感染作用，临床主要用于治疗艾滋病。

6. 3-氮唑核苷（ribavarin，病毒唑） 即利巴韦林（virazole），是一种强效单磷酸次黄嘌呤核苷脱氢酶抑制剂，通过抑制该酶活性，阻碍病毒核酸的合成。对多种 RNA 和 DNA 病毒的复制有抑制作用，主要用于 RNA 病毒感染的治疗。

7. 拉米夫定（lamivudine，3TC） 为胞嘧啶核苷类化合物，早期主要用于艾滋病的治疗，现也用于乙型肝炎的临床治疗，该药可迅速抑制慢性乙型肝炎患者体内 HBV 的复制，使血清 HBV DNA 转阴。但停药后会出现病毒载量的反弹。长期使用药物会形成病毒的耐药性而导致治疗失败。

此外，鸟嘌呤核苷类似物范昔洛韦（famciclovir）、潘昔洛韦（pencidovir）可用于治疗水痘-带状疱疹病毒、EB 病毒、HBV 的感染；嘌呤核苷类似物阿德福韦（adefovir）在体外对 HBV、HIV、单纯疱疹病毒有抑制作用；而脱氧鸟苷类似物恩替卡韦（entecavi）在临床上有明显的抗 HBV 感染作用。

（二）非核苷类药物

该药物为非竞争性抑制剂，作用时不需要经过磷酸化，具有抑制病毒逆转录酶的作用。主要包括奈韦拉平（nevirapine，NVP）、地拉韦定（delavivadine）及吡啶酮（pyridones）等。该类药物联合核苷类药物对抑制 HIV-1 的复制有协同作用。

（三）蛋白酶抑制剂

虽然病毒的复制依赖于宿主细胞的酶系统，但一些病毒含有自身复制酶或转录后剪接加工修饰酶，例如人类免疫缺陷病毒含有逆转录酶。寻找抑制或阻断这些酶功能的药物，是抗病毒药物设计研究的一个新途径。病毒自身的酶蛋白作为特异靶分子，有利于减少药物副作用，且增加药物的特异性和效力。此类药物可与 HIV 的蛋白酶竞争 HIV 多聚前体蛋白上的结合和水解位点，从而抑制蛋白酶对多聚前体蛋白的水解作用，干扰了 HIV 主要结构蛋白和酶蛋白的合成，导致病毒复制终止。蛋白酶抑制剂主要有赛科纳瓦（saquinavir）、英迪纳瓦（indinavir）、瑞托纳瓦（ritonavir）等，它们主要用于治疗 HIV 的感染。美籍华裔科学家何大一教授在治疗 HIV 感染中，首创用 3～4 种抗病毒药物联合使用而组合成的"鸡尾酒"治疗方案，现称为高效抗逆转录病毒治疗，是目前公认的最佳抗 HIV 感染疗法，即将核苷类、非核苷类逆转录酶抑制剂和蛋白酶抑制剂联合应用，可长期抑制患者体内 HIV 的复制，延缓 HIV 病情发展，已受到普遍重视。

（四）其他抗病毒化学药物

金刚烷胺（amantadine）是合成的三环胺化合物，甲基金刚烷胺为其衍生物，二者活性相似，均能阻断甲型流感病毒吸附或脱壳。奥司他韦（oseltamivir）的商品名"达菲",为神经氨酸酶抑制剂,对甲型和乙型流感病毒各亚型(包括甲型 H1N1 型)均有抑制其扩散的作用,对流感的治疗效果良好。

(五) 天然中草药

天然中草药对有关病毒感染性疾病的治疗在我国早有记载,迄今从中药内筛选出的有抗病毒作用的天然药物多达 200 多种。例如,黄芩、板蓝根、大青叶以及天然花粉蛋白、甘草、大蒜等的提取物,其抗病毒作用机制主要是直接抑制病毒增殖或调整、增强机体的免疫功能。

二、基因治疗

1. 反义寡核苷酸(antisence oligonucleotide,asON) 根据病毒基因组的已知序列,设计出与病毒基因的某段序列互补的寡核苷酸(oligonucleotide),并将其介入感染细胞内,通过与病毒基因某序列特异性结合而抑制病毒复制。只要某病毒的基因组序列知晓,便可依据某区段序列设计出反义 RNA 或反义 DNA,一般设计的寡核苷酸都是针对病毒基因中的某关键序列。例如 mRNA 的核糖体结合点。反义 RNA 与病毒靶基因的 mRNA 互补结合后,可阻断病毒 mRNA 与核糖体结合,从而抑制病毒蛋白的转译。

2. 核酶(ribozyme) 是既能与靶基因序列结合又具有酶活性的一类 RNA 分子。核酶一方面能识别特异的靶 RNA 序列,并与之互补结合,具有反义核酸的特性。另一方面具有酶活性,能通过特异性位点切割降解靶 RNA。核酶通过切割病毒的基因组、mRNA,减少或消除病毒的转录物,从而抑制病毒的复制。

3. 干扰 RNA(short interfering RNA,siRNA) 用双链短小 RNA 分子阻断或者降低体内特定基因表达,导致相同序列病毒基因的静止,促使同源 mRNA 降解,诱使细胞出现特定基因缺失的表型。根据不同细胞的特性设计制造针对不同病毒疾病的小的 siRNA,能特异、高效地抑制病毒复制相关基因在宿主细胞中的表达,从而抵御病毒的感染。

基因治疗存在的主要问题是成本高、易被污染的核酸酶降解以及如何有效地到达和进入靶细胞。现在被批准进入临床研究的只有针对巨细胞病毒的反义核酸,用于局部治疗巨细胞病毒性脉络膜炎及视网膜炎。

三、免疫治疗

免疫治疗病毒感染可应用特异性抗体、免疫调节剂和治疗性疫苗等。根据不同的病程,早期应用中和抗体,可阻断病毒在体内血液中的扩散。我国已用针对乙脑病毒包膜抗原的单克隆抗体,治疗乙脑患者有效。免疫调节剂主要指一大类能够增强、促进和调节免疫功能的生物制品,主要包括转移因子、胸腺素、IFN、IFN 诱生剂以及细胞因子 IL-12 和 TNF 等,都具有抑制病毒的作用,其中 IFN 的临床作用较肯定。

Summary

The present routine diagnostic methods of virus infectious diseases include virus isolation and identification as well as serological diagnosis. The rapid diagnoses comprise morphological examination, direct detection of virus specific antigens and detection of virus nucleic acid. The prevention of viral infection by artificial immunization is effective, in which live attenuated vaccines, recombinant vaccines and nucleic acid vaccine have been of great importance. Exploration of new antiviral drugs and treatment have been an important medical issue, anti-viral gene therapy and immune therapy have been established.

(孙剑刚)

第二十九章 呼吸道病毒

呼吸道病毒是指以呼吸道为侵入门户,可引起呼吸道局部病变或呼吸道以外组织器官病变的病毒。主要包括正黏病毒科的流行性感冒病毒;副黏病毒科的副流感病毒、麻疹病毒、腮腺炎病毒;冠状病毒科的 SARS 冠状病毒;以及其他病毒科的一些病毒,如水痘-带状疱疹病毒、风疹病毒、腺病毒、鼻病毒、人类细小病毒 B19 等。急性呼吸道感染约 90% 是由病毒引起。呼吸道感染病毒传染性强,波及范围广,人群感染率高。

第一节 正黏病毒

> **案例 29-1**
>
> 某患者急起畏寒、高热持续 3 天、头痛剧烈、严重全身酸痛、乏力,并伴有咽痛、干咳等呼吸道症状和呕吐、腹泻等胃肠道症状。患者所在地近期有 H1N1 流感的流行。实验室检查:血 WBC(白细胞)总数不高。
>
> **思考题:**
>
> 1. 流感的病原体是什么?该病原体结构有哪些特征?和流感的流行有何关系?
> 2. 如何确诊是 H1N1 流感病毒感染?如何控制感染、阻止新病例发生?

正黏病毒(Orthomyxoviridae)是一类对人和动物细胞表面的黏蛋白有亲和性,有包膜,RNA 基因组分节段的病毒。只有流行性感冒病毒(influenza virus)1个种,简称流感病毒,分为甲、乙、丙三型,是引起人或动物(猪、马、禽类等)流行性感冒(简称流感)的病原体。其中甲型流感病毒在引起人类流感流行上最为重要,可引起大流行,甚至世界性大流行;乙型流感病毒常引起局限性流行;丙型流感病毒只引起散发感染,较少流行。三种类型流感病毒的生物学性状基本一致。

一、生物学性状

(一)形态与结构

流感病毒呈球形或椭圆形,直径约为 80~120nm(图 29-1),初次分离出时可见丝状,长短不一。结构由内至外分为 2 个部分(图 29-2)。

1. 核心 由分节段的单负链 RNA 及包绕其周围的核蛋白(nucleoprotein,NP)和 RNA 多聚酶(PA、PB1、PB2 复合体蛋白)组成。RNA 和 NP 合称核糖核蛋白,是病毒的核衣壳,呈螺旋对称。甲型和乙型流感病毒 RNA 有 8 个片段,1~6 片段编码单个蛋白,分别为 PB2、PB1、PA、HA、NP 和 NA;第 7 和第 8 个片段都编码 2 个蛋白,分别为 M1、M2 和 NS1、NS2。各片段的基因产物及功能见表 29-1。丙型流感病毒只有 7 个片段。由于基因分段的特点,每一个分段的基因都决定流感病毒的遗传特性,使流感病毒在复制中易发生基因重组,导致基因编码的蛋白抗原发生变异而出现新亚型。病毒核蛋白是主要的结构蛋白,为可溶性抗原,抗原结构稳定,很少发生变异,具有型特异性。

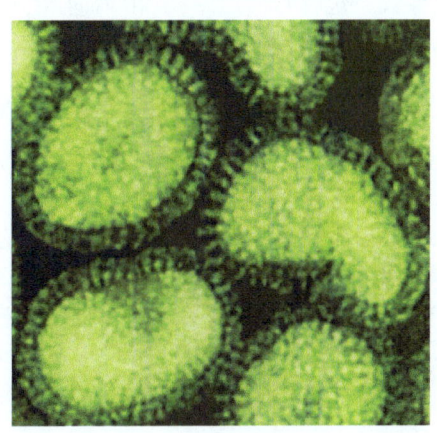

图 29-1 流感病毒电镜照片

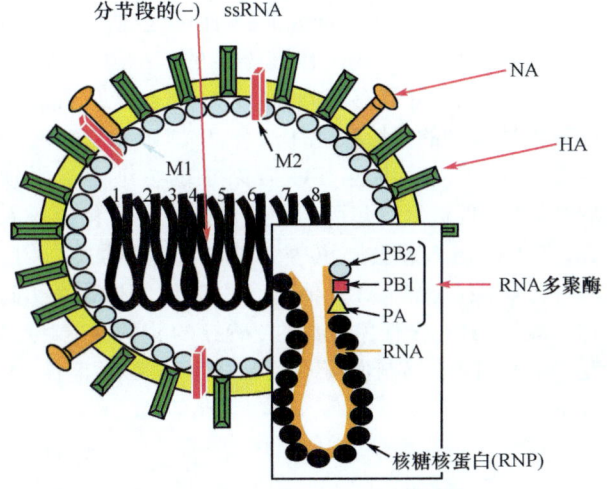

图 29-2 流感病毒结构模式图

表 29-1　流感病毒基因片段的产物

基因片段	蛋白	功能
1	PB2	多聚酶成分
2	PB1	多聚酶成分
3	PA	多聚酶成分
4	HA	血凝素、病毒附着蛋白、融合蛋白、中和抗体的靶位
5	NP	核壳蛋白
6	NA	神经氨酸酶(裂解唾液酸及启动病毒的释放)
7+	M1	基质蛋白,病毒结构蛋白(介于衣壳与包膜之间启动装配)
	M2	膜蛋白(形成膜通道和金刚烷胺的靶点,促进脱壳及产生 HA)
8+	NS1	非结构蛋白(抑制细胞 mRNA 转录)
	NS2	非结构蛋白(很重要,但功能尚不清)

注：+编码 2 种 mRNA。

> **案例 29-1 提示**：
> 流感病毒核酸分节段,病毒复制时易发生基因重排,导致基因编码的蛋白抗原发生变异而出现新亚型。

2. 包膜　包膜有两层结构,由内向外,位于核蛋白与包膜脂质双层之间的是内层基质蛋白(亦称 M1 蛋白),具有保护核心与维持病毒外形的作用,并可促进病毒装配;位于基质蛋白之外的是脂质双层,来源于宿主细胞膜,包膜中镶嵌着膜蛋白(亦称 M2 蛋白),形成膜通道,利于病毒脱壳及 HA 的产生,并能选择性地从该部位出芽释放病毒。M 蛋白抗原性较稳定,具有型特异性。在包膜上镶嵌着两种刺突,即**血凝素**(hemagglutinin,HA)和**神经氨酸酶**(neuraminidase,NA),两者的数量之比为 5∶1,均为病毒编码的糖蛋白。它们是划分流感病毒亚型的依据,抗原性极易变异。

(1) **HA**:与病毒吸附和穿入宿主细胞有关,因能凝集红细胞而得名。HA 占病毒蛋白的 25%,呈柱状,为三聚体。每个单体的原始肽链 HA0 必须经细胞蛋白酶裂解活化后,形成二硫键连接的 HA1 和 HA2 两个亚单位,病毒才具有感染性。HA1 可与上皮细胞表面寡聚糖末端的唾液酸受体结合;HA2 疏水端具有膜融合活性,因而病毒经 HA1 吸附于敏感细胞被吞饮后,HA2 可促进病毒包膜与细胞质膜的融合释放核衣壳。HA 能与人、鸡、豚鼠等多种红细胞表面的 N-乙酰神经氨酸(唾液酸)受体结合引起红细胞凝集(简称血凝)。HA 具有免疫原性,诱导的相应抗体为血凝抑制抗体,能抑制血凝现象和中和病毒感染性,为保护性抗体。

(2) **NA**:为糖蛋白,四聚体,呈蘑菇状,具有酶活性。NA 占病毒蛋白的 5%,主要作用于宿主细胞表面糖蛋白末端神经氨酸与相邻糖基的连结链,使其断裂,破坏细胞膜上病毒特异受体,使病毒从感染细胞膜上解离,有利于成熟病毒的释放和集聚病毒的扩散,但不能中和病毒的感染性。NA 具有抗原性,其相应抗体能抑制酶的水解作用。

(二) 分型、命名与变异

根据 NP 和 M 蛋白抗原性的不同,可将流感病毒分为甲、乙、丙三型。甲型流感病毒根据其表面 HA 和 NA 抗原性不同,再区分为若干亚型。目前从禽类已鉴定出 15 个 H 亚型(H1~H15),9 个 NA 亚型(N1~N9)。近 1 个世纪,在人间流行的流感病毒主要是 H1、H2、H3 和 N1、N2 几种抗原构成的亚型,但禽流感病毒 H5N1、H9N2 也可感染人。乙型、丙型流感病毒至今尚未发现亚型。目前对流感病毒的命名是根据 1980 年 WHO 公布的命名法,即：型别/宿主(人可省略)/分离地点/病毒株/序号/分离年代(HA 与 NA 亚型号),如 A/Hong Kong/1/68(H3N2)。

流感病毒变异有抗原性变异、温度敏感性变异、宿主范围以及对非特异性抑制物敏感性等方面的变异,但最主要的是抗原性变异。流感病毒抗原性变异与其他病毒不同,特点是表面抗原 HA 和 NA 极易变异。在 3 个型别的流感病毒中,甲型流感病毒 HA 和 NA 最容易发生变异,HA 变得更快。常见的流感病毒抗原变异有两种形式:①**抗原漂移**(antigenic drift),其变异幅度小,HA、NA 氨基酸的变异率小于 1%,属量变,即亚型内变异。一般认为是由病毒基因点突变所造成,并与人群选择力有关,每 2~5 年出现一个新的变异株,引起中、小型流行。②**抗原转换**(antigenic shift),变异幅度大,HA 氨基酸的变异率为 20%~50%,属质变,即病毒株表面抗原结构发生一种或两种变异,导致新亚型的出现。由于人群对变异病毒株缺少免疫力,故每次新亚型出现都会引起流感大流行,甚至世界性流感大流行,随后该亚型进入抗原漂移阶段,直至又一新亚型出现。近 1 个世纪,甲型流感病毒已经历过数次重大变异(表 29-2)。其中 1977 年,**H1N1** 在前苏联、香港及我国东北地区又重新出现,并再次引起世界性流感大流行,且感染者都是30岁以下青年人,表明过去的流感病毒感染具有保护作用。此次流感大流行与以前新亚型出现不一样,H1N1没有完全取代H3N2,而是与其共同流行,加之乙型,三型交替流行至今。1998年由于甲3亚型(A3,H3N2)国际代表株发生变异,由武汉株变为悉尼株,人群普遍对该株缺乏免疫力,造成该株在亚洲部分地区和次年在西欧等地区均发生流感爆发流行。

2009年3月墨西哥、美国等地接连暴发流感样疾病疫情,4月15日和17日美国CDC分别监测到2例相互独立的人流感样病例,2例患者均受到同一种与猪流感病毒相近的毒株感染。随后通过对不同患者体内分离到的流感病毒进行序列和遗传进化分析,证明该病毒是从未在猪和人群中发现的新甲型H1N1流感病毒。乙型流感病毒不发生抗原转换。

表29-2 甲型流感病毒抗原变异情况

亚型名称	抗原结构	流行年代	代表病毒株※
原甲型(A0)	H0N1	1930~1946	A/PR/8/34(H0N1)
亚甲型(A1)	H1N1	1946~1957	A/FM/1/47(H1N1)
亚洲甲型(A2)	H2N2	1957~1968	A/Singapore/1/57(H2N2)
香港甲型	H3N2	1968~1977	A/Hongkong/1/68(H3N2)
香港甲型与新甲型	H3N2 H1N1	1977~	A/USSR/90/77(H1N1)

※ 代表病毒株命名法:型别/分离地点/毒株序号/分离年代(亚型)。

> **案例29-1提示:**
> 流感病毒包膜上有血凝素和神经氨酸酶,其抗原性易发生变异。通过病毒抗原漂移,引起甲型流感周期性的局部中、小型流行;而病毒抗原转变,因变异幅度大,属质变,会产生新亚型,由于人群对变异病毒株缺少免疫力,故每次新亚型出现都会引起流感大流行,甚至世界性流感大流行。

(三)培养特性

流感病毒可在鸡胚和细胞中增殖。初次分离接种鸡胚羊膜腔阳性率较高,传代适应后可移种于尿囊腔。细胞培养一般可用原代猴肾细胞(PMK)或狗肾传代细胞(MDCK)。病毒在鸡胚和细胞中均不引起明显的病变,需用红细胞凝集试验或红细胞吸附试验以及免疫学方法证实有无病毒的增殖。易感动物为雪貂,病毒在小鼠体内连续传代可提高毒力。

(四)抵抗力

流感病毒抵抗力较弱,加热56℃30分钟可灭活,室温下感染性很快消失,0~4℃可保存数周,-70℃或冷冻真空干燥可长期保存。对干燥、脂溶剂、日光、紫外线、甲醛、去污剂和氧化剂均敏感。

二、致病性与免疫性

(一)致病性

传染源主要为急性期患者和隐性感染者,被感染的动物也可能是一种传染源。传播途径主要是经飞沫直接传播,也可通过密切接触而感染。流感病毒经呼吸道侵入呼吸道上皮细胞并增殖,引起上皮细胞产生空泡、变性、坏死与脱落并迅速扩散至邻近细胞,造成呼吸道黏膜上皮细胞受损。病毒在呼吸道局部增殖,一般不入血。

流感发病突然,潜伏期一般为1~4天,长短取决于侵入的病毒量和机体的免疫状态。临床特征一般为畏寒、发热、头痛、肌痛、厌食、乏力、鼻塞、流涕、咽痛和咳嗽等。亦有部分患者全身症状较重,如持续高热,热度可高达38~40℃,可持续1~5天。体弱多病者容易发生流感病毒性肺炎或继发感染而死亡。全身症状与病毒感染刺激机体产生的干扰素和免疫细胞释放的细胞因子有关。无并发症患者发病后3~4天开始恢复。约50%的隐性感染者感染后无症状。

(二)免疫性

人体在感染流感病毒后可产生适应性细胞免疫和体液免疫。抗HA为中和抗体,包括IgG、IgM和sIgA,具有阻止病毒吸附、防御病毒侵入细胞、抵抗病毒感染的作用。呼吸道局部sIgA抗体在清除呼吸道病毒、抵抗再感染中起重要作用。抗NA对病毒无中和作用,但与减轻病情和阻止病毒传播有关。抗HA中和抗体可维持数十年,对同型病毒有牢固免疫,对型内变异株的交叉免疫可维持4~7年。但不同型流感病毒间无交叉保护作用,对新亚型也无交叉免疫。分泌性sIgA抗体仅存留几个月。细胞免疫应答主要是特异性$CD4^+$和$CD8^+$T细胞,可产生广泛的亚型间交叉免疫,决定病毒的清除和疾病的恢复。

三、微生物学检查

在流感暴发流行时,根据典型症状即可作出临床诊断。实验室检查主要用于鉴别诊断和分型,特别是监测新变异株的出现、预测流行趋势和提出疫苗预防建议。检查方法包括:

1. 病毒分离与鉴定 取急性期患者咽漱液或咽拭子,经抗生素处理后接种于9~11天龄鸡胚羊膜腔或尿囊腔中,于33~35℃孵育3~4天后,收集羊水或尿囊液进行血凝试验并测定其滴度。如血凝试验阳性,再用已知免疫血清进行血凝抑制(hemagglutination inhibition,HI)试验,鉴定型别。HI试验阴性者,经3次盲目传代仍不出现血凝者判为阴性。也可用组织细胞(如人胚肾或猴肾)培养分离病毒,因CPE不明显,常用红细胞吸附方法或荧光抗体方法判定有无病毒增殖。

2. 血清学诊断 采取患者急性期(发病5日内)和恢复期(病程2~4周)双份血清进行血清学试验,如果恢复期血清抗体效价比急性期升高4倍或4倍以上,即有诊断意义。常用HI试验检测抗体。HI试验所用的病毒应当是与当前流行密切相关的病毒株,具有型或株的特异性,才能测定准确。也可用中和试验测定病毒亚型。补体结合试验(compliment fixation,CF)具有型的特异性,只能检测NP、MP的抗体。这些抗体出现早、消失快,可作为近期感染的指标。

3. 快速诊断

(1)免疫荧光法(间接或直接)或ELISA法:检测患者鼻甲黏膜或咽漱液及呼吸道脱落细胞中病毒抗原。

(2)免疫酶标法:检测甲、乙型流感病毒感染的细胞内流感病毒颗粒或其相关抗原。

(3)PCR、核酸杂交或序列分析等方法:检测流感病毒核酸及进行分型鉴定。

> **案例29-1提示:**
> 通过病毒核酸检测:即以RT-PCR(最好采用real-time RT-PCR)法检测呼吸道标本(咽拭子、口腔含漱液、鼻咽或气管抽取物、痰)中的甲型H1N1流感病毒核酸,结果呈阳性,就能确诊H1N1。

四、防治原则

预防流感的一般措施,主要是加强自身锻炼增强免疫力。在流感流行期间应尽量避免人群聚集,必要时应戴口罩。公共场所可用乳酸加热熏蒸进行空气消毒。疫苗接种是预防流感最有效的方法,但必须与当前流行株的型别基本相同,才有特异性预防作用。

流感疫苗有灭活疫苗和减毒活疫苗两种。目前WHO推荐的灭活疫苗包含甲、乙型和多种亚型流感病毒株的抗原,如WHO推荐的2003~2004年流感病毒裂解疫苗包含甲/莫斯科/99(H3N2)、甲/新喀里多尼亚/99(H1N1)、乙/香港/2001三种毒株的抗原。国内外对流感病毒HA和NA亚单位疫苗及基因工程疫苗正在研制中。

> **案例29-1提示:**
> 要加强流感病毒变异性的检测,以便进行有针对性的疫苗接种;切断流感病毒在人群中的传播,尽早发现流感患者,对公共场所使用化学消毒剂熏蒸等;流感患者,使用干扰素、抗病毒等药物进行治疗。

流感的治疗主要是对症治疗和预防继发性细菌感染。抗病毒药金刚烷胺及其类似物甲基金刚烷胺对甲型流感病毒有一定抑制作用,可用于流感的预防和早期治疗。此外,干扰素滴鼻及中药板蓝根、大青叶等也有一定疗效。

第二节 副黏病毒

副黏病毒(paramyxovirus)与正黏病毒具有相似的病毒形态和血凝作用,但基因结构、抗原性和致病性不同。基因为单负链RNA,不分节段;抗原相对稳定。属于副粘病毒科的病毒有:麻疹病毒(measles virus)、副流感病毒(paramyxovirus)、呼吸道合胞病毒(respiratory syncytial virus,RSV)、腮腺炎病毒(mumps virus)等。

一、麻疹病毒

> **案例29-2**
> 患儿,男,1岁。发热、咳嗽、流涕、打喷嚏、两眼畏光4天,皮肤出现红斑丘疹1天。查体:体温39℃,急性病容,口腔颊黏膜贴近第二白齿处有麻疹黏膜斑,发际、耳后、头面部及躯干有红色斑丘疹。血清中查到麻疹IgM抗体。未接种过任何疫苗。
> **思考题:**
> 1. 引起本病最可能的病原体是什么?
> 2. 该病原体是如何传播的?所致疾病怎样进行特异性预防?

麻疹病毒是引起麻疹的病原体,麻疹是传染性很强的急性传染病,多见于儿童,易并发支气管性肺炎或脑膜炎,并发症者病死率高。由于全球广泛接种麻疹减毒活疫苗,麻疹的发病率大幅度下降,WHO已将麻疹列为即将被消灭的传染病。麻疹病毒感染还与亚急性硬化性全脑炎(subacute sclerosing panencephalitis,SSPE)的发生有关。

(一)生物学性状

1. 形态与结构 麻疹病毒呈球状或丝形,球形直径为 120~250nm。病毒核心为单负链 RNA,不分节段。螺旋对称,有包膜,包膜上含有血凝素(HA)和血溶素(haemolyxin,HL)两种刺突。HA 不仅能凝集猴红细胞,还能与宿主细胞受体吸附。HL 具有溶血和使细胞发生融合形成多核巨细胞的作用。HA 和 HL 具有免疫原性,诱导机体产生中和抗体,具有保护性作用。麻疹病毒包膜上无神经氨酸酶。

2. 培养和抗原性 麻疹病毒可在许多原代或传代细胞(如人胚肾、人羊膜、Vero、HeLa 等细胞)中增殖,产生融合、多核巨细胞病变;在胞质及胞核内均可见嗜酸性包涵体。

麻疹病毒抗原性较稳定,只有 1 个血清型,但近年也有麻疹病毒抗原发生变异的报道。根据麻疹病毒核蛋白基因 C 末端高变区或全长血凝素基因进行分型,世界上流行株可分为 8 个不同的基因组,15 个基因型。

3. 抵抗力 病毒对理化因素抵抗力较弱,加热 56℃ 30 分钟可被灭活,对脂溶剂及一般消毒剂、日光及紫外线都敏感。

(二) 致病性与免疫性

1. 致病性 人是麻疹病毒的唯一自然宿主,传染源为急性期患者。病毒主要通过咳嗽、喷嚏等飞沫经呼吸道侵入人体,也可因鼻咽分泌物污染用具、玩具或密切接触传播。冬春季发病率最高。潜伏期约 10~14 天,病毒先在呼吸道上皮细胞内增殖,然后进入血流,出现第一次病毒血症,在全身淋巴组织和单核吞噬细胞内增殖后,再次入血形成第二次病毒血症,此时眼结膜、口腔黏膜、皮肤、呼吸道、消化道、泌尿道、小血管受染产生病变,表现为细胞融合成多核巨细胞,核内和胞质内形成嗜酸性包涵体等。少数病例病毒尚可侵犯中枢神经系统。麻疹的初期表现为发热,继而出现畏光、流涕、咳嗽、结膜炎、鼻炎和上呼吸道卡他症状等。大多数在口内颊黏膜上出现中心灰白色、周围红色的口腔黏膜斑(Koplik 斑),对临床早期诊断有一定意义。随后 1~3 天出现特征性红色斑丘疹,先颈部,然后躯干,最后四肢。一般在皮疹出齐 24 小时后,体温开始下降,呼吸道症状逐渐消退,皮疹变暗,有色素沉着。年幼体弱的患儿易并发细菌性肺炎,这是麻疹患儿死亡的主要原因之一。

> **案例 29-2 提示:**
> 典型麻疹病例根据临床表现即可诊断。病毒存在于患者鼻咽部分泌物中,主要通过咳嗽、喷嚏等飞沫经呼吸道侵入人体,也可因鼻咽分泌物污染用具、玩具或密切接触传播。

感染麻疹病毒后,大约有 0.1% 的患者常于麻疹病愈 1 周后发生迟发型超敏反应性疾病——脑脊髓炎,呈典型的脱髓鞘病理学改变及明显的淋巴细胞浸润,病死率为 15%。免疫缺陷儿童感染上麻疹病毒,常无皮疹,但可发生严重致死性麻疹巨细胞肺炎。此外,还有百万分之一麻疹患者在其恢复后多年(平均 7 年),出现麻疹病毒急性感染后的迟发并发症——亚急性硬化性全脑炎。患者大脑功能呈渐进性衰退,主要表现为反应迟钝、精神异常、运动障碍、最终昏迷,1~2 年内死亡。SSPE 患者血清及脑脊液中有高水平的麻疹抗体。现认为脑组织中的病毒为麻疹缺陷病毒,其对神经的毒力比麻疹病毒强。

2. 免疫性 患过麻疹的人,恢复后可获终身免疫力,包括体液免疫和细胞免疫,细胞免疫在抗麻疹病毒感染中起主要作用。血清中的 HA 抗体和 HL 抗体,均有中和病毒、阻止病毒在细胞间扩散的作用,在预防再感染中有重要意义。细胞免疫有很强的保护作用,如细胞免疫缺陷的人患麻疹后症状极其严重,甚至导致死亡。6 个月内的婴儿因从母体获得 IgG 抗体,故不易感染。6 个月后至 5 岁前儿童是麻疹病毒的易感人群。

(三) 微生物学检查

典型麻疹病例无需实验室检查,根据临床症状即可诊断。对轻症和不典型病例需进行微生物学检查。实验室诊断可采用病毒分离、血清学检查和快速诊断。

1. 病毒分离 取患者发病早期的咽洗液、咽拭标本或血液经抗生素处理后,接种于人胚肾、猴肾或人羊膜细胞中培养。一般经 7~10 天可出现典型 CPE,即有多核巨细胞、胞内和核内有嗜酸性包涵体,再以荧光抗体法检测培养物中的麻疹病毒抗原。

2. 血清学检查 取患者急性期和恢复期双份血清,检测血清中的特异性抗体,常用 HI 试验,也可采用 CF 试验或中和试验。如果恢复期血清抗体效价比急性期增高 4 倍以上即有诊断意义。此外,也可用间接荧光抗体法或 ELISA 法检测特异性 IgM 抗体。

3. 快速诊断 用荧光标记抗体检查患者咽漱液中黏膜细胞有无麻疹病毒抗原。亦可用核酸分子杂交技术检测细胞内的病毒核酸。

(四) 防治原则

预防麻疹的主要措施是隔离患者;对儿童进行人工主动免疫,提高机体的免疫力。目前国内外普遍实行麻疹减毒活疫苗接种。我国应用的麻疹疫苗是通过组织培养获得的减毒毒株制备的,初次免疫定在 8 月龄,接种后,抗体阳转率达 90% 以上,但免疫力仅维持 10~15 年,因此 7 岁时必须进行再次免疫。对未注射过疫苗又与麻疹患儿接触的易感儿童,可在接触后的 5 天内紧急肌注胎盘球蛋白或丙种球蛋白有较好的预防效果,可减轻症状和减少并发症的发生。

> **案例 29-2 提示:**
> 预防麻疹的特异措施是对儿童实行麻疹减毒活疫苗接种。对未注射过疫苗又与麻疹患儿接触的易感儿童,应紧急肌注胎盘球蛋白或丙种球蛋白。

二、副流感病毒

副流感病毒是引起普通感冒的病原体。病毒呈球形,较大,直径为 125～250nm。核酸为不分节段的单负链 RNA,核蛋白呈螺旋对称,包膜上有两种刺突,一是 HN 蛋白,具有 HA 和 NA 作用;另一为 F 蛋白,具有使细胞融合及溶解红细胞的作用。根据抗原构造不同,副流感病毒分为 5 型。

病毒通过人与人直接接触或飞沫传播,进入人体在呼吸道上皮细胞中增殖,引起各年龄组的人上呼吸道感染,尤其是可引起婴幼儿及儿童严重呼吸道疾病,如小儿哮喘、细支气管炎和肺炎等。病毒感染以副流感病毒 1、2、3 型为多见。成人潜伏期约为 2～6 天,儿童感染的潜伏期尚不清楚,但排毒期大约 7～10 天。感染后主要症状为发热,鼻塞、咽喉炎,毛细支气管炎、间质性肺炎等。所有婴儿可自母体被动获得副流感病毒抗体,然而该抗体没有保护作用。自然感染产生的 sIgA 对再感染有保护作用,但不持久,故常发生再感染。

实验室诊断可用原代细胞或动物肾细胞(猴肾 LLC-MK 或狗肾 MDCK 细胞)分离鉴定病毒,也可用免疫荧光抗体法或 ELISA 法检查鼻咽部脱落细胞中的病毒抗原。目前减毒活疫苗正在研制中。

三、腮腺炎病毒

腮腺炎病毒是流行性腮腺炎的病原体。病毒仅 1 个血清型,呈球形,直径为 100～200nm,核酸为单负链 RNA,衣壳呈螺旋对称,包膜上有 HA 和 NA 等突起,成分是糖蛋白。病毒可在鸡胚羊膜腔内增殖,在猴肾等细胞中增殖引起细胞融合,出现多核巨细胞病变。

人是腮腺炎病毒唯一的自然宿主。传染源为早期患者和隐性感染者,病毒经飞沫传播,在呼吸道上皮细胞和面部局部淋巴结内增殖后,进入血流再通过血液侵入腮腺及其他器官,引起一侧或双侧腮腺肿大,若无合并感染,病程经 1～2 周自愈。儿童中有 15% 的病例发生脑膜炎、脑膜脑炎。部分成年人可发生睾丸炎和卵巢炎等。腮腺炎是导致男性不育症和儿童期获得性耳聋最常见的病因。一般患病后可获得持久免疫力。

典型的腮腺炎不需要作微生物学检查即可诊断,但不典型病例需做病毒分离或血清学诊断。

预防流行性腮腺炎的传播,必须及时隔离患者。疫苗接种是唯一有效的特异性预防措施,我国现在使用的单价减毒活疫苗,于 1 岁时初次免疫,2 岁及学龄前各加强免疫 1 次,可产生长期免疫。也可注射腮腺炎病毒、麻疹病毒和风疹病毒组成的三联疫苗。目前尚无有效药物治疗,主要是对症治疗,可试用中药普济消毒饮和连翘败毒散等。

四、呼吸道合胞病毒

呼吸道合胞病毒因(RSV)能使病变细胞融合成多核巨细胞,故名。呈球形,直径为 120～200nm。基因组为不分节段的单负链 RNA,有包膜。目前发现 RSV 只有一个血清型。病毒可在多种细胞中缓慢增殖,出现明显的细胞病变。病变特点是形成融合细胞,内含多个胞核,胞质内有嗜酸性包涵体。

RSV 感染流行于冬季和早春,传染性较强,经过飞沫,也能经污染的手和物体表面传播。它是 6 个月以下婴儿患细支气管炎和肺炎等下呼吸道感染的主要病原微生物,对较大儿童和成人可引起鼻炎、感冒等上呼吸道感染。也是医院内交叉感染主要病原菌之一。RSV 感染后,免疫力不强,不能防止再感染。

RSV 所致疾病在临床上与其他病毒和细菌所致类似疾病难以区别,因此需要进行病毒分离和抗体检查,但需要长时间才能获得结果。快速诊断常用免疫荧光、免疫酶标、放射免疫等标记技术检查鼻咽分泌物中的 RSV 抗原;也可用 RT-PCR 检查标本中 RSV 核酸作辅助诊断。

尚无特异的预防疫苗和有效的药物治疗。

第三节 冠状病毒

冠状病毒(coronavirus)在分类上属于冠状病毒科(Coronaviridae)冠状病毒属(Coronavirus),是一个大的 RNA 病毒家族,宿主范围广泛,包括哺乳动物和鸟类在内的很多脊椎动物,可引起人和动物的呼吸道、消化道和神经系统疾病。人冠状病毒是普通感冒的主要病原体,也可引起腹泻或胃肠炎。

现证实 2002 年 11 月至 2003 年 6 月世界流行的**严重急性呼吸综合征**(severe acute respiratory syndrome, SARS)的病原体也是一种冠状病毒,被称为 **SARS 冠状病毒**(SARS coronavirus, SARS Cov)。SARS Cov 在分类学上属于冠状病毒科,但并不是已知人或动物冠状病毒的突变株,其病毒基因序列与已知种系的序列相比差异大,是一种新的冠状病毒种。SARS Cov 是 21 世纪人类发现的第一个烈性传染病的病原体,所致疾病 SARS,俗称传染性非典型肺炎,于 2002 年底至 2003 年上半年在世界上流行,全世界有32个国家和地区有疫情,发病人数达8465人,死亡919人,平均死亡率达11%。我国内地发病人数为5327人,死亡349人,死亡率为6.7%。

> **案例 29-3**
> 中国是SARS的最早发现地和最严重灾区,SARS病原体的发现经历了较为曲折的过程。最初国内一些科学家认为SARS的病原是一种新型衣原体,不同的观点则认为衣原体可能仅是致死的原因之一,而非致病原因。随后世界卫生组织从世界各地召集13个实验室,开始联手追索SARS病原体。经过全球科研人员的通力合作,包括对病毒进行全基因组序列测定,以及感染动物模型的建立,终于正式确认冠状病毒的一个变种是引起非典型肺炎的病原体,科学家将其命名为SARS冠状病毒。

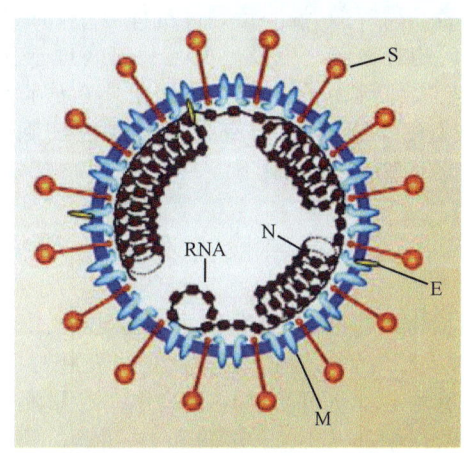

图29-4　SARS冠状病毒结构模式图

一、生物学性状

(一) 形态与结构

冠状病毒呈多形性,直径为80~160nm,核酸为单正链RNA,核衣壳呈螺旋对称,有包膜,其膜上有向四周伸出的突起,电镜下形如花冠而得名。SARS Cov其形态与普通冠状病毒基本一致(图29-3),病毒核酸编码20多个蛋白,除RNA聚合酶外,主要结构蛋白是N、S、M、E等蛋白。**N蛋白**(nucleocapsid protein)结合于RNA上,是SARS Cov重要结构蛋白,在病毒转录、复制和成熟中起作用。包膜有**E蛋白**(evelope protein),其表面外周有冠状排列的突起为**S蛋白**(spike protein)和**M蛋白**(membrane protein),均为糖蛋白(图29-4)。S蛋白是病毒主要抗原,可与细胞受体结合,使细胞发生融合,是病毒侵染细胞的关键蛋白;M蛋白为跨膜蛋白,参与胞膜形成。

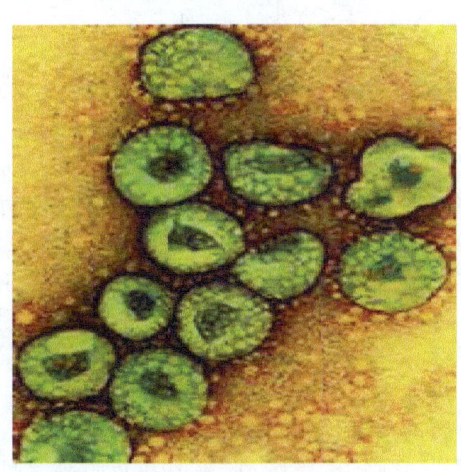

图29-3　SARS冠状病毒电镜图

(二) 培养

常用人胚气管及鼻甲黏膜等器官培养冠状病毒,也可用人胚肾、肺或肠原代细胞培养,但CPE较轻。

SARS Cov可在Vero-E6及FRhK-4细胞内增殖并引起细胞病变,病毒复制可被SARS病人恢复期血清所抑制。

(三) 抵抗力

冠状病毒对理化因素的抵抗力较弱,37℃数小时便丧失感染性,对乙醚、氯仿等脂溶剂及紫外线敏感。

二、致病性与免疫性

冠状病毒在世界各地普遍存在,可感染各年龄组人群,主要侵犯成人或较大儿童,引起普通感冒和咽喉炎。经飞沫传播,流行期为冬春两季。某些冠状病毒株还可引起成人腹泻。多为自限性疾病,潜伏期平均3天,病程一般6~7天,病后免疫力不强,可发生再感染。

SARS Cov传染源主要是SARS患者。该病毒以近距离空气飞沫传播为主,同时可通过接触病人呼吸道分泌物经口、鼻、眼等途径传播。人类对SARS冠状病毒无天然免疫力,故人群普遍易感,密切接触者为高危人群。潜伏期为2~10天,一般4~5天。有显著的家庭和医院聚集现象。临床表现以发热、头痛、全身酸痛、乏力、干咳少痰、气促或呼吸困难等为主要症状,部分可发展为呼吸窘迫综合征。患者早期白细胞正常或稍低,胸部X片呈肺炎表现,严重者肺部病变进展很快,出现多叶肺病变,并在48小时内病灶达50%以上,同时患者伴有呼吸困难和低氧血症,进而出现呼吸窘迫,常有过敏性血管炎,出现休克、DIC、心律失常等症状,此种患者传染性极强且很难抢救,死亡率很高。如原有糖尿病、冠心病、肺气肿等基础病的老年患者死亡率可达40%~50%。感染SARS Cov后,机体可产生特异性抗体,有人用恢复期血清治疗患者获得疗效,说明特异性抗体有中和该病毒作用。同时也伴有细胞免疫反应与免疫病理损伤,如T细胞亚群及细胞因子的变化,说明机体在病毒刺激下有细胞免疫反应,但也会造成T、B淋巴细胞迅速凋亡,引起免疫功能极度低下。

三、微生物学检查及防治原则

冠状病毒的检查,一般采用鼻分泌物、咽漱液标本,接种人胚气管、鼻甲黏膜等器官或人胚肾、肺或肠原代细胞培养。也可用蚀斑试验作病毒量滴定或取双份血清作中和试验、CF试验和HI试验。快速诊断可用荧光抗体技术、酶免疫技术和RT-PCR技术检测病毒抗原或核酸。目前,尚无疫苗预防,也无特效药物治疗。

SARS Cov检查主要包括病毒分离培养、病毒核酸及抗SARS Cov抗体检测。

现已研制出灭活疫苗、基因工程疫苗。我国自主研制的SARS灭活疫苗,在发生SARS疫情时,可用于对高危人群进行免疫保护。

治疗主要采用支持疗法,如早期氧疗及适量激素疗法等。给予抗病毒类药物和大剂量抗生素。可用恢复期血清治疗,但一定要慎重使用。

第四节 其他呼吸道病毒

一、风疹病毒

> **案例 29-4**
> 患者,女,25岁。妊娠5周,近日全身出现粟粒大小红色丘疹,伴耳后淋巴结肿大,风疹病毒抗体IgM效价增高,诊断是风疹。
> **思考题:**
> 该病最严重的危害是什么?怎样才能有效预防这种危害?

风疹病毒(rubella virus)分类上属披膜病毒科(Togaviridae)。形态上呈不规则球形,直径在50~70nm之间,核心为单正链RNA,核衣壳呈20面体立体对称。有包膜,包膜上有6nm的微小刺突,具有血凝和溶血活性。能在多种细胞内增殖,如人羊膜细胞、非洲绿猴肾细胞(Vero细胞)等,但不出现CPE。风疹病毒只有1个血清型。人是病毒的唯一自然宿主。

风疹病毒引起的风疹又称德国麻疹。发病高峰为春季至初夏,病毒经呼吸道传播,潜伏期约2~3周,病毒先在呼吸道黏膜上皮细胞增殖,然后进入血流,继而扩散至全身。临床表现类似麻疹,先有上感一般症状及耳后和枕下淋巴结肿大,随后面部出现浅红色斑丘疹并迅速遍及全身。人群对风疹病毒普遍易感,但多不出现症状。孕妇妊娠早期感染风疹病毒,病毒可通过胎盘导致胎儿发生先天性风疹综合征(congenital rubella syndrome,CRS),引起胎儿畸形、死亡、流产或产后死亡。畸形主要表现为先天性心脏病、白内障和耳聋三大主症。妊娠月数越小,发生畸形的可能性越大。为减少畸形儿的出生,孕妇感染风疹病毒早期诊断很重要,常用的诊断方法除用血清学方法检测孕妇血清中特异性IgM外,还可检测胎儿绒毛膜中有无风疹病毒的特异性抗原或取羊水或绒尿囊膜作核酸分子杂交或PCR检测风疹病毒核酸。也可取羊水或绒毛膜进行病毒分离鉴定,但比较繁琐。

> **案例 29-4 提示:**
> 孕妇感染风疹后,风疹病毒可于病毒血症阶段随血流通过胎盘最后感染胎儿,导致胎儿发生先天性风疹综合征,引起胎儿畸形、死亡、流产或产后死亡。

风疹病毒自然感染可获得持久免疫力,风疹减毒活疫苗的接种,免疫保护持续时间一般为7~10年。育龄妇女和学龄儿童应接种风疹疫苗,特别是学龄女童接种更有意义。国外已使用腮腺炎病毒、麻疹病毒和风疹病毒组成的三联疫苗进行预防。我国研制的风疹减毒活疫苗已投产使用。

> **案例 29-4 提示:**
> 先天性风疹综合征危害大,因此我国已制成风疹减毒活疫苗,重点免疫对象包括婚前育龄妇女和各学龄女生。妊娠期,特别是妊娠早期的妇女在风疹流行期间应尽量避免接触风疹患者。

二、腺病毒

腺病毒(adenovirus)由Rowe等于1953年首次从一个手术切除的扁桃体内分离到,故名。腺病毒是一种无包膜的双链DNA病毒,直径约70~90nm(图29-5、图29-6)。衣壳呈规则的20面体立体对称,含腺病毒的主要抗原,在病毒检测和疾病诊断中具有重要意义。人腺病毒根据生物学性质分为A~F 6组,每一组包括若干血清型,共49型。人来源细胞是培养腺病毒的最适细胞,能引起细胞肿胀、变圆、聚集成葡萄串状等典型的细胞病变。

腺病毒主要通过呼吸道、胃肠道和密切接触传播,可引起呼吸道、胃肠道、泌尿系及眼等多种疾病。一种血清型可引起不同的临床疾病;不同血清型也可引起同一种疾病。

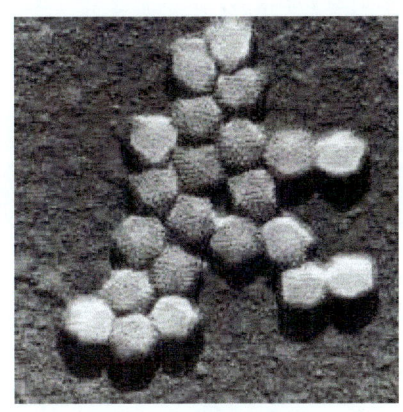

图29-5 腺病毒电镜照片

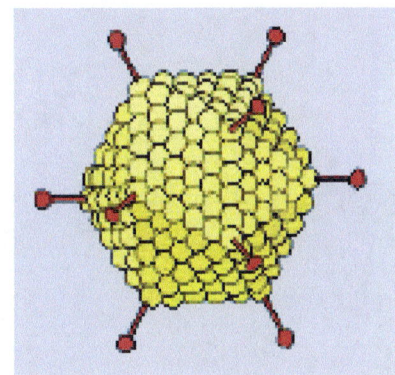

图29-6 腺病毒结构模式图

在腺病毒引起的呼吸道感染中,C组1、2、5、6型病毒可引起急性发热性咽喉炎,以婴儿和儿童发病为多见,出现咳嗽、鼻塞、发热和咽喉部溃疡等症状;B组腺病毒3和7型所致咽结膜热,症状与急性发热性咽喉炎相似,但同时伴有结膜炎;腺病毒4、7型引起急性呼吸道感染,常在军队的新兵中流行,主要表现为咽炎、发热、咳嗽和全身不适;腺病毒3、7型引起的腺病毒肺炎,约占儿童期肺炎的10%。新兵急性呼吸道疾病严重时也可发生肺炎,而且青年人患腺病毒肺炎死亡率较高。

腺病毒可致眼部及其他感染,其中40、41和42型腺病毒可在肠道细胞中复制,引起小儿胃肠炎,称为肠道腺病毒。C组腺病毒能引起儿童急性出血性膀胱炎;37型可引起女性宫颈炎和男性尿道炎;1、5、7型腺病毒可引起免疫受抑制或器官移植患者严重呼吸道感染和病毒性肝炎。感染后可产生特异性抗体,获得对同型腺病毒的持久免疫力。

微生物学检查取急性期病人咽拭子、眼分泌物、粪便和尿液等处标本,接种敏感细胞,根据特征性细胞病变可鉴定病毒。或直接将病人鼻黏膜上皮脱落细胞进行酶标或荧光抗体试验检测病毒抗原,或用PCR技术、DNA杂交方法检测腺病毒DNA。亦可取患者急性期和恢复期血清进行CF、HI及NT等试验,若恢复期血清抗体效价比急性期增长4倍或以上,即有诊断意义。

目前尚无理想疫苗及治疗腺病毒感染的有效药物。腺病毒甲醛灭活疫苗和减毒活疫苗以及基因工程疫苗处于研制阶段。

三、鼻 病 毒

鼻病毒(rhinovirus)在分类学上属于小RNA病毒科,是引起感冒最主要的病原体。目前鉴定出的鼻病毒已有114个血清型,是人类病毒中血清型最多的病毒。鼻病毒呈球形,直径15~30nm。核衣壳呈二十面体立体对称,无包膜。能在人胚肾、肺、气管、皮肤肌肉成纤维细胞及猴肾细胞中增殖,引起多形态的细胞病变。

病毒常寄居于上呼吸道,手是最主要的传播媒介,其次是飞沫传播。病毒经鼻、口、眼入侵,主要在鼻咽部黏膜纤毛上皮细胞复制,引起普通感冒等上呼吸道感染;在儿童还引起支气管炎和肺炎。潜伏期24~48小时,临床症状有流涕、鼻塞、喷嚏、头痛、咽部疼痛和咳嗽,体温不增高或略有增高。为自限性疾病,一般1周左右自愈。感染后可产生局部sIgA,对同型病毒有免疫力,但持续时间短。另外鼻病毒型别多并存在抗原漂移现象,因而可反复再感染。

病毒的微生物学检查对临床诊断意义不大。使用多价鼻病毒疫苗能有效预防感染,治疗可用干扰素。

Summary

Most of acute respiratory illnesses (approximately 90%) are caused by viruses. Respiratory viruses attack respiratory tract, and only cause respiratory tract pathological changes or cause other tissues and organs illnesses. The viruses that are major causes of acute respiratory disease include influenza viruses, parainfluenza viruses, measles virus, mumps virus, respiratory syncytial virus, coronavirus, rubella virus, adenovirus, rhinovirus and so on.

(佘菲菲)

第三十章 肠道病毒

肠道病毒(enterovirus)属于小RNA病毒科,有67个血清型。同属该科的与人类疾病有关的病毒还有鼻病毒及甲型肝炎病毒。人类肠道病毒包括:

1. 脊髓灰质炎病毒(poliovirus) 有1、2、3三型。

2. 柯萨奇病毒(coxsackievirus) 分A、B两组,A组包括1~22、24型;B组包括1~6型。

3. 人肠道致细胞病变孤儿病毒(简称埃可病毒)(enteric cytopathogenic human orphan virus, ECHO) 包括1~9、11~27、29~33型。第10型、第28型和第34型被重新分类为呼肠孤病毒Ⅰ型、鼻病毒Ⅰ型和柯萨奇病毒A组24型。

4. 新肠道病毒(new enteroviruses) 为1969年后陆续分离得到的,包括68、69、70和71型。

肠道病毒的共同特征:

(1)病毒呈球形,直径约24~30nm,衣壳呈二十面体立体对称,由60个相同的壳粒组成,每个壳粒又由VP1~VP4四种不同的多肽组成;无包膜。

(2)基因组为单正链RNA,具有感染性,进入细胞后可直接起mRNA的作用。

(3)在宿主细胞质内复制,有较强的杀细胞作用。除柯萨奇A组的某些血清型外,均可在易感细胞中增殖,引起典型的细胞病变效应(cytopathic effect, CPE)。在易感细胞内增殖可迅速产生细胞病变。

(4)抵抗力较强,耐酸、乙醚及去垢剂,对氧化类消毒剂较为敏感。

(5)主要经粪-口途径传播,多表现为隐性感染。病毒在肠道内增殖,临床表现却呈多样化,可引起多种肠道外感染性疾病,如脊髓灰质炎、无菌性脑炎、心肌炎及急性出血性结膜炎等。

第一节 脊髓灰质炎病毒

脊髓灰质炎病毒是脊髓灰质炎(poliomyelitis)的病原体。病毒侵犯脊髓前角运动神经细胞,导致弛缓性肢体麻痹,多见于儿童,故脊髓灰质炎亦称小儿麻痹症(infantile paralysis)。

一、生物学性状

1. 形态结构 球形,直径27~30nm,核衣壳呈二十面体立体对称,无包膜(图30-1)和突出,核酸为单股正链RNA。同其他肠道病毒属成员一样,脊髓灰质炎病毒基因组编码的多肽VP1、VP2、VP3及VP4构成原聚体,后者再拼装成具有五聚体样结构的亚单位(pentameric unit),60个亚单位通过各自的结构域相互连接,最终形成病毒的外壳(图30-2)。

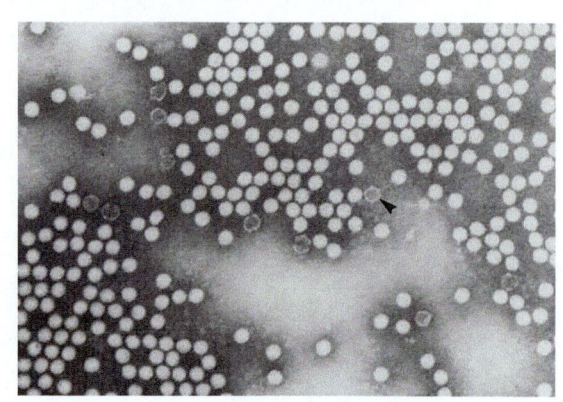

图30-1 脊髓灰质炎病毒

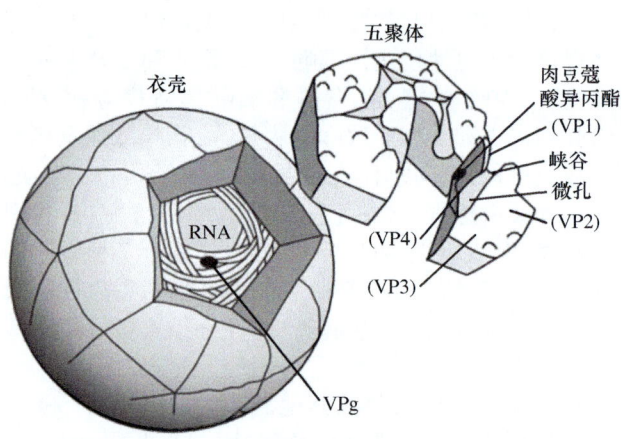

图30-2 脊髓灰质炎病毒结构示意图

2. 基因组与编码蛋白 核心为单正链RNA,长约7.4kb,两端为保守的非编码区,与其他肠道病毒比较有很高的同源性,中间为连续开放读码框架。此外,5′端共价结合一小分子蛋白质VPg,与病毒RNA合成和基因组装配有关;3′端带有polyA尾,加强了病毒的感染性。病毒RNA为感染性核酸,进入细胞后可直接起mRNA作用,转译出一个约2200个氨基酸的大分子多聚蛋白(polyprotein),经酶切后形成病毒结构蛋白VP1~VP4和功能性蛋白。

VP1、VP2和VP3均暴露在病毒衣壳的表面,带有中和抗原位点，VP1还与病毒吸附有关；VP4位于衣壳内部，一旦病毒VP1与受体结合后，VP4即被释出，衣壳松动，病毒基因组脱壳穿入细胞。病毒在胞质中经过生物合成装配成成熟病毒体，通过裂解细胞方式释放。

3. 抗原性及分型 脊髓灰质炎病毒有两种不同的抗原，一种为具有感染性的完整病毒颗粒，称致密(dense, D)抗原，又称中和(N)抗原。可与中和抗体结合，具有型特异性，用中和试验可将该病毒分为Ⅰ型、Ⅱ型和Ⅲ型，三型间无交叉反应。另一种为空壳颗粒(coreless, C)，为未装配核心的空心衣壳，称为C抗原，它与三型间均可发生补体结合反应，因三型间有共同的补体结合抗原。脊髓灰质炎病毒常用人胚肾、猴肾或人羊膜细胞等灵长类细胞中进行培养，病毒在细胞质内复制，产生典型的细胞病变，导致细胞变圆、坏死和脱落。若将病毒注入猴、猩猩的脊髓或脑内，可引起动物肢体发生麻痹。

4. 抵抗力 病毒对理化因素的抵抗力较强，在污水和粪便中可存活数月；在胃肠道能耐受胃酸、蛋白酶和胆汁的作用；在pH3～9时稳定，对热、去污剂均有一定抗性，在室温下可存活数日，但在紫外线或55℃湿热条件下可迅速灭活，对各种氧化剂，如高锰酸钾、漂白粉、过氧化氢（双氧水）等敏感。

二、致病性与免疫性

1. 传染源与传播途径 脊髓灰质炎病毒的传染源是患者或无症状带毒者。主要通过粪-口途径传播，儿童是主要易感者。

2. 致病性 病毒以上呼吸道、咽喉和肠道为侵入门户，先在局部黏膜和咽、扁桃体等淋巴组织和肠道集合淋巴结中增殖，然后释放入血形成第一次病毒血症，扩散至带有受体的靶组织。在淋巴结、肝、脾的网状内皮细胞中再次增殖后，引起第二次病毒血症并出现相应的临床症状。脊髓灰质炎病毒识别的受体为免疫球蛋白超家族的细胞黏附分子，人体只有很少的组织表达这种受体，如脊髓前角细胞、背根神经节细胞、运动神经元、骨骼肌细胞和淋巴细胞等，因而限制了病毒的感染范围。

机体免疫力的强弱显著影响其结局。至少90%的感染者表现为隐性感染；约5%产生顿挫感染，病人只出现发热、头痛、乏力、咽痛和呕吐等非特异性症状，并迅速恢复；约1%～2%的病人，病毒侵入中枢神经系统和脑膜，引起非麻痹型脊髓灰质炎或无菌性脑膜炎，出现颈背强直、肌痉挛等症状。只有0.1%～2.0%的病人产生最严重的结局，包括暂时性肢体麻痹，永久性弛缓性肢体麻痹，以及极少数患者发展为延髓麻痹，导致呼吸、心脏衰竭而死亡。

有效的疫苗预防，显著降低了脊髓灰质炎病毒野毒株的感染，但疫苗相关麻痹型脊髓灰质炎病例的出现应引起足够的重视，主要由疫苗中毒力回复的2型与3型病毒引起

3. 免疫性 脊髓灰质炎病毒感染后，机体可获得牢固的型特异性免疫。在保护性免疫中，体液免疫发挥着重要作用。局部的sIgA可阻止病毒在咽喉部、肠道内的吸附和初步增殖；阻断病毒随粪便排除扩散。血清中和抗体IgG和IgA可阻止病毒侵入中枢神经系统。中和抗体在病毒感染后2～6周达高峰，并能持续多年，甚至终生。

三、微生物学检查

1. 病毒分离与鉴定 粪便标本加抗生素处理后，接种原代猴肾或人胚肾细胞培养7～10天，若出现细胞病变，用中和试验进一步鉴定其型别。

2. 血清学试验 取患者发病早期和恢复期双份血清进行中和试验，若血清抗体有4倍或以上增长，则有诊断意义。

3. 快速诊断 用核酸杂交、PCR等分子生物学方法可检测标本中病毒基因组的存在而进行快速诊断。同时可根据毒株核苷酸组成或序列的差异以及酶切位点的不同等来区别疫苗株与野毒株。

四、防治原则

自从20世纪50年代中期和60年代初期灭活脊髓灰质炎疫苗(inactivated polio vaccine, IPV, Salk疫苗)和口服脊髓灰质炎减毒活疫苗(live oral polio vaccine, OPV, Sabin疫苗)问世并广泛应用以来，脊髓灰质炎发病率急剧下降，绝大多数发达国家已消灭了脊髓灰质炎野毒株，但在非洲、中东和亚洲发展中国家仍有野毒株的存在，因此疫苗主动免疫仍需继续加强。

目前，IPV和OPV都是三价混合疫苗(TIPV或TOPV)，免疫后都可获得抗三个血清型脊髓灰质炎病毒的免疫力。

OPV口服免疫类似自然感染，既可诱生血清中和抗体，预防麻痹型脊髓灰质炎的发生，又可刺激肠道局部产生sIgA，阻止野毒株在肠道的增殖以及在人群中的流行。此外，服苗后OPV在咽部存留1～2周，从粪便中排出达数周，因而疫苗病毒的传播使接触者形成间接免疫。我国自1986年实行2月龄开始连服3次OPV、每次间隔1个月、4岁时加强1次的免疫程序，可保持持久免疫力。

IPV则是经肌内注射接种。不能产生肠道局部免疫，接种剂量大，使用不方便，免疫接种面必须广泛等缺点使其在世界范围内很快被OPV所代替。事实上20世纪80年代后期最初的IPV已被抗原性较好

的增效 IPV 所替代,增效 IPV 接种后,机体针对三个型别病毒的抗体产生率为 99%~100%,同时也能诱导低水平的黏膜免疫。芬兰、法国、荷兰、挪威、瑞典使用 IPV 后已控制并消灭了脊髓灰质炎,证明了 IPV 的效果。

由于 OPV 热稳定性差,保存、运输及使用要求高,存在毒力回复的可能,特别是自 1979 年以来,美国等部分国家所发生的麻痹型脊髓灰质炎都与疫苗株有关,即所谓疫苗相关麻痹型脊髓灰质炎(VAPP)。因此,新的免疫程序建议最初两次免疫宜使用 IPV 再口服 OPV,以排除 VAPP 发生的危险。

第二节 柯萨奇病毒、埃可病毒与新肠道病毒

> **案例 30-1**
> 患儿,男,4 岁。发热伴手足口皮疹 3 天就诊,发病前所在幼儿园有类似疾病史。入院查体:体温 37.9℃,精神稍差,营养良好,口腔黏膜有多个疱疹,双手和脚掌可见红色斑丘疹,于当日下午患儿精神明显变差,呈昏睡状态,对外界刺激几乎无反应。病原学检查:应用聚合酶链反应(real-time PCR)技术检测大便标本 EV71 病毒核酸阳性。
> 思考题:
> 1. 该患儿考虑为何种疾病?此病为何种病原体感染?
> 2. 引起该病最常见的病原体有哪些?

柯萨奇病毒(coxsackievirus)、埃可病毒(echovirus)及新肠道病毒(new enteroviruses)的形态结构、生物学性状及感染、免疫过程都与脊髓灰质炎病毒相似。但由于柯萨奇病毒、埃可病毒的型别多,识别的受体在组织和细胞中分布广泛,包括中枢神经系统、心、肺、胰、黏膜、皮肤等,因而引起的疾病谱较复杂。这些病毒以粪-口途径传播为主,也可通过呼吸道或眼部黏膜感染。致病特点是病毒在肠道中增殖感染却很少引起肠道疾病;不同型别的病毒可引起相同的临床综合征,如散发性脊髓灰质炎样的麻痹症、暴发性的脑膜炎、脑炎、发热、皮疹和轻型上呼吸道感染。同一型病毒亦可引起几种不同的临床疾病(表 30-1)。

表 30-1 肠道病毒感染的临床表现和常见的病毒型别

临床表现	脊髓灰质炎病毒	柯萨奇病毒	埃可病毒	新肠道病毒
麻痹症	1~3	A7,9;B2~5	2,4,6,9,11(可能 1,7,13,14,16,18,31)	70,71
无菌性脑膜炎	1~3	A2,4,7,9,10;B1~6	1~11,13~23,25,27,28,30,31	70,71
无菌性脑炎		B1~5	2,6,9,19(可能 3,4,7,11,14,19,20)	70,71
疱疹性咽峡炎		A2~6,8,10		
手足口病		A5,10,16		71
皮疹		A4,5,6,9,16;B5	2,4,6,9,11,16,18(可能 1,3,5,7,12,14,19,20)	
流行性胸痛		A9;B1~5	1,6,9	
心肌炎,心包炎		A4,16;B1~5	1,6,9,19	
急性结膜炎		A24		
急性出血性结膜炎				70
感冒		A21,24;B4,5	4,9,11,20,25(可能 1~3,6~8,16,19,22)	
肺炎		A9,16;B4,5		68
腹泻		A18,20,21,22,24	18,20	
肝炎		A4,9;B5	4,9	
发热	1~3	B1~6		
新生儿全身感染		B1~5	3,4,6,9,17,19	
糖尿病		B3,4,5		
病毒感染后疲劳综合征		B 组		

几乎所有的肠道病毒都与无菌性脑膜炎、脑炎及轻瘫有关。除此以外，一些肠道病毒倾向于引起某种综合征。

1. 无菌性脑膜炎（aseptic meningitis） 几乎所有的肠道病毒都可引起。表现为发热、头痛及脑膜刺激等症状。常发生于夏秋季。其中埃可病毒3、11、18、19及新肠道病毒71型可引起暴发性流行。

2. 疱疹性咽峡炎（herpangina） 主要由柯萨奇A组病毒某些血清型引起，多见于夏秋季，以1~7岁儿童为主。典型的症状为发热、咽疼，在软腭、悬雍垂周围出现水疱性溃疡损伤。

3. 手-足-口病（hand-foot-mouth disease） 主要由柯萨奇病毒A16及新肠道病毒71型引起，常见于5岁以下儿童。特点为手足皮肤、口舌及臀部与肛周等处呈水疱性损伤。部分患儿会出现咳嗽、呕吐、咽痛、咽部充血等感冒样表现。重症病例多在发病后3~7天内出现中枢神经系统、呼吸系统、循环系统严重并发症，并可引起死亡。

> **案例30-1提示：**
> 结合案例中临床资料，首先考虑诊断手-足-口病。由于患儿入院后精神一直较差，并逐渐出现昏睡表现，所以考虑手-足-口病重症并发脑炎。为确证病原体，需进行手足口病病原学检查。

4. 流行性胸痛（pleurodynia） 常由柯萨奇B组病毒引起，症状为突发性发热和单侧胸痛。

5. 心肌炎（myocarditis） 和心包炎（pericarditis）主要由柯萨奇B组病毒引起，散发流行于成人与儿童。在伴有短暂的发热感冒后出现心脏症状，病毒通过直接作用和免疫病理机制引起心肌细胞的损伤。新生儿死亡率很高。

6. 眼病 见于由柯萨奇A24型引起的急性结膜炎和新肠道病毒71型引起的急性出血性结膜炎。

此外，肠道病毒感染可能还与病毒感染后疲劳综合征、糖尿病相关。

肠道病毒感染所致临床症状的特点，决定了对病因的确诊必须借助微生物学检查。先采取咽拭、粪便、脑脊液及心包液等相应标本进行动物接种或细胞培养。除柯萨奇A组病毒等少数几个型别必须在乳鼠中增殖外，其余病毒均可在猴肾原代和传代细胞、某些人源性传代细胞等易感细胞中增殖，产生典型细胞病变。用病毒特异性组合和单价血清作中和试验进行鉴定。采用RT-PCR技术检测病毒核酸可进行快速诊断。

> **案例30-1提示：**
> RT-PCR技术检测病毒核酸可快速对引起包括手足口病在内的多种疾病的各类肠道病毒做出特异性诊断。

预防尚无疫苗可用。

Summary

Enterovirus represent a very large virus family with respect to the number of members but one of the smallest in terms of virion size and genetic complexity. Enteroviruses are transient inhabitants of the human alimentary tract and may be isolated from the throat or lower intestine. Many enteroviruses cause diseases in humans ranging from severe paralysis to aseptic meningitis, pleurodynia, myocarditis, vesicular and exanthematous skin lesions, mucocutaneous lesions, respiratory illnesses, undifferentiated febrile illness, conjunctivitis, and severe generalized disease of infants. However, subclinical infection is far more common than clinically manifest disease. Etiology is difficult to establish, as different viruses may produce the same syndrome; the same enterovirus may cause more than a single syndrome; and some clinical symptoms cannot be distinguished from those caused by other types of viruses. The most serious disease caused by any enterovirus is poliomyelitis.

（王 琦）

进一步阅读文献

1. Rotbart HA. Enteroviral infectious of the central nervous system. Clin Infect Dis, 1995; 20: 971-981
2. Starlin R, Reed N, Leeman B, et al. Acute flaccid paralysis syndrome associated with echovirus 19, managed with pleconaril and intravenous immunoglobulin. Clin Infect Dis, 2001; 33: 730-732
3. Pallansch MA, Roos RP. Enteroviruses: Polioviruses, coxsackie-viruses, echoviruses, and newer enteroviruses. In: Fields Virology, 4th ed. Lippincott Williams & Wilkins, 2001

第三十一章 急性胃肠炎病毒

第一节 轮状病毒

> **案例 31-1**
> 患儿,半岁,女。以突然发病、出现发热、水样腹泻和呕吐等症状于某年11月5日急诊入院,询问病史患者为早产1个月,人工喂养,体检轻微脱水征,蛋花样粪便,体温38℃。
> **思考题:**
> 1. 患儿可能患的是什么病?
> 2. 该病应采取哪些治疗措施?

1973年,澳大利亚学者(Bishop)等在急性非细菌性胃肠炎儿童十二指肠黏膜超薄切片中首次发现轮状病毒颗粒,随后,几乎在世界各地,包括加拿大、美国、荷兰、丹麦、澳大利亚、新西兰和日本等都发现了轮状病毒。由于轮状病毒形态形似车轮,故名。1975年国际病毒分类委员会正式命名为轮状病毒,并列入双链RNA的呼肠孤病毒科(Reoviridae)轮状病毒属(*Rotavirus*)。1983年我国学者洪涛发现了成人轮状病毒。

一、生物学性状

1. 形态结构 病毒体呈球形,有双层衣壳,每层衣壳呈二十面体对称。内衣壳的壳微粒沿着病毒体边缘呈放射状排列,形同车轮辐条(图31-1)。完整病毒大小约60~80nm,无包膜。具有双层衣壳的病毒体有传染性。

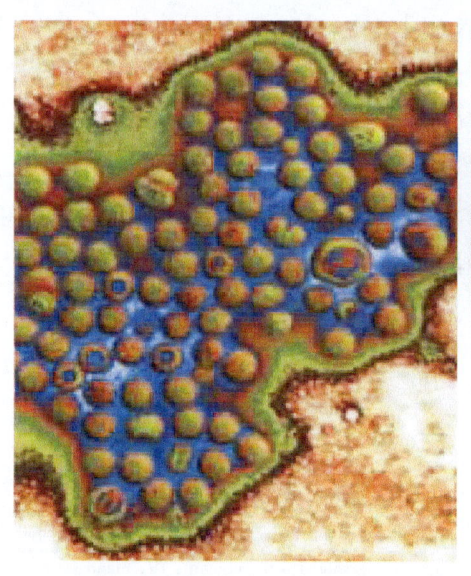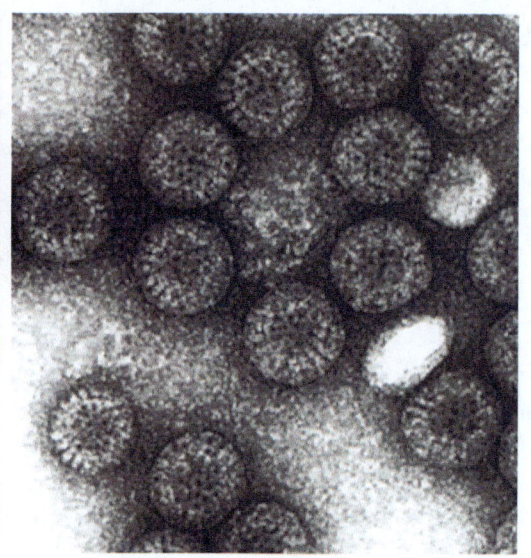

图31-1 轮状病毒

2. 病毒体的核心 为双股RNA,约18550bp,由11个不连续的节段组成。每个片段含1个开放读码框架,分别编码6个结构蛋白(VP1、VP2、VP3、VP4、VP6和VP7)和5个非结构蛋白(NSP1~NSP5)。VP6位于内衣壳,带有组和亚组特异性抗原;VP4和VP7位于外衣壳,VP7为表面糖蛋白,是中和抗原,决定病毒血清型,VP4为病毒的血凝素,与病毒吸附到易感细胞表面有关,也是重要的中和抗原;VP1~VP3位于核心,分别是病毒的RNA多聚酶、转录酶成分与帽形成有关的蛋白。

非结构蛋白为病毒酶或调节蛋白,在病毒复制和毒力产生中起重要作用。

轮状病毒基因组片段在聚丙烯酰胺凝胶电泳中可形成特征性的电泳图谱,不同轮状病毒的电泳图谱不同,据此可对轮状病毒进行快速鉴定。

3. 抗原和分型 在轮状病毒外衣壳上具有型特异性抗原,在内衣壳上具有共同抗原。根据内衣壳VP6的抗原性,轮状病毒可分为7个组(A~G)。A组又根据 VP6 分成 4 个亚组（Ⅰ、Ⅱ、Ⅰ+Ⅱ、非Ⅰ、非Ⅱ）；还可根据表面中和抗原 VP7 和 VP4 分为 14 个 G 血清型（VP7 为糖蛋白）和 19 个 P 血清型（VP4 为蛋白质）。根据病毒 RNA 各节段在聚丙烯酰胺凝胶电泳中移动距离的差别，可将人轮状病毒分为多个血清型。

4. 病毒的培养　轮状病毒在一般组织培养中不适应，需选用特殊的细胞株培养（如恒河猴胚肾细胞 MA104 株和非洲绿猴肾传代细胞 CV-1 株）。培养前应先用胰酶处理病毒，以降解病毒多肽 VP3，该多肽能限制病毒在细胞中的增殖，在培养时细胞维持液中也应含有一定浓度的胰蛋白酶。

5. 抵抗力　轮状病毒对理化因素有较强的抵抗力。病毒经乙醚、氯仿、反复冻融、超声、37℃ 1 小时或 25℃ 24 小时等处理，仍具有感染性。该病毒耐酸、碱，在 pH3.5~10.0 之间都具有感染性。95% 的乙醇是最有效的病毒灭活剂，56℃ 加热 30 分钟也可灭活病毒。在室温下相对稳定，在粪便中可存活数天到数周。经胰酶作用感染性增强。

二、致病性与免疫性

轮状病毒 A~C 组可引起人类和动物腹泻，D~G 组只引起动物腹泻。A 组呈世界性分布，最为常见，主要流行的血清型为 G1P8、G2P4、G3P8 和 G4P8，是引起 6 个月~2 岁婴幼儿严重胃肠炎的主要病原体，主要在深秋初冬季节流行，占病毒性胃肠炎的 80% 以上，是导致婴幼儿死亡的主要原因之一。

传染源为病人和无症状携带者，一般通过粪-口途径传播。病毒侵犯小肠细胞的绒毛，潜伏期 2~4 天。病毒在胞质内增殖，受损细胞可脱落至肠腔而释放大量病毒，并随粪便排出，患者每克粪便中排出的病毒体可达 10^{10} 个。病毒亦可通过呼吸道传播，在动物中已证明气溶胶可传播病毒。温带地区晚秋和冬季是疾病发生的主要季节。

病毒侵入人体后在小肠黏膜绒毛细胞内增殖，病毒基因产物 VP4 为主要致病因子，造成细胞溶解死亡，微绒毛萎缩、变短和脱落；腺窝细胞增生和分泌增多，导致严重腹泻，其原因可能是病毒增殖影响了细胞的运输功能，妨碍钠和葡萄糖的吸收，严重时可导致脱水和电解质平衡紊乱。潜伏期为 24~48 小时，突然发病，出现发热、水样腹泻和呕吐等症状，一般为自限性，病程 3~5 天，可完全恢复。但当婴儿营养不良或大量脱水时，如不及时治疗，可危及生命，是导致婴儿死亡的主要原因。

B 组轮状病毒引起成人腹泻，可产生暴发流行。1982~1983 年在我国东北和西北矿区工人中曾暴发由 B 组轮状病毒引发的大规模霍乱样腹泻流行，患者达数十万人。

C 组轮状病毒对人的致病性类似 A 组，但发病率很低。

感染后血液中很快出现特异性 IgM 和 IgG，尤其肠道局部出现的分泌型 IgA，可中和病毒，对同型病毒感染有作用。对异型只有部分保护作用，细胞免疫亦有交叉保护作用。隐性感染机体内同样产生特异性抗体。

> **案例 31-1 提示：**
> 患儿起病急，出现发热、水样腹泻和呕吐等症状，发病时间为深秋，体检轻微脱水征，蛋花样粪便。患儿可能为轮状病毒所致腹泻。

三、微生物学检查

1. 检测病毒或病毒抗原　由于在腹泻流行高峰时，患者粪便中存在大量病毒颗粒，运用电镜或免疫电镜可以直接检测腹泻粪便的病毒体，轮状病毒的特殊形态有助于诊断，诊断率达到 90%~95%。传统的方法耗时较长，而且由于设备上的限制，较难普遍应用。世界卫生组织已将 ELISA 双抗体夹心法（检测病毒抗原）列为诊断轮状病毒感染的标准方法，目前国内外均有相应试剂盒出售。直接或间接 ELISA 法检测轮状病毒时，即可定量亦能进行 G 和 P 分型。乳胶凝集试验也常用来检查病毒抗原。

2. 分子生物学检测技术　应用聚丙烯酰胺凝胶电泳法，根据 A、B 和 C 三组轮状病毒 11 个基因片段特殊分布图形进行分析判断，此法和核酸杂交已渐成为常规技术。RT-PCR 法不仅检测灵敏度高，利用引物设计还可进行 G 和 P 分型，这些方法在鉴别、诊断及分子流行病学研究中发挥重要作用。

3. 细胞培养　轮状病毒可在原代猴肾细胞和传代 MA104 猴肾上皮细胞等细胞中增殖，胰酶处理后可加强病毒对细胞的感染性。但因为细胞培养程序烦琐复杂，不是临床诊断的常规方法。

四、防治原则

主要是控制传染源，切断传播途径，严格消毒可能污染的物品。另外，洗手也很重要。重视饮用水卫生，并注意防止医源性传播，医院内应严格做好婴儿病区及产房的婴儿室消毒工作。目前尚无特异有效的治疗药物，主要采用补液以纠正电解质等支持疗法，以减少婴儿死亡率。口服减毒活疫苗目前已在临床试用，可刺激特异性抗体产生，取得有效保护效果，但安全性尚需进一步观察。

> **案例 31-1 提示：**
> 患儿为早产儿，人工喂养，体检轻微脱水征，婴儿病情变化快，如不及时治疗，可危及生命，目前尚无特异有效的治疗药物，主要及时采用补液以纠正电解质等支持疗法，以减少婴儿死亡率。

第二节　肠道腺病毒

肠道腺病毒（Enteric adenovirus，EAd）归属于人类腺病毒 F 组，其形态结构、基因组成、复制特点与其他腺病毒基本一致。基因组为双链 DNA，衣壳二十面体立体对称，无包膜。肠道腺病毒不易在通常用于分离腺病毒的细胞中增殖。

肠道腺病毒 40、41、42 三型已证实是引起婴儿病毒性腹泻的第 2 位病原体，世界各地均有小儿腺病毒急性胃肠炎的报告。病毒主要经粪-口传播，也可经呼吸道传播；四季均可发病，以夏季多见，可引起暴发。主要侵犯 5 岁以下小儿，引起水样腹泻，可伴有咽炎、咳嗽等呼吸道症状，发热及呕吐较轻。

通过检查病毒抗原、核酸及血清抗体可以进行微生物学诊断。目前主要采取对症治疗，尚无有效疫苗和抗病毒治疗方法。

第三节　杯状病毒

与人类胃肠炎病毒相关的人肠道**杯状病毒**（human enteric caliviruses，HECV）常根据形态学、遗传学和抗原性分为两类：一类为**诺如病毒**（Norovirus，NV），表面缺乏杯状凹陷或只有小凹陷，有参差不齐边缘（"ragged" edge），即为小圆结构病毒（small round structured virus，SRSV），如 Norwalk 病毒和雪山因子（Snow Mountain Agent，SMA）；另一类为**沙波病毒**（sapovirus，SV），有明显的表面结构和高低不平的棱，具有典型杯状凹陷，即为典型杯状病毒（"classic" calicivirus）（图 31-2）。

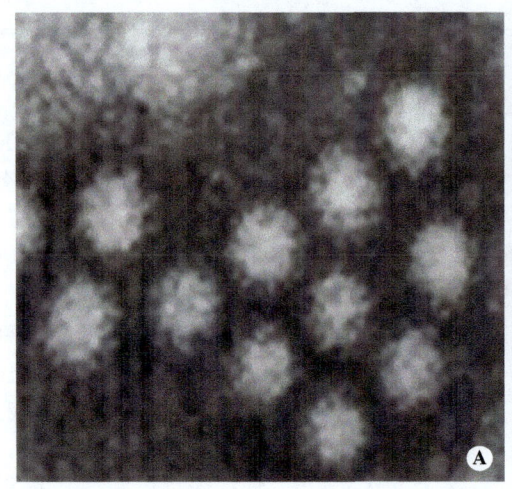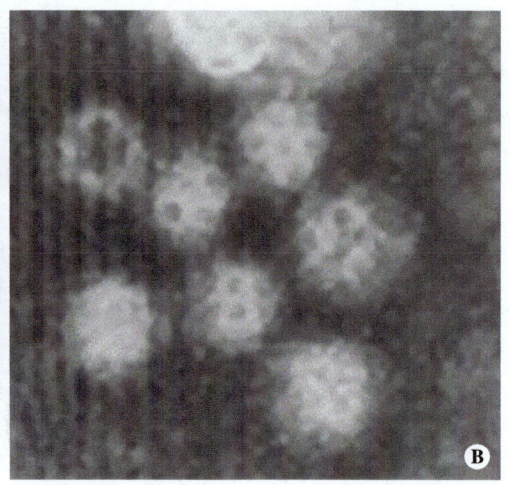

图 31-2　SRSV 和典型杯状病毒
A. SRSV；B. 典型杯状病毒

1. 生物学特性　杯状病毒的特点是球形，SRSV 直径为 27 nm，无囊膜，外缘粗糙，有表面结构特征。人杯状病毒（HuCV）颗粒外观为六边形，立体对称型，边缘不清楚，直径 30~34 nm。电镜检查时可见颗粒内部高密度区为数根明亮的交叉线条，低密度区是 7 个发暗的凹陷，中央 1 个，周围 6 个，构成六芒星样图像，形态似花边杯状或花萼状。基因组为单正链 RNA，7.3~7.7 kb，有 3 个开放阅读框。只有 1 种衣壳蛋白。尚不能进行细胞培养，也无合适的动物模型。

2. 致病性与免疫性　诺如病毒是世界上引起急性病毒性胃肠炎暴发流行最主要的病原体之一，血清学研究也证实这一点。流行季节为秋冬季，任何年龄组均可发病，学校、家庭、医院和度假村等集体机构为暴发流行的常见场所，在美国约 85% 以上的急性非细菌性胃肠炎的暴发与该类病毒有关。我国也有暴发流行的报道。患者、隐性感染者和健康带毒者为主要传染源，多以粪-口途径传播，其次为呼吸道感染。该病毒传染性较强，人群普遍易感。

诺如病毒感染引起小肠绒毛轻度萎缩和黏膜上皮细胞的破坏。潜伏期约为 24 小时，发病急，症状包括恶心、呕吐、腹痛和轻度腹泻，常呈自限性，一般无死亡发生。

沙波病毒主要引起 5 岁以下小儿腹泻，但发病率很低，临床表现类似轮状病毒感染。

病毒感染后可产生相应抗体。但抗体没有明显的保护作用。

3. 微生物学检查与防治原则　通过检查病毒抗

原或抗体滴度,可确认病毒感染。尚无有效的抗病毒疗法与预防用疫苗,以对症治疗为主。

第四节 星状病毒

1. 生物学性状 星状病毒(astrovirus)包括人、哺乳动物和鸟类星状病毒。人星状病毒于1975年从腹泻婴儿粪便中分离得到,球形,直径28~30nm,无包膜,电镜下表面结构呈星形,有5~6个角(图31-3)。核酸为单正链RNA,7.0kbp,两端为非编码区,中间有三个重叠的开放读框。在有胰酶存在下星状病毒可在某些培养细胞(如大肠癌细胞)中生长并产生CPE。人星状病毒至少有7个血清型。

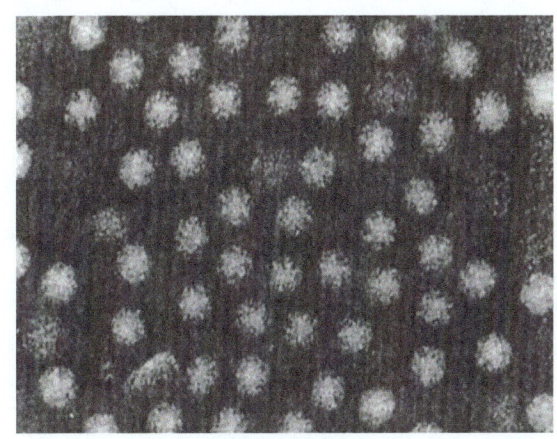

图31-3 星状病毒

2. 致病性与免疫性 该病毒呈世界性分布,粪—口传播,易感者为5岁以下婴幼儿,其中5%~20%为隐性感染。在温带地区,冬季为流行季节,但发病率只占病毒腹泻的2.8%。病毒侵犯十二指肠黏膜细胞,并在其中大量增殖,造成细胞死亡,释放病毒于肠腔中。在急性期,粪中病毒可达10^{10}病毒体/g,是医院内感染的主要病原体。临床表现类似于轮状病毒胃肠炎,但症状较轻。感染后可产生抗体,3~4岁的儿童抗体阳性率为64%,5~10岁可达87%,抗体有保护作用,免疫力较牢固。

3. 微生物学检查与防治原则 电镜和酶免疫实验直接检测粪便标本中病毒可以作辅助诊断。尚无有效的抗病毒方法与疫苗。

> **Summary**
>
> Most of acute gastroenteritis is caused by a virus。 Viral gastroenteritis pathogens include rotavirus, calicivirus, enteric adenovirus and astrovirus,these viruses belong to different viruses Division。 Gastroenteritis shows similar clinical manifestations, mainly diarrhea and vomiting.

(孟 玮)

进一步阅读文献

1. Glass RI et al. The epidemiology of rotavirus diarrhea in the Unied States: surveillance and estimates of disease burden. J Infect Dis, 1996;174(Suppl 1):S5
2. Bern C,Glass RI:Impact of diarrheal diseases world wide. In: Kapikian. AZ. Viral Infections of the Gastrointestinal Tract. 2nd ed. Marcel Dekker,1994
3. Kapikian AZ, Chanock RM: Rotaviruses. In: Fields BN. Fields Virology,3rd ed. Lippincott-Raven,1996

第三十二章 肝炎病毒

肝炎病毒(hepatitis virus)是指以侵害肝脏为主并引起病毒性肝炎的一组不同种属的病毒。即甲型肝炎病毒(hepatitis A virus,HAV)、乙型肝炎病毒(hepatitis B virus,HBV)、丙型肝炎病毒(hepatitis C virus,HCV)、丁型肝炎病毒(hepatitis D virus,HDV)及戊型肝炎病毒(hepatitis E virus,HEV)。这些病毒分别属于不同病毒科,结构性状显著不同,但均以肝细胞为复制场所,引起病毒性肝炎。此外,其他一些种类的病毒,如黄热病毒、巨细胞病毒、EB病毒、单纯疱疹病毒、风疹病毒等有时也可引起病毒性肝炎,它们在各自章节中描述,不属本章内容。

第一节 甲型肝炎病毒

> **案例 32-1**
> 患者,女,20岁。半月前假期旅游期间曾生食毛蚶。因食欲不振、恶心、黄疸入院。实验室检查:肝功能异常。血清学检测:anti-HAV IgM(+);HBsAg(-);anti-HCV(-);anti-HDV(-);anti-HEV(-)。
> 思考题:
> 1. 根据以上描述,可能感染了哪种病原体?
> 2. 诊断的依据是什么?
> 3. 试分析其感染途径?
> 4. 如何防治该病原体感染?

甲型肝炎病毒(hepatitis A virus, HAV)主要经过粪-口途径传播,引起隐性感染和急性甲型肝炎。1973年Feinstone应用免疫电镜技术首次在甲型肝炎急性期患者的粪便中发现甲型肝炎病毒颗粒。1993年国际病毒分类命名委员会将HAV归类为小RNA病毒科嗜肝病毒属。全世界每年新发病例140万,主要集中在卫生状况欠佳的发展中国家。

一、生物学性状

1. 形态结构 HAV的直径约为27~32nm,呈球形,无包膜,衣壳为二十面体立体对称。HAV的核酸为单正链RNA,长约7.5kb。基因结构由5′末端非编码区、编码区和3′末端非编码区组成。5′末端以共价键结合VPg。VPg为一短肽,经修饰后作为引物参与病毒RNA的复制(图32-1)。编码区只有一个开放阅读框,编码约为2200个氨基酸的前体蛋白,经翻译后剪切,形成不同的蛋白,如:衣壳蛋白、RNA聚合酶和蛋白酶等。病毒的衣壳蛋白具有免疫原性,可诱导中和抗体产生。HAV只有1个血清型,抗原稳定,主要抗原表位是暴露于衣壳表面的VP1和VP3。

2. 易感动物和细胞培养 黑猩猩、狨猴及恒河猴等对HAV易感,经口或静脉注射可使动物患肝炎,并能在肝细胞中检出HAV。动物模型主要用于研究HAV发病机制、免疫机制、对疫苗的毒力和免疫效果进行评价。

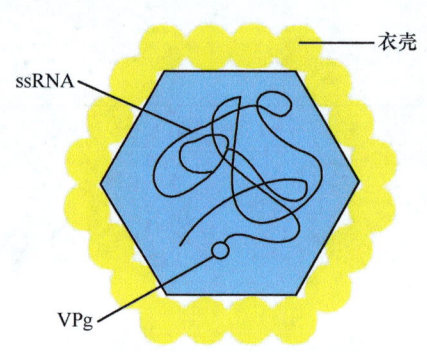

图32-1 甲型肝炎病毒形态与结构模式图

1979年,Provost等首次将已在狨猴中传代的HAV在体外培养成功。目前,多种原代及传代细胞株均可用于HAV的分离培养,如非洲绿猴肾细胞(Vero)、传代恒河猴肾细胞(FRhK4,FRhK6)、人胚肾细胞和人肝癌细胞株(PLC/PRF/5)等。HAV增殖非常缓慢,不引起细胞病变效应。因此,从临床标本中分离培养HAV比较困难,常需数周甚至数月。应用免疫荧光技术和放射免疫法可检出细胞培养的HAV。

3. 抵抗力 HAV有较强的抵抗力,耐酸、耐有机溶剂,70℃10分钟不能灭活。HAV在淡水、海水、土壤以及毛蚶等水产品中可存活数天至数月。经高压蒸汽灭菌、煮沸、甲醛及含氯化学消毒剂处理可使之灭活。

二、致病性与免疫性

1. 传染源与传播途径 HAV的传染源为患者和隐性感染者。甲型肝炎的潜伏期为10~50天(平均30天)。潜伏期后期和急性期的粪便有传染性,病毒常在患者转氨酶升高前5~6天就存在于患者的血液和粪便中。HAV 主要经粪-口途径传播,偶尔可通过血液传播。HAV 随患者粪便排出体外,通过污染水源、食物、水产品及食具等传播。发病后2周开始,随着肠道中抗-HAV IgA 及血清中抗-HAV IgM/IgG 的产生,粪便中不再排出病毒。在1988年,上海发生了因生食被 HAV 污染的毛蚶而暴发的甲型肝炎流行,发病人数多达30余万例,危害十分严重。

2. 致病性与免疫性 HAV 主要感染儿童和青少年,儿童大多数不出现明显的症状和体征即可恢复,成年人大多症状明显。甲型肝炎潜伏期过后,其临床表现包括:厌食、乏力、腹痛、恶心、呕吐、发热、茶色尿、黄疸(同时伴转氨酶的升高)等。HAV 经口感染,侵犯靶器官肝脏。病毒在细胞培养中增殖缓慢并不直接造成明显的细胞损害,而机体特异性 CTL 的直接杀伤作用可以清除 HAV,同时对病毒所在的肝细胞也造成了病理损害,这是其主要的致病机制,这也解释了为什么机体免疫反应较强的成年人症状明显。

在甲型肝炎的显性感染或隐性感染中,机体都可产生抗-HAV 的 IgM 和 IgG 抗体,我国成年人血清中抗-HAV 阳性率高达70%~90%,无论显性和隐性感染后都可以产生持久的免疫力。HAV 感染早期血清中出现抗-HAV IgM,感染4~6周达高峰,3个月后降至检测水平以下。在 IgM 出现的同时,从粪便中可检出抗-HAV SIgA。恢复期出现抗-HAV IgG,可持续多年,并对 HAV 的再感染起保护作用(图32-2)。病毒特异性细胞免疫应答也在恢复期出现。甲型肝炎的预后较好,不转为慢性肝炎和携带者,但有少数可引起暴发性肝炎并导致死亡。

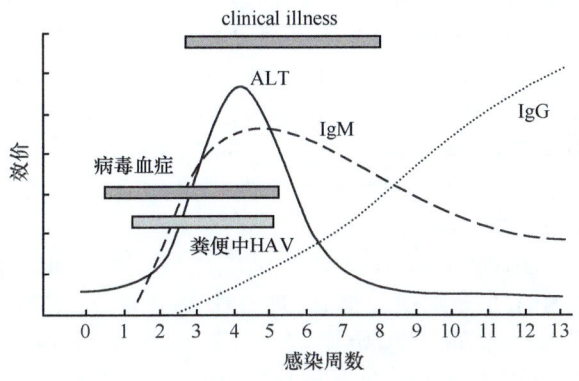

图32-2 甲型肝炎感染过程

三、微生物学检查法

1. 血清学检查 HAV 的实验室诊断以血清学检查为主。检查患者血清抗-HAV IgM 可作为 HAV 早期感染的指标。常用酶联免疫吸附试验(ELISA)进行检测。检测抗-HAV IgG 有助于流行病学调查。检测粪便中抗-HAV SIgA 也有助于本病的诊断。

2. 病毒及其抗原检测 甲型肝炎患者一般不进行病毒分离培养。在潜伏末期和急性期早期,可采用免疫电镜检测粪便标本中的 HAV 颗粒进行诊断。用 ELISA 法可检测粪便中 HAV 抗原。

3. 病毒核酸检测 应用 RT-PCR 技术可检测标本中 HAV RNA。

四、防治原则

1. 一般预防措施 HAV 主要通过粪便污染饮食和水源,并经口传染。因此要加强卫生宣传工作,做好餐饮业卫生管理,保护水源,注意个人卫生。病人排泄物、食具、物品和床单衣物等,要认真消毒处理。

2. 特异性预防措施 接种疫苗主要用于学龄前和学龄儿童,以及其他易感人群。现有 HAV 减毒活疫苗和灭活疫苗两种。我国应用的减毒活疫苗(H2 株或 L-A-1 株)是从患者粪便中分离的 HAV 在人胚肺二倍体细胞连续传代减毒而制成,效果良好,已正式批准使用。国外已经发展了 HAV 灭活疫苗。产生的抗-HAV IgM 和 IgG 都具保护力。注射丙种球蛋白对 HAV 感染有应急预防作用。潜伏期肌肉注射丙种球蛋白能预防或减轻临床症状,但在急性期则无此作用。

3. 治疗 目前无有效的抗病毒药物,除支持和营养疗法外,一般不经治疗可痊愈。

第二节 乙型肝炎病毒

> **案例 32-2**
>
> 患者,男,29岁。因食欲不振、乏力、恶心、腹胀入院。入院后出现黄疸并迅速加深。实验室检查:转氨酶升高,肝功能异常。血清学检测:anti-HAV IgM(-);HBsAg(+)、HBeAg(+)、anti-HBc IgM(+);anti-HCV(-);anti-HDV(-);anti-HEV(-)。
>
> **思考题:**
> 1. 根据以上描述,可能感染了哪种病原体?患者血清中能否检出该病原体?
> 2. 诊断的依据是什么?
> 3. 试分析其感染途径和致病机制?
> 4. 如何防治该病原体感染?如何判断预后?

乙型肝炎病毒(hepatitis B virus, HBV)属嗜肝 DNA 病毒科(hepadnaviridae),是乙型肝炎的病原体。1963年 Blumberg 在澳大利亚土著人血清中发现一种新抗原,称澳大利亚抗原(即乙型肝炎表面抗原,HBsAg),他因此及随后的研究于1976年获诺贝尔奖。1970年由Dane在电镜下观察到HBV的形态,故称其为Dane颗粒。目前全球HBV携带者达3.5亿,每年100万人死于HBV感染导致的肝衰竭、肝硬化和原发性肝细胞癌。我国作为乙型肝炎的高流行区,人口中约9%的人是HBsAg携带者,因而对HBV的防治已成为我国传染病控制中重要的公共卫生问题。

一、生物学性状

(一)形态与结构

在HBV感染者血清中可查出三种不同形态的病毒颗粒,即大球形颗粒、小球形颗粒和管形颗粒(图32-3:A、B、C、D)。

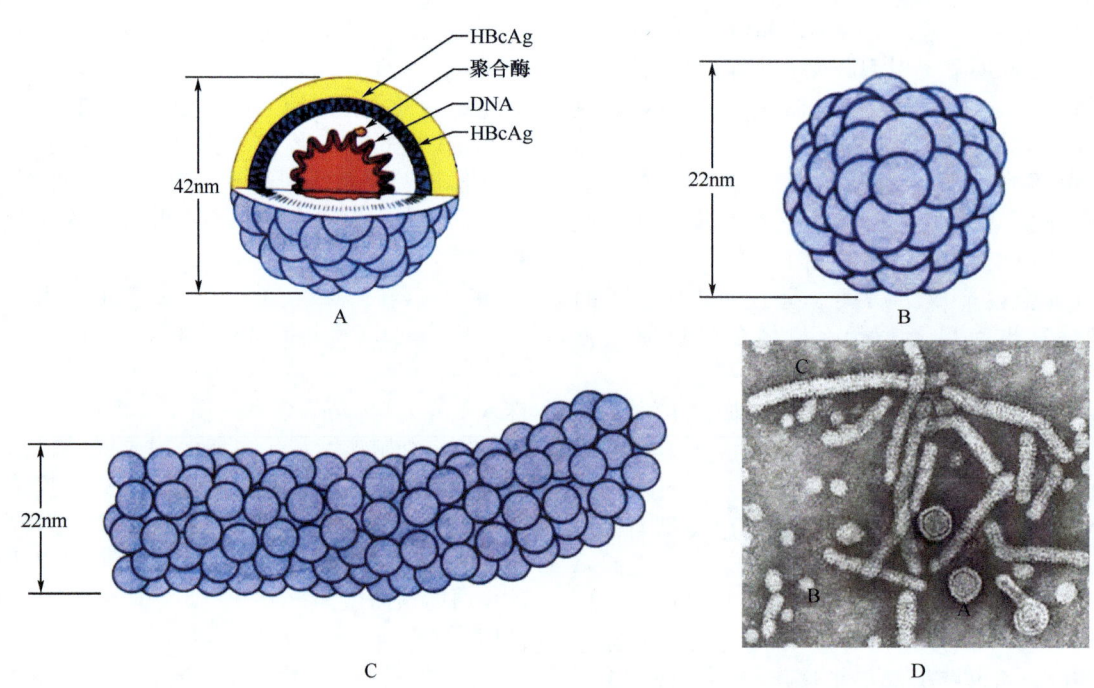

图 32-3 HBV 形态及结构
A. 大球形颗粒;B. 小球形颗粒;C. 管形颗粒;D. HBV的电镜照片

1. 大球形颗粒 具有感染性的完整的HBV颗粒为**大球形颗粒**,亦称为**Dane 颗粒**。直径为42nm,具有双层壳结构,外层由脂质双层和HBV抗原(HBsAg、M 蛋白、L 蛋白)组成。用去垢剂去除外壳,可见内部核衣壳为二十面体立体对称结构,直径约27nm,由 HBcAg 构成,衣壳内部包含不完全双股环状 DNA 和聚合酶。

2. 小球形颗粒 是 HBV 感染者血清中最常见的颗粒,直径 17~25nm,是 HBV 装配过程中过剩的 HBsAg 组成,不具有传染性。

3. 管形颗粒 直径与小球形颗粒相当,长度 100~700nm 不等,只含有 HBsAg,实际上是由许多小球形颗粒串连而成,也不具有感染性。

这些非感染性颗粒的数量一般是有感染性病毒数量的 $10^3 \sim 10^5$ 倍。

(二)HBV 基因结构与功能

HBV 基因组是不完全闭合环状双链 DNA,长约 3.2kb。长链即负链,位于外部,为完全闭合环,具有固定的长度,5′端连有聚合酶。短链即正链,位于内侧,呈半环状,长度可变,约占长链的 50%~85%,其 5′端有一寡核苷酸帽状结构,可作为合成正链 DNA 的引物。长链和短链 5′端的黏性末端互补,使 HBV 基因组 DNA 形成部分环形结构。在正、负链 5′端的互补区的两侧有 11 个核苷酸构成的直接重复序列(direct repeat,DR),与 DNA 复制有关。HBV DNA 聚合酶能以负链 DNA 为模板,使正链 DNA 延伸,最后形成全长的共价闭合环状双链 DNA(图 32-4)。

HBV 基因组 DNA 含有 S、C、P 与 X 4 个 ORF,包含 HBV 的全部遗传信息,且 ORF 相互重叠。S 区含有 3 个不同的起始密码,分别编码 S 蛋白(即HBsAg)、M 蛋白(含 PreS2Ag+HBsAg)及 L 蛋白(含PreS1Ag+PreS2Ag+HBsAg)。C 区含 PreC 基因和 C 基因。C 基因编码核心抗原(HBcAg)。PreC 基因和 C 基因共同编码一前体蛋白,经剪切后形成 e 抗原(HBeAg)。P 区基因最长,编码病毒的聚合酶,该蛋白具有依赖 DNA 的 DNA 聚合酶、反转录酶和 RNase H 3 种功能。X 区是最小的 ORF,编码 X 蛋白(HBxAg)。HBV 负链可转录出 4 种长度的病毒 RNA

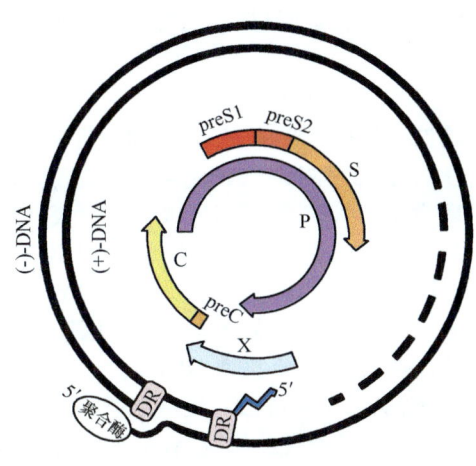

图 32-4　HBV 基因结构示意图

HBV 通过受体结合到肝细胞的表面,进入到肝细胞,在胞质中脱去衣壳。病毒基因组被释放到细胞核内,以负链为模板正链合成完毕,形成共价闭合环状双链 DNA,并以此为模板在宿主细胞 RNA 聚合酶 Ⅱ 作用下,转录出 4 种长度的病毒 RNA(3.5、2.4、2.1、0.7kb)。这些病毒 RNA 在胞质内合成病毒结构蛋白和非结构蛋白。在胞质内,3.5kb RNA 作为前基因组跟聚合酶一起被包装入蛋白衣壳中,并在其中反转录成负链 DNA,同时 RNA 链被水解,再合成正链 DNA。核衣壳在内质网加上外层脂双层及表面蛋白、经高尔基体分泌至细胞外(图 32-5)。

(3.5、2.4、2.1、0.7kb)。3.5kb 的 RNA 既可作为模板反转录成负链 DNA,也可作为 mRNA,编码 HBcAg、HBeAg 及聚合酶。其余不同长短的 RNA 作为 mRNA,分别编码 HBsAg、M 蛋白、L 蛋白及 X 蛋白。

(三) 抗原组成

1. 表面抗原　HBV 外衣壳上含有 3 种蛋白质:含量最多的是 S 蛋白,24kD,即 HBsAg;M 蛋白由 S 蛋白和 $PreS_2$ 蛋白组成,31kD,含量为 HBsAg 的 1%~2%;L 蛋白由 S、$PreS_2$ 及 $PreS_1$ 组成,39kD,含量为 HBsAg 的 5%~15%,参与肝细胞受体的结合。

HBsAg 有不同亚型,各亚型含有共同抗原决定簇 a,还有二组亚型抗原决定簇 d/y 及 w/r,按不同组

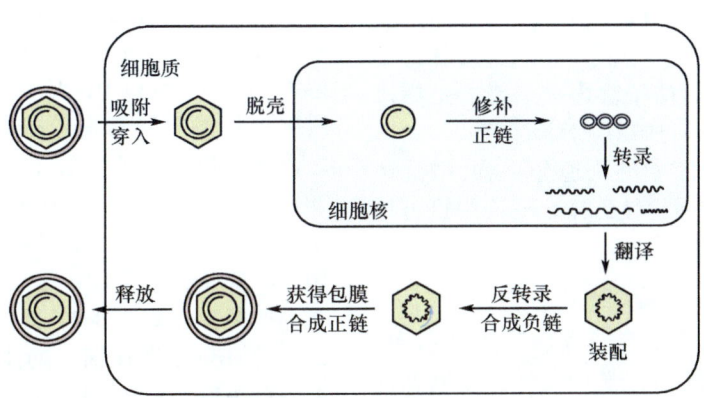

图 32-5　HBV 复制示意图

合构成 adw、adr、ayw、ayr4 个亚型,亚型分布有明显的地区性差异,与种族有关,我国汉族以 adr 为主,少数民族以 ayw 为主。

HBsAg 是 HBV 感染的指标之一,HBsAg 有抗原性,可刺激机体产生抗-HBs,有中和作用,是保护性抗体。

2. 核心抗原 (HBcAg)　存在于 HBV 的核心部分以及受感染的肝细胞核内、胞质内及肝细胞表面,不易在血循环中检测出游离的 HBcAg。但 HBcAg 抗原性强,能刺激机体产生抗-HBc。

3. e 抗原 (HBeAg)　与 Dane 颗粒在血清中平行出现,与 DNA 聚合酶活性在血循环中的消长基本一致,可作为体内有 HBV 复制及血清具有传染性的指标,能刺激机体产生抗-HBe。

(四) 动物模型与细胞培养

黑猩猩是 HBV 最敏感的动物,常用于 HBV 的致病机制的研究,疫苗效果及安全性的测定。1980 年发现 HBV 基因结构与同科的鸭乙型肝炎病毒相似,用鸭乙型肝炎病毒感染雏鸭,该模型在我国被用于筛选抗病毒药物和致病机制研究。HBV 目前尚不能在体外细胞中分离及培养。

(五) 抵抗力

HBV 对外界抵抗力较强,对低温、干燥等均有抵抗力。高压灭菌(121℃ 20 分钟)、0.25% 次氯酸钠、70% 异丙醇、80% 乙醇(11℃ 2 分钟)、2% 戊二醛溶液、5% 福尔马林可使 HBV 失活。但 HBV 的感染性丧失与 HBsAg 的抗原性丧失并非一致,如 pH2.4 处理 6 小时可使 HBV 失去感染性,但仍保持 HBsAg 的抗原性。含 HBV 的血迹一般情况下经 1 周仍具传染性。

> **案例 32-2 提示：**
> 在乙型肝炎病毒感染者血清中可查出 3 种不同形态的颗粒，具有感染性的完整 HBV 颗粒为大球形颗粒，亦称为 Dane 颗粒。

二、致病性与免疫性

(一) 传染源

主要是患者或无症状 HBsAg 携带者。潜伏期（50～160 天）时的患者血清也有传染性。

(二) 传播途径

1. 血液传播 人对 HBV 极易感，接触少量污染血即可感染。日常生活中纹身、扎耳环孔、共用牙刷及剃须刀、修足等可引起 HBV 感染。不洁静脉注射毒品也可引起 HBV 感染。我们应重视并避免以下的医源性传播：血制品、口腔科钻头、血液透析、器官移植、注射、手术、内窥镜检查及针灸等。

2. 垂直传播 绝大多数由于分娩通过产道时，来自母体的病毒经新生儿的微小伤口侵入体内感染所致，少数可发生宫内感染。羊膜穿刺术等破坏母婴屏障的情况可使胎儿在母体子宫内被感染。患病母亲的乳汁中也可检出 HBV，所以应引起注意。

3. 性传播 HBV 感染者的阴道分泌物、精液中含病毒，并可以通过性传播途径传播。唾液中也可检出 HBV，所以应引起注意。

(三) 致病机制

HBV 对机体的损伤主要是免疫病理损伤所致。病毒侵入机体感染肝细胞，在细胞内复制产生完整的病毒颗粒，同时分泌 HBsAg、HBcAg 和 HBeAg 等抗原成分，诱导机体产生特异性体液免疫和细胞免疫应答。

1. 细胞免疫及其介导的免疫病理损伤 特异性 CTL 的直接杀伤作用对清除 HBV 是最重要的。活化的特异性 CTL 识别肝细胞膜上与 MHC I 类分子结合的病毒抗原，清除病毒的同时，杀伤了肝细胞。特异性 T 细胞还分泌多种细胞因子发挥抗病毒效应，其中有些细胞因子可活化非特异性自然杀伤细胞和巨噬细胞，从而扩大细胞毒效应。肝细胞的损伤是由于 CTL 杀伤了 HBV 感染的肝细胞，还有 T 细胞产生细胞因子的直接或间接损伤作用。

2. 体液免疫及其介导的免疫病理损伤 HBV 感染可使机体产生抗-HBs、抗-PreS$_1$ 和抗-PreS$_2$ 等针对病毒抗原的抗体，这些保护性中和抗体可直接清除血循环中游离的病毒，并可阻断病毒对肝细胞的吸附作用。同时 HBsAg 及抗-HBs 可形成抗原抗体复合物，这些免疫复合物沉积于肾小球基底膜、关节滑液囊等处，激活补体，引起Ⅲ型超敏反应，导致乙型肝炎的肝外临床表现。

3. 免疫耐受 当 HBV 感染者特异性细胞免疫和体液免疫处于较低水平或完全缺乏时，机体既不能有效地清除病毒，也不能杀伤靶细胞，形成免疫耐受，临床上表现为无症状 HBV 携带者或慢性肝炎。对 HBV 的免疫耐受可发生在母婴垂直感染和成年人感染过程中，当发生 HBV 宫内感染时，胎儿胸腺淋巴细胞与抗原相遇，导致 HBV 特异的淋巴细胞克隆被排除，从而发生免疫耐受。幼龄感染 HBV 后，因免疫系统尚未发育成熟，也可对病毒形成免疫耐受。婴儿一出生就感染 HBV 的，其慢性化率为 90%，1～5 岁儿童感染 HBV 的，其慢性化率为 25%～50%，再年长者感染 HBV 的，其慢性化率为 1%～5%。

4. 病毒变异与免疫逃逸 HBV DNA 的 4 个 ORF 区均可发生变异，其中 S 基因、PreC 基因及 C 基因的变异较为重要，这些变异可导致病毒的免疫学性状和机体特异性免疫应答的改变。S 基因的 "a" 抗原决定簇基因可发生点突变或插入突变，从而使其抗原性改变，甚至使其抗原位点丢失。因此 "a" 抗原的变异可使抗-HBs 不能与之结合或亲和力降低，使 HBV 可逃避体液免疫的监视与中和作用，出现临床上虽有 HBV 感染，但检测不到 HBsAg，形成所谓的"诊断逃逸"。PreC 基因的变异常发生在基因组 1896 位核苷酸，使之由鸟嘌呤（G）变为腺嘌呤（A），导致 PreC 区的第 28 位密码子由 TGG 变为终止密码子 TAG，从而不能正确翻译出 HBeAg，使病毒逃逸机体的免疫监视作用。C 基因编码的 HBcAg 是特异性 CTL 的靶抗原，C 基因的突变导致 HBcAg 抗原位点的改变，从而妨碍 CTL 对 HBcAg 所在细胞的清除。病毒基因突变导致的免疫逃避作用在 HBV 感染慢性化过程中具有重要的意义。

综上所述，机体对 HBV 的免疫效应具有双重性：既可清除病毒，也可造成肝细胞的损伤。当病毒数量较少，感染的肝细胞数量不多，机体免疫应答处于正常范围时，特异的 CTL 可摧毁病毒感染的细胞，细胞外的 HBV 则可被抗体中和而清除，临床表现为急性肝炎，可较快痊愈。若受感染的肝细胞数量多（如合并 HDV 感染），机体的免疫应答超过正常范围，可引起大量的肝细胞迅速坏死、肝功能衰竭，临床表现为重症肝炎。当机体免疫功能低下，特异性 CTL 不能有效地清除受感染的细胞，又无有效的抗体中和病毒时，病毒则持续存在并再感染其他肝细胞，造成慢性肝炎，进一步发展为肝纤维化，引起肝硬化。

> **案例 32-2 提示：**
> 乙型肝炎病毒致病机制复杂，主要是机体产生的免疫病理损伤引起肝细胞病变。

(四) 临床表现

潜伏期6~24周,期间可表现为恶心、呕吐、厌食等。随后可有黄疸、茶色尿、大便颜色变浅、肝区压痛等表现,并伴血清转氨酶(如 ALT)的升高。

1. 急性肝炎 病程8周左右,随后抗-HBs、抗-HBe 出现,90% 以上的成年人属此类,预后好,通常不向慢性化发展(图 32-6)。

2. 慢性肝炎 当感染持续6个月以上,表现为转氨酶增高及 HBsAg 阳性,无抗-HBsAg 出现时,定义为慢性肝炎。约5%的成年人,70%~90%的婴儿会慢性化,有些人可以有全身疲乏、厌食、焦虑等症状。对 HBsAg、HBeAg 及病毒 DNA 持续检出的患者,经30年后易发展成肝硬化,乃至肝细胞癌。

3. 暴发性肝炎 大量肝细胞损伤坏死,见于1%乙型肝炎患者,HBV 暴发性肝炎常伴有其他肝炎病毒的感染,如伴有 HDV 感染者比无 HDV 感染者暴发性肝炎发病率高10倍。Pre-C 区突变株引起的肝炎,病人血清 HBeAg 阴性,但临床上常表现为严重慢性肝炎或暴发性肝炎。有时患者过强的免疫反应也可导致暴发性肝炎。此类肝炎预后凶险,常致命。

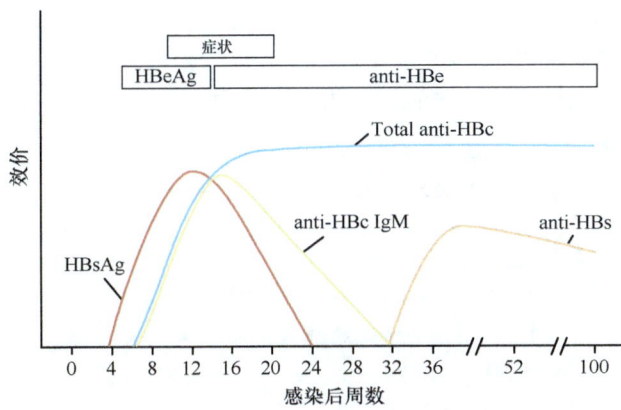

图 32-6 急性乙型肝炎血清学变化

4. 乙型肝炎的肝外表现 20%的患者可见,表现为:①血清病样综合征,包括发热、皮疹和多关节炎;②坏死性血管炎(结节性多动脉炎);③肾小球肾炎。

5. HBV 与原发性肝细胞癌 幼时就感染 HBV 及有肝硬化者易发展为肝细胞癌。已有大量的证据表明 HBV 感染与原发性肝细胞癌有密切关系。

(1) 流行病学调查:我国90%以上原发性肝细胞癌患者感染过 HBV,HBsAg 携带者发生原发性肝细胞癌的危险性比正常人高100倍以上。

(2) 动物实验:用土拨鼠肝炎病毒感染新生的土拨鼠,3年后100%发生肝癌,没感染肝炎病毒的土拨鼠则正常。

(3) 分子机制:90%肝细胞癌染色体中有 HBV DNA 的整合,50%为 X 基因片段,转基因小鼠证明 X 基因片段持续性高水平表达能诱发原发性肝细胞癌。X 蛋白不仅可促进病毒的复制,有利于疾病的慢性化,还可激活细胞内原癌基因,抑制抑癌基因,促进细胞转化,发展成原发性肝细胞癌。

(五) 免疫性

HBV 感染后特异的抗-HBs 有保护作用,由于 HBsAg 有共同的特异性抗原决定簇 a,抗-HBs 能提供不同亚型的交叉保护作用。

三、微生物学检查

(一) 乙型肝炎抗原抗体的检测

免疫学方法检测 HBV 标志物是临床最常用的 HBV 感染的病原学诊断方法。HBV 具有3个抗原抗体系统,即 HBsAg 与抗-HBs、HBeAg 与抗-HBe、HBcAg 与抗-HBc(抗-HBc IgM 和抗-HBc IgG)。由于 HBcAg 在血液中难以检出,临床进行的免疫学检测不包括 HBcAg,故常称为"两对半"检测。

检测方法以酶联免疫吸附法最为常用。HBV 抗原与抗体的免疫学标志与临床关系较为复杂,必须对各项指标综合分析,为临床提供诊断依据(表 32-1)。

1. HBsAg 和抗-HBs HBsAg 是 HBV 感染后第一个出现的血清学标志物,也是诊断乙型肝炎的重要指标之一,是筛选献血员所必需的指标。HBsAg 阳性见于急性、慢性肝炎和无症状携带者。急性肝炎恢复后,一般在1~4个月内 HBsAg 消失,持续阳性6个月以上则认为转为慢性肝炎。在急性感染恢复期可检出抗-HBs,一般是在 HBsAg 从血清消失后产生抗-HBs。从 HBsAg 消失到抗-HBs 出现的这段时间,称为窗口期,此期可以短至数天或长达数月,此时,抗-HBc IgM 是 HBV 感染的唯一的血清学标志物。抗-HBs 是一种中和抗体,是乙型肝炎恢复的一个重要标志,对病毒的再感染具有保护作用,可持续数年,抗-HBs 的出现也是乙肝疫苗免疫接种成功的标志。

2. HBeAg 和抗-HBe HBeAg 是 HBV 复制及血清具有传染性的指标,在潜伏期与 HBsAg 同时或在 HBsAg 出现稍后数天就可在血清中检出。HBeAg 持续存在时间超过10周则提示感染易转为慢性化。HBeAg 具有抗原性,可刺激机体产生抗-HBe。随着抗-HBe 的出现,HBeAg 转阴,一般表示 HBV 复制水平降低,传染性下降。

3. HBcAg 和抗-HBc HBcAg 是 HBV 存在和复制活跃的指标,血液中不易检测到。HBcAg 抗原性强,在 HBV 感染早期即可刺激机体产生抗-HBc,较抗-HBs 的出现早得多,早期以 IgM 为主,随后产生 IgG 型抗体。常以抗-HBc IgM 作为急性 HBV 感染的指标,但慢性乙肝患者在病变活动时也可持续低效价阳性。急性感染恢复期抗-HBc IgG 出现,可终生存在。抗-HBc 不是保护性抗体,不能中和 HBV。

表 32-1　HBV 抗原、抗体检测结果及临床意义

HBsAg	抗-HBs	HBeAg	抗-HBe	抗-HBc IgM	抗-HBc IgG	临床意义
+	-	+/-	-	-	-	急性乙肝潜伏期
+	-	+	-	+	-	急性乙肝("大三阳")
+	-	-	+	-	+	急性乙肝趋向恢复("小三阳");无症状携带者
-	+	-	+	-	+	乙肝恢复期,有免疫力
-	+/-	-	-	-	+/-	既往感染
+	-	+	-	-	+	慢性乙肝
-	+	-	-	-	-	接种疫苗,有免疫力
-	-	-	-	-	-	易感染者

HBV 抗原、抗体检测主要用于:①乙型肝炎诊断;②乙型肝炎病情监测、疗效及预后的判断;③筛选献血员;④乙肝疫苗预防接种免疫效果监测;⑤流行病学调查。

(二) 血清 HBV DNA 检测

血清中存在 HBV DNA 是诊断 HBV 感染最直接的证据,可用核酸杂交法、PCR 法、荧光定量 PCR 法检测。HBV DNA 的检测可作为 HBsAg 阴性感染者的诊断手段,也有助于判断 HBV 感染者传染性的高低,进行 HBV 基因变异的研究以及抗病毒药物临床疗效的评价等。

(三) 血清 DNA 聚合酶检测

在感染 1 周即已出现,测定 HBV 特异的 DNA 聚合酶活性是反映 HBV 增殖的一个有用指标。

> **案例 32-2 提示:**
> **1. 诊断依据**　检测 HBV 标志物是临床诊断 HBV 感染的最常用方法。HBV 抗原与抗体的免疫学标志与临床关系较为复杂,必须对各项指标综合分析。排除其他肝炎,该患者为典型的急性乙肝。
> **2. 预后**　HBeAg 消失而 anti-HBe(+)时,传染性降低,anti-HBs(+)时患者趋于痊愈。如果持续 HBsAg(+)及 HBeAg(+),患者易转为慢性肝炎。

四、防 治 原 则

对病人的血液、分泌物等均须消毒处理。加强对献血员的筛选。使用一次性医疗器械,对高危人群采取免疫接种等相应的预防措施。

(一) 人工主动免疫

1. 乙肝血源疫苗　用 HBsAg 阳性携带者的血浆,经分离获得 22nm 直径的 HBsAg 小球形颗粒后,用福尔马林灭活后制成。

2. 基因工程疫苗　它的基本原理是将病毒 S 基因克隆到质粒中,然后转染至酵母细胞或哺乳动物细胞中表达表面抗原,制造的乙肝疫苗可得到与血源疫苗同样的免疫效果。其优点是可以大量制备,并排除了血源疫苗中可能有潜在病毒的危险。

本疫苗主要应用于婴幼儿以及小学生,同时也用于所有易感者、危险人群和免疫抑制者。一般采用 0、1、6 月免疫方案,对 90% 易感人群有免疫效果,但成年人随着年龄的增长,免疫效果有所下降。

(二) 人工被动免疫

含高效价抗-HBs 的人血清免疫球蛋白(HBIg)可用于紧急预防。①黏膜或破损皮肤接触了 HBV 的成年人应该在 48 小时内注射 HBIg 来提供被动免疫所需的抗体,然后接种 HBsAg 疫苗以产生主动免疫。②对于携带 HBV 的孕妇,将 HBIg 和乙肝疫苗联合用于出生 6 小时内的新生儿,保护力可达 80% 以上。

(三) 治疗

α-干扰素或拉米呋啶等可用于慢性乙肝的治疗。

> **案例 32-2 提示:**
> 应采取综合性防治措施包括:
> 1. 一般性防治:对病人的血液和分泌物等。
> 2. 特异性防治:人工主动免疫接种乙肝疫苗;人工被动免疫注射高价抗-HBs 的人血清免疫球蛋白(HBIg)可用于紧急预防。

第三节　丙型肝炎病毒

> **案例 32-3**
> 患者,男,30 岁。2 个月前外科手术时输血 500ml,近日出现食欲不振、乏力等症状。实验室检查:肝功能异常。血清学检测:anti-HAV IgM(-),HBsAg(-),HCV RNA(+),anti-HCV IgM(+),anti-HDV(-),anti-HEV(-)。
> **思考题:**
> 1. 可能感染了哪种病原体?
> 2. 感染途径有哪些?如何防止感染?

HCV(hepatitis C virus,HCV)曾被称为肠道外传播的非甲非乙型肝炎病毒,于 1989 年归类于黄病

毒科（Flaviviridae）。HCV主要通过血液传播，感染在全世界分布广泛，WHO估计全世界3%左右人被HCV感染，有1.7亿为慢性携带者，其危险性是发展为肝硬化和肝癌。

一、生物学性状

（一）形态结构

HCV是直径约50nm的球形颗粒，有包膜。HCV基因组是单股正链RNA，全长9.4kb，仅含有单一的ORF，自5'端开始依次为5'非翻译区（Untranslated Region，UTR）、C区、E1区、E2区、NS1、NS2、NS3、NS4、NS5区及3'UTR（图32-7）。5'UTR对病毒蛋白翻译有重要的作用，其核苷酸序列保守，病毒株间差异小，可用于基因诊断。C区和E区为结构蛋白编码区，分别编码病毒的核心和包膜蛋白。核心蛋白具有强的抗原性，可诱发机体产生抗体，几乎存在于所有丙型肝炎患者血清中，且持续时间较长，有助于HCV感染的诊断。E区为HCV基因中变异最大的部位，在不同的分离株中核苷酸差异可达30%，包膜蛋白抗原性的改变可以逃避免疫监视，这是HCV易引起慢性肝炎的主要原因，也是HCV疫苗研制的一大障碍。NS2~NS5区为非结构蛋白编码区，如NS3编码蛋白酶和解旋酶，NS5编码依赖RNA的RNA聚合酶。3'UTR对HCV RNA结构的稳定及病毒包装有重要作用。

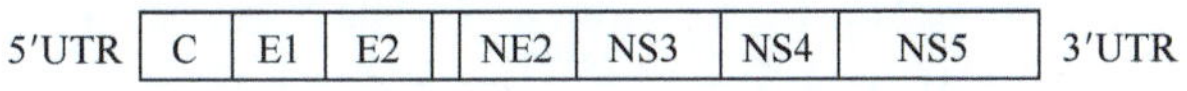

| 5'UTR | C | E1 | E2 | NE2 | NS3 | NS4 | NS5 | 3'UTR |

图32-7　HCV基因结构示意图

根据世界各地分离的HCV毒株，可将HCV分为6个基因型。在世界不同地方有不同的优势基因型，欧美各国流行株多为Ⅰ型，我国以Ⅱ型为主。不同的基因型，其对治疗的反应性也不同，如Ⅰ型对干扰素的治疗效果较差。

（二）培养特性

黑猩猩是研究HCV感染的可靠动物模型，其感染过程、急性期的表现、宿主的免疫应答及长期感染的后果，与人类HCV感染的临床和免疫学特征十分相似。用于HCV研究的其他动物还有狨猴、猕猴等，但结果均不如黑猩猩满意。HCV的细胞培养迄今尚未成功。

（三）抵抗力

HCV对各种理化因素的抵抗力较弱，不耐酸、不耐热，对氯仿、乙醚等有机溶剂敏感，紫外线照射、在37℃用1:2000甲醛溶液处理72小时、煮沸2分钟、60℃10小时等均可使其感染性丧失。

二、致病性与免疫性

（一）致病性

1. 传播途径　HCV的传播与HBV相似，主要通过输血、血液制剂（如免疫球蛋白）传播。也可通过性传播和垂直传播，但比HBV要少。

2. HCV感染的发病机制　HCV的致病机制目前认为可能与病毒的直接杀细胞作用和免疫病理损伤有关，并以免疫病理损害为主。特异性CTL的直接杀伤作用可以清除HCV，同时对病毒所在的肝细胞也造成了病理损害。

3. 临床表现　潜伏期6~10周，80%急性丙型肝炎患者无明显症状，其余主要表现为食欲不振、恶心、呕吐，乏力，约25%患者可出现黄疸（少于乙肝患者）。HCV的感染者，40%可完全恢复，60%发展为慢性肝炎，即持续半年以上无明显改善。慢性肝炎患者中20%可进一步发展为肝硬化，肝硬化患者中20%最终导致肝细胞癌。HCV感染本身不引起暴发性肝炎，但若同时又合并其他类型的肝炎则易引起暴发性肝炎（图32-8）。

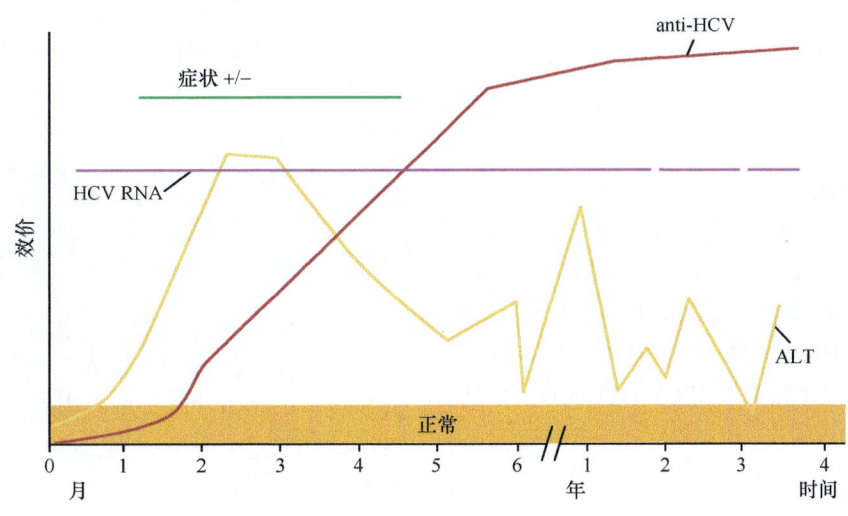

图32-8　由急性进展至慢性丙型肝炎的血清学变化

（二）免疫性

HCV 感染虽然产生结构和非结构蛋白特异性抗体，但无中和作用，不能产生有效的免疫保护，因此 HCV 的重复感染是可能的。

三、微生物学检查

1. 检测抗原（体） 检测 HCV 核心抗原或抗-HCV，阳性者表示已被 HCV 感染，用来快速筛选献血员并可诊断丙肝患者。

2. 检测病毒 RNA 目前采用 RT-PCR 检出微量的病毒 RNA。出生 12 个月以内婴儿体内可含有母亲的抗-HCV，因此应采用检测 HCV RNA 的方法以确定有无感染。

四、防治原则

我国已规定，检测抗-HCV 作为筛选献血员的必要步骤，对血制品亦需进行检测以防被 HCV 污染。由于 HCV 不能诱导中和性抗体的产生，且病毒易变异，疫苗的制备有相当的难度。抗病毒治疗应选用化学药物（利巴韦林）与 α-干扰素相结合的方法，早期治疗效果较好。

> **案例 32-3 提示：**
> 该患者输血后发生肝炎，HCV RNA（+），anti-HCV IgM（+），排除其他肝炎病毒，则为丙型肝炎病毒感染。该病毒主要经输血途径传播。严格筛选献血员和加强血制品的管理，控制输血途径传播是丙型肝炎最主要的预防措施。

第四节　丁型肝炎病毒

丁型肝炎病毒是 1977 年在慢性乙型肝炎患者的肝细胞核内发现的一种新的肝炎病毒，当时称之为 δ 因子，现已正式命名为丁型肝炎病毒（hepatitis D virus, HDV）。全世界感染过 HDV 者超过 1000 万，40% 的暴发性肝炎与 HDV 有关。

（一）生物学性状

HDV 直径为 35～37nm，病毒基因组为 1.7 kb 单负链环状 RNA，被 HDV 抗原包绕着，再外面则是由含 HBsAg 的脂双层包裹着（图 32-9）。HDV 是一种缺陷病毒，必须随嗜肝 DNA 病毒（如 HBV）共同增殖，由其提供最外层的膜蛋白，嗜肝 DNA 病毒就成为 HDV 的辅助病毒。

（二）致病性

HDV 主要是通过输血或血液制品传播，也可以

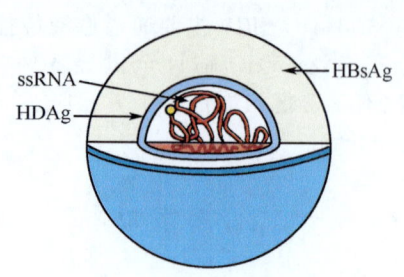

图 32-9　HDV 形态及结构模式图

通过性传播或母婴垂直传播。由于是一种缺陷病毒，因此必须在同时感染 HBV（共同感染）或先有 HBV 感染（重叠感染）的条件下，HDV 才能复制增殖，而 HDV 和 HBV 的共同感染或重叠感染常常导致肝炎症状加重，使病情恶化，并慢性化。

（三）微生物学检查

通过检测 HDV 感染的标志物，结合 HBV 感染的检测，可进行 HDV 感染的实验室诊断。

1. HDV 抗原 HDV 抗原主要存在于受感染者的肝细胞核内，在 HDV 血症时，血中也可查到。直接检查血清中或肝活检组织中 HDV 抗原时，需先用去垢剂处理，去除 HDV 表面的含 HBsAg 的脂双层，然后再用荧光免疫或 ELISA 法检测。血清中 HDV 抗原阳性主要见于急性丁型肝炎的早期。在慢性 HDV 感染中，HDV 抗原可呈波动性地反复阳性。

2. 抗-HDV（IgM、IgG） 在 HDV 急性感染时，抗-HDV IgM 是首先可以检出的抗体，抗-HDV IgG 较后出现，但持续时间较长。

3. 核酸检测 HDV RNA 是病毒存在的直接证据，常用 RT-PCR 和核酸杂交法进行检测，敏感性和特异性均较高。HDV RNA 阳性提示存在 HDV 感染及病毒复制。

如 HBsAg 阳性兼有 HDV 标记物中一项或一项以上阳性及肝功能异常即可判定为丁型肝炎。

（四）防治原则

丁型肝炎的预防原则与乙型肝炎一样，需加强对血液制品的检测和管理。对丁型肝炎目前无有效疫苗及治疗手段。因 HDV 为缺陷病毒，其感染依赖 HBV，现通过对乙型肝炎的预防和治疗来控制丁型肝炎。

第五节　戊型肝炎病毒

戊型肝炎病毒（hepatitis E virus, HEV）是戊型肝炎的病原体。1955 年首次在印度暴发流行，约 2.9 万人发病。1986 年，我国新疆南部地区发生戊型肝炎流行，约 12 万人发病，死亡 700 余人，是迄今世界上最大的一次流行。1989 年，Reyes 等应用基因克隆技术，获得了该病毒基因组 cDNA，并正式命名为戊型肝

炎病毒,现归于 Hepeviridae 科。

一、生物学特性

HEV 呈球状,无包膜,直径为 27~34nm,表面有凹陷,形似杯状。HEV 基因组为单正链 RNA,全长约 7.2 kb,共有 3 个开放阅读框(ORF),最长的第一个 ORF 约 5kb,编码病毒复制所需的依赖 RNA 的 RNA 聚合酶等非结构蛋白。第二个 ORF 长约 2kb,编码病毒衣壳蛋白。第三个 ORF 编码小蛋白以促进病毒装配。目前认为,HEV 至少存在 4 个基因型,各基因型的分布有一定的地域性,目前从我国感染人群中分离的 HEV 为基因型 I 和基因型 IV。

HEV 对高浓度盐敏感,对酸碱相对耐受。在干冰、液氮中可稳定保存,但不宜反复冻融。

HEV 可以感染恒河猴、猕猴、黑猩猩和猪等。虽有细胞培养 HEV 成功的报道,但效率低,方法有待进一步改善。

二、致病性与免疫性

HEV 的传染源主要是潜伏末期和急性期早期的戊型肝炎患者,大量病毒随粪便排出,污染水源、水产品、食物和周围环境,然后经粪-口途径传播。

戊型肝炎的潜伏期为 20~60 天,平均 40 天。病毒经胃肠道进入血液,感染肝脏并在肝内复制,经肝细胞释放到血液和胆汁中,然后经粪便排出体外。HEV 感染肝细胞后,引起肝细胞的炎症和坏死,其临床表现与甲型肝炎相似。成人感染后临床表现明显,儿童则多为亚临床型。多数患者于发病后 6 周即好转并痊愈,不发展为慢性肝炎。戊型肝炎病死率,一般 0.4%~4%。孕妇感染后病情常较重,尤以怀孕 6~9 个月最为严重,常发生流产或死胎,孕妇病死率达 10%~20%。此外,其他肝炎患者重叠感染 HEV 后,病情也较重。

戊型肝炎病后有一定免疫力,可产生中和抗体,但维持时间较短。

三、微生物学检查

戊型肝炎从症状上很难与甲型肝炎相区别,病原学诊断是鉴别这两种肝炎的可靠方法,可用电镜或免疫电镜技术检测患者粪便中的 HEV 病毒颗粒,也可用 RT-PCR 法检测血清、粪便或胆汁中的 HEV RNA。目前,临床诊断常用的方法是检查血清中的抗-HEV IgM 或 IgG,由于抗-HEV IgM 出现时间与临床症状出现的时间相吻合,且抗体滴度经 3~6 个月降至基础水平,所以用抗-HEV IgM 作为 HEV 急性感染的指标。抗-HEV IgG 则可以持续几年。

四、防治原则

预防 HEV 感染主要是以切断传播途径为主的综合性预防措施,包括防止水源被粪便污染、加强食品卫生管理、讲究个人卫生和提高环境卫生水平。感染过 HEV 者的免疫球蛋白对预防 HEV 感染有一定效果,但目前尚无有效的 HEV 疫苗。急性戊型肝炎为自限性疾病,无需特殊治疗,主要用支持疗法和对症治疗。

第六节 新发现的感染肝脏的病毒

甲~戊型肝炎病毒被鉴定后,仍然有一部分肝炎患者的病原体不明。近年来从输血后肝炎患者中发现几种新病毒,包括庚型肝炎病毒/GB 病毒-C、TT 病毒等。最初认为这些病毒与肝炎相关,随着研究的深入,发现它们并不是肝炎的病原体,其致病性有待进一步研究。

一、庚型肝炎病毒/GB 病毒-C

1995 年,美国科学家在非甲~戊型肝炎患者中扩增出一新病毒 GBV-C 的序列(GB 为患者姓名缩写)。几乎与此同时,美国另一实验室在患者血清中也发现了与非甲~戊型肝炎病毒相关的基因序列,称为庚型肝炎病毒(hepatitis G virus,HGV)。GBV-C 和 HGV 是同种病毒的不同分离株。由于其命名未正式明确,现一般将其称为 HGV 或 GB 病毒-C。

1. 生物学特性 HGV 是有包膜的 RNA 病毒,属黄病毒科,与 HCV 相似,基因组为单正链 RNA,长 9.4kb。有 1 个开放阅读框,编码 1 种约 3000 个氨基酸的前体蛋白,经翻译后加工,形成病毒的结构蛋白和非结构蛋白。

HGV 可以感染狨猴、狷猴和黑猩猩,并可以连续传代。我国学者用 HGV RNA 阳性血清感染猕猴也获成功。细胞培养 HGV 尚未成功。

2. 致病性和免疫性 HGV 的传染源是病毒感染者或携带者。主要经血传播,也可经母-婴传播。在发达国家的健康献血者中,感染率为 1%~5%,在发展中国家则更高。大多数研究显示,HGV 感染者不出现明显的肝脏损伤及临床症状,HGV 感染的意义尚待进一步研究。

HGV 可刺激机体产生抗包膜 E2 蛋白的抗体,抗体与 HGV RNA 的含量呈反比关系。提示该抗体可能是中和抗体。

3. 微生物学检查法 目前,HGV 感染的诊断以 RT-PCR 为主。由于 E2 抗体的出现与 HGV RNA 的消失相关,可将 E2 抗体作为 HGV 感染恢复的标志或以前感染的标志。

二、TT 病毒

1997年Nishizawa从一例输血后肝炎病人血清中分离到一种新病毒,现将这种病毒命名为单股环状病毒(Torque Teno virus,TTV),属Circoviridae科。

1. 生物学性状 TTV是无包膜的单负链环状DNA病毒。病毒体呈球形,直径为30~32nm。基因组长约3.8kb,编码区至少有4个开放阅读框(ORF),ORF1可能编码衣壳蛋白,其中3个高变区可能与病毒免疫逃避、在体内持续感染有关。ORF2、ORF3和ORF4编码蛋白质的功能尚不清楚。TTV基因组序列差异很大。有研究根据ORF1的核酸序列将TTV分为5个基因群,至少39个基因型。

2. 致病性 TTV可以在血液、粪便、唾液和精液等中检出,所以其传播途径也多样化。TTV感染呈全球性分布,人群感染率很高。欧美等国家献血员的感染率为33%~93%,亚洲、非洲和南美洲正常献血员的感染率为80%~100%。感染TTV一般表现为无症状携带者,病毒长时间甚至终生存在,尚未发现TTV可引起肝炎或其他疾病的确切证据。

3. 微生物学检查 主要是采用PCR法检测血中TTV DNA。根据高度保守的非编码区序列设计引物,检测不同基因群及基因型的TTV变异株,这有助于TTV流行病学特点和致病性的研究。

Summary

The hepatitis viruses include HAV, HBV, HCV, HDV and HEV. Although the target organ for each of these viruses is the liver and the basic hepatitis symptoms are similar, they differ greatly in their structure, mode of replication, transmission, the time course and consequence of the disease they caused.

HAV is spread by the fecal-oral route. The infections often result from consumption of contaminated water, shellfish, or other food. HAV has a 27nm, naked icosahedral capsid surrounding a single-stranded RNA genome. HAV can't initiate a chronic infection and is not associated with hepatic cancer. Vaccine is available in China.

HBV is a small enveloped DNA virus. The genome is a circular, partly double-stranded DNA of 3200 bp. The infectious Dane particle contains HBsAg and nucleocapsid core with genome. The major source of infectious virus is in blood, but HBV can be found in semen, saliva, milk and vaginal secretions. The most efficient way to acquire HBV is through injection of the virus into the bloodstream, common but less efficient routes of infection are sexual contact and birth. The initial diagnosis of hepatitis can be made on the basis of the clinical symptoms and the presence of liver enzymes in the blood. Acute and chronic HBV infections can be distinguished by the presence of HBsAg and HBeAg in the serum and the pattern of antibodies to the individual HBV antigens. Chronic HBV infection can be treated with interferon-α or lamivudine. The chronic active hepatitis can lead to cirrhosis, or primary hepatocellular carcinoma. The vaccine contains HBsAg and expressed in yeast. Vaccination is recommended for infants, children, and especially people in high-risk groups. Hepatitis B immune globulin has shown a protective effect if it is given soon after exposure, if given together with vaccine which can provide passive and active protection at the same time.

HCV is transmitted by means similar to HBV, but has an even greater potential for establishing persistent, chronic hepatitis. The chronic hepatitis often leads to cirrhosis and potentially to hepatocellular carcinoma. HDV (delta agent) is responsible for causing 40% of the fulminant hepatitis infections. HDV is unique because it uses HBsAg for packaging the virus. HEV is similar to those of HAV, and cause only acute disease.

(孙文长)

进一步阅读文献

1. Murray PR, Rosenthal KS, Pfaller MA. Medical Microbiology, 5th ed. New York: Mosby Elsevier. 2005
2. Brooks GF, Butel JS, Morse SA. Medical Microbiology, 23rd ed. New York: McGraw-Hill. 2004
3. Liang TJ. Hepatitis B: The Virus and Disease, Hepatology, 2009,49(S5): S13-S21
4. Rotman Y, Brown TA, Hoofnagle JH. Evaluation of the Patient with Hepatitis B, Hepatology, 2009. 49(S5):S22-S27
5. http://www.who.int/csr/disease/hepatitis/en/

第三十三章 虫媒病毒

虫媒病毒(arbovirus)是一群通过节肢动物(蚊、蜱等)作为传播媒介,引起自然疫源性疾病和人畜共患病的病毒。由于节肢动物的分布、活动与自然环境和季节密切相关,所以,虫媒病毒病具有明显的地方性和季节性。

虫媒病毒在病毒学分类上属于不同病毒科的不同病毒属,可引起不同的疾病。1992年在国际虫媒病毒中心登记的虫媒病毒有535种,其中对人类致病的至少有128种。目前我国流行的虫媒病毒有流行性乙型脑炎病毒、登革病毒和森林脑炎病毒等均归类于黄病毒属(*Flavivirus*)。近年来,在我国的云南、新疆、贵州等地还分别分离到东方马脑炎病毒、西方马脑炎病毒、辛得毕斯病毒、罗斯河病毒和Colti病毒。

第一节 流行性乙型脑炎病毒

> **案例 33-1**
> 患者,男,10岁。于8月上旬出现发热,剧烈头痛,伴有喷射状呕吐。居住地蚊虫较多,未接种过疫苗。查体:体温39.4℃,昏迷状态,面色潮红,呼吸急促,双瞳孔等大,对光反射迟钝,颈抵抗阳性,四肢肌张力较高,脑脊液微混,新型隐球菌(−),乙脑特异性抗体IgM(+)。
> **思考题:**
> 1. 可疑哪种病原体感染?诊断依据是什么?
> 2. 该病原体的传染源、传播途径、易感人群以及流行特征怎样?

流行性乙型脑炎病毒(Epidemic type B encephalitis virus)是流行性乙型脑炎(简称乙脑)的病原体,简称乙脑病毒。1934年日本学者首先从死亡病人脑组织中分离到该病毒,曾命名为日本脑炎病毒(Japanese encephalitis virus, JEV)。乙脑是一种以蚊子为传播媒介的急性传染病,多发生于夏秋季,该病毒主要侵犯中枢神经系统,临床表现轻重不一,死亡率高,幸存者中10%~15%留有后遗症。

一、生物学性状

乙脑病毒呈球形,直径35~50nm,衣壳为二十面体立体对称结构,外有包膜。病毒基因组为单股正链RNA,含有蛋白酶、依赖RNA的RNA聚合酶等4~8个非结构蛋白基因和编码衣壳及包膜蛋白的结构基因。基因组全长10 976bp,在病毒复制过程中,开放读码框(ORF)先转译一个由3 432个氨基酸组成的多蛋白前体,然后再经蛋白酶切割加工成3种结构蛋白和至少7种非结构蛋白。

病毒的结构蛋白包括衣壳蛋白(capsid protein, C蛋白)、膜蛋白(membrane protein, M蛋白)和包膜蛋白(envelope protein, E蛋白)。E蛋白是镶嵌在病毒包膜上的糖基化蛋白,与病毒的吸附、穿入、致病等作用密切相关。E蛋白含有中和抗原表位和型特异性抗原表位,并具有血凝活性,能凝集雏鸡、鹅、鸽和绵羊红细胞;能刺激机体产生中和抗体和血凝抑制抗体,具有抑制血凝和中和病毒的作用;C蛋白和M蛋白在病毒的包装及成熟过程中起重要作用。非结构蛋白包括NS1、NS2a、NS2b、NS3、NS4a、NS4b和NS5等。NS3和NS5在病毒复制过程中起重要作用。NS1存在于感染细胞表面,能诱导机体产生细胞免疫,但不能诱导产生中和抗体。

病毒在动物、鸡胚及组织细胞内均能增殖,在地鼠肾、幼猪肾等多种原代细胞和C6/36蚊传代细胞中增殖后能引起明显的细胞病变。最易感的动物是乳鼠,在脑内接种病毒后,出现神经系统兴奋性增高,肢体痉挛等症状,不久转入麻痹期而死亡。病毒在鼠脑内或培养细胞中连续传代后,其毒力明显下降,我国在体外连续传代后成功研制出SA$_{14}$-14-2减毒活疫苗株。

乙脑病毒抗原型别单一,只有1个血清型;抗原性稳定,很少变异,株间毒力差异小,故用疫苗预防效果好。

乙脑病毒抵抗力弱,对酸、乙醚和氯仿等脂溶剂敏感,对化学消毒剂也较敏感。不耐热,56℃ 30分钟、100℃ 2分钟均可使之灭活。

二、流行病学特征

1. 传染源 乙脑病毒的主要传染源是带毒的猪、牛、羊、马、驴等家畜和鸟类。因为新生幼猪缺乏免疫力,具有高感染率和高滴度的病毒血症,所以幼猪是最重要的传染源和中间宿主。人感染乙脑病毒后仅发生短暂的病毒血症,血中病毒滴度不高,所以病人不是主要的传染源。

2. 传播媒介　乙脑病毒的主要传播媒介是三节吻库蚊,蚊子吸取带毒动物血后,病毒先在肠上皮细胞中增殖,然后进入血腔并移行至唾液腺,再去叮咬易感动物或人而传播。受感染的蚊子可带毒越冬并可经卵传代,因此蚊子不仅是乙脑病毒的传播媒介也是重要的储存宿主。

3. 流行特征　我国是乙脑的主要流行区,除青海、新疆和西藏外均有乙脑流行。乙脑的流行与蚊子的密度直接相关,在热带地区,由于蚊子一年四季均可繁殖,故全年都可发生乙脑的流行或散发流行。在亚热带和温带地区则有明显的季节性,以夏秋季流行为主。易感人群主要是儿童,尤以2~9岁年龄组发病率较高。

> **案例 33-1 提示：**
> 乙脑病毒以家畜(幼猪等)为传染源,以库蚊为储存宿主和传播媒介,其病毒可长期储存在蚊虫体内,通过叮咬家畜或人使其感染,易感人群以自身免疫力较弱者为主。多在夏秋季散发,其流行特征与蚊子密度的高峰期一致。

三、致病性与免疫性

病毒经带毒蚊子叮咬后侵入人体,先在皮下毛细血管内皮细胞及局部淋巴结增殖,经毛细血管和淋巴管进入血流,引起第一次病毒血症,患者出现轻微发热症状。病毒随血流播散到肝、脾等脏器的单核巨噬细胞中大量增殖,然后再次侵入血流,引起第二次病毒血症,患者出现发热、头痛、寒战及全身不适等症状。绝大多数感染者病情不再发展,成为隐性感染。少数免疫力低下的患者,病毒可突破血-脑屏障侵犯中枢神经系统,在脑组织内增殖,引起脑实质和脑膜炎症,出现高烧、头痛、颈项强直、呕吐、惊厥、抽搐、脑膜刺激症状等严重的中枢神经系统症状,进一步可发展为昏迷、中枢性呼吸衰竭或脑疝,病死率可达10%,幸存者可留下不同程度的后遗症,表现为痴呆、瘫痪、失语、智力减退等症状。近年来研究表明,免疫病理反应可能在乙脑病毒的致病机制中起重要作用。

乙脑病后免疫力稳定而持久,隐性感染同样可获得免疫力。抗乙脑病毒感染免疫,以体液免疫为主,但完整的血-脑屏障和细胞免疫也起重要作用。

> **案例 33-1 提示：**
> 根据病人的症状、体征和免疫学检测结果提示乙脑特异性抗体 IgM(+),可诊断为乙脑病毒感染。微生物学诊断主要检测发病初期患者血液或脑脊液中的乙脑病毒抗原或特异性 IgM 抗体,具有早期诊断意义。

四、微生物学检查

1. 病毒的分离　乙脑病毒的分离培养可用细胞培养法或乳鼠脑内接种法。可采用红细胞吸附试验、单克隆抗体免疫荧光试验或观察细胞病变等方法鉴定病毒。

2. 病毒抗原检测　可用 ELISA 或免疫荧光技术检测发病初期患者血液或脑脊液中的乙脑病毒抗原,阳性结果对乙脑有早期诊断意义。

3. 血清学试验　包括 ELISA、胶乳凝集试验或血凝抑制试验等。用 ELISA 法检测乙脑患者血清或脑脊液中特异性 IgM 抗体,阳性率可达90%以上,可用于早期快速诊断。乙脑病毒特异性 IgG 抗体通常需检测急性期和恢复期双份血清,当恢复期血清抗体效价比急性期升高4倍或4倍以上时,才有诊断价值。检测血凝抑制抗体可用于临床诊断和流行病学调查。

4. 病毒核酸检测　RT-PCR 技术检测乙脑病毒特异性核酸片段是一种特异而敏感的诊断方法,近年来已广泛用于乙脑早期的快速诊断。

五、防治原则

目前对乙脑尚无特效的治疗方法,只能对症治疗,所以预防尤为重要。防蚊、灭蚊、疫苗接种和动物宿主的管理是预防本病的关键。

乙脑疫苗有灭活疫苗和减毒活疫苗两种,国际上使用的疫苗主要是鼠脑来源的乙脑病毒灭活疫苗,我国自1968年以来普遍使用地鼠肾细胞培养的灭活疫苗进行计划免疫,接种后免疫保护率达60%~90%。1988年我国自行研制成功的 SA_{14}-14-2 减毒活疫苗株具有安全、价廉和免疫效果好的特点,已大量用于人群预防接种,并收到了良好的效果。

第二节　登革病毒

> **案例 33-2**
> 患者,男,24岁。某林场伐木工人。于7月中旬出现发热,头痛,全身肌痛和关节酸痛。居住地蚊虫较多,未接种过疫苗。查体:面部潮红,皮肤出现散在出血点及局部有大片紫癜。体温 39.3℃,WBC 12×10^9/L,N 70%,单核细胞30%。测患者血清登革病毒特异性抗体 IgM(+)。
> **思考题：**
> 1. 可疑何种病原体感染?诊断依据是什么?
> 2. 该病原体的传播媒介、传染源、易感人群以及流行病学特征怎样?

登革病毒（Dengue virus）是登革热（Dengue fever，DF）、登革出血热/登革休克综合征（Dengue hemorrhagic fever/Dengue shock syndrome, DHF/DSS）的病原体，主要传播媒介是埃及伊蚊和白纹伊蚊，人类和灵长类动物是登革病毒的自然宿主。登革病毒的感染在东南亚、西太平洋和中南美洲地区是比较严重的地方流行病之一。我国南方也有本病的流行。由于患病后有发热、肌肉和关节剧烈疼痛等症状，故俗称断骨热。近年来登革病毒在全球的感染范围有不断扩大的趋势。

> **案例 33-2 提示：**
> 在丛林地区登革病毒的主要传染源是灵长类动物，以伊蚊为主要传播媒介，其易感人群以自身免疫力较弱者为主。登革病毒主要在热带和亚热带地区传播，与蚊子密度的高峰期一致，以散发病例为主，但可发生登革病毒的流行或暴发流行。

一、生物学性状

登革病毒属于黄病毒属。其形态和结构与乙脑病毒相似，但体积较小，约 17～25nm。根据抗原性不同可分为 4 个血清型，各型病毒间有交叉抗原性。登革病毒的基因组为单股正链 RNA，长约 11kb，在病毒复制过程中，基因组先合成一个分子量为 380kDa 的多蛋白前体，然后再加工切割成单个成熟的结构蛋白和非结构蛋白。结构蛋白有包膜蛋白（E 蛋白）、衣壳蛋白（C 蛋白）和膜蛋白（M 蛋白）。非结构蛋白至少有 7 种，分别是 NS1、NS2a、NS2b、NS3、NS4a、NS4b、NS5。

病毒主要的包膜糖蛋白为 E 蛋白，与病毒的吸附、穿入和细胞融合有关；E 蛋白分子上含有中和抗体表位，具有血凝特性。登革病毒的衣壳蛋白为 C 蛋白，是一种非糖基化蛋白，C 蛋白上具有特异的抗原决定簇，但一般不诱导机体产生中和抗体。NS1 蛋白在病毒的复制和抗感染过程中起重要的作用。

登革病毒最敏感的实验动物是乳鼠，因此，通常用乳鼠作为登革病毒感染模型的首选动物。灵长类动物对登革病毒易感，可诱导机体产生特异性免疫反应，常为疫苗研究的动物模型。该病毒易在蚊体中增殖，故可用蚊胸内接种培养。亦可在地鼠肾等哺乳类动物细胞进行登革病毒培养。

二、流行病学特征

在自然界，人和灵长类动物是登革病毒的主要储存宿主，埃及伊蚊和白纹伊蚊为主要传播媒介。患者和隐性感染者为主要传染源，通过蚊子叮咬而造成病毒的传播。在丛林地区登革病毒的主要传染源是灵长类动物。

病毒在蚊→人→蚊间循环传播，病人为主要传染源。我国于 1978 年在广东佛山市首次发现，此后南方许多省市和地区也不断发生登革热的流行或暴发流行。流行季节与蚊虫的消长一致，人群对登革病毒普遍易感，儿童发病率较高。

三、致病性与免疫性

病毒经蚊虫叮咬进入人体，先在毛细血管内皮细胞及单核细胞中增殖，然后病毒释放入血，经血流扩散引起疾病。感染症状轻重不一，多为隐性感染。登革病毒感染的临床类型分为登革热（DF）和登革出血热/登革休克综合征（DHF/DSS）两种，前者为自限性疾病，病情较轻，表现为发热、头痛、全身肌痛和关节酸痛、淋巴结肿大及皮疹等典型登革热的症状和体征；后者病情较重，初期表现典型登革热的症状，继而病情发展迅速，出现皮肤大片紫癜及瘀斑、消化道出血等，进一步发展为出血性休克，死亡率达 5%～10%，易与流行性出血热相混淆。

> **案例 33-2 提示：**
> 患者为登革病毒感染。诊断依据是于 7 月中旬出现发烧、头痛、肌痛和关节酸痛，皮肤出现散在出血点及局部有大片紫癜，居住地蚊虫较多，未接种过疫苗。测患者血清登革病毒特异性抗体 IgM（+）。

四、微生物学检查

1. 病毒的分离培养 可采集患者早期血清接种白纹伊蚊 C6/36 细胞、乳鼠或经胸腔内接种埃及伊蚊和白纹伊蚊进行病毒的分离培养。

2. 血清学检查 近年来应用 ELISA 法及斑点免疫测定法检测患者血清 IgM 抗体，有助于早期快速诊断，阳性率达 80%～93%。

3. 病毒核酸检测 应用 RT-PCR 技术检测登革病毒核酸，可用于病毒的快速诊断。

五、防治原则

目前登革热病毒疫苗尚未研制成功，亦无特效的治疗方法，因此防蚊、灭蚊是预防该病的主要措施。国外已试用减毒活疫苗、灭活全病毒疫苗及亚单位疫苗。

第三节　森林脑炎病毒

森林脑炎病毒（Forest encephalitis virus）为森林脑炎的病原体。森林脑炎病毒在分类上属于黄病毒属，是一种由蜱传播脑炎的自然疫源性疾病。最初在苏联东部发现，以春夏季发病为主，故又称**苏联春夏脑炎病毒**（Russian spring-summer-encephalitis virus）。在世界范围内分布广泛，我国东北和西北的一些林区也有该病流行。

森林脑炎病毒呈球形，直径为30～40nm，外有包膜，含血凝素糖蛋白，核酸为单正链RNA。动物感染范围较广，以小鼠最为敏感，多途径接种均能感染。该病毒能在鸡胚细胞和地鼠肾传代细胞培养中增殖并引起病变。森林脑炎患者的血清与乙脑和圣路易斯脑炎患者的血清在血凝抑制试验中有交叉反应。

森林脑炎是一种中枢神经系统的急性传染病，蜱既是传播媒介又是储存宿主，病毒在蜱内增殖，并可经卵传代，也能由蜱携带过冬。在自然疫源地，由蜱传染森林中的兽类和野鸟，在动物中增殖和传播。人类进入自然疫源地被带病毒的蜱叮咬后而感染。近年来发现此病毒亦可通过胃肠道传播，感染病毒的山羊可通过乳汁排出病毒，摄入带病毒的乳品可引起感染。人感染病毒后，大多数成为隐性感染，少数感染者经1～2周潜伏期后突然发病，出现高热、头痛、呕吐、颈项强直、肢体弛缓性瘫痪等症状；重症患者可出现发音和吞咽困难、呼吸及循环衰竭等症状，病死率达30%。病后或隐性感染者均可获得持久免疫力。预防森林脑炎的特异性方法是对林区的有关人员进行接种地鼠肾细胞培养的灭活疫苗。

第四节　西尼罗病毒

西尼罗病毒（West Nile virus，WNV）是引起西尼罗热的病原体，在病毒分类上属于黄病毒属。伊蚊和库蚊是主要的传播媒介，患者、隐性感染者和受感染的候鸟为传染源。蚊子吸血感染后，病毒在唾液腺及神经细胞中大量繁殖，并可常年带毒。人群对该病毒普遍易感，以儿童发病率最高，病毒进入脑实质感染后，引起西尼罗热及西尼罗脑炎两种临床类型。前者以发热、皮疹、头痛、乏力为主要特征，可伴有肌肉、关节疼痛及全身淋巴结肿大等，预后较好；后者起病急骤，高热，出现头痛、恶心、呕吐、嗜睡，伴有颈项强直、反射异常等症状和体征；重症患者出现惊厥、昏迷及呼吸衰竭，死亡率较高。

西尼罗病毒感染广泛分布于非洲、中东、东南亚、欧洲及澳大利亚。1999年夏天传入美洲，纽约首先发现病例，随后病毒迅速扩散。患者表现为高热、头痛、意识障碍、弛缓性瘫痪等脑炎的症状和体征。在美国流行期间，当地有大批候鸟死亡，分子流行病学的研究结果表明，本病可能是由候鸟作为传染源。

Summary

Arbovirus are transmitted through the blood-sucking arthropods (mosquitoes, ticks, etc.) biting people, livestock and wild animals. They spread with a natural focus. The epidemic ones recently are mainly Epidemic type B encephalitis virus, dengue virus, Forest encephalitis virus, and West Nile virus of Flavivirus. The primarily transmitted medium of Epidemic type B encephalitis virus is Culex. Mosquitoes are not only the transmitted medium of Epidemic type B encephalitis but also the important reservoir. The virus can cause brain parenchyma infections. Japanese encephalitis occurs after the illness, left varying degrees of sequelae; Dengue virus is the pathogens of dengue fever, dengue hemorrhagic fever / dengue shock syndrome. Dengue virus is mainly transmitted by Aedes aegypti and Aedes vector albopictus. Humans and primates are the natural reservoir of dengue virus; Forest encephalitis virus are the pathogens of forest encephalitis. Tick is not only the transmitted medium of forest encephalitis but also an important storage host. Patients, latent infection and infected birds are the sources of infection for West Nile fever and West Nile encephalitis.

（岳启安）

第三十四章 出血热病毒

出血热(Hemorrhagic fever)不是一种疾病的名称,而是一组疾病或一组综合征的统称。这些疾病或综合征是以发热、皮肤和黏膜出现瘀点或瘀斑、不同脏器的损害和出血,以及低血压和休克等为主要特征的。引起出血热的病毒种类较多,统称为出血热病毒(hemorrhagic fever virus),它们分属于不同的病毒科(表34-1)。目前,在我国已发现的有汉坦病毒、克里米亚-刚果出血热病毒。

表34-1 人类出血热病毒及其所致疾病

病毒科	病毒	主要媒介	所致疾病	分布
披膜病毒科	基孔肯雅病毒	蚊	基孔肯雅热	非洲、东南亚
黄病毒科	黄热病毒	蚊	黄热病	非洲、南美洲
	登革病毒	蚊	登革出血热	亚洲、加勒比海地区
	Kyasanur 森林热病毒	蜱	Kyasanur 森林热	印度
	Omsk 出血热病毒	蜱	Omsk 出血热	俄罗斯
布尼亚病毒科	汉坦病毒	啮齿动物	肾综合征出血热汉坦病毒肺综合征	亚洲、欧洲、非洲、美洲、欧洲
	Rift 山谷热病毒	蚊	Rift 山谷热	非洲
	克里米亚-刚果出血热病毒	蜱	克里米亚-刚果出血热	非洲、中亚、中国新疆
沙粒病毒科	Junin 病毒	啮齿动物	阿根廷出血热	南美
	Machupo 病毒	啮齿动物	玻利维亚出血热	南美
	Lassa 病毒	啮齿动物	Lassa 热	非洲
线状病毒科	马尔堡病毒	未确定	马尔堡出血热	非洲、德国
	埃博拉病毒	未确定	埃博拉出血热	非洲、美洲

第一节 汉坦病毒

> **案例34-1**
> 患者,女,25岁。主述:发热,全身疼痛,牙龈出血,尿少;以务农为业,有鼠类接触史。查体:体温39℃,躯干上部稍充血,腋前及胸部有散在的出血点及条状瘀斑,结膜充血,口唇周围黏膜有渗血。实验室检查:血常规:Hb 122.2g/L,RBC 301×10^{12}/L,WBC 8.9×10^9,NEU 64%,LYM 26%,异常 LYM 4%,BUN 35.34mmol/L,抗HFRS病毒抗体 IgM 及 IgG 阳性。
> 思考题:
> 1. 在我国,引起出血热的病原体主要有哪些?传播媒介分别是什么?
> 2. 诊断汉坦病毒感染的常用微生物学检查方法是什么?

汉坦病毒(Hanta virus)是出血热的重要病原之一。韩国李镐汪等于1978年从韩国汉滩河附近流行性出血热疫区捕获的黑线姬鼠中分离出汉滩病毒(Hantaan virus),分类归于汉坦病毒属。汉坦病毒属是布尼亚病毒科(Bunyaviridae)的一个新属,根据其抗原性及基因结构特征的不同,目前至少有10余种型别。其中汉滩病毒、多布拉伐-贝尔格莱德病毒、汉城病毒和普马拉病毒为汉坦病毒肾综合征出血热(hemorrhagic fever with renal syndrome, HFRS)的病原;辛诺柏病毒、黑港渠病毒及囚犯港病毒为汉坦病毒肺综合征(hanta virus pulmonary syndrome, HPS)的病原;而希望山病毒对人的致病性目前尚不清楚。

> **案例34-1 提示:**
> 我国引起出血热的病原体有汉坦病毒、克里米亚-刚果出血热病毒和登革病毒。其中的汉坦病毒以鼠类为传播媒介,通过直接接触或经呼吸道、消化道侵入而感染。而克里米亚-刚果出血热病毒和登革病毒主要通过节肢动物叮咬传播。

1982年世界卫生组织会议将具有发热、出血和肾损伤特征的病毒性感染统称为HFRS,是由鼠类等传播的自然疫源性急性病毒性传染病。它包括我国的流行性出血热(epidemic hemorrhagic fever, EHF)、朝鲜出血热等;HPS则在1993年首先发现于北美,是以肺组织的急性出血、坏死为主。

中国是世界上HFRS疫情最严重的国家,流行范围广、发病人数多、死亡率较高。迄今为止,我国尚未见HPS的病例报道。因此本节主要介绍引起HFRS的汉坦病毒。

一、生物学性状

1. 形态结构 汉坦病毒颗粒具有多形性,多数呈圆形或卵圆形,直径为 75~210 nm(图 34-1)。病毒的核酸为单股负链 RNA,分为大(L)、中(M)和小(S)3 个片段,编码 4 种蛋白,即 N、G1、G2 和 L。S 片段编码核衣壳蛋白(nucleocapsid protein,N 蛋白),其主要功能是包裹病毒 RNA 的 3 个片段,该蛋白免疫原性强,可刺激机体的体液免疫和细胞免疫;有包膜,包膜上镶嵌有 G1 和 G2 两种糖蛋白刺突,由 M 片段编码,有独立存在的中和抗原位点和血凝活性位点,病毒在 pH5.6~6.4 时可凝集鹅红细胞;L 为依赖 RNA 的 RNA 多聚酶,由 L 片段编码,在病毒复制中起重要作用。

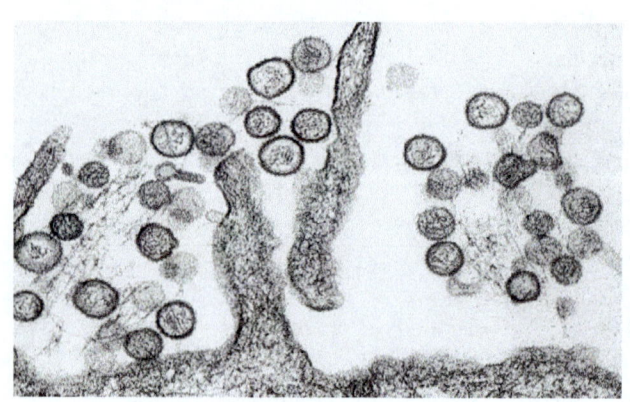

图 34-1 汉坦病毒电镜照片

2. 培养特性 多种传代、原代及二倍体细胞均对 HFRS 病毒敏感,实验室常用非洲绿猴肾细胞(Vero E6)来分离培养该病毒。病毒在细胞内增殖一般不引起可见的细胞病变,通常需采用免疫学方法来检测证实。病毒在培养细胞内生长缓慢,一般需 7~14 天病毒滴度才达高峰。

易感动物有多种,如黑线姬鼠、长爪沙鼠、小白鼠、大白鼠和金地鼠等。实验感染后的鼠肺和肾等组织中可检出大量病毒。但除了小白鼠乳鼠感染后可发病及致死外,其余均无明显症状。

3. 抗原分型 已证实 HF 病毒与其他出血热病毒无关,与布尼亚病毒科其他 3 个属的病毒也无血清学关系。采用血清学方法(主要是空斑减少中和试验)以及 RT-PCR 技术和酶切分析方法,可将 HF 病毒分为 14 个不同型别。其中有 6 个型别与人类疾病有密切关系(表 34-2)。从我国不同疫区、不同动物及病人分离出的 HFRS 病毒,分属于汉滩病毒和汉城病毒,两型病毒的抗原性有交叉。

4. 抵抗力 汉坦病毒抵抗力不强。对酸(pH3.0)以及丙酮、氯仿、乙醚等脂溶剂敏感。一般消毒剂如来苏尔、苯扎氯铵等也能灭活病毒。病毒对热的抵抗力较弱,60℃ 1 小时可灭活病毒。紫外线照射也可灭活病毒。

表 34-2 与人类疾病有关的汉坦病毒型别

病毒型	流行地区	所致疾病	主要宿主
汉滩病毒(Hantaan virus)	亚洲、欧洲	HFRS(重)	黑线姬鼠
汉城病毒(Seoul virus)	全世界	HFRS(中)	褐家鼠
普马拉病毒(Puumala virus)	欧洲、亚洲	HFRS(轻)	棕背鼠
希望山病毒(Prospect Hill virus)	北美、俄罗斯	不祥	草原田鼠
多布拉伐-贝尔格莱德病毒(Dobrava virus)	巴尔干半岛	HFRS(重)	黄颈姬鼠
辛诺柏病毒(Sin Nombre virus)	北美	HPS	鹿鼠

二、流行特点

HFRS 是一种多宿主性的自然疫源性疾病,其主要宿主动物和传染源为啮齿类动物,疫源地遍及世界五大洲。在亚洲、欧洲、非洲和美洲 28 个国家有病例报告。HFRS 有明显的地区性和季节性,我国以 10~12 月份为多见,这与宿主动物的分布与活动密切相关。传播途径尚未完全肯定,可能的途径有 3 类 5 种,即动物源性传播(包括通过呼吸道、消化道和伤口 3 种途径)、虫媒传播和垂直传播。其中动物源性传播是主要的传播途径,即携带病毒的动物通过唾液、尿、粪便排出病毒污染环境,人或动物通过呼吸道、消化道摄入或直接接触感染动物受到传染。螨类也可能是该病的传播媒介。虽然能够从 HFRS 患者的血、尿中分离到病毒,但尚未见在人-人之间水平传播 HFRS 的报道。

三、致病性与免疫性

(一)致病性

汉坦病毒对毛细血管内皮细胞及免疫细胞有较强的亲嗜性和侵袭力。潜伏期一般为 2 周左右,起病急,发展快。HFRS 表现为:发热、出血、肾脏损害和免疫功能紊乱;临床经过分为发热期、低血压休克期、少尿期、多尿期和恢复期。

HFPS的发病机制及病理变化很复杂,有些环节尚未完全清楚。目前一般认为,病毒作为发病的始动因素,一方面可直接导致感染细胞和脏器的结构和功能损害,另一方面可激发机体的免疫应答,进而导致免疫病理损伤。即病毒感染造成病毒血症以及机体组织细胞,特别是血管内皮细胞的结构与功能损害,引起细胞肿胀、细胞间隙形成和通透性增高,感染的单核细胞可携带病毒向其他组织扩散。同时研究表明Ⅰ型及Ⅲ型超敏反应参与了出血热的发病。

> **案例 34-1 提示：**
> 汉坦病毒的感染以发热、出血为主要症状,并可发生多脏器功能衰竭。

(二) 免疫性

人类对汉坦病毒普遍易感,但大部分人呈现隐性感染状态,仅少数人发病。感染后抗体出现早,发热1~2天即可检测出IgM抗体,第7~10天达高峰;第3~4天可检测出IgG抗体,第10~14天达高峰,IgG抗体在体内可持续多年甚至终生。近年来的研究表明,在不同的免疫成分中,对机体起免疫保护作用的主要是由病毒包膜糖蛋白刺激产生的中和抗体,而由病毒NP刺激产生的特异性抗体在免疫保护中也起重要作用。

细胞免疫在对HFRS病毒感染的免疫保护中起同样起重要作用,HFRS病人的抑制性T细胞功能低下,Tc细胞和B细胞功能相对增强,一些细胞因子(如白细胞介素1、干扰素、肿瘤坏死因子、白细胞介素2受体、前列腺素E2等)的水平在HFRS的不同病期也有明显变化。细胞免疫(包括一些细胞因子)与特异性抗体一样,除参与抗感染免疫,具有抵御和清除病毒的作用外,也参与超敏反应,造成免疫病理损伤。

HFRS病后可获稳定而持久免疫力,二次发病极为罕见,但隐性感染产生的免疫力多不能持久。

四、微生物学检查

患者急性期血液、尸检组织或感染动物的肺、肾等组织均可用于病毒分离。常用Vero-E6和A_{549}细胞分离培养,培养7~14天后,用免疫荧光染色法检查细胞内是否有病毒抗原,胞浆内出现黄绿色颗粒荧光为阳性。也可取检材接种易感动物来分离病毒,常用者为小白鼠乳鼠,通过腹腔或脑内接种,接种后逐日观察动物有无发病或死亡,并取动物脑、肺等组织用免疫荧光法或ELISA检查是否有病毒抗原。用细胞或动物分离培养阴性者继续盲传,连续三代阴性者方能肯定为阴性。此外在进行动物实验时采取严格的隔离及防护措施,以防止发生实验室感染。检测特异性IgM抗体具有早期诊断价值。恢复期血清特异性IgG抗体滴度比急性期升高4倍以上可确诊。

> **案例 34-1 提示：**
> 汉坦病毒感染的微生物学检查有:病毒的分离培养、病毒抗原的检查和特异性IgM、IgG的检测。

五、防治原则

汉坦病毒的一般性预防主要采取灭鼠、防鼠、灭虫、消毒和个人防护等措施。特异预防方面,目前国内外已初步研制出3类HFRS疫苗,即纯化鼠脑灭活疫苗(汉滩型,分别由朝鲜、韩国及我国研制)、细胞培养灭活疫苗(包括汉滩型和汉城型疫苗,均由我国研制)和基因工程疫苗(由美国研制)。我国研制的前2类疫苗在不同疫区进行大量人群接种,显示抗体阳性率高达92%,保护率达93%~97%。

对于HFRS应坚持"三早一就"(早发现、早休息、早治疗、就近治疗)。目前尚无特效疗法,主要是采取以"液体疗法"为基础的综合治疗措施,利巴韦林(病毒唑)具有有一定疗效。

国内研制的"注射用抗肾综合征出血热病毒单克隆抗体"已完成三期临床试验,结果表明其安全性好,疗效确切,并优于常规治疗药物。

第二节 克里米亚-刚果出血热病毒

克里米亚-刚果出血热(Crimean-Congo hemorrhagic fever)归类于布尼亚病毒科(Bunyaviridae)内罗病毒属(*Nairovirus*)。是欧、亚、非三大洲都有分布的蜱媒自然疫源性病毒疾病。人群普遍易感,感染发病以青壮年为多,但也有2.5~3岁婴幼儿被感染。临床表现与其他型出血热相似,唯肾脏的损伤较为轻微。患者入院时多呈重症,病死率高达50%。本病因在克里米亚和刚果相继发现而得名。在国内首先发现于新疆巴楚,故我国又称**新疆出血热**。

一、生物学及流行病学特征

本病病原体为虫媒RNA病毒,呈圆形或椭圆形,外面有一层囊膜,直径为85~105nm,该病毒的形态结构、培养特性、抵抗力等与汉坦病毒相似,但抗原性、传播方式、致病性以及部分储存宿主却不相同。小白鼠、乳鼠对此病毒高度易感,可用于病毒分离和传代。

克里米亚-刚果出血热是一种自然疫源疾病,主要分布于有硬蜱活动的荒漠和牧场。除野生啮齿动物外,牛、羊、马、骆驼等家畜及野兔、刺猬和狐狸等野生动物也是病毒的主要储存宿主。硬蜱特别是亚洲璃眼蜱（Hyalomma asiaticum）既是该病毒的传播媒介，也因病毒在蜱体内可经卵经传代而成为储存宿主。通过蜱的叮咬，病毒传播于人与动物间；通过破损的皮肤接触带有病毒的动物血或脏器以及患者血等也可造成感染。

克里米亚-刚果出血热的发生有明显的地区性和季节性。本病在我国西北和西南地区存在着较广泛的自然疫源地。俄国的克里米亚，顿河下游，伏尔加河盆地，以及非洲等地均有本病流行。每年4~5月为流行高峰，与蜱在自然界的消长情况及牧区活动的繁忙季节相符合。

二、致病性与免疫性

人群普遍易感，但以青壮年为多，发病与放牧有关。潜伏期7天左右，起病急骤，有发热、头痛、困倦乏力、呕吐等症状。患者早期面部、胸部皮肤潮红，继而在口腔黏膜及其他部位皮肤有出血点，严重患者有鼻出血、呕血、血尿、便血甚至低血压休克等。但患者一般无明显的肾功能损害。病程中患者血液检查白细胞和血小板数均减少，分类中淋巴细胞增多，有异常淋巴细胞出现。本病的发病机制尚不清楚，可能病毒的直接损害和通过抗体介导的免疫损伤均起作用。

病后第6天血清中可出现中和抗体，第14天达高峰，并可维持5年以上。病后可获得持久免疫力。

三、微生物学检查和防治原则

采取急性期患者的血清或血液经脑内途径接种小白鼠乳鼠分离病毒，阳性率可达90%以上。也可采用尸检标本或动物、蜱的标本分离病毒。可采用不同方法分别检测患者血清中的病毒抗原、特异性IgM抗体、补体结合抗体或血凝抑制抗体等，其中前两项的准确性较高。

防蜱、灭蜱是预防本病的主要措施。隔离病人，做好个人防护工作。我国已研制出克里米亚-刚果出血热的疫苗（精致灭活乳鼠脑疫苗），在牧区试用的初步结果表明安全有效。

早期诊断、早期治疗可减轻病情发展。治疗采用综合疗法，发热早期病人给予静脉输液，补充足量液体和电解质，并应用肾上腺皮质激素有一定疗效。近年来应用被感染的羊血清制备成冻干治疗血清，早期治疗获得良好的效果。

第三节　其他出血热病毒

埃博拉病毒

埃博拉病毒（Ebola virus）首次于1976年在苏丹和扎伊尔引起出血热暴发流行，有500多病例，病死率约70%。1987年病毒分类国际会议认可将其归为丝状病毒科（Filoviridae）。

（一）生物学性状

在形态上与马尔堡病毒极为相似，呈多形性。由电镜负染呈丝状或长杆状。病毒呈直线轻度弯曲，环直径200nm，长度300~1400nm，平均约800nm。直径50~70nm（图34-2）。核衣壳呈螺旋对称型，外有包膜，包膜上仅有1种糖蛋白。病毒基因组为不分节段的单股负链RNA，分子量为$4.5×10^6$Da，编码7种蛋白。

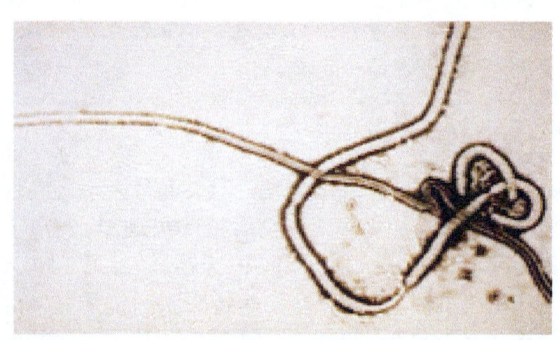

图34-2　埃博拉病毒电镜照片

（二）致病性与免疫性

1. 传染源　病毒在猴群中传播，通过猴传给人，并在人群中传播和流行。人感染埃波拉病毒后会产生高滴度的病毒血症，病人的尿、血液、体液、呕吐物、排泄物、分泌物中均带有病毒，是最主要的传染源。

2. 传播途径　最主要的传播途径是密切接触传播。通过接触感染者的血液、体液、精液及各种器官而迅速传播，通常经皮肤、呼吸道或结膜而感染。临床痊愈后7周，仍可通过精液传播。其次是通过注射器传播。另外，气溶胶传播是该病的另一种传播途径。

3. 发病机制　90%的埃博拉病毒感染者都会出现内出血症状。研究发现，病毒表面的一种连接的糖基的糖蛋白分子能破坏血管内壁细胞。在体外实验中，这种蛋白质的某个部分能破坏内皮细胞。内皮细胞位于血管内壁，当糖蛋白进入动物的动脉血管后，糖蛋白通过破坏内皮细胞，使血管出现渗漏，从而导致内出血。正是这种蛋白破坏了感染埃博拉病毒的细胞造成大出血和休克等症状。这种蛋白的一部分在糖的作用下发生变异，具有了毒性，如果把这种蛋白质改造成不含糖基的形式，则这种蛋白质就不再破坏血管。

4. 临床表现　潜伏期一般5~14天。发病突然，感染者最初的症状是突然高热，伴有头痛、厌食、肌肉酸痛、全身不适和结膜充血等症状。在随后的2~3天内，出现恶心、呕吐、咽痛、腹痛、腹泻等症状，有些患者躯干部出现麻疹样斑丘疹,随后脱屑,以肩部、手心、脚掌多见。接着出现轻重不一的出血倾向和体内外大出血。出血可为致命原因,但更多患者死于肝、肾衰竭和致死性并发症。病程7~16天,恢复慢,病死率达50%~90%。

在发病后7~14天可出现循环抗体,但即使在疾病的恢复期也难检出中和抗体,输入患者恢复期血清也无明显的保护作用,说明疾病的恢复与体液免疫可能关系不大,而更可能与细胞免疫有关。

(三) 微生物学检查

实验室检查有很大的危险性,必须仔细收集和处理标本,严格安全防护措施。诊断可用ELISA检测特异性IgG抗体(出现IgM抗体提示近期感染);用IFA通过单克隆抗体检测肝细胞中的病毒抗原;或者通过细胞培养或豚鼠接种分离病毒,用电子显微镜有时可在肝切片中观察到病毒。还可用RT-PCR法检测病毒DNA。

(四) 防治原则

目前,尚无治愈埃博拉出血热的方法和预防埃博拉病毒感染的安全有效的疫苗。病毒基因疫苗的研究已取得进展,豚鼠试验表明,注射埃博拉病毒基因疫苗能够保护这种动物免遭埃博拉病毒的感染。预防主要采取综合性措施,对于患者应实施严格的隔离措施,严格消毒其排泄物、痰、血和患者接触过的所有物品,以及血液检查使用过的实验仪器。防止注射器引起传播,坚持一人一针筒。治疗很困难,主要采取强化支持疗法。

Summary

Hemorrhagic fevers (HFs) refer to a group of illnesses that are caused by several distinct families of viruses. In general, the term "hemorrhagic fever (HF)" is used to describe a severe multisystem syndrome. Characteristically, the overal vascular system is damaged, and the body's ability to regulate itself is impaired. These symptoms are often accompanied by hemorrhage (bleeding); however, the bleeding is itself rarely life-threatening. While some types of hemorrhagic fever viruses can cause relatively mild illnesses, many of these viruses cause severe, lifethreatening disease.

Viruses associated with most HFs are zoonotic. This means that these viruses naturally reside in an animal reservoir host or arthropod vector. They are totally dependent on their hosts for replication and overall survival. For the most part, rodents and arthropods are the main reservoirs for viruses causing VHFs. Arthropod ticks and mosquitoes serve as vectors for some of the illnesses. The viruses that cause VHFs are distributed over much of the globe.

Viruses causing hemorrhagic fever are initially transmitted to humans when the activities of infected reservoir hosts or vectors and humans overlap. The viruses carried in rodent reservoirs are transmitted when humans have contact with urine, fecal matter, saliva, or other body excretions from infected rodents. The viruses associated with arthropod vectors are spread most often when the vector mosquito or tick bites a human.

Specific signs and symptoms vary by the type of HF, but initial signs and symptoms often include marked fever, fatigue, dizziness, muscle aches, loss of strength, and exhaustion. Patients with severe cases of VHF often show signs of bleeding under the skin, in internal organs, or from body orifices like the mouth, eyes, or ears.

For yellow fever and Argentine hemorrhagic fever, vaccines have been developed, no vaccines for other HF diseases. Therefore, prevention efforts must concentrate on avoiding contact with host species. Because many of the hosts that carry hemorrhagic fever viruses are rodents, disease prevention efforts include: controlling rodent populations; discouraging rodents from entering or living in homes or workplaces; encouraging safe cleanup of rodent nests and droppings. For hemorrhagic fever viruses spread by arthropod vectors, prevention efforts often focus on the insect and arthropod control.

(李 莉 宝福凯)

第三十五章 疱疹病毒

疱疹病毒属（Herpes virus）的病毒是一群有包膜的双链 DNA 病毒，属于疱疹病毒科（Herpesviridae）。已发现的疱疹病毒达 100 多种，其他可分别感染哺乳类、禽类、鱼类、爬行动物类、贝类等宿主。各种人类疱疹病毒的生物学特性和所致疾病见表 35-1。

表 35-1　人类疱疹病毒的种类及其所致的主要疾病

病毒常用名	所属亚科	生物学特性	主要潜伏部位	所致主要疾病
单纯疱疹病毒Ⅰ型（HSV-1 型）	α	增殖快，溶解细胞	三叉神经节	唇疱疹、齿龈炎、咽炎
单纯疱疹病毒Ⅱ型（HSV-2 型）	α	增殖快，溶解细胞	骶神经节	新生儿疱疹、新生儿疱疹
水痘-带状疱疹病毒	α	增殖快，溶解细胞	腰神经节	水痘、带状疱疹
EB 病毒	γ	在 B 淋巴细胞中增殖	B 淋巴细胞	传染性单核细胞增多症、淋巴增生疾病
巨细胞病毒	β	增殖慢，形成巨细胞	淋巴细胞、分泌腺体	巨细胞性单核细胞增多症、先天性感染
人疱疹病毒 6 型	β	增殖慢，形成巨细胞	淋巴细胞、分泌腺体	幼儿急诊
人疱疹病毒 7 型	β	增殖慢，形成巨细胞	淋巴细胞、分泌腺体	未确定
人疱疹病毒 8 型	γ	在淋巴细胞中增殖	淋巴细胞	Kaposi 肉瘤

案例 35-1

患者，女，20 岁。因反复发作的唇周水疱就诊。患者每在感冒、月经等情况下口唇周围可形成局灶性针头大小的疱疹，自觉痒、痛及烧灼感，历时 1 周左右可结痂并自愈，可伴有口腔溃疡、咽炎、舌炎等症状。

思考题：

1. 该患者是什么病原体感染？反复发病的机制是什么？
2. 该病原体主要通过什么方式与途径传播，常见引起哪些类型的疾病？
3. 该病怎样进行预防和治疗？

第一节　单纯疱疹病毒

单纯疱疹病毒（herpes simplex virus, HSV）是一群有包膜的线形双链 DNA 病毒，包括 HSV-1、HSV-2 两个血清型，可自然感染人类和引起多种类型的疾病。

一、生物学性状

HSV 的核心是含约 150kbp 的大分子 DNA，由两个长片段（L）与两个短片段（S）相互连接组成，其基因组可编码至少 70 种多肽分子。HSV 的衣壳是由 162 个壳微粒组成的二十面体对称型，核衣壳外依次是被膜与包膜。被膜由蛋白质充填形成，包膜由脂类与刺突样蛋白质构成。包膜的脂类从宿主细胞的核膜获得，蛋白质（包膜糖蛋白）由病毒的基因组编码产生（图 35-1）。

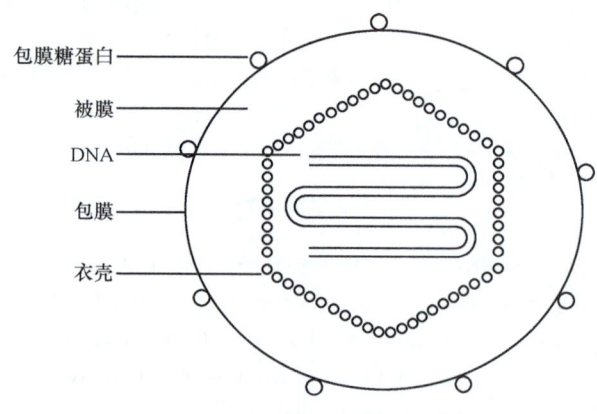

图 35-1　单纯疱疹病毒的结构

HSV 的抗原至少包括 12 种包膜相关糖蛋白，主要是 gB、gC、gD、gE、gG、gH、gL。HSV-1 和 HSV-2 的 DNA 具有 50% 的序列同源性，在 DNA 内切酶图谱、在细胞中增殖的能力、对温度的敏感性等方面也具有差别。

HSV 可实验性感染多种动物以及兔肾、人胚肾、人胚肺、人成纤维细胞、地鼠肾等细胞，能够以 8~16 小时完成一个增殖周期的速度迅速增殖。HSV 可导致宿主细胞肿胀、变圆、坏死等细胞病变效应（ADCC），也可引起多核巨细胞形成和宿主细胞核内产生嗜酸性包涵体。

二、致病性与免疫性

HSV 感染的传染源主要是单纯疱疹患者和 HSV 无症状携带者,常见通过分泌物、直接密切接触、性接触传播,也可通过器官移植、输血及血液制品的方式传播。HSV 水平传播可形成原发感染、潜伏感染、再发感染,垂直传播引起先天感染,其中通过胎盘感染可导致胎儿畸形、流产或死胎,通过产道感染可引起新生儿疱疹。

1. 原发感染 HSV 原发感染人体后,通常不引起宿主产生明显的临床表现。HSV-1 主要通过呼吸道传播和感染 6~18 月龄的婴幼儿,HSV-2 主要通过性接触传播和感染成年人。

2. 潜伏感染 HSV 原发感染人体后可侵入神经细胞的细胞核内,形成潜伏感染。HSV-1 潜伏在三叉神经节及颈上神经的感觉神经节的神经细胞内,HSV-2 潜伏在骶神经的感觉神经节的神经细胞内。

3. 再发感染 HSV 再发感染为内源性感染,常见发生于感冒、受凉、劳累、酗酒、月经、肿瘤、AIDS、接受免疫抑制剂治疗等情况下。潜伏感染的 HSV 被激活后,可迅速增殖并且沿神经纤维扩散到初始感染部位的上皮细胞内增殖。HSV-1 再发感染常见引起口唇疱疹、疱疹性角膜炎等腰以上部位的疾病,在免疫缺陷患者可扩散到中枢神经和引起脑炎。HSV-2 再发感染常见引起生殖器疱疹、疱疹性脑膜炎,在孕妇可上行扩散或分娩时引起新生儿先天性感染。

机体产生的干扰素与 NK 细胞具有早期抗病毒作用,可限制 HSV 原发感染的发展;抗包膜糖蛋白抗体可中和病毒,阻止病毒扩散和形成潜伏感染;CTL 和 CD_4^+ 细胞可通过直接杀伤或诱导迟发型超敏反应破坏靶细胞,从而终止病毒的复制和清除病毒。各种免疫因素不能清除潜伏感染的 HSV。

三、微生物学检查

HSV 感染的微生物学检查主要包括病毒分离、病毒产物检测、病毒抗原与抗体检测。

1. 病毒分离 采集急性期患者的疱疹液、唾液、脑脊液、病灶组织等标本,接种人胚肾细胞、成纤维细胞以及兔肾细胞等培养物,观察细胞肿胀、变圆、脱落等细胞病变效应。可用 HSV 型特异性单克隆标记抗体染色检查培养物的病毒抗原,或用限制性核酸内切酶分析病毒 DNA。

2. 病毒核酸检测 用 PCR 或原位杂交技术,可检测患者标本内或培养物内 HSV 的 DNA 上特异性核苷酸序列。

3. 病毒抗原与抗体检测 常用 ELISA 方法直接检测标本内的 HSV 抗原,也可检测血清标本内 HSV 特异性的 IgM 与 IgG 抗体。HSV-IgM 抗体阳性有助于 HSV 近期感染的诊断,但不能仅仅以此作为终止妊娠的依据。HSV-IgG 抗体阳性有助于流行病学调查与研究。

4. 快速诊断 病灶拭子或病变组织标本制作涂片,用荧光素或标记抗体染色后检查细胞的 HSV 抗原。也可用 Giemsa 染色等方法染色后,检查多核巨细胞及细胞核内嗜酸性包涵体。

四、防治原则

预防主要包括避免与单纯疱疹患者及 HSV 无症状携带者的密切接触和性接触,密切接触者和易感人群可注射 HSV 特异性抗血清。使用无环鸟苷(阿昔洛韦)、碘苷、阿糖腺苷等抗病毒药物对于单纯疱疹患者可具有良好的治疗效果,但对 HSV 潜伏感染者没有治疗效果。

第二节 水痘-带状疱疹病毒

水痘-带状疱疹病毒(varicella-zoster virus,VZV)是一种有包膜的线形双链 DNA 病毒,能够引起水痘(chickenpox)和带状疱疹(herpes zoster)。

> **案例 35-2**
> 患者,男,58 岁。因感冒发热 2 天后胸部皮肤产生水疱疹,水疱逐渐增多并显著疼痛就诊。体查见患者胸部皮肤有片状水疱,沿肋缘分布形成带状。
> **思考题:**
> 1. 该患者是何种病原体感染?发病机制是什么?
> 2. 该病怎样进行预防和治疗?

一、生物学性状

VZV 的生物学性状与单纯疱疹病毒(HSV)相似,但 VZV 具有自身独特的 DNA 序列与包膜糖蛋白,只有一个血清型。

二、致病性与免疫性

VZV 在自然条件下只感染人类,急性期水痘患者的皮肤疱疹液与上呼吸道分泌物以及带状疱疹患者的皮肤疱疹液都含有大量病毒。

1. 原发感染 VZV 原发感染为外源性呼吸道感染,常见于 3~9 岁的健康儿童,临床表现为水痘。VZV 在人体内通过血流和淋巴系统扩散到肝、脾等淋巴组织增殖,形成两次病毒血症并最终侵犯全身皮肤上皮细胞。患者表现为发热与皮疹，皮疹以躯干为多，向心性分布，初期为丘疹，随后转变为水疱疹甚至脓疱疹。患者病愈后皮疹可结痂、消失且不留瘢痕。孕妇感染 VZV 的可垂直感染胎儿，引起畸胎、死胎与流产。

2. 潜伏感染 在原发感染后，VZV 可侵入脊髓后根和颅神经节的感觉神经细胞内形成潜伏感染。潜伏感染期间的 VZV 不增殖，宿主成为 VZV 无症状携带状态。用核酸原位杂交方法可在曾患过水痘的成年人脊髓后根神经节的感觉神经细胞内，检测到 VZV 的核苷酸序列。

3. 再发感染 VZV 再发感染为内源性感染，临床表现为带状疱疹。潜伏感染的 VZV 可在感冒、受凉、劳累、肿瘤、AIDS、免疫抑制剂治疗等情况下被激活，从而迅速增殖并沿感觉神经纤维扩散到皮肤的上皮细胞内增殖和引起带状串联的疱疹，称为带状疱疹。

水痘患者痊愈后产生的特异性血清抗体可抵抗 VZV 再次感染，致敏淋巴细胞可阻止再发感染。但免疫力不能完全清除潜伏感染病毒，因此不能阻止带状疱疹的发生。

三、微生物学检查

水痘与带状疱疹患者通常具有典型的临床表现，因此一般不需进行微生物学诊断。必要时可刮取患者皮肤疱疹病灶基底部标本作涂片和 H-E 染色，检查多核巨细胞和细胞核内嗜酸性包涵体或接种于人成纤维细胞培养 VZV。快速诊断可用免疫荧光抗体染色法，检测患者疱疹病灶细胞的 VZV 抗原。

四、防治原则

VZV 的易感者为 1 岁以上未患过水痘的儿童与成年人，接种 VZV 减毒活疫苗可预防水痘。治疗可用无环鸟苷（阿昔洛韦）、阿糖腺苷及干扰素，能够限制病毒扩散和缓解患者的症状。

第三节 EB 病毒

EB 病毒（Epstein-Barr virus，EBV）于 1964 年由 Epstein 和 Barr 首先在非洲儿童恶性淋巴瘤组织中发现，常见引起传染性单核细胞增多症，也同非洲儿童恶性淋巴瘤及鼻咽癌等疾病的发生有关。

一、生物学性状

EBV 具有与其他疱疹病毒相似的形态和结构，核酸是含 172kbp 的线形双链 DNA，但在转化细胞内大多是环状双链 DNA 并且以游离形式存在，少数情况下可整合于宿主细胞基因组。EBV 感染 B 淋巴细胞后可直接进入潜伏感染状态，使宿主细胞成为能够在体外传代培养和分泌免疫球蛋白、表达 CD23 及获得永生性的 EBV 转化细胞。

EBV 在宿主细胞内可表达至少 11 种抗原，包括 6 种不同的 **EBV 核抗原**（EBV nuclear antigens，EBNA）、2 种**潜伏感染膜蛋白**（latent membrane protein，LMP1、LMP2）、**早期抗原**（early antigen，EA）、**病毒衣壳抗原**（viral capsid antigen，VCA）、**膜抗原**（membrane antigen，MA）。

1. 潜伏感染的病毒抗原 EBV 潜伏感染期间产生的抗原包括 EBNA1-6 和 LMP1-2。EBNAs 存在于宿主细胞的细胞核内，与病毒增殖无关。EBVN-1 是病毒 DNA 结合蛋白质，可在宿主细胞内持续表达；EBVN-2 与细胞转化有关，可诱导 LMPs 和 CD23 的合成。LMPs 是存在于宿主细胞膜的蛋白质抗原，其中 LMP-1 具有诱导 B 细胞转化的功能，LMP-2 具有阻止潜伏感染病毒增殖的功能。

2. 增殖感染早期的病毒抗原 EBV 增殖性感染的初期阶段主要产生早期抗原（EA），属于 EBV 的非结构蛋白质，包括 EA-D（diffuse）与 EA-R（restricted），表示 EBV 开始进入复制增殖阶段。

3. 增殖感染后期的病毒抗原 EBV 增殖性感染的后期阶段可产生 EBV 衣壳抗原（VCA）与膜抗原（MA），VCA 与病毒 DNA 组成核衣壳。MA 存在于 EBV 转化细胞的表面和形成病毒的包膜糖蛋白抗原，可刺激机体产生血清 IgM 与 IgG 中和抗体。

二、致病性与免疫性

患者和无症状带病毒者是传染源，主要通过唾液传播或血液传播。EBV 首先在宿主口咽部上皮细胞内增殖，然后扩散和感染 B 淋巴细胞。病毒可直接形成潜伏感染，也可引起传染性单核细胞增多症以及其他相关疾病。

1. 传染性单核细胞增多症 传染性单核细胞增多症（infectious mononucleosis）是常见于青春期与成年人的急性淋巴组织增生性疾病，原发感染后经过 30～50 天潜伏期发病。患者急性期表现为发热、疲乏无力、咽喉疼痛、淋巴结与脾脏肿大。外周血检查可见以淋巴细胞为主的白细胞增多，其中主要是体积增大和形态不典型的 T 淋巴细胞。传染性单核细胞增多症具有自限性，大多可在 2～4 周后自然痊愈。

2. 口腔毛状白斑 口腔毛状白斑（Oral Hairy Leukoplakia）是在某些 HIV 感染者和器官移植患者舌上形成的疣样生长物，是 EBV 复制引起的一种上皮病灶。

3. 肿瘤 EBV 感染同 Burkitt 淋巴瘤、Hodgkin 淋

巴瘤、鼻咽癌、Burkitt 淋巴瘤（非洲儿童恶性淋巴瘤）等肿瘤的发生相关，其中鼻咽癌在东南亚及我国南方高发，常见于 20~50 岁成年人。

EBV 感染者可产生 EBV 抗原特异性的血清抗体与细胞毒 T 细胞，也可产生针对羊、马、牛的红细胞的异嗜性抗体。

三、微生物学检查

1. 病毒分离 采集急性期患者的唾液、咽漱液、外周血细胞以及肿瘤患者的病灶组织标本，接种于 B 淋巴细胞或脐带血淋巴细胞培养物分离病毒，用荧光抗体染色法检测 EBV 抗原和鉴定病毒。

2. 病毒核酸检测 核酸杂交和 PCR 或 RT-PCR 是临床常用的 EBV 基因诊断方法，分别可测定病变组织内的 EBV 核酸及其基因转录产物，PCR 法比核酸杂交更具敏感性。

3. 抗体检测 EBV 感染者的抗体检测包括特异性抗体检测与异嗜性抗体检测，常用方法是 ELISA、免疫印迹、间接免疫荧光法。

（1）特异性抗体检测：在 EBV 感染患者及 90% 以上正常成年人的血清内可检出 EBV 特异性抗体，常见包括 VCA-IgM、VCA-IgA 与 VCA-IgG、EBNA-IgG、EA-D、EA-R 及 MA-IgM、MA-IgG（表 35-2）。

表 35-2 EBV 感染者血清特异性抗体检测的意义

血清抗体	检测结果	诊断意义
VCA-IgM、MA-IgM	+、+	原发感染急性期
VCA-IgA、VCA-IgG、MA-IgG	+、+、+	正在感染、既往感染
VCA-IgG、EBNA-IgG	+、+	正在感染、既往感染
VCA-IgG	+	近期感染
EA-D、EA-R	+、+	复发感染
EA-D	+	鼻咽癌
EA-R	+	Burkitt 淋巴瘤
VCA-IgA、EA-IgA	效价 1:5~1:10 或持续增高	鼻咽癌

（2）异嗜性抗体检测：凝集绵羊红细胞的异嗜性 IgM 抗体滴度在传染性单核细胞增多症患者发病后 3~4 周可达高峰，恢复期迅速降低并最终消失。异嗜性抗体也可存在于某些正常人与血清病患者的血清内，因此抗体滴度升高至 1:224 以上才具有诊断价值。

四、防治原则

目前尚无有效的疫苗，认为可用 EBV 特异性抗原进行人工主动免疫预防 Burkitt 淋巴瘤和鼻咽癌。治疗可用无环鸟苷（阿昔洛韦），可抑制 EBV 的 DNA 多聚酶活性以及减少 EBV 复制的产量。

第四节　人巨细胞病毒

人巨细胞病毒（human cytomegalovirus，HCMV）是一群有包膜的线形双链 DNA 病毒，1970 年命名为人类疱疹病毒 5 型（human herpes virus 5，HHV-5）。

一、生物学性状

HCMV 的核酸是含 240kbp 的大分子 DNA，病毒颗粒直径为 180~250nm，由 162 个壳微粒组成二十面体对称型。根据病毒颗粒发育的不同阶段可将其核衣壳分为 A、B、C 3 个类型，C 型核衣壳是完全成熟的类型。HCMV 包膜蛋白的 GPUL155（gB）同病毒对于宿主细胞的穿入能力有关，GPUL75（gH）同病毒在宿主细胞内复制增殖有关。

HCMV 可用人成纤维细胞体外培养，以出芽方式释放但可引起宿主细胞病变（CPE），形成巨大细胞、细胞核内及其外周存在嗜酸性包涵体。活组织检查常见核内含嗜酸性包涵体的巨大细胞，称为"嗜酸性巨细胞包涵体细胞"（cytomegalic inclusion cell）或"猫眼细胞"（Owl eye cell）。

二、致病性与免疫性

患者和无症状病毒携带者是传染源，主要通过人-人密切接触的方式水平传播。常见通过呼吸道、胃肠道、生殖道途径感染，也可发生医源性传播以及通过胎盘与产道垂直传播。

1. 隐性感染 HCMV 感染后通常形成隐性感染，在 60%~90% 成年人的血清内可存在 HCMV 特异性抗体。

2. 急性感染 急性感染可发生于儿童与成年人，由于病毒在宿主体内大量增殖和引起细胞死亡所致。患者急性期主要有发热、单核细胞增多、肝炎等单核细胞增多症样临床表现。

3. 潜伏感染 潜伏感染是 HCMV 在宿主体内暂时不增殖。当宿主免疫力降低时，HCMV 可大量增殖和引起再发感染。

4. 细胞转化 细胞转化同人体某些恶性肿瘤的发生有关，HCMV 感染相关肿瘤常见为前列腺癌、睾丸癌、宫颈癌、成神经细胞瘤、卡波济肉瘤。

5. 垂直感染 HCMV 垂直感染可引起死胎或流产。受感染胎儿出生后可表现先天性肝、脾肿大，血小板减少性紫癜，溶血性贫血，肝炎，脉络膜视网膜炎，智力低下，耳聋等疾病。

三、微生物学检查

患者病变组织标本可接种人胚肺成纤维细胞分离病毒，或用特异性抗体以 ELISA、RIA 等方法检测病毒抗原。患者活体组织标本涂片后 Giemsa 染色，显微镜下观察典型形态的"嗜酸性巨细胞包涵体细胞"或"猫眼细胞"。也可用 PCR 扩增、核酸杂交方法检测标本内 HCMV 的特异性基因，或用 HCMV 的抗原检测标本内相应的 IgG、IgM、IgA 抗体。

四、防治原则

预防主要是避免与传染源的密切接触，提示需要防止通过胎盘与产道垂直传播。

第五节 其他感染人类的疱疹病毒

引起人类感染的其他疱疹病毒包括**人疱疹病毒 6 型**(human herpes viruses 6, HHV-6)、**人疱疹病毒 7 型**(human herpes viruses 7, HHV-7)、**人疱疹病毒 8 型**(human herpes viruses 8, HHV-8)、**猴疱疹病毒**(herpesvirus simiae, HS)。

1. 人疱疹病毒 6 型 人疱疹病毒 6 型(HHV-6)的 DNA 约含 160~170kbp，有 HHV-6A 与 HHV-6B 两个血清群。HHV-6 主要通过口腔分泌物传播，可与 CD46 受体结合而感染宿主细胞。原发感染引起突发性幼儿急疹(exanthem subitum)或称为婴幼儿玫瑰疹(roseola infantum)，患者主要表现为发热与皮疹。

2. 人疱疹病毒 7 型 人疱疹病毒 7 型(HHV-7)是一类嗜 T 淋巴细胞人类病毒，常见引起较大年龄儿童发病，与某些幼儿急疹的发生有关。

3. 人疱疹病毒 8 型 人疱疹病毒 8 型(HHV-8)也称为卡波济肉瘤相关疱疹病毒(Kaposi's sarcoma-associated herpesvirus, KSHV)，具有嗜淋巴细胞性以及 EB 病毒相似性。HHV-8 的基因组含有细胞周期蛋白 D(cyclin D)、细胞因子(cytokines)、趋化因子受体(chemokine receptor)等细胞增殖相关基因，可能同 HHV-8 的致病机制有关。HHV-8 可在唾液内检出以及通过肾移植传播，常见引起卡波济肉瘤(Kaposi's sarcoma)、原发性渗出性淋巴瘤、多中心性 Castleman 病等。

4. 猴疱疹病毒 猴疱疹病毒(HS)或称为 B 病毒(B virus)，对人类具有高度致病性，主要通过猕猴咬伤、呼吸道吸入、直接接触 HS 或含 HS 的材料等感染人体，也可通过人-人密切接触传播。常见引起人的致死性上行性脊髓炎与脑脊膜脑脊髓炎，死亡率约 70%。

> **Summary**
>
> There are more than 100 viruses of the herpes group that infect many different animal species and humans. The major members of the group to infect humans are the two herpes simplex viruses (HSV-1 and HSV-2), cytomegalovirus (CMV), varicella-zoster virus (VZV), Epstein-Barr virus (EBV), human herpesviruses 6, 7 and 8 (HHV-6, HHV-7, HHV-8), herpesvirus simiae (HS). Characteristically, all of these viruses produce an initial infection followed by a period of latent infection in which the genome of the virus is present in the host cell, but infectious virus is not recovered. Reactivation of virus may then result in the first episode of clinically apparent disease or as recurrent disease. Curiously, the reactivated infection may be clinically quite different from the disease caused by the primary infection. With all of these viruses, immunocompromised patients, especially those with altered cellular immunity, have more frequent and severe episodes, including clinically severe disease from reactivation of viruses.

(王 和)

第三十六章 逆转录病毒

逆转录病毒科（Retroviridae）是一类含逆转录酶（reverse transcriptase）的 RNA 病毒,分肿瘤病毒（oncoviruses）和慢病毒（lentiviruses）两个亚科,共有 7 个属。对人致病的主要有人类免疫缺陷病毒和人类嗜 T 细胞病毒。

逆转录病毒的主要特性为有包膜,表面有刺突,病毒颗粒为球形,80~120nm,基因组由两条相同的单股正链 RNA 组成,在 5′端通过部分碱基互补配对形成二聚体结构,病毒核心有逆转录酶（reverse transcriptase）、整合酶（integrase）和 RNA 酶 H（RNaseH）等,这些酶与病毒核酸的逆转录及病毒整合作用有关,病毒复制的突出特征是通过 DNA 中间体（DNA replicative intermidiate）,整合于宿主细胞的染色体。

第一节 人类免疫缺陷病毒

案例 36-1

患者,男,26 岁。有不洁性交史和吸毒史。近半年来感觉疲乏无力,体重明显下降,腹泻,咽痛,反复出现口腔真菌感染。近 2 周出现持续性不规则发热（低热或高热）,淋巴结肿大（颌下、颈部、腹股沟）,全身散在皮疹,未进行过任何治疗。血常规检查:白细胞总数 $2.8×10^9/L$、中性粒细胞计数 $1.6×10^9/L$、淋巴细胞计数 $0.9×10^9/L$,CD4/CD8 比值下降。肺部 X 线检查见双肺弥散性渗出影,未见明显结核病灶。

思考题:
1. 本病例可能是什么疾病?有何诊断依据?
2. 应做哪些病原学检查进一步确立诊断?
3. 根据 HIV 表面结构如何防止其病毒颗粒进入靶细胞?
4. 如何防治疾病传播?

获得性免疫缺陷综合征（acquired immunodeficiency syndrome,AIDS）音译为艾滋病,最早由美国 Gottlieb 于 1981 年在同性恋患者中发现。1983 年法国巴斯德研究所 Montaginer 等首先从 1 例慢性淋巴结病的男性同性恋患者血中分离到 1 株新逆转录病毒,命名为淋巴结病相关病毒（lymphadenopathy associated virus,LAV）。1984 年美国 Gallo 等从艾滋病人分离到相似的逆转录病毒,称为嗜人 T 淋巴细胞病毒 Ⅲ 型（human T cell lymphotropic virus type Ⅲ,HTLV-Ⅲ）。1986 年国际病毒分类委员会将 LAV 和 HTLV-Ⅲ 统一命名为人类免疫缺陷病毒（human immunodeficiency virus,HIV）。HIV 主要型别为 HIV-1 和 HIV-2,艾滋病大多由 HIV-1 引起,HIV-2 只在西非呈地区性流行。近 20 多年来,由于尚无有效疫苗和治疗手段,艾滋病席卷全球,严重危害着人类的健康。

一、生物学性状

（一）形态结构

病毒呈球形,直径 100~120nm,电镜下可见一致密的圆锥状核心（图 36-1）,具有此种核心的病毒称 D 型病毒颗粒,内含病毒 RNA 分子和酶（逆转录酶 p53、整合酶 p31 和蛋白酶等）,病毒外层包膜系双层脂质蛋白膜,其中嵌有 gp120 和 gp41 两种病毒特异的糖蛋白,gp120 构成包膜表面刺突,而 gp41 形成跨膜蛋白。包膜内面为 P17 蛋白构成的衣壳,其内有核心蛋白（P24）包裹病毒 RNA。

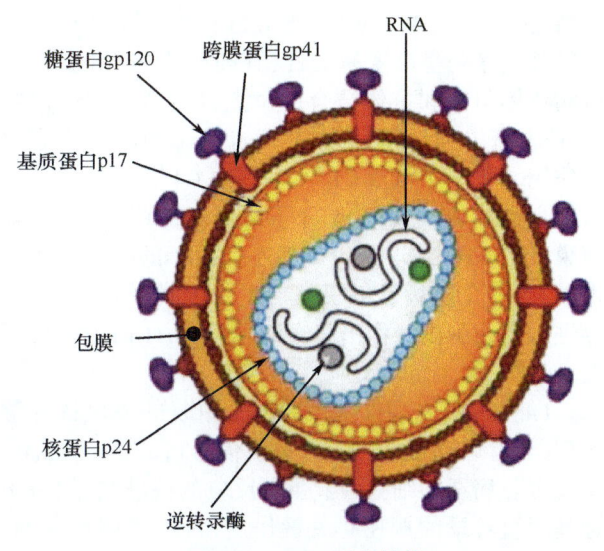

图 36-1 HIV 形态结构

（二）基因结构及编码蛋白的功能

HIV 基因组有 2 条相同的正链 RNA,长约 9.7kb,在基因组的 5′端和 3′端均有一段相同的核苷酸序列,称长末端重复序列（long terminal repeat,

LTR)。HIV 的主要基因结构与其他逆转录病毒相似,但因它有较多的调节基因,所以 HIV 较其他逆转录病毒更复杂。LTR 中间含 gag(group-specific)、pol(polymerase)、env(envelope) 3 个结构基因(structural gene)、tat、rev、nef 3 个调节基因(regulator gene)及 vif、vpu、vpr 等数个辅助基因(图 36-2)。HIV-1 基因编码区有很多重叠,尤其在基因组 3′端。其部分基因如 tat 和 rev 是不连续的,被插入的内含子分隔成 2 个外显子。

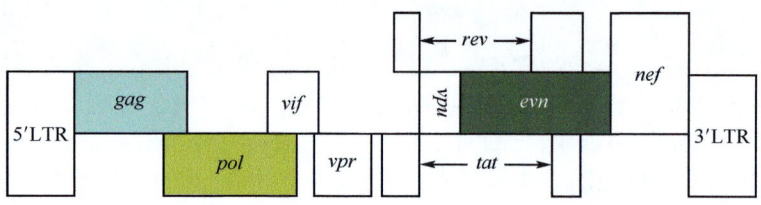

图 36-2　HIV 基因组结构

1. 结构基因

(1) gag 基因:能编码约 500 个氨基酸组成的聚合前体蛋白 P55,经蛋白酶水解形成 P17、P24 及 P15 3 种蛋白,位于外层的是内膜蛋白 P17(matrix,MA),内层是衣壳蛋白 P24(capsid,CA)。衣壳蛋白的特异性最高,与其他多种逆转录病毒无抗原性关系,P15 继续分解成 P7 和 P9,其中 P7 为核衣壳蛋白(nucleocaspid,NC),富含碱性氨基酸,在病毒从宿主细胞出芽释放时,它与病毒 RNA 结合而进入病毒颗粒,使 RNA 不受外界核酸酶破坏。

(2) pol 基因:编码聚合酶前体蛋白(P66/P54 和 P31),经切割形成蛋白酶、整合酶、逆转录酶、核酸内切酶(RNaseH),均与病毒增殖复制有关。

(3) env 基因:编码约 863 个氨基酸的前体蛋白并糖基化成 gp160,产生包膜糖蛋白(glycoprotein,gp),包括 gp120 和 gp41。gp120 的肽链有些区域(V1~V5)的氨基酸序列呈高度易变性,其高变区的 V3 肽段含有病毒体与中和抗体结合的位点,HIV 病毒在 gp120 V3 环上有中和抗原表位,在病毒与细胞融合中起重要作用。恒定区包括 C1~C4,其中 C4 肽段是病毒体与宿主细胞表面的 CD4 分子结合的部位。gp120 与跨膜蛋白 gp41 以非共价键相连。gp41 的疏水性氨基末端,具有介导病毒包膜与宿主细胞膜融合,促使病毒进入靶细胞内的作用。实验表明,gp41 有较强抗原性,能诱导产生抗体反应。

(4) LTR:是病毒基因组两端重复的一段核苷酸序列,含有启动子、增强子、包装信号(package signal)及多个与病毒和细胞调节蛋白反应的区域,它们对病毒基因组转录的调控起关键作用,其顺式调控序列,控制前病毒基因的表达。

2. 调节基因

(1) tat 基因:编码 TAT 蛋白(P14),Tat 可与 LTR 结合,促进病毒所有基因的转录,也能在转录后促进病毒 mRNA 的翻译。

(2) rev 基因:编码 REV 蛋白(P19),产物是一种顺式激活因子,能对 env 和 gag 中顺式作用抑制序列(cis-acting repression sequence,Crs)去抑制作用,增强 gag、pol 和 env 基因的表达,以合成相应的病毒结构蛋白。

(3) nef 基因:编码负调节蛋白 Nef,对 HIV 基因的表达有负调控作用,以推迟病毒复制。该蛋白作用于 HIV cDNA 的 LTR,抑制整合的病毒转录。是 HIV 在体内维持持续感染所必需。

(4) vif 基因:对 HIV 并非必不可少,但可能影响游离 HIV 感染性、病毒体的产生和体内扩散。

(5) vpu 基因:为 HIV-1 所特有,对 HIV 的有效复制及病毒体的装配与成熟是必需的。

(6) vpr 基因:编码蛋白是一种弱的转录激活物,在细胞内对病毒增殖周期起一定的作用。

HIV-2 基因结构与 HIV-1 有差别:它不含 vpu 基因,但有一功能不明的 vpx 基因。基因组测序发现 HIV-1 与 HIV-2 的核苷酸序列仅 40% 相同。env 基因表达产物激发机体产生的抗体无交叉反应。

(三)病毒受体与细胞嗜性

HIV 的主要靶细胞是 $CD4^+$ 的 T 细胞和单核/巨噬细胞,Langerhans 细胞、淋巴结的树突状细胞、脑小胶质细胞等亦可被感染。细胞表面的 CD4 分子是 HIV 的主要受体。另外 HIV 还需要一些辅助受体(coreceptor)才能导致病毒包膜与靶细胞膜形成有效融合作用。当 HIV 与靶细胞接触时,病毒体的包膜糖蛋白刺突 gp120 与细胞上的特异受体 CD4 分子的 V1 区结合,随后与辅助受体结合,形成 CD4-gp120-辅助受体三分子复合物,导致 gp120 构象改变而暴露被其掩盖的 gp41。gp41 与 gp120 解离后,其疏水性 N 末端可伸入靶细胞膜中,使病毒包膜与细胞膜发生融合。

迄今已发现有 10 多种辅助受体与 HIV 感染有关,如 CXCR4、CXCR5、CCR2 和 CCR3 等。但在体内只有 CXCR4 和 CCR5 可作为辅助受体。其中,CXCR4 是 HIV 的亲 T 细胞病毒株的辅助受体;CCR5 是 HIV 的亲巨噬细胞病毒株的辅助受体。

案例 36-1 提示：

细胞表面的 CD4 分子是 HIV 的主要受体。当 HIV 的 gp120 与细胞上的 CD4 分子结合，在辅助受体 CXCR4/CCR5 的帮助下，HIV 病毒颗粒进入靶细胞，如果封闭了辅助受体，HIV 的感染过程可能被阻断。

HIV 包膜 gp120 肽段主要是 V3 功能区，决定病毒的细胞亲嗜性。V3 环基因的变异可改变 HIV 的细胞亲嗜性。

（四）病毒复制

HIV 复制是一特殊而复杂的过程，当 HIV 利用 gp120 和 gp41 与宿主细胞膜有效融合，核衣壳进入胞质内脱壳，释放其核心 RNA 进行复制。病毒的逆转录酶以病毒 RNA 为模板，以宿主细胞的 tRNA 为引物，经病毒逆转录作用产生互补股 DNA，构成 RNA：DNA 中间体。中间体的 RNA 被 RNaseH 水解去除，在由负股 DNA 复制正股 DNA 而组成 dsDNA。此时基因组的两端形成 LTR 序列，并由胞质移行到胞核内，在病毒整合酶的作用下，病毒基因组整合于细胞染色体中形成前病毒（provirus）。前病毒以非活化方式可长期潜伏于宿主细胞内，随细胞分裂而进入子代细胞。在一定条件下，当相关因素刺激前病毒活化而进行自身转录时，LTR 有启动和增强转录的作用。在宿主细胞的 RNA 多聚酶的作用下，病毒 DNA 转录成 RNA，其中有些 RNA 经拼接形成 mRNA，经加帽加尾修饰后在细胞核糖体上转译成子代病毒的结构蛋白和调节蛋白；另一些 RNA 则可直接作为子代病毒基因组 RNA，并与结构蛋白装配成核衣壳，并通过细胞膜时获得包膜，以出芽方式至细胞外，形成完整的有感染性的子代病毒（图 36-3）。

（五）病毒的变异

HIV 基因组可发生变异，从而使分离到的 HIV 株间有不同的生物学特性。HIV 变异较多集中于包膜糖蛋白 env 基因和调节基因 nef。基因核苷酸序列的变异导致编码氨基酸的改变。根据 env 基因序列的差异将目前全球流行的 HIV-1 分为 A、B、C 等 8 个亚型，在非洲主要流行的是 A、C、D、E，我国云南省感染者主要为 B 和 C 亚型。全球流行以 C 和 E 亚型为主，估计病毒 env 基因核苷酸变异概率每年每个位点约 0.1%，其变异率与流感病毒相似。

（六）培养特性

将病人自身外周血或骨髓中淋巴细胞经 PHA 刺激 48~72 小时做体外培养（培养液中加 IL-2）1~2 周后，病毒增殖可释放至细胞外，并使细胞融合成多核巨细胞，最后细胞破溃死亡。亦可用传代淋巴细胞系如 HT-H9、Molt-4 细胞做分离及传代。

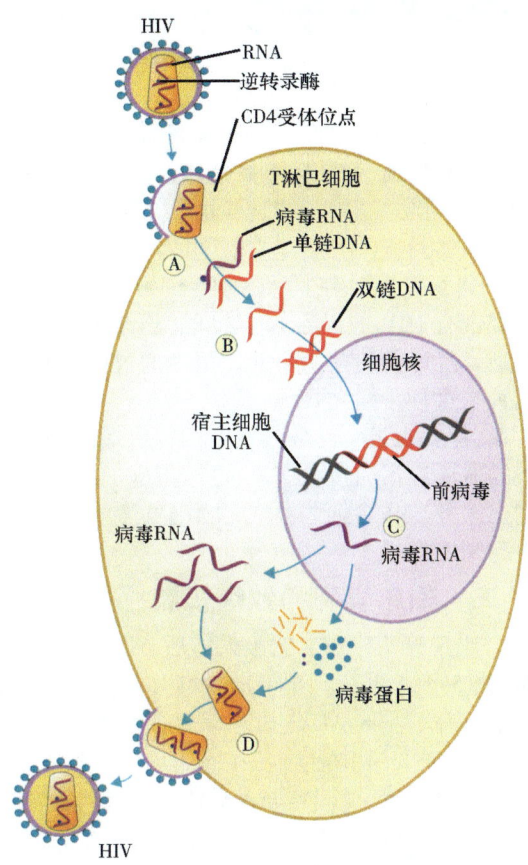

图 36-3　HIV 的复制

HIV 动物感染范围窄，仅黑猩猩和长臂猿，一般多用黑猩猩做实验。

（七）抵抗力

HIV 对热敏感。56℃ 30 分钟灭活，但室温（20~22℃）7 天仍具有活性。冻干血制品需 68℃ 72 小时方能保证污染 HIV 的灭活，WHO 规定 HIV 消毒与彻底灭活必须煮沸（100℃）20 分钟，或高压蒸汽灭菌（103.4kPa/121.3℃）20 分钟。HIV 对消毒剂和去污剂亦敏感，使用化学消毒剂 0.2% 次氯酸钠、0.1% 漂白粉、70% 乙醇、35% 异丙醇、50% 乙醚、0.3% H_2O_2、0.5% 来苏水处理 5 分钟均能灭活病毒，1% NP-40 和 0.5% Triton-X-100 能灭活病毒而保留抗原性。对紫外线、γ 射线有较强抵抗力。

二、致病性与免疫性

（一）传染源和传播途径

HIV 感染者和艾滋病患者是 AIDS 的传染源。传染性最强的是临床无症状而血清 HIV 抗体阳性的感染者，其 HIV 分离率最高。无症状的感染者是艾滋病流行难以控制的重要原因。病毒阳性而抗体阴性的 HIV 感染者，则更是危险的传播者，这种现象在早期和晚期病人比较多见。主要传播途径有 3 种：

1. 性传播 通过性行为,包括同性及异性间的性接触感染。性伙伴数越多,性活动开始年龄越小,加上吸毒者,其感染倾向越高。

2. 血液传播 通过输血、血液制品或没有消毒好的注射器传播,静脉吸毒者共用不经消毒的注射器和针头造成严重感染。器官移植、人工授精也是更重要的传播途径。

3. 母婴传播 包括经胎盘、产道和哺乳方式传播。携带有HIV的母亲可以经胎盘(胎内感染)、产道感染及经母乳传播给婴儿。很少通过唾液传播,但不能否定这种传播方式。

职业危险因素:医务人员可因针头刺伤或黏膜被污染的血液溅污而接触病毒,已有因被HIV的血液针头刺伤医务工作者而发病的报道,虽然病例不多,但应引起高度重视。

(二) 临床表现和致病机制

1. 临床表现 HIV感染人体后,往往经历很长潜伏期(3~5年或更长至8年)才发病,HIV感染包括原发感染、潜伏感染、AIDS相关综合征及典型AIDS等阶段,全过程大约10年。

(1) 原发感染:HIV进入机体后病毒开始大量复制,引起病毒血症。临床可表现出类似流感的非特异症状,如疲劳、发热、咽炎、淋巴结肿大、皮疹和黏膜溃疡以及急性单核细胞增多症样表现,一般持续1~2周。以后病毒常以前病毒的形式整合于宿主细胞染色体内,进入长期的、无症状的潜伏感染。

(2) 潜伏感染:原发感染数周后转入较长时间的慢性感染期(3~5年或更长),此期间临床无症状,有些病人可出现无痛性淋巴结肿大。此期虽然没有临床症状,但HIV在体内持续存在,并大量复制,每天有大量病毒产生及CD4 T细胞的死亡。CD4 T细胞数目逐年下降,平均每年下降50~90细胞/μl。

(3) **AIDS相关综合征**(AIDS related complex, ARC):随着感染时间的延长,机体免疫系统受到进行性损伤,各种临床症状开始出现,如发热、盗汗、疲倦、体重减轻、皮疹和腹泻等,并出现白斑等口腔损害及进行性淋巴结肿大。症状逐渐加重。

案例36-1提示:
患者有不洁性交史和吸毒史,近期内疲倦乏力,体重明显减轻,且有持续发热、皮疹等症状,为AIDS相关综合征典型症状。

(4) 典型AIDS:当CD4 T细胞数目降至200细胞/μl以下时,感染者的免疫功能严重缺陷,最终进入AIDS期。由于细胞免疫功能严重缺损,导致顽固的机会性感染、恶性肿瘤和中枢神经系统损害。艾滋病人常见的机会感染有鸟分枝杆菌、伊氏肺孢子菌、弓形虫、白假丝酵母菌、新生隐球菌、EB病毒、巨细胞病毒、疱疹病毒、HHV-8型等,或并发Kaposis肉瘤。感染者单核-巨噬细胞中HIV呈低度增殖,可将病毒传播全身,引起间质肺炎和亚急性脑炎。AIDS的5年间死亡率约90%,死亡常发生于临床症状出现后的2年内。

2. HIV致病机制 HIV选择性地侵犯带有CD4分子的细胞,主要有$CD4^+$T淋巴细胞、单核巨噬细胞、树突状细胞等。HIV可通过直接和间接途径损伤多种免疫细胞,导致机体免疫功能紊乱和缺陷。

(1) HIV对$CD4^+$T细胞损伤:$CD4^+$T细胞是HIV感染的主要靶细胞,其表面CD4分子和CXCR4趋化因子是HIV的受体和辅助受体。HIV通过gp120与上述细胞受体结合,使gp41暴露并介导膜融合,病毒侵入靶细胞。HIV通过多种途径损伤$CD4^+$T细胞,主要有:

1) 由于HIV包膜蛋白插入细胞或病毒出芽释放导致细胞膜通透性增加,产生渗透性溶解。

2) 受染细胞内CD4-gp120复合物与细胞器(如高尔基体等)的膜融合,使之溶解,导致感染细胞迅速死亡。

3) HIV感染时未整合的DNA积累,或对细胞蛋白的抑制,导致HIV杀伤细胞作用。

4) HIV感染细胞表达的gp120能与未感染细胞膜上的CD4结合,在gp41作用下融合形成多核巨细胞而溶解死亡。

5) HIV感染细胞膜病毒抗原与特异性抗体结合,通过激活补体或介导ADCC效应将细胞裂解。

6) HIV诱导自身免疫,如gp41与$CD4^+$T细胞膜上MHCⅡ类分子有一同源区,由抗gp41抗体可与这类淋巴细胞起交叉反应,导致细胞破坏。

7) 细胞程序化死亡,在艾滋病发病时可激活细胞凋亡。如HIV的gp120与CD4受体结合,直接激活受感染的细胞凋亡。甚至感染HIV的T细胞表达的囊膜抗原也可启动正常T细胞,通过细胞表面CD4分子交联间接地引起凋亡,$CD4^+$T细胞的大量破坏,结果造成以$CD4^+$T细胞缺损为中心的严重免疫缺陷,患者主要表现:外周淋巴细胞减少,$CD4^+$T/$CD8^+$T比例倒置,对植物血凝素和某些抗原的反应消失,迟发型超敏反应下降,NK细胞、巨噬细胞活性减弱,IL-2、γ干扰素等细胞因子合成减少。

(2) HIV感染所致其他免疫细胞损害:HIV感染后,机体B细胞功能出现异常,病程早期B细胞处于多克隆活化状态,患者血清中Ig水平往往增高,血循环中免疫复合物及自身抗体含量增高,随着疾病的进展,B细胞对各种抗原产生抗体的功能也直接和间接地受到影响。因为B细胞功能紊乱和T_H细胞功能低下,导致患者的抗体应答能力低下。

HIV感染可损伤巨噬细胞的趋化、黏附、杀菌及分泌细胞因子功能。HIV感染可降低巨噬细胞表面MHC分子的表达水平,使呈递抗原功能下降。HIV

在巨噬细胞内复制,却不能导致巨噬细胞死亡。故巨噬细胞是HIV的庇护所。

(3) HIV感染所致神经细胞损害:许多AIDS患者出现不同程度的神经异常,包括HIV脑病、脊髓病变、周围神经炎和严重的AIDS痴呆症。病毒利用神经系统糖脂-半乳糖神经鞘氨酸,作为gp120的受体介导HIV进入神经胶质细胞,gp120活化单核细胞及小胶质细胞和星形细胞,这些细胞释放对神经元有毒性的细胞因子与神经毒素,同时产生炎性细胞浸润脑组织的趋化因子,使邻近神经细胞同时被损害。

(三) 免疫性

HIV感染后,可刺激机体产生针对gp120、gp41蛋白抗体和核心蛋白P24抗体。但抗体不能与单核-巨噬细胞内存留的病毒接触,且HIV包膜蛋白易发生抗原性变异,原有抗体失去作用,使中和抗体不能发挥应有的作用。在潜伏感染阶段,HIV前病毒整合入宿主细胞基因组中,不被免疫系统识别,逃避免疫清除。这些都与HIV引起持续感染有关。

三、微生物学检查

HIV感染早期呈病毒血症时,从患者血液、脑脊液和骨髓细胞中能分离到病毒,并从血液中查到HIV抗原;在无症状的潜伏期内一般不能或很少从外周血中检测到HIV抗原。当患者进入AIDS相关综合征或典型AIDS期,外周血中可查到病毒抗原、核酸及抗体。检测HIV感染者体液中病毒抗原和抗体的方法,操作方便,易于普及应用,其中抗体检测尤为普通。但HIV P24抗原和病毒基因的测定,在HIV感染检测中的地位和重要性也日益受到重视。

(一) 抗体检测

抗体检测主要有酶联免疫吸附试验(ELISA)和免疫荧光试验(IFA)。由于HIV的全病毒抗原与其他逆转录病毒有交叉反应,而且病毒是出芽释放,病毒包膜中可能带有细胞成分,与人血清中抗HLA也可发生交叉反应,易造成假阳性,如果发现阳性标本应重复一次。为防止假阳性,这类试验用于筛查抗HIV抗体,阳性者尚需进一步做蛋白印迹法(western blot,WB)确证。

> **案例36-1提示:**
> 普通人艾滋病病毒抗体均阴性,如果HIV抗体阳性,又具有前述临床表现之一者,可确诊为艾滋病患者。进一步检查应检测HIV抗原及病毒分离等,但阳性率较低。

(二) 抗原检测

用ELISA检测P24抗原,在HIV感染早期尚未出现抗体时,血中就有该抗原存在。由于P24量太少,阳性率通常较低。现有用解离免疫复合物法或浓缩P24抗原,来提高敏感性。

(三) 核酸检测

用PCR法检测HIV基因,具有快速、高效、敏感和特异等优点,目前,该法已被应用于HIV感染早期诊断及艾滋病的研究中。

(四) 病毒分离

常用正常人外周血液分离单个核细胞,加PHA刺激并培养3~4天,然后接种病人血液的单个核细胞、骨髓细胞、血浆或脑脊液,再经2~3天后观察病毒生长情况。如果出现CPE,特别是发现多核巨细胞,说明有病毒增殖。采用IFA法检测培养细胞中的HIV抗原,或用生化方法检测培养液中的逆转录酶活性,也可通过电镜检测HIV颗粒。

四、防治原则

由于艾滋病惊人的蔓延速度和高度的致死率,已引起WHO和许多国家的重视,预防HIV感染主要措施是控制和切断传播途径和接种疫苗。非常有效的疫苗尚未问世,目前主要采用一系列综合措施进行预防,主要包括:

(一) 特异性预防

1. **阻断母婴传播** $CD4^+T$淋巴细胞>200/μl的艾滋病孕妇,用AZT于产前、产程内及对婴儿治疗,有一定的保护效果。

2. **艾滋病疫苗** 迄今尚缺理想疫苗。减毒活疫苗和灭活全病毒疫苗,由于难以保证疫苗安全,不宜人体应用。目前选择基因工程方法研制疫苗,如克隆包膜蛋白基因、核心蛋白基因,在细胞中表达多肽制备亚单位疫苗,或包膜基因插入病毒或腺病毒中制备重组疫苗。最大问题是包膜蛋白高度易变性,不同毒株HIVgp120有明显差别,使疫苗的使用受到了限制。现已证明,包膜蛋白gp120的肽链中有一些区段的氨基酸序列比较保守恒定,用该保守恒定片段制备疫苗,将能解决问题。美国对含有gp120成分的两种艾滋病疫苗进行了第二期296人的试验,由于已有6人发生了感染,而暂时终止。泰国正进行合成疫苗试验。

> **案例36-1提示:**
> 目前尚不能治愈AIDS,也无有效疫苗预防,预防HIV感染只能采取综合措施切断传播途径。

(二) 综合预防

(1) 广泛地开展宣传教育,普及宣传艾滋病的预防知识,认识本病传染源及悲惨结局;了解传播途径和临床表现及预防方法。加强道德教育,禁止滥交,取缔暗娼;禁止与静脉药隐者共用注射器、针头;提倡使用避孕套和避免肛交;艾滋病或 HIV 感染者应避免妊娠,出生婴儿应避免母乳喂养。

(2) 建立 HIV 感染和艾滋病的监测系统,掌握流行动态。对高危人群实行监测,包括供血员、同性恋、静脉注射毒品成瘾者、血友病患者等。避免与 HIV 感染者、艾滋病病人及高危人群发生性接触,严格管理艾滋病人及 HIV 感染者。

(3) 对供血者进行 HIV 抗体检测,确保输血和血液制品安全。献血、献器官、组织及精液者应做 HIV 检测。

(4) 加强国境检疫,防止本病传入。

(三) AIDS 治疗

1. 阻止 HIV 吸附穿入 重组的可溶性 CD4 分子(rs CD4)。

2. 核苷类逆转录酶抑制剂 齐多夫定(azidothymidine, AZT)、双脱氧胞苷(2′,3′ dideoxyeytidine, DDC)、双脱氧肌苷(2′,3′ dideoxyinosine, DDI)等。AZT 能干扰病毒 DNA 合成,从而抑制 HIV 在体内增殖,缓解症状,延长病人生存期。DDC 是最有效的 HIV 抑制剂,能明显减少 HIV 的复制和改善病人免疫功能。DDI 抗病毒的范围比 AZT 和 DDC 窄一些,但毒性较低,半衰期较长。

3. 非核苷类逆转录酶抑制剂 如耐维拉平(nevirapine)、德拉维拉丁(delaviradine)。

4. 蛋白酶抑制剂 如赛科纳瓦(saquinavir)、瑞托纳瓦(ritonavir)、英迪纳瓦(indinavir)等,其作用机制是抑制 HIV 蛋白水解酶,使大分子聚合蛋白不被裂解而影响病毒的成熟和释放。

5. 鸡尾酒疗法 单独使用抗 AIDS 药物,抗药性 HIV 突变株可迅速形成,通常选用一种蛋白酶抑制剂与两种逆转录酶抑制剂联合使用,这种联合使用三种药物的三联疗法称为"三合一鸡尾酒疗法"。疗效可持续 3 年之久。

中草药中发现瓜蒌蛋白、贝母苷、甘草甜素及地丁、空心苋、紫草等抽提物有抑制 HIV 的作用。中药方剂治疗艾滋病也能缓解症状。

第二节 人类嗜 T 细胞病毒

20 世纪 70 年代末,美国和日本学者从人类 T 淋巴细胞白血病细胞分离出一种新的病毒,并证实了与成人 T 细胞白血病的病因学关系,命名为**人类嗜 T 淋巴细胞病毒**(human T cell leukemia virus, HTLV)。HTLV 属逆转录病毒科的 RNA 肿瘤病毒亚科。可分为 HTLV-1 和 HTLV-2 两型,分别是引起 T 淋巴细胞白血病和毛细胞白血病的病原体。两型 HTLV 间基因组约有 50% 同源。从目前的流行病学资料来看,HTLV-1 感染主要流行于日本南部、加勒比海地区、非洲中部、美洲中部和南部、巴布亚新几内亚和澳大利亚,近年来欧洲和中东一些国家也有关于 HTLV-1 感染的报道;而美国、巴拿马、巴西、意大利、法国和瑞典等几个国家 HTLV-2 感染率较高。

一、生物学特性

HTLV 呈球形,直径为 100~120nm。包膜表面有刺突,嵌有特异糖蛋白 gp46,能与 CD4 分子结合。内层核衣壳呈二十面体立体对称,含有 P18、P24 两种结构蛋白,核心内含有 2 个相同单链病毒 RNA 分子、逆转录酶和 Gag 蛋白。HTLV-1 基因组长度约 9.0kb,两端含有 LTR,中间有 3 个结构基因(gag、pol、env)和 2 个调节基因(tax、rex)。gag 基因编码病毒聚合蛋白前体,通过蛋白酶切割形成 P19、P24 和 P15 3 种蛋白,分别组成病毒的基质、衣壳和核衣壳,3 种蛋白均有抗原性,在感染者血清中可出现相应抗体;pol 基因编码病毒逆转录酶、RNase H 和整合酶(integrase);env 基因编码两个糖基化蛋白 gp46 和 gp21,其中 gp46 位于病毒包膜表面,gp21 是跨膜蛋白。2 个调节基因编码的蛋白与 HTLV 的致病性有关,tax 基因编码蛋白 P40 分布于感染细胞的核内,属反式激活蛋白,可与 HTLV 基因组的 LTR 相互作用,不仅激活 HTLV 前病毒 DNA 的转录,促进病毒复制,亦可启动细胞 DNA 链上某些癌基因的表达,诱导肿瘤形成。rex 基因编码的两种蛋白 P27 和 P21 分布在感染细胞核内,能与病毒 mRNA 的特定结构结合,由此阻止 mRNA 转运至细胞质。

二、致病性和免疫性

HTLV-1 主要通过输血、注射、性接触等方式传播,亦可通过胎盘、产道以及哺乳等途径垂直传播。HTLV-1 主要感染 $CD4^+$ T 淋巴细胞并在其中生长,使受感染的 T 淋巴细胞转化,最后发展成为 T 淋巴细胞白血病。受 HTLV 感染的 T 淋巴细胞除增生、转化及癌变外,其正常免疫功能亦受影响,主要引起免疫缺陷和多克隆 B 淋巴细胞激活。HTLV-1 感染通常是无症状的,但受染者发展为成人 T 淋巴细胞白血病的几率为 1/20,$CD4^+$T 细胞的恶性增生可呈急性或慢性,出现淋巴细胞数异常升高、淋巴结病、肝脾肿大的临床表现,也可见斑点、丘疹样小结和剥脱性皮炎等皮肤损伤。HTLV-1 还能引起热带下肢痉挛性瘫痪和 B 淋巴细胞淋巴瘤。HTLV-2 的传播方式与 HTLV-1 相同,感染 HTLV-2 可引起毛细胞白血病和 CD4 细胞淋巴瘤。

HTLV 诱发肿瘤的机制与其他 RNA 肿瘤病毒不

同,病毒基因组不含有已知的病毒癌基因(Vonc),目前认为其致病与 TAX 和 REX 两个调节蛋白有关。TAX 能激活宿主细胞产生细胞转录因子,这些转录因子不仅激活病毒启动子,而且激活宿主细胞 IL-2 受体基因和 IL-2 基因的异常高表达,导致 CD4$^+$T 细胞大量增殖;TAX 还能激活细胞原癌基因,导致细胞恶性转化和增殖;HTLV 前病毒基因与宿主细胞染色体的整合,亦可导致细胞基因突变。

机体被 HTLV-1 感染后,血清中可出现抗 HTLV-1 抗体,但抗体的出现可下调病毒抗原的表达,影响细胞免疫清除感染的靶细胞,使感染细胞得以生存。

三、微生物学检查

检查 HTLV 特异性抗体是 HTLV 感染实验室诊断的主要方法依据。HTLV-1 和 HTLV-2 有血清交叉反应,常规血清学方法不能区分。目前常用的 ELISA 方法是用 HTLV-1 病毒裂解物或裂解物加重组 P21 蛋白作为抗原,与患者血清反应,可检测血清中的 HTLV-1/HTLV-2 抗体。经 ELISA 初筛后,还需用 Western blot 试验验证 HTLV 特异性抗体。

用 PCR 检查外周血单个核细胞中前病毒 DNA,以及 HTLV 的型别诊断,是敏感性最高的分子生物学方法。病毒分离可将标本与外周血单个核细胞作共培养以提高 HTLV 分离的敏感性。

四、防治原则

目前尚无有效防治 HTLV 感染的措施。齐多夫定对 HILV 感染有一定疗效,也可选用 IFN-α 等药物进行综合治疗。预防 HTLV 感染的措施包括加强卫生知识的宣传、避免与患者的体液尤其是血液或精液等接触,对供血者可行 HTLV 抗体检测,保证血源的安全性等。

Summary

Retroviruses are a kind of RNA virus that contain reverse transcriptase, and can be divided into seven genera. Clinically important retroviruses are human immunodeficiency virus (HIV) and human T-cell leukemia virus (HTLV).

The virion of retrovirus is a spherical particles surrounded by an envelope containing glycoprotein, about 100nm in diameter. The viral genome consists of two identical positive-sense, single-stranded RNAs, which encode three structural genes (*gag*, *pol*, *env*) and some regulatory genes. These viruses replicate through an unique life cycle. The genomic RNA is reversely transcribed into a DNA, then the DNA integrated into the host chromosomal DNA. The integrated viral genomic DNA is named as provirus.

HIV is the etiological agent of acquired immunodeficiency syndrome (AIDS). The viruses have two types: HIV-1 and HIV-2. HIV uses CD4 molecules as cell receptor and CCR5 or CXCR4 as co-receptor. The HIV is transmitted between human in three ways: sexually, exposure to contaminated blood or blood products, and vertical transmission. HIV infection is characterized by pronounced suppression of the immune system, development of a wide range of severe opportunistic infections and unusual cancers.

HTLV is transmitted by sexual contact, blood exposure, and mother-to-infant transmission. HTLV-1 is endemic in human populations, causes adult T cell leukemia-lymphoma (ATL) and HTLV-1-associated myelopathy/tropical spastic paraparesis (HAM/TSP).

(汤 华)

进一步阅读文献

1. Gaetano Donati K, Rabagliati R, Iacoviello L, et al. HIV infection, HAART, and endothelial adhesionmolecules:current perspectives[J]. Lancet Infect Dis, 2004, 4(4):213-222
2. Constantine N T, Zink H. HIV testing technologies after two decades of evolution[J]. Indian J Med Res, 2005, 121(4):519-538
3. Lane HC. Pathogenesis of HIV infection: total CD4$^+$ T-cell pool, immune activation, and inflammation[J]. Top HIV Med. 2010 Feb-Mar;18(1):2-6
4. Suzuki Y, Suzuki Y. HIV pathogenesis and intrinsic cellular defense mechanisms[J]. Nippon Rinsho. 2010 Mar;68(3):415-21
5. Wilson NA, Watkins DI. Is an HIV vaccine possible? [J]. Braz J Infect Dis. 2009 Aug;13(4):304-310

第三十七章 其他病毒

本章主要介绍狂犬病病毒、人乳头瘤病毒、人类细小病毒 B19、痘病毒和博尔纳病病毒。

第一节 狂犬病病毒

案例 37-1

患儿,男,10 岁。右下肢膝部被犬咬伤,伤口面积不大且出血少,未作处理。被犬咬伤后 2 个月,患儿出现发热,咬伤处麻木刺痛,咽喉紧缩感而入院。入院当天出现抽搐,每隔 1~2 小时发作 1 次,每次持续 15~30 秒,伴口吐白沫,次日出现狂躁、失语、流涎,见光、遇风、听见水滴声均可诱发咽肌痉挛和抽搐,给予对症支持治疗,入院第 10 天终因呼吸、循环衰竭死亡。诊断为狂犬病。

思考题:
1. 人一旦被犬等动物咬伤后,应该怎样进行紧急处理?
2. 这起狂犬咬人事件,应当汲取哪些教训?

狂犬病病毒(Rabies virus)为弹状病毒科(Rhabdoviridae)狂犬病毒属(*Lyssavirus*),是一种嗜神经病毒。病毒主要在野生动物(犬、狼、狐狸、鼬鼠、蝙蝠、浣熊等)及家畜中储存及传播。人被病兽或带毒动物咬伤后可感染,一旦受染,如不及时采取有效防治措施,可导致严重的中枢神经系统急性传染病。该病是一种人兽共患的自然疫源性疾病,在世界大部分地区都有流行,近年来,我国狂犬病死亡人数明显上升,成为一种对人类健康危害较大的致死性传染病。一旦发病死亡率几乎达到 100%,因此,预防尤为重要。

一、生物学性状

(一)形态与结构

狂犬病病毒外形呈子弹状,一端钝圆,另一端扁平,长 130~300nm,宽 60~85nm,有包膜(图 37-1)。中心为螺旋形对称的核衣壳,由基因组 RNA、核蛋白、多聚酶蛋白和基质蛋白组成。外有脂蛋白的包膜,包膜上有糖蛋白刺突,与病毒毒力、血凝性和抗原性等有关。

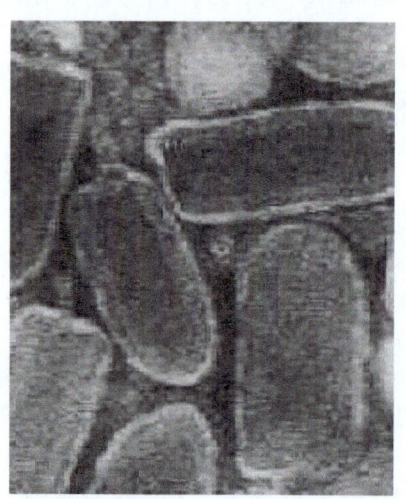

图 37-1 狂犬病病毒电镜照片

(二)基因组与编码蛋白

病毒的基因组为单负链 RNA,不分节段,全长 12kb,从 3′ 端到 5′ 端依次为先导序列-编码 N、M1、M2、G、L 蛋白的 5 个结构基因-非编码区,各基因间含非编码的间隔序列。5 个结构基因分别编码核蛋白(N 蛋白)、磷蛋白(Ns 蛋白或 M_1 蛋白)、基质蛋白(M 蛋白或 M_2 蛋白)、包膜糖蛋白(G 蛋白)及依赖 RNA 的 RNA 聚合酶(L 蛋白)。G 蛋白是位于包膜上的糖蛋白刺突,是病毒的重要抗原,可诱导机体产生相应抗体和细胞免疫。另一方面,G 蛋白与病毒的毒力有关,它能识别宿主细胞表面的受体,是病毒入侵敏感细胞的重要成分。

(三)复制周期

狂犬病病毒在感染细胞的胞质中完成复制。病毒通过其包膜表面糖蛋白 G 与神经细胞表面乙酰胆碱受体特异性结合而吸附于易感细胞;继而膜内陷病毒进入细胞,病毒包膜与细胞膜发生融合;脱去衣壳,病毒核酸释放入胞质;在生物合成阶段,病毒单负链 RNA 一方面复制互补正链 RNA,并以此为模板复制子代病毒基因组,另一方面病毒单负链 RNA 转录并翻译 N、M1、M2、L 和 G 蛋白的合成,最后子代病毒核酸与子代病毒结构蛋白装配成核衣壳,并以出芽方式释放形成子代病毒颗粒。

(四)培养特性

狂犬病病毒对神经组织有较强的亲嗜性,在易感动物或人的中枢神经细胞（主要是大脑海马回锥体细胞）中增殖，在细胞质中形成嗜酸性、圆形或椭圆形包涵体称为内基小体（Negri body）（图 37-2），可作为狂犬病的辅助诊断指标。

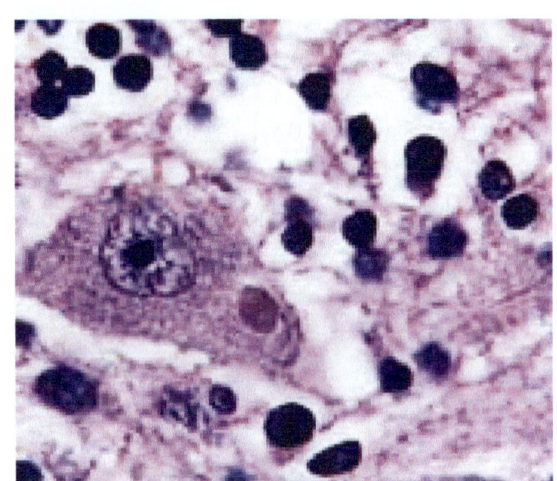

图 37-2　内基小体

（五）变异

狂犬病病毒可发生毒力变异。从自然感染动物体内分离的狂犬病毒株称为野毒株（wild strain）或街毒株（street strain），野毒株的特点是接种动物发病所需潜伏期长，毒力强。若野毒株在家兔脑内连续传代 50 代后，其潜伏期逐渐从最初的 2~4 周缩短至 4~6 天，再继续传代时，潜伏期不再缩短，这种狂犬病病毒株称为固定毒株（fixed strain）。固定毒株对人及犬的致病力明显减弱。

（六）抵抗力

狂犬病病毒对外界的抵抗力不强，对热、紫外线、日光、干燥的抵抗力弱，病毒经 56℃ 30~60 分钟或 100℃ 2 分钟即失去活力，4℃或室温可保持传染性 1~2 周，也易被强酸、强碱、甲醛、碘、乙醇、肥皂水及离子型和非离子型去污剂灭活。

二、致病性与免疫性

狂犬病是一种自然疫源性疾病，狂犬病病毒能引起多种家畜和野生动物如犬、猫、牛、羊、猪、狼、狐狸、臭鼬、野鼠、吸血蝙蝠等自然感染。动物之间狂犬病主要是通过患病动物咬伤健康动物而传播。人狂犬病主要被患病动物咬伤或抓伤所致，在发展中国家病犬是主要传染源，80%~90%病例是由病犬传播的。而在发达国家，犬狂犬病已得到有效控制，而野生动物如狐狸、食血蝙蝠、浣熊等逐渐成为重要传染源。

在患病动物发病前 5 天，唾液中可含有病毒。人被咬伤或抓伤后，病毒进入伤口，在肌纤维细胞内增殖，由神经末梢沿神经轴索上行至中枢神经系统，在神经细胞内增殖并引起中枢神经系统损伤，使神经元细胞肿胀变性，然后又沿传出神经扩散至唾液腺和其他组织。人发病时的典型临床表现是神经兴奋性增高，表现为幻觉、精神错乱、呼吸肌及咽喉部肌肉发生痉挛，吞咽或饮水时甚至闻水声或其他轻微刺激均可引起痉挛发作，故又称恐水病（hydrophobia）。这种兴奋期典型症状经 3~5 天后，患者转入麻痹期，最后因昏迷，呼吸、循环衰竭而死亡。病死率几乎为 100%。

本病毒为严格嗜神经病毒，故对神经组织以外的其他组织和细胞不敏感，在入侵部位病毒不侵入血液，故不形成病毒血症。潜伏期 1~3 月，但也有短至 1 周或长至数年才出现症状者。潜伏期的长短取决于咬伤部位与头部距离远近、伤口内感染的病毒数量。

机体感染病毒后产生细胞免疫和体液免疫。病毒包膜的糖蛋白和核衣壳的核蛋白均含有保护性抗原表位，可诱导产生中和抗体、辅助性 T 细胞和细胞毒性 T 细胞，中和抗体可以中和游离状态的病毒进而阻断病毒进入神经细胞，细胞毒性 T 细胞可特异性地作用于病毒 G 蛋白和 N 蛋白而引起病毒感染的靶细胞溶解。它们在狂犬病疫苗接种后诱生的抗狂犬病病毒感染性免疫机制中起重要作用。

三、微生物学检查

根据动物咬伤史和典型临床表现可以作出临床诊断。对于发病早期或咬伤史不明确的可疑患者，应及时进行微生物学检查和确诊。

将咬人的犬或其他动物捕获，隔离观察 10~14 天，若不发病，则可认为未患狂犬病；若观察期间发病，将它杀死，取脑海马回部位组织作病理切片检查包涵体，或用免疫荧光抗体法检查病毒抗原。

患者可采取唾液沉渣涂片，睑、颊皮肤活检，用免疫荧光抗体法检查细胞内病毒抗原，但一般阳性率不高。应用 RT-PCR 法检测标本中狂犬病病毒 RNA，此法敏感、快速和特异，值得有条件的实验室推广应用。

四、防治原则

捕杀野犬，加强家犬管理，注射犬用疫苗，是预防狂犬病的主要措施。人被动物咬伤后，应采取下列方法：

1. 伤口处理　立即用 3%~5%肥皂水、0.1%苯扎氯铵或清水反复冲洗伤口，再用 70%乙醇或碘酊涂擦。

2. 被动免疫　用高效价抗狂犬病毒血清或抗狂犬病人免疫球蛋白于伤口周围与底部行浸润注射及肌注，如与狂犬病疫苗联用效果更佳。使用前先进行试敏。

3. 疫苗接种　狂犬疫苗的接种是预防和控制狂

犬病的重要措施。人被狂犬病病毒感染后潜伏期较长,及时接种狂犬病病毒灭活疫苗,进行暴露后预防接种(post-exposure prophylaxis),可以预防发病。常用人二倍体细胞培养制备的狂犬病病毒灭活疫苗(human diploid cell vaccine,HDCV),于第 0、3、7、14、28 天肌内注射,已取得良好效果。重组痘苗病毒载体疫苗和亚单位疫苗正在研究中。此外,凡职业与动物密切接触者如兽医、动物饲养人员、屠宰人员、检疫人员及相关科研人员等均应做预防性的狂犬病疫苗的接种。

> **案例 37-1 提示:**
> 人一旦被犬等动物咬伤后,应采取下列防治措施:
> (1)动物圈养观察:咬人的犬、猫类动物圈养观察 7~10 天。
> (2)伤口处理:立即清洗创口,可用 20% 肥皂水、0.1% 苯扎氯铵或清水反复冲洗伤口,再用 70% 乙醇及碘酊消毒。
> (3)注射免疫血清:在伤口周围及底部浸润处同时在臂三角肌内注射高效价抗狂犬病毒血清或人抗狂犬病毒免疫球蛋白。
> (4)疫苗接种:我国目前用人二倍体细胞制备的灭活疫苗,于第 0、3、7、14、28 天各肌内注射 1 次,免疫效果好,不良反应小。

> **案例 37-1 提示:**
> 这起狂犬咬人事件,应吸取以下教训:捕杀无主犬,加强家犬管理,要给家犬定期接种兽用狂犬疫苗。对来自流行区的动物进行检疫。一旦被犬咬伤,应立即进行伤口处理,并就近去卫生防疫部门接种疫苗及注射免疫血清。

第二节 人乳头瘤病毒

> **案例 37-2**
> 患者,男,28 岁。曾有不洁性行为史。1 个月前,包皮系带处出现颗粒状的肉质赘生物,不痛不痒,未加重视。近 10 天肉质赘生物逐渐增大增多如菜花状,并伴有腹股沟疼痛及排尿困难等现象发生。
> **思考题:**
> 1. 根据病史和临床表现,引起该病的病原体可能是什么?
> 2. 该病应如何预防?

人乳头瘤病毒(human papillomavirus,HPV)属于乳头瘤病毒科(Papovaviridae)的乳头瘤病毒属(Papilloma virus)。HPV 能引起人类皮肤和黏膜的增生性病变造成多种良性乳头状瘤或疣,某些型别感染还与致癌性密切相关。

一、生物学性状

HPV 是一种小的 DNA 病毒,直径 45~55nm,衣壳呈二十面体立体对称,无包膜(图 37-3)。HPV 基因组是一闭合环状双股 DNA。按功能可分为早期区(Early region,ER)、晚期区(Late region,LR)和非编码区(uncoding region,UCR)3 个区域。E 区分为 E1~E7 开放阅读框架,主要编码与病毒复制、转录、调控和细胞转化有关的蛋白。L 区分 L1 和 L2,分别编码主要衣壳蛋白和次要衣壳蛋白。UCR 是 E 区与 L 区间的 DNA 片段,可负责复制和转录的调控(图 37-4)。

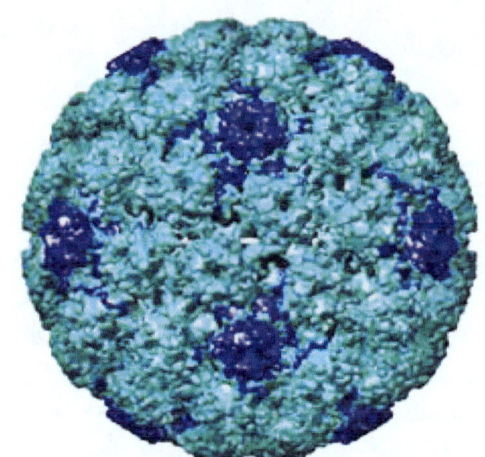

图 37-3　人乳头瘤病毒

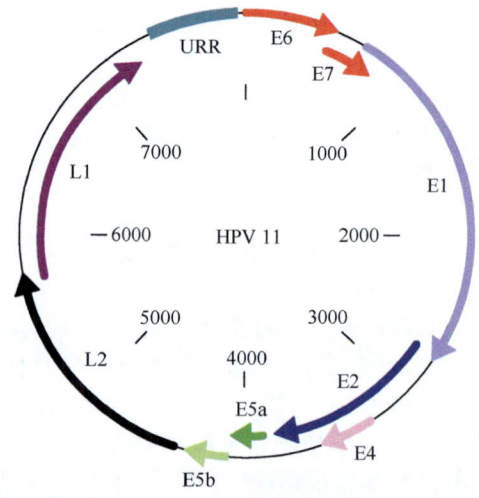

图 37-4　HPV11 基因结构

通过基因克隆和 DNA 杂交方法,以核苷酸同源性少于 50% 定为新型别,至今已鉴定出 100 多型 HPV。每一型别都与体内特定感染部位和病变有关。

HPV 在体外细胞培养尚未完成。它具有宿主和组织特异性,只能感染人的皮肤和黏膜,不能感染动物。HPV 感染后在细胞核内增殖,细胞核着色深,核周围有一不着色的空晕,此种病变细胞称为空泡细胞(Koilocytotic cell)(图 37-5)。

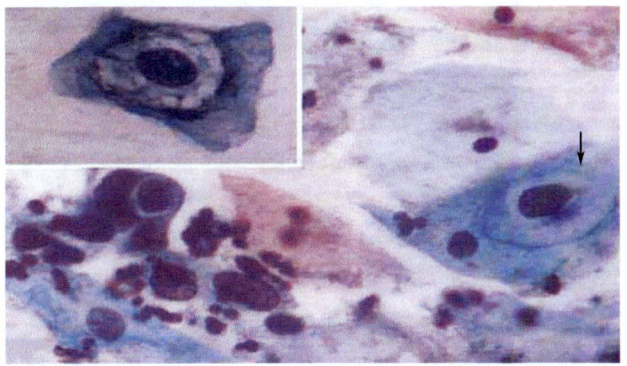

图 37-5　HPV 感染形成空泡细胞

二、致病性与免疫性

HPV 主要通过直接接触感染者病变部位、间接接触污染物品或性传播感染人类,HPV 引起生殖道感染是**性传播疾病**(sexually transmitted disease,STD)之一。病毒也可在母亲分娩时通过生殖道感染新生儿,病毒停留于感染部位的皮肤和黏膜中,不产生病毒血症。HPV 型别及感染部位不同,所致疾病不同。

临床常见皮肤疣有:**寻常疣**,主要为 1、2、3、4 型感染引起,民间俗称刺瘊或千日疮,可发生于任何部位,以手部最常见;**跖疣**,主要为 1、4 型感染,生长在胼胝下面,行走易引起疼痛;**扁平疣**,主要为 3、10 型感染,好发于面部、手、臂、膝,为多发性,多见于青少年,亦称青年扁平疣。

尖锐湿疣(condylomata acuminate)主要为 6、11 型感染泌尿生殖道引起,好发于温暖潮湿部位,常在男性阴茎根部、包皮内、女性阴唇、阴道、子宫颈及肛门周围等,初发为少数微小淡红色丘疹,逐渐增大增多,形成菜花状,乳头状增殖,质软,触之易出血,可继发细菌感染。该病经治疗后或可自然消退,但易反复发作,传染性强,在性传播疾病中有重要地位。由于 6、11 型属于低危型,故尖锐湿疣较少发生癌变。

> **案例 37-2 提示:**
> 根据病史和病变特点,临床诊断为尖锐湿疣,病原体为人乳头瘤病毒,依据:①不洁性生活史;②病变特点符合尖锐湿疣:包皮处菜花状肉质赘生物;③确诊需要做组织切片病理学检查或核酸检测。

某些高危型别 HPV 如 HPV16、18 等可引起宫颈、外阴等处上皮细胞非典型增生,长期发展可成为宫颈癌。HPV12、32 型与口腔癌有关,HPV57b 与鼻腔良恶性肿瘤有关。

目前认为 HPV 感染正常宫颈鳞状上皮是引发宫颈癌的始动因素,成为目前唯一病因明确的癌症。HPV 致癌机制主要与早期蛋白 E6、E7 的转化有关。E6 和 E7 可以分别和细胞中的抑癌基因产物 p53 蛋白结合,干扰 p53 蛋白抑制细胞分裂和增殖的功能,使细胞永生化(immortalize)进而发生恶变。HPV 致癌机制与 HPV 基因同宿主细胞核酸整合也有一定关系,多数宫颈癌组织中病毒 DNA 以整合状态存在,而 HPV 相关良性病变者,病毒 DNA 常以游离状态存在。

三、微生物学检查

HPV 感染有典型临床表现,可迅速作出诊断,对不能确诊的病例,可选下列各种方法辅助诊断。

1. 染色镜检　将疣状物作组织切片或生殖道局部黏液涂片,染色后光镜下观察到特征性空泡细胞或角化不良细胞和角化过度细胞,可初步诊断 HPV 感染。

2. 核酸检测　用核酸杂交法或 PCR 技术检测 HPV DNA 并鉴定型别,是 HPV 感染快速、特异、敏感的方法,已被广泛用于 HPV 相关疾病的诊断和致病性研究。

3. 血清学检测　应用 ELISA 或蛋白印迹法检测组织或局部黏液中 HPV 抗原或患者血清中的抗体。

四、防治原则

加强性安全教育和社会管理,对控制减少生殖器尖锐湿疣及宫颈癌的发生有重要意义。切断传播途径,是有效的预防措施。

目前获美国 FDA 批准上市的 HPV 疫苗有两种,一是由美国默克公司研发的重组 HPV 四价疫苗(16,18,6,11 型)Gardasil,可预防由 16、18 型引起的宫颈癌和由 6、11 型引起的尖锐湿疣,另一种是葛兰素史克公司研发的二价 Cervarix 疫苗(16,18 型)。宫颈癌也由此有望成为人类通过注射疫苗、筛查和早诊早治来预防,并被消灭的第一个恶性肿瘤。目前该疫苗已在美国、澳大利亚等多个国家使用,对象为 9～25 岁女性。HPV 疫苗在我国的上市目前仍在审批之中,目前处于临床试验阶段。

> **案例 37-2 提示：**
> 尖锐湿疣具有病变易反复发作的特点，给患者造成很大生理和心理上的痛苦，因此预防很关键。应加强性安全教育和管理，杜绝不洁性行为，及时发现并治疗患者及其性伴，正确使用避孕套。

小的皮肤疣有自行消退的可能，一般无需处理。尖锐湿疣病损范围大，可施行手术，但常规外科切除有较高复发率。物理疗法如电烙术、激光治疗、液氮冷冻疗法，或用干扰素结合物理辅助疗法，有较好的治疗效果。

第三节 人类细小病毒 B19

人类细小病毒 B19（human parvovirus B19）属于细小病毒科（Parvoviridae）的细小病毒属（Parvovirus），是目前已知唯一对人类致病的细小病毒。英国科学家 Cossart 在 1975 年筛查无症状乙肝患者血清时于 B 组的 19 号样品中发现，故名细小病毒 B19。

病毒呈球形，直径 20～26nm，核衣壳为二十面体对称，无包膜。基因组为线状单链 DNA（ssDNA），长度 5.5kb。病毒对热、干燥、冻融以及去污剂等十分稳定。细小病毒 B19 感染的靶细胞是骨髓中分裂旺盛的红细胞系前体细胞，病毒通过对这些细胞的直接杀伤作用和免疫病理损伤而致病。

病毒感染多发于 40 岁以内，约 90% 以上的成人可检测到细小病毒抗体。病毒主要通过呼吸道或消化道黏膜、密切接触和垂直传播，输入被该病毒污染的血制品也是其感染途径。一年四季均有感染，但暴发流行多发生在冬末春初。病毒经飞沫侵入上呼吸道在局部增殖后，经血循环扩散至骨髓，在骨髓的红系前体细胞中增殖，导致**红细胞生成障碍**。感染后临床表现因个体的年龄和免疫状态不同差异较大，可表现轻微的咽喉疼痛、不适、肌痛、传染性红斑等；在成年妇女可引起短暂的多关节炎或关节痛；孕期感染可引起自然流产和死产；对潜在红细胞缺陷如镰状细胞贫血患者，细小病毒 B19 可引起严重的再生障碍危象；持续细小病毒感染可导致慢性骨髓障碍，在免疫缺陷病人导致慢性贫血，25% 的感染者可无临床症状。最近还报道细小病毒 B19 感染与急性肝炎有关。

可应用核酸杂交、免疫电镜等方法，直接检测血清或咽喉洗漱液中的病毒，也可通过酶免疫试验检测血清中病毒 IgM 抗体，作为近期感染诊断。

目前尚无针对人细小 DNA 病毒的疫苗，对传染性红斑及再障危象的治疗仅为对症处理。

第四节 痘 病 毒

> **案例 37-3**
> 患儿，女，12 岁。1 个月前右腿伸侧皮肤出现一半球型丘疹，突出于皮肤，周边无红肿，稍痒，生长缓慢，未经任何处理。近 1 周在颈部、前胸部、后背和下肢出现多个半圆形豌豆大小的丘疹，平均约 4mm×4mm，皮损中央有脐凹。用血管钳挤压半圆形皮损，可挤出乳白色乳酪样分泌物。激光除去疣体，半月后复诊创面愈合，未见新的皮损。
> **思考题：**
> 1. 诊断什么疾病？
> 2. 该病病原体是什么？

痘病毒（Poxvirus）属于痘病毒科（Poxviridae），可引起人和多种脊椎动物的感染。引起人类感染的痘病毒有**牛痘病毒**（Cowpox virus）、**天花病毒**（Variola virus）和**传染性软疣病毒**（Molluscum contagiosum virus, MCV）。猴痘病毒也可引起人类感染。

痘病毒在病毒中体积最大，组成最复杂，大小为 220～450 nm×140～260nm，呈砖块或卵圆形。有包膜，衣壳呈复合对称型。传统负染时其核心如哑铃形，中间凹陷，两侧各有一个侧体（lateral body），双层外膜包裹核心（图 37-6）。基因组为线形双链 DNA，长度 130～375kb。

大多数痘病毒能在兔、小白鼠和地鼠等动物细胞繁殖。鸡胚对痘病毒敏感。病毒在胞质中复制，成熟病毒以出芽方式释放，是 DNA 病毒中唯一在胞质中复制的病毒。

人类痘病毒感染主要包括天花、人类猴痘、牛痘和传染性软疣。

1. 天花（smallpox） 天花病毒是天花的病原体。天花是一种传染性极强的烈性传染病，人类是唯一宿主。传播途径主要通过呼吸道飞沫、接触感染者的排泄物或皮损分泌物，两次病毒血症，临床表现为高热、面部及全身皮肤出现水疱或脓疱等症状。病死率高，病后痊愈者面部等部位遗留有明显瘢痕。1798 年，英国乡村医生琴纳应用牛痘病毒预防天花，取得明显效果，并在全球推广使用，使天花病毒成为从地球上消灭的第一个病毒性疾病。WHO 已于 1980 年 5 月宣布在世界范围内已消灭天花。目前因终止计划免疫导致人群普遍无免疫力，天花病毒成为潜在生物恐怖武器而备受重视。

2. 人类猴痘（human monkeypox） 猴痘发生于非洲中西部雨林中的猴类，也可感染其他动物，病毒可以通过直接密切接触由受染动物传染给人，人与人之间传播罕见。传播途径主要通过血液和体液。但

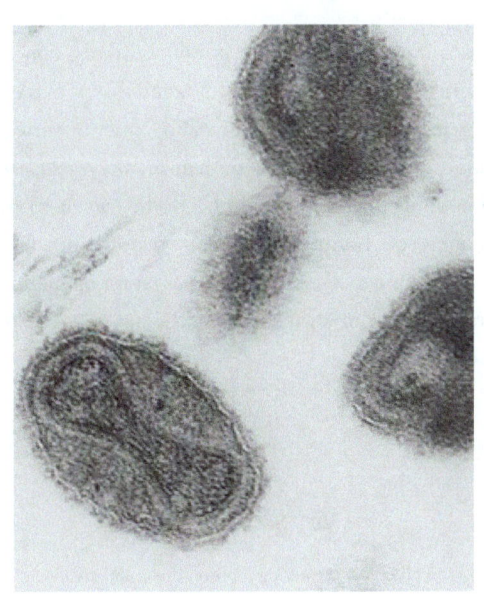

图 37-6　痘病毒电镜照片

是,猴痘的传染性远逊于天花病毒。临床表现与天花类似,主要表现为高热、局部淋巴结肿大和全身发生水疱和脓疱,并有出血倾向,皮疹结痂后留有瘢痕,死亡率为 11% 左右。未接种过牛痘的人群对猴痘普遍易感。宠物爱好者、动物饲养人员等直接接触者可能成为高危人群。

3. 牛痘(cowpox)　是牛痘病毒引起挤奶工人等密切接触者的轻度皮肤水疱样改变,一般无严重全身感染。牛痘病毒的毒力变异株即痘苗病毒(vaccinia virus),与天花病毒有交叉免疫原性,主要用于天花的计划免疫。目前,痘苗病毒主要作为研究基因调控的模型或表达外源蛋白的载体广泛应用。

4. 传染性软疣(molluscum contagiosum)　是由传染性软疣病毒引起的皮肤白色疣状物,一般通过直接接触传染,也可自体接种。可通过共用浴巾、浴池、自体抓痒引起。儿童多见,人是其唯一感染宿主。皮肤擦伤并感染病毒后,14～50 天可发病。特点是好发于颈部和躯干部皮肤,皮肤上出现蜡样光泽的小丘疹,起初为米粒大小,呈半球状,以后可逐渐增至豌豆大小,中心微凹,质地由坚韧变为柔软,颜色呈白色或珍珠色,常有痒感。能挤出乳酪状软疣小体。该病毒也可经过性接触传播,引起生殖器传染性软疣。软疣可自行消退,不留瘢痕。

> **案例 37-3 提示:**
> 　　诊断为传染性软疣,病原体是传染性软疣病毒。依据:①患者为儿童;②主要通过皮肤接触传播,也可通过自体接种引起,本病例就是通过自体接种引起;③皮损特点是半圆形或扁平豌豆大小的半球状丘疹,中心微凹呈脐凹状,白色或珍珠色;④能挤出乳酪状软疣小体。

目前,人们使用的搓澡巾多为尼龙丝、合成纤维丝制品,搓擦皮肤时用力过大,可破坏皮肤的防护层,导致的轻微外伤使病毒侵入,进而引起传染性软疣。

治疗一般采用外治法,最常使用钳除法,用小镊子将病损中的软疣小体挤出或挑出,然后涂 2% 碘酊或三氯醋酸并压迫止血。也可用冷冻或激光疗法,巨大疣可手术切除。

第五节　博尔纳病病毒

1885 年,德国 Borna 镇大批马匹患了一种以精神行为异常为主的脑炎,当时,这些患病的马科动物又被称作"悲伤的马",该病被命名为博尔纳病(Borna disease,BD),随后,研究者们从病马脑组织分离出了病原体,并将该病毒命名为博尔纳病病毒。

博尔纳病病毒(Borna disease virus,BDV)是单负链 RNA 病毒目(Mononegavirales),博尔纳病毒科(Bornaviridae),同属于该目的病毒还有副粘病毒、狂犬病毒、Ebola 病毒等。该病毒颗粒呈球形,有包膜,直径约 100nm,核衣壳呈螺旋对称,基因组为单负链 RNA,长度约为 8.9kb,线性,不分节段。病毒在细胞核内复制和转录,在培养细胞中呈非裂解性低水平复制,无 CPE,造成持续感染。

博尔纳病病毒是一种嗜神经病毒,引起多种脊椎动物中枢神经系统感染,即博尔纳病,是一种免疫病理损伤介导的脑脊髓膜炎,表现为明显的行为、情感异常,炎症细胞浸润。在自然界中,博尔纳病病毒最初认为仅感染马,现证实它具有广泛的温血宿主群,包括绵羊、牛、猫及鸵鸟等。

关于该病毒是否能感染人类尚无一致的结论,主要因为该病毒处于持续性感染状态,复制程度低,并局限于神经系统,检测病毒的存在困难。近年来,BDV 抗原、特异性抗体及 RNA 已频繁地在神经精神疾病患者的外周血单个核细胞和脑组织中被检测到,并已成功分离出病毒体。这些研究结果显示,该病毒可能与人类的神经精神疾病有关,如精神分裂症、情感性精神障碍、抑郁症、自闭症、慢性疲劳综合征、多发性硬化、脑膜脑炎等,但其确切的发病机制至今仍未明了。

目前常用的检测方法是通过血清学技术检测血清中的抗 BDV 抗体或病毒抗原,以及通过逆转录聚合酶链反应(RT-PCR)技术检测病毒 RNA。目前尚无有效疫苗。

> **Summary**
> 　　Rabies virus, bullet-shaped particles, usually transmit to humans from the bite of rabid animals. Rabies is an acute infection of the central nervous system. Human rabies is nearly 100%

fatal if prophylactic measures are not followed. Post exposure rabies prophylaxis consists of the immediate and thorough cleaning of all wounds with soap and water, administration of rabies immune globulin, and vaccination regimen. Human papillomaviruses include more than 100 distinct types Human papillomaviruses are highly tropic for epithelial cells of the skin and mucous membranes and cause several different kinds of warts. HPV-associated sexually transmitted genital lesions are common. Many HPV types are considered benign. HPV type 16 and 18 are considered to be high cervical cancer risk. Vaccines are under clinical trial in China.

Human parvovirus B19 has tropism for erythroid progenitor cells. Transmission is presumably by respiratory route, blood transfusions and vertical transmission. Parvovirus infections are common in childhood. It can cause infectious erythema, poly-arthralgia-arthritis syndrome in normal adults, aplastic crisis in patients with hemolytic disorders, chronic anemia in immunocompromised individuals and fetal death. Laboratory diagnosis of B19 infection is not routinely done. No antiviral agent or vaccine is available. Poxvirus, etiologic agent of human and many vertebrate animal, cause smallpox, human monkeypox, cowpox and molluscum contagiosum. Borna disease virus, pathogen of borna disease, is nerve-tropism and cause infection of central nerve system of many vertebrate. It is indistinct if it is associated with human infection.

(卢 颖)

进一步阅读文献

1. Nigg AJ, Walker PL. Overview, prevention, and treatment of rabies. Pharmacotherapy. 2009;29(10):1182-1195
2. Zur Hausen H. Human papillomavirus &cervical cancer. Indian J Med Res.2009;130(3):209
3. Michel KB, zur Hausen H. HPV vaccine for all. Lancet. 2009;374(9686):268-270
4. Ludwig H. The biology of bornavirus. APMIS Suppl. 2008;(124):14-20

第三十八章 朊　　粒

朊粒（Prion）是一种由正常宿主细胞基因编码的、构象异常的朊蛋白，至今尚未发现任何核酸成分，是人和动物**传染性海绵状脑病**（transmissible spongiform encephalopathy，TSE）的病原体。

Prion 的名称来源于传染性蛋白粒子（proteinaceus infection particle）的字头组合。常见的动物 TSE 有疯牛病、羊瘙痒病，已知的人类 TSE 有克-雅病（Creutzfeldt-Jakob disease，CJD）和库鲁（Kuru）病。美国学者 Prusiner 首先提出朊粒是传染性海绵状脑病（TSE）的病原体，并因其在 prion 研究工作中的杰出贡献，于 1997 年获得诺贝尔生理学和医学奖。

朊粒的生物学分类仍未定论，因其无细胞形态曾被命名为朊病毒；由于朊粒的过滤性和增殖十分缓慢，也有慢发病毒之称；由于与病毒的概念不符，又被称之为非寻常病毒（unconventional virus）。

> **视窗：**
>
> 　　疯牛病已经波及世界很多国家，如法国、爱尔兰、加拿大、丹麦、葡萄牙、瑞士、阿曼和德国。据考察发现，这些国家有的是因为进口英国牛肉引起的。医学家们发现 BSE 的病程一般为 14~90 天，潜伏期长达 4~6 年。这种病多发生在 4 岁左右的成年牛身上。其症状不尽相同，多数病牛中枢神经系统出现变化，行为反常，烦躁不安，对声音和触摸，尤其是对头部触摸过分敏感，步态不稳，经常乱踢以至摔倒、抽搐。发病初期无上述症状，后期出现强直性痉挛，粪便坚硬，两耳对称性活动困难，心搏缓慢（平均 50 次/分），呼吸频率增快，体重下降，极度消瘦，以至死亡。多年来，英国的专家宣称，有 10 例新发现的克-雅病患者，据说是吃了患疯牛病的牛肉引起的，由此引起了全球对疯牛病的恐慌。克-雅病简称 CJD，是一种罕见的致命性海绵状脑病。

正常人和动物的神经细胞基因可编码一种与 $PrP^{27\sim30}$ 相似的 PrP 前体分子，这是一种正常的 PrP，没有致病性，分子量为 33~35kD，叫做 $PrP^{33\sim35}$，命名为细胞朊蛋白（Cellular PrP，PrP^C）。PrP^C 分布在正常细胞表面，对蛋白酶敏感。感染动物脑组织中的 $PrP^{33\sim35}$ 经蛋白酶 K 作用后，可转变为特异性的蛋白质 $PrP^{27\sim30}$，而正常动物脑组织中的 $PrP^{33\sim35}$ 则被完全水解。因此在感染动物组织中 PrP 存在两种不同的分子构型，即 $PrP^{33\sim35}$ 和 $PrP^{27\sim30}$；而在正常动物组织中 PrP 仅有一种构型，即 $PrP^{33\sim35}$。PrP^{SC} 和 PrP^C 的一级结构相似，但由三级结构所决定的构象相异（图 38-1）。PrP^C 与 PrP^{SC} 的主要区别见表 38-1。

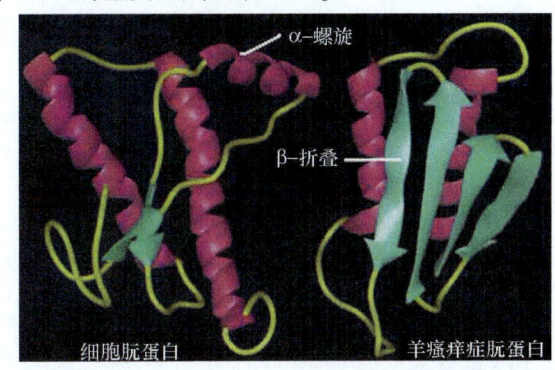

图 38-1　PrP^C 与 PrP^{SC} 的三维结构模式图

表 38-1　PrP^C 与 PrP^{SC} 的主要区别

	PrP^C	PrP^{SC}
分子构型	4 个 α-螺旋，几乎无 β-折叠	2 个 α-螺旋，4 个 β-折叠
对蛋白酶 K 的抗性	敏感	抗性
存在	正常及感染动物	感染动物
致病性	无害	有致病性与传染性

人 PrP 基因位于第 20 号染色体短臂上，小鼠 PrP 基因位于第 2 号染色体上，两者的同源性高达 90%。利用核酸杂交的技术已在很多种脊椎动物（如人、绵羊、山羊、家兔、小鼠等）和无脊椎动物（如线虫、果蝇等）的基因组中检测出 PrP 基因，并且发现 PrP 基因在进化过程中有高度的保守性。

Prion 对理化因素有非常强的抵抗力，对热、甲醛、乙醇、电离射线、紫外线、放射性核素等有抗性，对干扰素不敏感。对酚类、乙醚、丙酮、强去污剂和漂白剂等敏感。在 1mol/L 的氢氧化钠中或 5% 次氯酸钠中浸泡 1 小时，可使 prion 丧失传染性。PrP^C 对蛋白酶 K 高度敏感，而 PrP^{SC} 对蛋白酶 K 有抗性。目前灭活 prion 的方法是：室温20℃,用1mol/L NaOH或者2.5% NaClO溶液处理1小时以后,再高压蒸汽灭菌134℃,≥2小时。

二、致病性

朊粒是人和动物的传染性海绵状脑病(TSE)的病原体,目前认为,PrP^C转变为PrP^{SC}是疾病发生的基本条件。因PrP^{SC}在中枢神经系统细胞内大量聚集,神经细胞空泡变性、减少等而引发prion病。这是一类人和动物中枢神经系统慢性退行性致死性疾病(表38-2)。

表38-2 人和动物的prion病

动物prion病	羊瘙痒病(scrapie of sheep and goat)
	传染性雪貂白质脑病(transmissible mink encephalopathy,TME)
	大耳鹿慢性消耗病(chronic wasting disease of mule deer)
	牛海绵状脑病(bovine spongiform encephalopathy,BSE)
	猫海绵状脑病(feline spongiform encephalopathy,FSE)
人类prion病	库鲁病(Kuru病)
	克-雅病(Creutzfeld-Jakob disease,CJD)
	格斯特曼综合征(Gerstmann-Straussler-scheinker Syndrome,GSS)
	致死性家族失眠症(fatal familial insomnia,FFI)
	克-雅病变种(variant CJD,v-CJD)

这些疾病的共同特点为:①潜伏期长,可达数月至数年甚至数十年;病变部位只发生在中枢神经系统,而不累及其他器官;②一旦发病,呈慢性、进行性发展以死亡告终,临床表现为痴呆、共济失调、眼球震颤和癫痫等中枢神经系统症状;③病理学特征是脑皮质神经元空泡变性、死亡、缺失,而星形细胞高度增生,脑皮质疏松呈海绵状,并有淀粉样斑块形成,脑组织中无炎症反应;④免疫原性低,不能诱导机体产生特异性的免疫应答。

1. 羊瘙痒病(scrapie of sheep and goat) 羊瘙痒病是羊的传染性海绵状脑病(TSE)。被感染的羊因皮肤瘙痒,在围栏上摩擦身体引起大量脱毛,故取名为羊瘙痒病。除皮肤瘙痒外,还有消瘦、步态不稳、麻痹等症状。此病病死率极高,在亚洲、欧洲和美洲均发现有羊瘙痒病病例。

2. 牛海绵状脑病(bovine spongiform encephalopathy,BSE) 俗称疯牛病(mad cow disease),1986年BSE首先出现在英国,目前疯牛病已蔓延到欧洲的12个国家,据报道美国、加拿大、日本等也发现了相似的病牛。BSE症状类似羊瘙痒病,出现体质差、产奶量减少、运动失调、震颤等症状,因病牛常表现出感觉过敏、紧张、恐惧、狂乱,故又叫疯牛病。本病的病理变化为脑干区神经细胞空泡变性,灰质区神经纤维海绵样变,电镜下可见大量特征性的异常纤维蛋白。根据流行病学调查分析,这些国家BSE的发生与从英国进口的牛饲料有一定联系。自1987年英国政府立法,禁止用反刍动物来源的饲料喂养牛以后,牛海绵状脑病的发病率呈下降趋势。BSE传播的原因是牛饲料中含有羊瘙痒病致病因子(PrP^{SC}),如病羊或病牛的内脏、骨肉粉等。

3. 库鲁病(Kuru病) 是第一个被确认的由prion引起的人传染性海绵状脑病(TSE)。库鲁病发生在巴布亚新几内亚高原土著部落,"Kuru"一词是当地土语,用来形容本病的颤抖并伴发热的特征。这是一种进行性小脑退行性疾病,当时因为本病的蔓延,整个部落面临着种族灭绝的危险。20世纪50年代中期美国学者Gajdusek等发现此病发生与该地区祭奠礼仪中噬尸、噬脑的原始宗教习惯有关,多见于成年妇女和儿童,病原可经破裂的皮肤、黏膜或胃肠道感染。本病潜伏期长短不一,约为4~30年,一旦发病,迅速进行性加重。患者表现为震颤、肌阵挛、共济失调、失语,晚期出现痴呆、瘫痪、衰竭、感染而死亡。Gajdusek等证明此病与羊瘙痒病和人克雅病属同种病原因子,因此荣获1976年诺贝尔医学奖。

4. 克-雅病(Creutzfeld-Jakob disease,CJD) 是人类最常见的传染性海绵状脑病(TSE)。1920年由Creutzfeldt和Jakob两位神经病理学家首先报道。本病存在于世界各地,好发于50~75岁,典型临床表现为进行性发展的痴呆、肌阵挛、小脑共济失调、运动性失语、迅速发展为半瘫、昏迷,阵发性暴发脑电图改变、广泛的大脑功能障碍,病人最终于1年内死于感染或衰竭。分为散发型、家族遗传型和医源性三型。

散发型在三型中最多见,占80%左右,病因不明。家族遗传型占10%~15%,在家族性prion病的家系中常有PrP基因变异,具有家族性常染色体的显性遗传。医源性约占10%,主要由医源性感染所致。CJD的病理特征与Kuru病十分相似,可见神经细胞变性、减少或消失,空泡形成、海绵状改变、出现淀粉样斑块。其中海绵状空泡化被认为是克-雅病的特征性病理诊断依据。

5. 克-雅病变种(variant CJD,v-CJD) 1996年英国首先报道一种新型的人类TSE,v-CJD与传统的CJD在易感年龄、临床特征、脑电图改变、病理变化等方面也有明显差异,故被认为是克-雅病的新变种。

v-CJD与疯牛病密切相关,特异性传播途径尚不清楚,但与牛曾接触或进食疯牛肉是最可能的发病原因。v-CJD病人先出现精神和感觉方面的异常,随后出现运动失调,最后才出现肌痉挛、痴呆。病人脑组织中有大量PrP^{SC}样物质沉积,形成海绵样改变包围多发性淀粉样斑块,病理变化与疯牛病相似。现普遍认为PrP可跨种族由动物传染给人,与PrP基因DNA序列有关,序列越相似,在不同种属间传播的可能性越大。牛与羊的PrP基因相似度大约98%,故羊瘙痒因子易传染给牛。与羊PrP基因型相比,人类的PrP基因型更接近与牛的PrP

基因型,因此,人类 v-CJD 可经食用疯牛病的病牛肉而不是食用羊瘙痒症的病羊肉而患病。

6. GSS(gerstmann-straussler-scheinker,GSS)综合征 GSS 综合征是一种罕见的遗传性人类传染性海绵状脑病,病理特征为脊髓小脑束和皮质脊髓束变性,广泛淀粉样沉淀和海绵样变。临床表现为脊髓小脑性共济失调和痴呆。

7. 致死性家族性失眠症(fatal familial insomnia,FFI) 致死性家族性失眠症是另一种人类遗传性传染性海绵状脑病,病理特征为丘脑前核和背内侧核神经元丧失及神经胶质细胞增生,海绵样变少见。临床表现主要为进行性加重的失眠、运动失调、精神异常和内分泌紊乱等,很少见痴呆。

三、微生物学检查

在进行病原体的微生物学检查时,可采取患者脑脊液和病变脑组织等,通过染色镜检、免疫组化和免疫印迹等方法检测 PrP^{SC}。微生物学检查方法主要包括:

1. 电子显微镜检查 可观察与朊粒感染性疾病相关的病理特征。

2. 神经病理学检查 是目前诊断朊粒感染的主要依据和方法。病理切片上可见海绵样病变稀疏地分布于整个大脑皮层,神经元消失,星状细胞增生,典型病变为融合性海绵状空泡,周围有大量淀粉样斑块,用 HE 和 PAS 染色清晰可见。

3. 免疫组化技术 简便特异,用于朊粒感染特异性标记 PrP^{SC} 的检测,病人脑组织经蛋白酶消化去除正常细胞的 PrP^{C} 后,通过斑点免疫(dotblotmethod)或蛋白免疫印迹检测 PrP^{SC}。取病变神经组织细胞或外周血白细胞;荧光抗体染色也可用于朊粒的定位检查,这是目前确诊 TSE 的一种有效方法。

4. PrP 基因检测 可诊断遗传型朊粒感染性疾病。用 PCR 扩增 PrP^{C} 全基因,经位点特异性的寡核苷酸探针杂交,筛选出突变基因,再进行序列分析,找出 PrP^{C} 基因突变的位点。

另外,最新有报道用人血浆凝血酶原能沉淀出克雅病患者脑组织中的 PrP^{SC},又如用免疫学方法检测脑脊液中某些蛋白质的变化等。

四、防治原则

目前,对朊粒感染性疾病尚无有效的治疗方法,故预防朊粒的感染尤为重要。

1. 医源性朊粒感染的预防 对病人的血液、体液及手术器械等污染物应进行彻底消毒,彻底销毁含致病因子的动物尸体、组织块或注射器。严禁 Prion 病人和任何退行性神经系统疾病患者的组织和器官用于器官移植;医护人员在诊疗过程中应严格遵守安全规程,加强防范意识,注意自我保护。

2. BSE 及 v-CJD 的预防 禁止用动物的骨粉作为牛羊等反刍动物的饲料,以防止致病因子进入食物链。对从有 BSE 的国家进口的活牛或牛制品,必须进行严格的特殊检疫,防止输入性感染。

Summary

Prion is small and filterable protein without DNA or RNA. Cellular prion protein can be identical to scrapie like prion protein in its protein sequence but differs in tertiary structure. After infection of prion, there is no immune response and no interferon production for the host. Prion is taken up by neurons and phagocytic cells but is difficult to degrade that may contribute to the vacuolation of neuron (spongiform), amyloid-like plaques, and gliosis. Prion can also be isolated from tissue other than the brain, but only the brain shows any disease. Prion can cause human diseases, such as, Kuru (involves cerebellum) and Creutzfeldt-Jakob Disease (involves cerebrum or thalamus). In animal, it can cause sheep scrapie and mad cow disease which use scrapie sheep bone as feed. The slow virus agents cause a progressive, degenerative neurologic disease with a long incubation period but with rapid progression to death after the onset of symptoms. The diseases are characterized by loss of muscle control, shivering, tremors, loss of coordination, rapid progressive dementia and death. The initial diagnosis must be made on clinical grounds. Confirmation of the diagnosis can be made by detection of protease resistant form of Prion in a Western blot using antibody in tonsil biopsy. Prion can be transmitted by oral or blood exposure. Prion shows extremely resistant to inactivation by heat, disinfectants and radiation, it can be disinfected by autoclave at 121 ℃ for 1h instead of 20 minutes after treatment with 5% hypochlorite solution or 1.0M sodium hydroxide for 1h. Instruments and brain electrodes should be carefully disinfected before being reused. There is no treatment for Kuru or CJD.

(黄 敏)

主要参考文献及重要医学网址

陈三凤,刘德虎主编. 2007. 现代微生物遗传学. 北京:化学工业出版社
方美玉,林立辉,刘建伟主编. 2005. 虫媒传染病[M]. 北京:军事医学科学出版社
洪秀华主编. 2010. 临床微生物学检验. 第2版. 北京:中国医药科技出版社
黄汉菊主编. 2009. 医学微生物学. 北京:高等教育出版社
黄敏主编. 2007. 微生物学与免疫学. 北京:人民卫生出版社
黄文林. 2002. 分子病毒学. 北京:人民卫生出版社
贾文祥,陈锦英,江丽芳主编. 2005. 医学微生物学. 北京:人民卫生出版社
贾文祥主编. 2008. 医学微生物学英文版. 北京:人民卫生出版社
金奇主编. 2001. 医学分子病毒学. 北京:科学出版社
李凡,刘晶星主编. 2008. 医学微生物学. 第7版. 北京:人民卫生出版社
刘晶星主编. 2007. 病原生物学纲要. 双语第2版. 北京:科学出版社
龙北国. 江丽芳. 2003. 高级医学微生物学. 北京:人民卫生出版社
陆德源主编. 2001. 医学微生物学. 北京:人民卫生出版社
谭红专主编. 2008. 现代流行病学. 北京:人民卫生出版社
王和著. 2005. 现代前列腺炎基础与临床. 贵阳:贵州科技出版社
王建华主编. 2008. 流行病学. 北京:人民卫生出版社
闻玉梅主编. 2002. 精编现代医学微生物学. 上海:复旦大学出版社
肖纯凌主编. 2005. 病原生物学和免疫学. 北京:人民卫生出版社
徐建国主编. 2001. 分子医学细菌学. 北京:科学出版社
叶应妩,王毓三,申子瑜主编. 2006. 全国临床检验操作规程. 第3版. 南京:东南大学出版社
张佩,李咏梅主编. 2007. 医学微生物学. 北京:科学出版社
张玉静主编. 2002. 分子遗传学. 北京:科学出版社
朱万孚,庄辉主编. 2007. 医学微生物学. 北京:北京大学医学出版社
Dovigo LN, Pavarina AC, and Ribeiro DG, et al. 2009. Microwave disinfection of complete dentures contaminated in vitro with selected bacteria. J Prosthodont. 18(7):611-617
Garrity, George M, ed. 2005. Bergey's Manual of Systematic Bacteriology, Vol. 2 (Parts A, B & C). Springer, NY, USA
Greenwood D, slack R, Peutherer J. Medical microbiology. 16thed. Edinburgh:Churchill Livingstone, 2002
http://www.epa.gov/nerlcwww/
http://mic.sgmjournals.org/
http://www.microbes.info/
http://www.microbiol.org/
http://www.who.int/csr/disease/hepatitis/en/
Jawetz, Melnick, & Adelberg's Medical Microbiology. 23rd edition. Geo F. Brooks, Janet S. Butel, Stephen A Morse. Lange Medical Books/McGraw Hill, NY, 2004
John B. carter and Venetia A. saunders. Virology:Principles and Applications. John Wiley and Sons, Ltd. The Atrium, Southern Gate, Chichester, West Sussex PO19 8SQ, England, 2007
Karakousis PC, Bishai WR and Dorman SE. 2004. *Mycobacterium tuberculosis* cell envelope lipids and the host immune response, Cellular Microbiology, 6(2):105-116
Kathleen Park Talaro. 2002. Foundations in microbiology[M]. 4th ed. New York:The McGraw Hill Higher Education
Kathleen ParkTalaro. 2006. Foundations in microbiology [M]. 6th ed. New York:The McGraw Hill Higher Education
Lakretz A, Ron EZ, Mamane H. Biofouling control in water by various UVC wavelengths and doses. Biofouling. 2010;26(3):257-267
Laurence LB, Keith LP. 2008. Manual of Pharmacology and Therapeutics. New York:McGraw-Hill Companies, Inc
Liang TJ. 2009. Hepatitis B:The Virus and Disease, Hepatology, 49(S5):S13-S21
Ljungberg K, Whitmore AC, Fluet ME. Increased immunogenicity of a DNA-launched venezuelan equine encephalitis virus-based replicon DNA vaccine [J]. J Virol, 2007, 81(24):1 3412-1 3423
Luka c R. and Plataniotis K. N, "cDNA Microarray Image Segmentation Using Root Signals," *International Journal of Imaging Systems and Technology*, vol. 16, no. 2, pp. 51-64, April 2006
MacFaddin, Jean F. 1980. Biochemical Tests for Identification of Medical Bacteria. Williams & Wilkins, NY, USA
Meredith EC, Steven PW, Scott L. Cognitive functioning during highly active antiretroviral therapy interruption in human immunodeficiency virus type 1 infection. Journal of neurovirology, 2008 vol. 14(no. 6):550-557
Miguel Angel Martinez *Fundacio irsiCaixa*. RNA Interfererce and Viruses. Cambs, UK:Caister Academic press, 2010
Murray P R, Rosenthal K S, Pfaller M A. 2005. Medical Microbiology, 5th ed. Mosby Elsevier

M. T. 马迪根,J. M. 马丁克,J. 帕克主编. 2007. Brock 微生物生物学. 北京:科学出版社

Patrick RM, Ken SR, and Michael AP. 2005. Medical Microbiology. Fifth Edition. The United States of America

Peiris JS, Poon LL, and Guan Y. Emergence of a novel swine-origin influenza A virus (S-OIV) H1N1 virus in humans. J Clin Virol. 2009 Jul;45(3):169-73.

Rotman Y, Brown TA, Hoofnagle JH. 2009. Evaluation of the Patient with Hepatitis B, Hepatology,49(S5):S22-S27

Sussman, Max, ed. 2002. Molecular Medical Microbiology. Academic Press, San Diego, CA, USA

Von laer D, Baum C, Protzer U. Antiviral Gene Therapy. Heidelberg: Springer Berlin Heidelberg, 2009

Wakelin, Derek, ed. 2007. Topley and Wilson's Microbiology and Microbial Infections, 10 Edition, ASM Press, Washington DC, USA

Walter R. Wilson, Merle A. Sande, et al. 现代感染疾病诊断与治疗(英文版). 北京:人民卫生出版社. 2001

Woodford N, EUington MJ. The emergence of antibiotic resistance by mutation. Clin Nierobiol Infect, 2007, 13(1):5-18

索 引

A

A 抗原　abortus　110
acquired immunodeficiency syndrome, AIDS　227
A 群链球菌　group A Streptococcus　69
埃及嗜血杆菌　H. aegyptius　108
埃可病毒　echovirus　196
埃立克体属　Ehrlichia　136, 138
埃希菌属　Escherichia　77
氨基糖苷类钝化酶　aminoglycoside- modified enzyme, CAT　47

B

B 群链球菌　group B Streptococcus　70
β-内酰胺酶　β-lactamase　47
β 溶血性链球菌　β-hemolytic Streptococcus　69
八叠球菌　sarcina　6
巴氏消毒法　pasteurization　27
巴斯德菌属　Pasteurella　117
巴通体病　Bartonellae disease　116
巴西诺卡菌　N. brasiliensis　131
白喉棒状杆菌　C. diphtheriae　119
白喉外毒素　diphtherotoxin　119
白假丝酵母　C. albicans　159
白假丝酵母病　candidiasis　159
百日咳鲍特菌　B. pertussis　124
败血症　septicemia　57
斑疹伤寒立克次体　R. typhi　137
半数感染量　median infective dose, ID_{50}　50
半数致死量　median lethal dose, LD_{50}　50
半知菌亚门　Deutemycotina, or Imperfect fungi　151
棒状杆菌属　Corynebacterium　119
包涵体　inclusion body　176
包膜　envelope　165
包膜病毒　enveloped virus　166
包柔螺旋体属　Borrelia　147
孢子　spore　151, 152
孢子囊孢子　sporangiospore　153
孢子丝菌　Sporothrix　158
孢子丝菌素　sporotricin　158
孢子丝菌性下疳　sporotrichotic chancre　158
胞壁质　murein　6
胞浆颗粒　cytoplasmic granules　11
胞浆膜　cytoplasmic membrane　10
胞内菌　intracellular bacteria　55
胞外菌　extracellular bacteria　55
胞饮　viropexis　168
鲍-金　Bordet-Gengou　125
鲍曼不动杆菌　A. baumanii　127
鲍氏志贺菌　S. boydii　82
鲍特菌属　Bordetella　124
暴露后预防接种　post-exposure prophylaxis　236
贝纳柯克斯体　C. burnetii　116
吡啶二羧酸　dipicolinic acid，13
秕糠马拉菌　Malassezia furfur　158
鞭毛　flagellum　12
鞭毛蛋白　flagellin　12
鞭毛菌亚门　Mastigomycotina　151
变形杆菌属　Proteus　88
变异　variation　35
表皮剥脱毒素　exfoliative toxin, exfoliatin　66
表皮葡萄球菌　S. epidermidis　和腐生葡萄球菌　S. saprophytics　64
表皮溶解毒素　epidemolytic toxin　66
表皮癣菌属　Epidermophyton　157
表型　phenotype　35
表型变异　phenotypic variation　35
表型混合　phenotypic mixing　171
丙酸杆菌属　Propionibacterium　100
丙型链球菌　γ-streptococcus　69
病毒基因组的整合　viral genome integration　176
病毒体　virion　164
病毒吸附蛋白　viral attachment proteins, VAP　167
病毒携带者　viral carrier　2
病原性球菌　pathogenic coccus　64
伯氏疏螺旋体　B. burgdorferi　147
博尔纳病　Borna Disease, BD　239
博尔纳病病毒　Borna disease virus, BDV　239
不动杆菌属　Acinetobacter　127
不加热血清反应素试验　unheatedserum regain　146
不耐热肠毒素Ⅰ和Ⅱ　heat labile enterotoxin, LT-Ⅰ, LT-Ⅱ　78
不相容性　incompatibility　37
布鲁菌素　brucellin　111
布鲁菌属　Brucella　110

C

C-反应蛋白　C reactive protein, CRP　71
草绿色链球菌　viridans Streptococci　70
侧体　lateral body　238
插入序列　insertion sequence　37
长末端重复序列　long terminal repeat, LTR　227
肠出血型大肠埃希菌　enterohemorrhagic E. coli, EHEC　80
肠道病毒　enterovirus　194
肠道腺病毒　Enteric adenovirus, EAd　200
肠毒素　enterotoxins　51
肠杆菌科　Enterobacteriaceae　77
肠杆菌属　Enterobacter　89
肠集聚型大肠埃希菌　enteroaggregative E. coli, EAEC　80
肠侵袭型大肠埃希菌　enteroinvasive E. coli, EIEC　80
肠致病型大肠埃希菌　enteropathogenic E. coli, EPEC　80
超抗原　superantigen　66
超氧化物歧化酶　superoxide dismutase　19
迟钝真杆菌　E. lentum　100
持续性病毒感染　persistent viral infection　175
齿双歧杆菌　B. dentium　100
虫媒病毒　arbovirus　213
出血热　Hemorrhagic fever　217
出血热病毒　Hemorrhagic Fever Virus　217
穿孔素　perforin　55
穿入　penetration　168

传染病 infectious disease 56
传染性软疣 molluscum contagiosum 239
传染贮源 reservoir 58
垂直传播 vertical transmission 1
刺突 spike 166
丛林斑疹伤寒 scrub typhus 138
丛毛菌 lophotrichate 12
痤疮丙酸杆菌 *P. acnes* 100
错义突变 misssense mutation 39

D

drug-resistant mutant 170
D 群链球菌 group D *Streptococcus* 70
大肠菌素 colicin 53
大分生孢子 macroconidium 152
大叶性肺炎 lobar pneumonia 71
代谢质粒 metabolic plasmid 36
带菌者 carrier 56
担子菌亚门 Basidiomycotina 151
单负链 RNA 病毒目 Mononegavirales，博尔纳病毒科 Bornaviridae，239
单核吞噬细胞系统 mononuclear phagocyte system, MPS 53
单核细胞增多性李斯特菌 *L. monocytogenes* 128
单毛菌 monotrichate 12
弹状病毒科 *Rhabdoviridae* 狂犬病毒属 *Lyssavirus* 234
稻叶型 Inaba 91
登革病毒 dengue virus 215
登革出血热/登革休克综合征 dengue hemorrhagic fever/dengue shock syndrome, DHF/DSS 215
登革热 dengue fever, DF 215
地方性斑疹伤寒 endemic typhus 137
颠换 transversion 39
丁型肝炎病毒 hepatitis D virus, HDV 210
定植 colonization 49
定植因子抗原Ⅰ、Ⅱ、Ⅲ colonization factor antigen, CFA/Ⅰ, CFA/Ⅱ, CFA/Ⅲ 78
东方体属 *Orientia* 136
动物源性疾病 zoonosis 110
痘病毒 Poxvirus 238
痘病毒科 *Poxviridae* 238
毒力 virulence 50
毒力质粒 virulence plasmid 11
毒素 toxin 51
毒性休克综合征 toxic shock syndrome, TSS 66
毒性休克综合征毒素-1 toxic shock syndrome toxin 1, TSST-1 66
毒血症 toxemia 57
杜克嗜血杆菌 *H. ducreyi* 108
杜通疏螺旋体 *B. duttonii* 150
钝化酶 modified enzyme 47
顿挫感染 abortive infection 169
多杀巴氏菌 *P. multocida* 117
多重复活 multiplicity reactivation 171
多重耐药性 multiple drug resistance, MDR 47

E

El Tor 生物型 El Tor biotype 91
鹅口疮 thrush 160
二十面体立体对称型 icosahedral symmetry 166
二相型真菌 dimorphic fungi 151

二重感染 superinfection 50

F

F 质粒 fertility plasmid 36
发酵 fermentation 21
繁殖体 vegetative form 14
反应性氮中介物 reactive nitrogen intermediate, RNI 54
反应性氧中介物 reactive oxygen intermediate, ROI 54
防腐 antisepsis 26
放线菌属 *Actinomycetes* 129
非编码区 uncoding region, UCR 236
非结核分枝杆菌 nontuberculosis mycobacteria 106
非特异性免疫 nonspecific immunity 53
非致病菌或非病原菌 non-pathogenic bacteria, nonpathogen 49
肥达试验 Widal test 87
肺孢子菌肺炎 pneumocystis pneumonia, PCP 163
肺孢子菌属 *Pneumocystis* 163
肺炎链球菌 *Streptococcus pneumoniae* 71
肺炎链球菌溶素 pneumolysin 128
肺炎链球菌溶血素 pneumolysin 71
肺炎球菌 *Pneumococcus* 71
费-高 Feeley-Garman 122
分生孢子 conidium 152
分枝杆菌 mycobacterium 6
分枝杆菌属 *Mycobacterium* 102
焚烧 incineration 27
风疹病毒 rubella virus 192
疯牛病 mad cow disease 242
弗朗西斯菌属 *Francisella* 117
福氏志贺菌 *S. flexneri* 82
辅助病毒 helper virus 170
辅助受体 coreceptor 228
腐生菌 saprophyte 18
复合对称 complex symmetry 166
复制中间型 replicative intermediate, RI 169
复制周期 replication cycle 168
副百日咳鲍特菌 *B. parapertussis* 124
副溶血性弧菌 *V. parahemolyticus* 93

G

干扰 RNA short interfering RNA, siRNA 184
干扰素 interferon, IFN 170
干扰现象 interference 170
甘油残基 glycerol residues 8
杆菌性血管瘤-杆菌性紫癜 bacillary angiomatosis-bacillary peliosis, BAP 117
杆菌样巴通体 *B. bacilliformis* 116
肝炎病毒 hepatitis virus 202
感受态 competence 40
高频重组菌 high frequency recombinant 40
高压蒸汽灭菌法 sterilization by pressured steam 27
隔离预防 isolation precaution 59
隔膜 septum 152
钩端螺旋体属 *Leptospira* 148
枸橼酸杆菌属 *Citrobacter* 88
构巢曲霉 *A. nidulans* 162
古典生物型 classical biotype 91
固定毒株 fixed strain 235
固有性免疫 innate immunity 53

关节孢子　arthrospore　153
冠状病毒科　Coronaviridae　冠状病毒属　Coronavirus　190
光复活　photoreactivation　172
国际病毒分类委员会　International Committee on Taxonomy of Viruses, ICTV　172

H

HCV　hepatitis C virus, HCV　208
HIV　227
HTLV　232
汉赛巴通体　B. henselae　116
汉坦病毒　Hanta virus　217
何德毛结节菌　Piedraia hortae　158
核壳转移　transcapsidation　171
核酶　ribozyme　184
核糖醇　ribitol　8
核糖体　ribosome　10
核心　core　165
核心多糖　core polysaccharide　8
核衣壳　nuclecocapsid　165
核质　nuclear material　11
赫姆斯疏螺旋体　B. hermsii　150
黑曲霉　A. niger　162
红色毛癣菌　T. rubrum　157
红疹毒素　Erythrotoxin　70
厚膜孢子　clamydospore　153
呼肠病毒　reovirus　167
呼肠孤病毒科　Reoviridae　轮状病毒属　Rotavirus　198
弧菌　vibrio　6
弧菌属　Vibrio　90
互补作用　complementation　171
化脓性链球菌　streptococcus pyogenes　69
化脓性球菌　purulent coccus or pyogenic coccus　64
环境感染　environmental infection　57
环状病毒　circovirus　167
黄病毒属　Flavivirus　213
黄曲霉　A. flavus　162
回复突变　back mutation　39
回归热疏螺旋体　B. recurrentis　150
获得耐药性　acquired drug resistance　46
霍利斯弧菌菌株　V. hollisae　93
霍乱弧菌　V. cholerae　90

J

机会性感染　opportunistic infection　50
机会性致病菌　opportunity　50
基础培养基　basic medium　23
基因突变　gene mutation　170
基因型　genotype　35
基因型变异　genotypic variation　35
基因整合　gene integration　171
基因重组　gene recombination　171
基因转移　gene transfer　40
基因组　genome　165
急性病毒感染　acute viral infection　175
急性病毒感染的迟发并发症　delayed complication after acute viral infection　175
急性感染　acute infection　56
集聚黏附菌毛Ⅰ和Ⅲ　aggregative adherence fimbriae, AAF/Ⅰ, AAF/Ⅲ　78
脊髓灰质炎　poliomyelitis　194
脊髓灰质炎病毒　poliovirus　194
寄生菌　parasite　18
加强作用　enhancement　171
荚膜　capsule　11
荚膜肿胀试验　capsule swelling test　72
甲型肝炎病毒　hepatitis A virus, HAV　202
甲型溶血性链球菌　α-hemolytic streptococcus　69
假单胞菌属　Pseudomonas　123
假结核耶尔森菌假结核亚种　Y. pseudotuberculosis subsp pseudo-tuberculosis　113
假膜　pseudomembrane　120
假丝酵母属　Candida　159
尖锐湿疣　condylomata acuminate　237
间歇蒸汽灭菌法　fractional sterilization　27
兼性厌氧菌　facultative anaerobe　19
减毒活疫苗　attenuated live vaccine　182
鉴别培养基　differential medium　23
交叉复活　crossing reactivation　171
交叉感染　cross infection　57
胶原酶　collagenase　69
酵母型菌落　yeast type colony　153
酵母样菌落　yeast like type colony　153
接合　conjugation　40
接合菌亚门　Zygomycotina　151
街毒株　street strain　235
结构基因 ctx A　cholera toxin A　91
结构亚单位　structural subunit　165
结合凝固酶　bound coagulase　65
结核分枝杆菌　M. tuberculosis　102
金黄色葡萄球菌　S. aureus　64
金黄色葡萄球菌的A蛋白　staphylococcal protein A　8
紧密黏附素　intimin　78
局部感染　local infection　56
局限性转导　restricted transduction　42
军团病　legionnaires disease　122
军团菌属　Legionella　122
菌落　colony　23
菌毛　pilus　13
菌毛蛋白　pilin　13
菌群失调　flora disequilibrium　50
菌群失调症　dysbacteriosis　50
菌丝　hypha　151, 152
菌丝体　mycelium　152
菌血症　bacteremia　57

K

库鲁病　Kuru　173
卡介苗　Bacillus of Calmette Guerin, BCG　35, 103
卡氏肺孢子菌　P. carinii　163
卡氏枝孢霉　Cladosporium carrionii　159
抗病毒蛋白　antiviral proteins, AVP　177
抗毒素　antitoxin　51
抗菌药物　antimicrobial drugs　22, 45
抗链球菌溶血素O试验　antistreptolysin O test, ASO test　71
抗生素　antibiotic　45
抗原漂移　antigenic shift　186

抗原转换　antigenic drift　186
柯克斯体属　Coxiella　116
柯萨奇病毒　coxsackievirus　194,196
壳粒　capsomere　165
克-雅病　Creutzfeld-Jakob disease, CJD　173,242
克雷伯菌属　Klebsiella　88
克氏巴通体　B. clarridgeiae　116
空斑形成单位　plaque forming unit, PFU　181
空肠弯曲菌　C. jejuni　126
空泡细胞　Koilocytotic cell　237
恐水病　hydrophobia　235
快速血浆反应素环状卡片试验　rapid plasma regain circle card test　146
狂犬病病毒　Rabies virus　234

L

蜡样芽胞杆菌　B. cereus　115
莱姆病　lyme disease　147
类鼻疽假单胞菌　P. Pseudomallei　123
类病毒　viroid　172
李斯特菌溶素 O　listeriolysin O　128
李斯特菌属　Listeria　128
立克次体科　Rickettsiaceae　136
立克次体属　Rickettsia　136
痢疾志贺菌　S. dysenteriae　82
链道酶　streptodornase, SD　69
链激酶　streptokinase, SK　69
链球菌 DNA 酶　streptococcal deoxyribonuclease　69
链球菌　streptococcus　5
链球菌溶素 O　streptolysin O, SLO　69
链球菌溶素 S　streptolysinS, SLS　69
链球菌溶纤维蛋白酶　streptococcal fibrinolysin　69
链球菌溶血素　streptolysin　69
链球菌属　Streptococcus　68
淋巴结病综合征相关病毒　lymphadenopathy associated virus, LAV　227
磷壁酸　teichoic acid　8
磷酸二酯键　phosphodiester linkages　8
流产转导　abortive transduction　42
流感嗜血杆菌　H. influenzae　108
流通蒸汽灭菌法　steam sterilization　27
流行性斑疹伤寒　epidemic typhus　137
流行性出血热　epidemic hemorrhagic fever, EHF　217
流行性脑脊髓膜炎　epidemic cerebrospinal meningitis　73
流行性胸痛　pleurodynia　197
流行性乙型脑炎病毒　Epidemic type B encephalitis virus　213
硫黄样颗粒　sulfur granule　129
鲁菲不动杆菌　A. lwoffii　127
吕氏培养基　Loffler medium　119
氯霉素乙酰转移酶　chloramphenicol acetyl transferase　48
螺杆菌　helicobacterium　6
螺菌　spirillum　6
螺形菌　spiral bacterium　6
螺旋对称型　helical symmetry　166
螺旋体　Spirochete　144
螺旋体科　Spirochaetaceae　147
螺旋体目　Spirochaetales　147
裸露病毒　naked virus　166

M

Mu 噬菌体　mutator phage　37
M 抗原　melitensis　110
麻风分枝杆菌　M. leprae　105
慢病毒　lentiviruses　227
慢发病毒感染或迟发感染　slow viral infection or delay infection　175
慢性感染　chronic infection　56
慢性感染　chronic viral infection　175
慢性移行性红斑　erythema chronicum migrans　147
猫抓病　Cat scratch disease, CSD　116
毛霉　Mucor　162
毛霉病　mucormycosis　162
毛癣菌属　Trichophyton　157
梅毒螺旋体微量间接血凝试验　microhemagglutination assay for antibody to treponema pallidum　146
霉菌　mold　151
弥散性血管内凝血　disseminated intravascular coagulation, DIC　52
密度感知信号系统　Quorum-sensing system, QS　123
灭活　inactivation　171
灭活疫苗　inactivated vaccine　182
灭菌　sterilization　26
摩根菌属　Morganella　88
莫拉菌属　Moraxella　127
莫氏立克次体　R. mooseri　137

N

纳米　nanometer, nm　164
奈瑟菌属　Neisseria　72
耐甲氧西林金黄色葡萄球菌　methicillin resistant Staphylococcus aureus, MRSA　36
耐甲氧西林金黄色葡萄球菌　methicillin-resistant S. aureus, MRSA　65
耐热肠毒素 a 和 b　heat stable enterotoxin, STa, STb　78
耐热肠毒素　heat stable enterotoxin, ST　79
耐热核酸酶　heat-stable nuclease　66
耐热相关溶血素　thermostable related hemolysin, TRH　93
耐热直接溶血素　thermostable direct hemolysin, TDH　93
耐药传递因子　resistance transfer factor, RTF　40
耐药决定因子　resistance determinant　40
耐药性变异　drug resistance variation　46
耐药性突变体　drug-resistant mutants　39
耐药性质粒　resistance plasmid　11
脑膜炎奈瑟菌　N. meningitidis　72
脑膜炎球菌　Meningococcus　72
内毒素　endotoxin　51
内毒素血症　endotoxemia　52,57
内毒素样物质　endotoxin-like substance　149
内基小体　Negri body　176,235
内氏放线菌　A. naeslundii　129
内源性感染　endogenous infection　56
内源性医院内感染　endogenous nosocomial infection　57
内源性致热原　endogenous pyrogen　52
拟核　nucleoid　11
拟态弧菌株　V. mimicus　93
逆转录病毒科　Retroviridae　227
逆转录酶　reverse transcriptase　227
黏病毒　orthornyxoviriae　165

黏附　adhesion　50
黏附素　adhesin　50
黏肽　mucopeptide　6
黏液层　slime layer　11
黏液放线菌　A. viscous　129
尿路致病性大肠埃希菌　uropathogenic E. coli, UPEC　79
凝固酶　coagulase　65
凝固酶阴性葡萄球菌　coagulase negative staphylococcus, CNS　67
凝集试验　agglutination test　72
凝聚因子　clumping factor　65
牛布鲁菌　B. abortus　110
牛痘　cowpox　239
牛痘病毒　Cowpox virus　238
牛放线菌　A. bovis　129
牛分枝杆菌　M. bovis　105
牛海绵状脑病　bovine spongiform encephalopathy, BSE　242
农民肺　farmer's lung　154
脓毒血症　pyemia　57
诺卡菌病　nocardiosis　131
诺卡菌属　Nocardia　130
诺如病毒　Norovirus, NV　200

P

庞提阿克热　Pontiac fever　123
泡沫细胞　foam cell　105
疱疹性咽峡炎　herpangina　197
裴氏着色霉　Fonsecaea pedrosoi　159
披膜病毒科　Togaviridae　192
皮肤癣　tinea　157
皮炎芽生菌　Blastomyoes dermatitidis　154
破伤风梭菌　C. tetani　96
葡激酶　staphylokinase　66
葡萄球菌A蛋白　Staphylococcal protein A, SPA　65
葡萄球菌　staphylococcus　6
葡萄球菌溶素　staphylolysin　66
葡萄球菌属　Staphylococcus　64
普遍性转导　generalized transduction　41
普通菌毛　common pilus or fimbria　13
彷徨试验　fluctuation test　38

Q

Q热　query fever　116
气单胞菌属　Aeromonas　127
气生菌丝　aerial mycelium　152
前病毒　provirus　169
潜伏感染　latent viral infection　175
侵袭基因　invasive gene, inv 基因　51
侵袭力　invasion　50
侵袭性基因　pInv gene　80
侵袭质粒抗原　invasion plasmid antigen, Ipa　78
青霉素　penicillin　45
琼氏不动杆菌　A. junii　127
球孢子菌　Coccidiodes　154
球杆菌　coccobacillus　6
球菌　coccus　64
曲霉　Aspergillus　162
曲霉病　aspergillosis　162
龋齿放线菌　A. odontolyticus　129
全身感染　systemic infection, generalized infection　57
犬布鲁杆菌　B. canis　110
犬小孢子菌　M. canis　158
缺陷病毒　defective virus　169
缺陷干扰颗粒　defective interfering particle, DIP　170
缺陷型干扰突变株　defective interference mutant, DIM　170

R

R质粒　resistance plasmid　36
热原质　pyrogen　22
人肠道杯状病毒　human enteric caliviruses, HECV　200
人二倍体细胞培养制备的狂犬病病毒灭活疫苗　human diploid cell vaccine, HDCV　236
人工被动免疫　artificial passive immunization　62
人工主动免疫　artificial active immunization　62
人类猴痘　human monkeypox　238
人类免疫缺陷病毒　human immunodeficiency virus, HIV　227
人类嗜T淋巴细胞病毒　human T cell leukemia virus　232
人类细小病毒B19　human parvovirus B19　238
人葡萄球菌　S. huminis　67
人乳头瘤病毒　human papillomavirus, HPV　236
日本脑炎病毒　Japanese encephalitis virus, JEV　213
溶菌酶　lysozyme　7
溶酶体　lysosome　54
溶血不动杆菌　A. haemolytius　127
溶血葡萄球菌　S. hemolyticus　67
溶血素A　hemolysin A, HlyA　78
溶原性转换　lysogenic conversion　42
融合　fusion　168
肉毒梭菌　C. botulinum　99
乳酸酚棉兰　lactophenol cottonblue　154
乳头瘤病毒科　Papovaviridae　236
乳头瘤病毒属　Papillornavirus　236

S

朊蛋白　PrP　173
朊粒　Prion　173
色素　pigments　22
森林脑炎病毒　Forest encephalitis virus　215
杀白细胞素　leukocidin　66
杀细胞效应　cytocidal effect　175
沙保弱培养基　Sabouraud medium　153
沙波病毒　sapovirus, SV　200
沙雷菌属　Serratia　89
沙眼衣原体　Chlamydia trachomatis　140
烧灼　flaming　27
申克孢子丝菌　S. schenckii　158
神经氨酸酶　neuraminidase, NA　71, 166, 186
神经毒素　neurotoxins　51
神奈川现象　Kanagawa phenomenon, KP　93
生物合成　biosynthesis　168
生物膜　biofilm　11
生殖菌丝　reproductive mycelium　152
失常式整合　aberration　176
石膏样毛癣菌　T. gypseum, 异名为须毛癣菌 T. mentagrophytes　157
石膏样小孢子菌　M. gypseum　158
食物中毒　food poisoning　66
始体　initial body　141
适应性免疫　adaptive immunity　53
嗜肺军团菌　L. pneumophila　122

嗜冷菌　psychrophile　19
嗜热菌　thermophile　19
嗜人T淋巴细胞病毒Ⅲ型　human T cell lymphotropic virus type Ⅲ, HTLV-Ⅲ　227
嗜水气单胞菌嗜水亚种　A. hydrophila subsp. hydrophila　127
嗜温菌　mesophile　19
嗜血杆菌属　Haemophilus　108
嗜盐菌　halophilic bacterium　19
嗜盐性　halophilic　93
噬菌体　bacteriophage, phage　37
手足口病　hand-foot-mouth disease　197
鼠毒素　murine toxin　112
鼠型斑疹伤寒　murine typhus　137
鼠疫耶尔森菌　Y. pestis　111
束形成菌毛　bundle forming pili, Bfp　78
双毛菌　amphitrichate　12
双歧杆菌属　Bifidobacterium　100
双球菌　diplococcus　5
双曲钩端螺旋体　L. biflexa　148
水泡性口炎病毒　visicular stamatitis virus, VSV　171
水平传播　horizontal transmission　1
丝状病毒科　Filoviridae　220
丝状菌落　filamentous type colony　153
丝状体　filament　12
丝状真菌　filamentous fungi　151
四联球菌　tetrads　5
松弛型质粒　relaxed plasmid　36
宋内志贺菌　S. sonnei　82
苏联春夏脑炎病毒　Russian spring-summer-encephalitis virus　216
宿主范围突变株　host-range mutant, hr　170
髓过氧化物酶　myeloperoxidase, MPO　54

T

肽聚糖　peptidoglycan　6
炭疽芽胞杆菌　B. anthracis　114
糖萼　glycocalyx　11
糖肽　glycopeptide　6
烫伤样皮肤综合征　staphylococcal scalded skin syndrome, SSSS　66
特异多糖　specific polysaccharide　8
天花　smallpox　238
天花病毒　Variola virus　和传染性软疣病毒　Molluscum contagiosum virus, MCV　238
条件致病菌　conditioned pathogen　50
条件致病性感染　conditioned infection　50
条件致死性突变体　conditionally lethal mutants　39
条件致死性突变株　conditional lethal mutant　170
铁锈色小孢子菌　M. ferrugineum　158
同义突变　samesense mutation　39
铜绿假单胞菌　P. aeruginosa　123
头葡萄球菌　S. capitis　67
透明质酸酶　hyaluronidase　66
突变　mutation　37
突变体　mutant　37
突变株　mutant strain　39, 170
土拉弗朗西斯菌　F. tularesis　117
土曲霉　A. terreus　162
吞噬溶酶体　phagolysome　54
吞噬体　phagosome　54

吞噬作用　phagocytosis　53
吞饮　pinocytosis　54, 168
吞饮体　pinosome　54
豚鼠气单胞菌　A. caviac　127

U

uncoating

V

VDRL试验　venereal disease research laboratory　146
Vi质粒　virulence plasmid　36

W

外毒素　exotoxin　51
外膜　outer membrane　8
外膜蛋白　outer membrane protein, OMP　8, 50
外源性感染　exogenous infection　56
外源性医院内感染　exogenous nosocomial infection　57
弯曲菌属　Campylobacter　126
完全转导　common transduction　42
晚期区　Late region, LR　236
网状体　reticulate body, RB　141
微荚膜　microcapsule　11
微生态平衡　microeubiosis　50
微生态失调　microdysbiosis　50
微小DNA病毒　parvovirus　167
微小病毒　parvovirus　167
微需氧菌　microaerophilic bacterium　19
韦荣球菌属　Vellonella　100
维生素　vitamins　22
"卫星现象"　satellite phenomenon　108
卫星病毒　satellite virus　173
温度敏感性突变体　temperature-sensitive mutants　39
温度敏感性突变株　temperaturesensitive mutant　170
稳定状态感染　steady state infection　176
问号状钩端螺旋体　L. interrogans　148
无隔菌丝　nonseptate hypha　152
无菌性脑膜炎　aseptic meningitis　197
无形体科　Anaplasmataceae　136
无义突变　nonsense mutation　39
五日热巴通体　B. quintana　116

X

戊型肝炎病毒　hepatitis E virus, HEV　210
西尼罗病毒　West Nile virus, WNV　216
吸附　adsorption　168
细胞凋亡　cell apoptosis　176
细胞毒素　cytotoxins　51
细胞毒性因子　cytotoxicity factor　149
细胞膜　cell membrane　10
细胞增生与细胞转化　cell proliferation and transformation　176
细胞致病作用　cytopathic effect　149
细菌的耐药性　drug resistance　45
细菌生物膜　bacterial biofilm　49
细菌素　bacteriocins　22
细小病毒科　Parvoviridae　的细小病毒属　Parvovirus　238
纤维蛋白溶酶　fibrinolysin　66
纤维粘连蛋白　fibronectin　69
显性病毒感染　apparent virul infection　或临床感染　clinical infection　175
显性感染　apparent infection　56

腺病毒　adenovirus　192
腺病毒伴随病毒　adeno-associated viruses, AAV　170
腺苷酸环化酶毒素　adenylcyclase toxin, ACT　125
相容性　compatibility　37
消毒　disinfection　26
消化链球菌属　Peptostreptococcus　100
小孢子菌属　Microsporum　157
小肠结肠炎耶尔森菌小肠结肠炎亚种　Yersinia enterocolitica subsp. enterocolitica　113
小川型　Ogawa　91
小儿麻痹症　infantil paralysis　194
小分生孢子　microconidium　152
小圆结构病毒　small round structured virus, SRSV　200
协同凝集试验　coagglutination, test　61
协同因子　cofactor　65
心包炎　pericarditis　197
心肌炎　myocarditis　197
新肠道病毒　new enteroviruses　194, 196
新生隐球菌　Cryptococcus neoformans　161
星形诺卡菌　N. asterioides　131
星状病毒　astrovirus　201
猩红热毒素　Scarletfever toxin　70
形态学亚单位　morphologic subunit　165
性病性淋巴肉芽肿　lymphogranuloma venereum, LGV　140
性传播疾病　sexually transmitted disease, STD　56, 237
性菌毛　sex pilus　13
絮状表皮癣菌　E. floccosum　157
选择培养基　selective medium　23
雪山因子　Snow Mountain Agent, SMA　200
血凝素　hemagglutinin, HA　166, 186
血溶素　haemolyxin, HL　189

Y

芽胞　spore　13
芽胞杆菌属　Bacillus　114
芽管　germ tube　152
芽生孢子　blastospore　152
亚病毒　subvirus　172
亚单位疫苗　Subunit vaccines　182
亚急性硬化性全脑炎　subacute sclerosing panencephalitis, SSPE　175
亚临床感染　subclinical infection　56
烟曲霉　A. fumigatus　162
延伸因子1　elongation factor 1, EF-1　119
严紧型质粒　stringent plasmid　36
严重急性呼吸综合征　severe acute respiratory syndrome, SARS　190
厌氧培养基　anaerobic medium　23
厌氧性细菌　anaerobic bacteria　96
厌氧芽胞梭菌属　Clostridium　96
彦岛型　Hikojima　91
羊布鲁杆菌　B. melitensis　110
羊瘙痒病　scrapie of sheep and goat　173, 242
恙虫病东方体　O. tsutsugamushi　138
耶尔森菌属　Yersinia　111
野毒株　wild strain　235
野生型　wild type　39
野生株　wild strain　39
叶状孢子　thallospore　152

伊丽莎白巴通体　B. elizabethae　116
伊氏肺孢子菌　P. jiroveci　163
衣壳　capsid　165
衣氏放线菌　A. israelii　129
衣原体　Chlamydia　140
医院感染　hospital infection　57
医院内感染　nosocomial infection　57
医院内获得性感染　hospital acquired infection　57
移码突变　frameshift mutation　39
遗传　heredity　35
乙型肝炎病毒　hepatitis B virus, HBV　203
乙型溶血性链球菌　β-hemolytic streptococcus　69
异染颗粒　metachromatic granules　11
异位寄生　abnormal habitation　50
异养菌　heterotroph　18
抑菌　bacteriostasis　26
隐蔽期　eclipse　168
隐球菌病　cryptococcosis　161
隐球菌属　Cryptococcus　161
隐性病毒感染　inapparent viral infection　或亚临床感染 subclinical infection　2
隐性感染　inapparent infection　56
荧光假单胞菌　P. fluo-rescens　123
荧光螺旋体抗体吸收试验　fluorecenttreponemal antibody-absorption test　146
营养菌丝　vegetative mycelium　152
营养培养基　riched medium　23
营养缺陷型　auxotroph　35
营养缺陷型突变体　auxotrophic mutants　39
影印试验　replica plating　38
硬下疳　chancre　145
永生化　immortalize　237
疣状瓶霉　Phialophora verrucosa　159
游离凝固酶　free coagulase　65
游走细胞　planktonic cell　51
有隔菌丝　septate hypha　152
诱变剂　mutagen　38
诱发突变　induced mutation　38
纡回体　volutin　11
原内毒素蛋白　original endotoxin protein, OEP　123
原生质体融合　fusion of protoplast　42
原体　elementary body, EB　141
圆球体　spheroplast　9
圆柱状原生质　cytoplasmic cylinder　148
约翰逊不动杆菌　A. johnsonii　127

Z

早期区　Early region, ER　236
真杆菌属　Eubacterium　100
真菌　fungus　151
真菌病　mycoses　154
真菌球型肺曲霉病　asperigilloma or fungus ball　162
甄氏外瓶霉　Exophiala jeanselmei　159
整合酶　integrase　227
整合子　integron　37
正常菌群　normal flora　49
正常微生物群　normal microbe　49
支气管败血鲍特菌　B. bronchiseplica　124

支原体　*Mycoplasma*　133
脂蛋白　lipoprotein　8
脂低聚糖　lipooligosaccharide，LOS　127
脂多糖　lipopolysaccharide，LPS　8,52
脂寡糖　lipooligosaccharide　9
脂寡糖抗原　lipooligosaccharide antigen，LOS　73
脂磷壁酸　lipoteichoic acid，LTA　69
脂酶　lipase　66
脂质双层　lipid bilayer　8
志贺毒素Ⅰ和Ⅱ　Shiga toxins，Stx-1，Stx-2　78
志贺菌属　*Shigella*　81
质粒　plasmid　11,36
致病菌或病原菌　pathogenic bacteria，pathogen　49
致病性　pathogenicity　50
致热外毒素　streptococcal pyrogenic exotoxin，SPE　70
致死性家族性失眠症　fatal familial insomnia，FFI　243
致细胞病变效应　cytophathic effect，CPE　180
致育性质粒　fertility plasmid，　11
致育因子　fertility factor，　13
中介体　mesosome　10
肿瘤病毒　oncoviruses　227
重配　reassortment　171
重组　recombination　40

重组体　recombinants　171
重组载体疫苗　recombinant carrier vaccine　182
周毛菌　peritrichate　12
猪布鲁杆菌　*B. suis*　110
专性需氧菌　obligate aerobe　19
专性厌氧菌　obligate anaerobe　19
转导　transduction　41
转化　transformation　40
转换　transition　39
转位紧密素受体　translocated intimin receptor，Tir　80
转位因子　transposable element　37
转座子　transposon　37
着色真菌病　chromomycosis　159
子囊菌亚门　Ascomycotina　151
自然突变　spontaneous mutation　38
自溶酶　autolysin　71
自我复制　self replication　168
自养菌　autotroph　18
足菌肿　mycetoma　131
组织胞浆菌　*Histoplasma*　154
组装、成熟和释放　assembly maturation and release　169
最低杀菌浓度　minimum bactericidal concentration，MBC　61
最低抑菌浓度　minimum inhibitory concentration，MIC　61